现代著名老中医名著重刊丛书·第九辑

疑难病证思辨录

增订评释本

柯雪帆 著

人民卫生出版社

图书在版编目（CIP）数据

疑难病证思辨录/柯雪帆著. —北京：人民卫生出版社，2012.12

（现代著名老中医名著重刊丛书. 第九辑）

ISBN 978-7-117-16700-0

Ⅰ.①疑…　Ⅱ.①柯…　Ⅲ.①疑难病-中医治疗法　Ⅳ.①R242

中国版本图书馆 CIP 数据核字（2012）第 277539 号

疑难病证思辨录

增订评释本

著　　者： 柯雪帆
出版发行： 人民卫生出版社（中继线 010-59780011）
地　　址： 北京市朝阳区潘家园南里 19 号
邮　　编： 100021
E - mail： pmph @ pmph.com
购书热线： 010-59787592　010-59787584　010-65264830
印　　刷： 北京盛通商印快线网络科技有限公司
经　　销： 新华书店
开　　本： 850×1168　1/32　　**印张：** 18.5
字　　数： 480 千字
版　　次： 2012 年 12 月第 1 版　　2022 年 10 月第 1 版第 9 次印刷
标准书号： ISBN 978-7-117-16700-0/R・16701
定　　价： 39.00 元
打击盗版举报电话：010-59787491　E-mail：WQ @ pmph.com
质量问题联系电话：010-59787234　E-mail：zhiliang @ pmph.com

出版说明

自20世纪60年代开始，我社先后组织出版了一些著名老中医经验整理著作，包括医案、医论、医话等。半个世纪过去了，这批著作对我国现代中医学术的发展发挥了积极的推动作用，整理出版著名老中医经验的重大意义正在日益彰显。这些著名老中医在我国近现代中医发展史上占有重要地位。他们当中的代表如秦伯未、施今墨、蒲辅周等著名医家，既熟通旧学，又勤修新知；既提倡继承传统中医，又不排斥西医诊疗技术的应用，在中医学发展过程中起到了承前启后的作用。他们的著作多成于他们的垂暮之年，有的甚至撰写于病榻之前。无论是亲自撰述，还是口传身授，或是由其弟子整理，都集中反映了他们毕生所学和临床经验之精华。诸位名老中医不吝秘术，广求传播，所秉承的正是力求为民除瘼的一片赤诚之心。诸位先贤治学严谨，厚积薄发，所述医案，辨证明晰，治必效验，具有很强的临床实用性，其中也不乏具有创造性的建树；医话著作则娓娓道来，深入浅出，是学习中医的难得佳作，为不可多得的传世之作。

由于原版书出版的时间已久，今已很难见到，部分著作甚至已成为中医读者的收藏珍品。为促进中医临床和中医学术水平的提高，我社决定将部分具有较大影响力的名医名著编为《现代著名老中医名著重刊丛书》并分辑出版，以飨读者。

第一辑　收录13种名著

《中医临证备要》　　《施今墨临床经验集》
《蒲辅周医案》　　《蒲辅周医疗经验》
《岳美中论医集》　　《岳美中医案集》
《郭士魁临床经验选集——杂病证治》
《钱伯煊妇科医案》　　《朱小南妇科经验选》
《赵心波儿科临床经验选编》　　《赵锡武医疗经验》

《朱仁康临床经验集——皮肤外科》
《张赞臣临床经验选编》

第二辑　收录 14 种名著

《中医入门》　《章太炎医论》
《冉雪峰医案》　《菊人医话》
《赵炳南临床经验集》　《刘奉五妇科经验》
《关幼波临床经验选》　《女科证治》
《从病例谈辨证论治》　《读古医书随笔》
《金寿山医论选集》　《刘寿山正骨经验》
《韦文贵眼科临床经验选》　《陆瘦燕针灸论著医案选》

第三辑　收录 20 种名著

《内经类证》　《金子久专辑》
《清代名医医案精华》　《陈良夫专辑》
《清代名医医话精华》　《杨志一医论医案集》
《中医对几种急性传染病的辨证论治》
《赵绍琴临证 400 法》　《潘澄濂医论集》
《叶熙春专辑》　《范文甫专辑》
《临诊一得录》　《妇科知要》
《中医儿科临床浅解》　《伤寒挈要》
《金匮要略简释》　《金匮要略浅述》
《温病纵横》　《临证会要》
《针灸临床经验辑要》

第四辑　收录 6 种名著

《辨证论治研究七讲》　《中医学基本理论通俗讲话》
《黄帝内经素问运气七篇讲解》　《温病条辨讲解》
《医学三字经浅说》　《医学承启集》

第五辑　收录 19 种名著

《现代医案选》　《泊庐医案》
《上海名医医案选粹》　《治验回忆录》
《内科纲要》　《六因条辨》
《马培之外科医案》　《中医外科证治经验》
《金厚如儿科临床经验集》　《小儿诊法要义》

《妇科心得》
《妇科经验良方》
《沈绍九医话》
《著园医话》
《医学特见记》
《验方类编》
《应用验方》
《中国针灸学》
《金针秘传》

第六辑　收录 11 种名著

《温病浅谈》
《杂病原旨》
《孟河马培之医案论精要》
《东垣学说论文集》
《中医临床常用对药配伍》
《潜厂医话》
《中医膏方经验选》
《医中百误歌浅说》
《中药炮制品古今演变评述》
《赵文魁医案选》
《诸病源候论养生方导引法研究》

第七辑　收录 15 种名著

《伤寒论今释》
《伤寒论类方汇参》
《金匮要略今释》
《杂病论方证捷咏》
《金匮篇解》
《中医实践经验录》
《罗元恺论医集》
《中药的配伍运用》
《中药临床生用与制用》
《针灸歌赋选解》
《清代宫廷医话》
《清宫代茶饮精华》
《常见病验方选编》
《中医验方汇编第一辑》
《新编经验方》

第八辑　收录 11 种名著

《龚志贤临床经验集》
《读书教学与临症》
《陆银华治伤经验》
《常见眼病针刺疗法》
《经外奇穴纂要》
《风火痰瘀论》
《现代针灸医案选》
《小儿推拿学概要》
《正骨经验汇萃》
《儿科针灸疗法》
《伤寒论针灸配穴选注》

第九辑　收录 11 种名著

《书种室歌诀二种》
《女科方萃》
《干祖望医话》
《名老中医带教录》
《班秀文妇科医论医案选》
《疑难病证治》

《清宫外治医方精华》　　　　《清宫药引精华》
《祝谌予经验集》　　　　　　《疑难病证思辨录》
《细辛与临床》（附 疑难重奇案七十三例）

这些名著大多于20世纪60年代前后至90年代初在我社出版，自发行以来一直受到广大读者的欢迎，其中多数品种的发行量达到数十万册，在中医界产生了很大的影响，对提高中医临床诊疗水平和促进中医事业发展起到了极大的推动作用。

为使读者能够原汁原味地阅读名老中医原著，我们在重刊时尽可能保持原书原貌，只对原著中有欠允当之处及疏漏等进行必要的修改。为不影响原书内容的准确性，避免因换算等造成的人为错误，对部分以往的药名、病名、医学术语、计量单位、现已淘汰的临床检测项目与方法等，均未改动，保留了原貌。对于原著中犀角、虎骨等现已禁止使用的药品，本次重刊也未予改动，希冀读者在临证时使用相应的代用品。

人民卫生出版社
2012年6月

序

1997年4月，我在上海市第六人民医院被拟诊为胃癌。接受胃次全切除术的前夜，匆匆校毕《疑难病证思辨录》30回本的清样，在早已写就的自序的末尾加了一段话："如天假我年，至21世纪初再出40回本，奉献医林。"这反映了我当时既有对癌症的一分恐惧，更有对生命与学术的热切期望。今天这个期望成为现实，真是人生快事。

术后确诊为胃癌，接受半年化疗，出现骨髓抑制与肾功能损害等副反应，多次咯血，形体羸弱，但神情尚安。5月年龄已到，照例办理退休手续。但与职务有关的工作，还应由我去完成：勉力指导两位台湾研究生撰写毕业论文，通过答辩；为我主编的全国普通高等教育中医药类规划教材《伤寒论选读》编写两本辅导读物，拟订编写大纲，主持编写会议，逐字逐句修完文稿。完成之后，返回故乡常熟，安心养病，静心写作。1997年底，日本东洋学术出版社与我签约，出版30回本的日文版。1999年秋，台湾知音出版社与我签约出版《医林掇英》中文繁体字本。国内外读者对我著作的喜爱，无疑是对我的莫大的鼓励，促使我暗下决心继续撰写本书，每天写一点，积少成多，达到50回。由于章回体裁简洁明快，难以对临床经验、学术观点作综合、深入的阐述与分析，故而接着又写评释30篇。癌症使我的心灵接受了一次洗礼，使我更有耐心、同情心和责任感。承蒙人民卫生出版社的支持，允为出版。

2003年10月初脱稿之后，应日本大阪汉方医学振兴财团之邀，去大阪、神户、福冈、东京等地讲学，不少来听讲的读者，要求我在拙著上签名留念。又看到了《疑难病证思辨录》

第31回已在日本《中医临床》杂志上刊出，并将陆续译载，使我感到我的学术生命之流已汇入广阔的海洋。爰作七律一首，题赠东京后藤学园，舒我襟怀。即以此诗为序作结。

四度扶桑喜寿龄，东航一羽彩云轻。
千年敬仰鉴真渡，廿载交流仲景经。
神阪涌潮连歇浦，申江激浪接蓬溟。
允存寸楮东瀛地，留取鸿泥惜晚晴。

柯雪帆

2003年11月14日

目录

上篇 医案小说

下篇　评　　释

上篇　医案小说

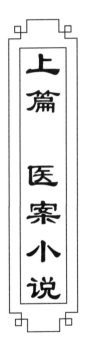

上篇 公案小说

第1回　老海员急病多反复　钟医生妙用伤寒方

话说某大城市一条幽静的马路上，有家东方医院。医院里有位著名的钟老医生，为人正派，医术高超，深为大家所尊敬。那天时值冬至，正是未申之交，病房里一片宁静。

“32床来了新病人!”正坐在医师办公室里的实习医生小张，听到马护士长在走廊里叫着，忙掩上《景岳全书》，走向3号病室。只见新病人脸色苍白，微微气急，无疑是患有急重病症。额上深深的皱纹，显示患者已年近花甲。小张简单地问了病史，做了体检。听病人咳声响亮；看吐出的痰，量少色白。察舌：舌色黯红，边有齿痕，苔厚白腻满布，舌面湿润。按脉：两手皆弦而带数（102次/分）。

小张回到办公室，翻阅了新病人的门诊卡。第1页是血液化验单，白细胞 $35\times10^{9}/L$，中性粒细胞0.96。第2页，X线胸透报告：左肺大片阴影，边缘不规则。小张喃喃自语：“确是个大叶性肺炎，炎症好严重。”这种病人西药得用青、链霉素，还要加激素。中药非用大剂量清热解毒药不可。前几天有个肺炎病人，用麻杏石甘汤加黄连9g，银花、连翘各30g，效果还可以。小张一边想一边翻到第3页，T 39.7℃。下面是一段中医脉案：素体湿胜，新感寒湿，内外合邪，袭于太阳之经。……遵仲景法，予麻黄加术汤扩充。小张匆匆看过，未予仔细体会。紧接着是一张药方：第1味净麻黄3g，第2味桂枝4.5g，第3味制苍术9g，以下是枳实9g，陈皮4.5g，姜半夏9g，茯苓9g，杏仁12g，瓜蒌仁9g，生姜9g。1剂。除瓜蒌之外，竟然没有一味清热解毒药。不知哪位医师把大叶性肺炎当作风寒感冒治了？再看下面却没有医师的签名，小张有点茫然。

医师办公室的门被轻轻推开，走进一位戴眼镜的中年医师，白大褂显得很合身，眼光敏锐而柔和。

“应医师，你回来得正好。32 床有个新病人，是大叶性肺炎，病情很重，门诊上开的都是温药，你看能不能用?”小张急迫地向他求援。应医师听说有急重病人，转身就看病人去了。小张跟着到病房，在一旁看应医师给病人仔细地进行体检、察舌、按脉，详细地询问病情。小张已经了解到患者口渴欲饮，应医师却进一步问明了喜热饮，量不多；小张已经知道了患者便秘，应医师却进一步问清楚了过去有便秘史，在发烧前一天起至今无大便，但腹部没有胀痛。

回到办公室，应医师在小张对面坐下，拿起门诊卡细看，特别注意那一段脉案和下面的中药方，深有体会地说：“这个辨证精细确当，这个处方果断有力！我看准是钟老开的，别人开不出来，现在门诊上善用经方的不多啊!”

小张坐在对面，听得愕然，射出疑问的目光。

“小张，《素问·生气通天论》里有一句话，叫做‘体若燔炭，汗出而散’，这张方就是用辛温发汗的方法退高烧。我们照这个方用，一味不动。另外，给他补液。”应医师讲得干脆利落，好像对这个病胸有成竹。

小张有点似懂非懂。拿出处方笺，抄好药方写上一个“急”字，带着一肚子疑问，匆匆走向药房。

当天晚上，小张学习《伤寒论》直到深夜。23 时，小张去探视 32 床。病人已经睡着，遍身大汗，腋下体温 36.7℃。

* * *

第 2 天早晨，天空飘着小雪。钟老与往日一样，七点半就到病房来了。他穿上白大衣，脱下绒帽，露出一头银发，与窗外皑皑瑞雪交相映辉。小张看到钟老来了，泡上一杯热茶递给钟老，说：“钟老，昨天下午那个肺炎病人，是您处的方吧?”“是我开的方。病人出汗了没有？病情怎么样?”钟老慢条斯理地说。小张把病人的情况做了简要的汇报，又问道："钟老，内科学上说，肺炎与风温相似，早期治疗用辛凉宣肺，没有用辛温发汗的。对这个肺炎病人的辨证用药，为什么与教科书讲的不一样?"小张有一肚子问题，急于找出答案。

"内科书上讲的也没有错，它指的是大多数。昨天这个病人是一个老水手，平时风里来雨里去，受的寒湿很多，这次又是在航行途中发的病，这是第一点，也就是《素问·至真要大论》所说的'必伏其所主，而先其所因'。第二看证候：虽然高烧，但没有面红目赤等热象，恶寒很明显；虽然口渴，但只喜少量热饮。"钟老说到这里，喝了口茶。这时有3个实习医生也围上来听钟老继续讲解："再看，舌不红，苔不干，白腻满布，口淡无味，头不痛而重，寒湿见症非常明显。发病虽然6天，仍发热恶寒，骨楚无汗，表示邪犹在表。这个病不是风温而是湿病，目前辨证是太阳寒湿。"

"昨天夜里，我把《伤寒论》太阳篇都看过了。太阳病分伤寒、中风、温病3种，没有太阳寒湿呀!"小张最善于提问。"太阳寒湿在《金匮要略》第2篇，要知道，《伤寒论》中有杂病的内容，《金匮要略》也有外感的条文，两者原是一本书啊!"钟老总是那样诲人不倦。"这个病人也有热象啊！大便秘结，小便短赤，脉数，病已6天，是否已经化热了呢?"小张反问道。"这个问题提得好啊!"钟老感到小张对病情观察得很仔细，分析能力也有所提高，因而高兴而详尽地解答说："大便秘结，有虚实寒热之分。这个病人在发病前就有便秘，发病6天，便秘已7天，这不是外邪入里热结阳明，而是老年肠液不足。腹无胀痛也是一个重要的鉴别点。因而只宜润肠，不宜攻下。小便短赤是高热引起的，高热病人绝大多数见数脉，这两个见症，对表寒、表热的辨证意义不大。病人有这些现象，比较容易化热，因此，在治疗上更应该积极地透表祛邪。"听到这里，小张思想上豁然开朗。

8时整，钟老带着大家一起查房。看到32床病人热退神爽，脉静身凉，可是舌苔厚腻满布，仍然润滑。回到办公室，钟老对应医师说："我看32床还会有反复。一是舌苔未化，热病要重舌啊！二是昨夜汗出太多，湿病不宜大汗。《金匮要略》痉湿暍病篇有一段话很值得我们思考：'汗大出者，但风气去，湿气在，是故不愈也。若治风湿者，但微微似欲汗出者，风湿俱去也。'第三，我感到湿病与风寒外感不同，风寒外感可以一汗而解，湿病没有那么快。今天先给原方1剂，苍术加到12g，桂枝减到3g，你看好不好？此外，要注意传变。今天已经第7天了，刚过一经，是容易传经的时候。我下午有外院会诊，希望你们密切观察。"

* * * *

当天下午是集体学习时间。3时整，电话铃响。小张拿起听筒，马护士长清脆的嗓音又在耳边响起："32床高热40.2℃，现在正在呕吐。"小张赶紧告诉应医师。两个人一起赶到病房，发现病人恶寒发热，皮肤灼热无汗，烦躁，咳嗽，胁痛，吐出物主要是二煎药汁。脉弦滑带数，苔白腻转微黄，大便未通，但腹部柔软无压痛。

回到医生办公室，还没有坐下，小张口快："传经了。昨天我看过《伤寒论》，第4条说：'颇欲吐，若躁烦，脉数急者，为传也。'32床完全符合。太阳传经应该先传阳明吧！"

应医师一边做病程记录，一边接着小张的话说："对！已经传经了。但还没有离开太阳，不像传阳明，而是传少阳，属于太阳少阳合病。"小张又问道："太阳少阳合病是否要用柴胡桂枝汤？"应医师沉吟地说："这个病人，高热无汗，不能用桂枝汤啊！仲景说过：'桂枝本为解肌，若其人脉浮紧，发热汗不出者，不可与之也。常须识此，勿令误也。'""那该用什么方呢？"小张感到没有头绪。看看应医师的脸色，也有些犹豫不决。

经过反复推敲，应医师自言自语又自信地说："按照伤寒六经辨证的原则，在方药上来个灵活运用。"毅然提笔处方。

小张在一旁屏息凝神地看着。第1味柴胡3g，第二味黄芩12g，以下药物与上午的处方相同，即原方加了柴、芩两味。小张禁不住脱口而出："柴胡麻黄汤，《伤寒论》中哪一条呀？"

"《伤寒论》中没有这个方。是根据太阳表实证兼少阳证这个辨证结果，灵活运用而来的。"应医师认真地回答，并在处方右上角写上一个"急"字。

病人服药后，全身微微有汗，到午夜体温退至39.1℃。第3天早晨体温退至37.6℃，大便自解，质软量多。

钟老一早查房，称赞应医师的处方既不离原则，又不拘一格，用得及时。患者神情软弱，呼吸平静，咳嗽消失，胸痛轻微，略有恶心，苔转黄腻，但已化薄，脉弦细滑，但不甚数。钟老认为，病已化险为夷。按疾病发展过程来辨证，是太阳已罢，转属少阳，用小柴胡汤加味（柴胡9g，太子参9g，姜半夏9g，黄芩4.5g，茯苓9g，蔻仁3g，六曲9g，生姜9g）。第4天，体温正常。再用二陈汤加味调理1周，症状、体征全部消失，X线复查，病人的肺炎已消散吸收，乃出院。

小张回顾整个治疗经过，写出院小结的时候又产生了两个疑问：入院第2天下午，应医师用柴麻合方的时候，患者大便已9日未通，为什么不用硝黄承气？为什么在麻黄加术汤中加了柴胡、黄芩，大便就通了？小张问应医师，应医师不像钟老那样原原本本详尽答复，而是启发小张说："这两个问题，你去翻了《伤寒论》阳明病篇就知道了。"

小张随手翻开《伤寒论》阳明篇，看到："（第204条）伤寒呕多，虽有阳明证，不可攻之。""（第230条）阳明病，胁下硬满，不大便而呕，舌上白苔者，可与小柴胡汤。上焦得通，津液得下，胃气因和，身濈然汗出而解。"

到这时，小张对这个病人治疗过程中的理法方药才全部理解了。回顾11天的治疗过程，深有感触，他写下两句古诗："运笔不灵看燕舞，行文无序赏花开。"我们诊病施治，既要像花序那样开得井井有条，具有规律性，又要像轻燕飞舞那样敏捷……

还没有来得及写完小结，电话铃响了。应医师拿起听筒听了会儿，说道："是急诊室。有心力衰竭病人。我们马上去。"他快速放下听筒，匆匆对小张说："快到图书馆，请钟老到急诊室会诊。我先去一步。"

这正是：慢郎中原是轻蔑话，救急诊扁鹊有遗风。

要知他们老、中、青三人到急诊室如何用中医中药治疗心力衰竭，且听下回分解。

第2回 赴急诊钟老下决心 治心衰中西医结合

小张匆匆赶到图书馆，刚跨进大门，只听见在休息室里，门诊的陆医生在对钟医生说："……这个心力衰竭病人，西医抢救了一天一夜，没有效果。请中医会诊不过是聊尽人事，减轻责任而已。去会诊这样的病人，责任重大，倘有变化，谁负责？钟老，你有数十年名声，要三思啊！"小张听了陆医生的一番议论，心里一沉，他暗暗自忖，心力衰竭很危险，中医能治吗？

"在旧社会，我们中医的地位低下，碰到危重病人，往往'另请高明'，不敢负责治疗。今天，完全不同了。我相信急诊室杨医生是有志于中西医结合的，他在用中医中药治疗急症方面已经搞出了一些成绩。"钟老说到这里，略停片刻，控制一下内心的激动，语气更为坚定地说："不入虎穴，焉得虎子?!我们就应该为中西医结合承担些风险，闯出路来啊！"

小张被钟老坚定的语气所感动，勇气倍增，推开了休息室的大门，尊敬地说："钟老，急诊室来电话，请您会诊。"

"好，我马上就去。"钟老边回答边站起身来整一整白大褂的衣襟，带着小张快步走向急诊室。

小张随着钟老走到急诊室第二观察室门口，看到一位60多岁的老太太半卧在病床上。杨医生在门口等着，点头招手，请钟老进去。应医生先到了，正在对病人胸部听诊。听诊结束，转过身来，把一只小方凳移到床边，小声地说："会诊病人就是这位。钟老，请坐下诊脉。"

小张走近床边，细看这个病人：头上白发稀疏，额上皱纹深陷，面色苍白，两颧殷红，神萎目黯，眼睑微浮，背曲肩垂，老态龙钟，呼吸气短，时时抬肩，口唇青紫而干，颈脉怒张搏动。这样的病人，小张还未见过。这样的病证，究竟是虚是实？是寒是热？他心中无数。

钟老走到病人右边，在小方凳上坐下。忽然病人微微张目，苍白无神的脸上露出一丝笑意，费力地、断续地说："啊……是钟医生……还记得吗？我 30 几年前一场大病，是您给看好的呀！这两年看不到您啊！……我这次不行了。"说完频频咳嗽，咳声低而不爽。钟老对病人仔细端详一下，也认出来了，曾是老邻居。他慈祥地安慰她说："赵师母，你放心，现在中医西医结合治疗，效果比 30 年前要好。"

"钟老，我把病史简单介绍一下。"杨医生站在病床左边，态度诚恳地说。"患者于 5 天前感冒咳嗽，傍晚气急浮肿。昨天下午因气急浮肿加剧，不能平卧而来院急诊。病人年轻时就有风湿性心脏病史，产后曾有心力衰竭发作。近 5 年来发作过 4 次，均用毛地黄制剂治疗而得到控制。此次在急诊室观察 20 多小时，用过毒毛旋花子甙 K 3 次，不但未能控制，而且有恶心呕吐。为避免毛地黄中毒，争取迅速控制心衰，故请您会诊。据我所知，中药对心衰是有一定疗效的。我们愿意继续观察。"钟老一边听，一边按脉。仔细诊过右脉，绕到左边诊左脉。小张也随着诊脉，感到这个病人的脉象很奇怪，教科书上没有详细描写过：脉形弯曲如蛇，弦而硬，脉来散乱不整，忽快忽慢，忽大忽小，尺部无根，按之力不足，每分钟 100 次左右。手指、手腕皮肤不温，两手脉象相同。舌质淡而紫黯，苔薄白而润。

钟老诊过脉，看过舌苔，给病人轻轻地解开衣襟，使露出胸部，看到左乳下一寸见方大小的区域，跳动明显，快而不规则。轻轻地对小张说："这个部位，叫做'虚里'，这就是《素问·平人气象论》上所说的'乳之下，其动应衣，脉宗气也，盛喘数绝者，则病在中'。"小张虽然频频点头，但由于没有好好学过《内经》，还是一知半解。钟老又给病人轻按胸廓，按处出现小小的凹陷，再看了看微微膨隆的腹部，就把上衣扣好，动作迅速利落而轻柔。再到病人足边，伸手到被子里抚摸两足，觉膝以下厥冷不温，随手把被子盖好。钟老简单地问了一些病人的情况，临走前，在床头柜上拿起痰杯，打开杯盖，观察痰液，见色白而稠，并无特殊气味。

钟老、杨医生、应医生和小张四人回到办公室坐下，小张紧挨在钟老旁边，准备记录。大家沉思片刻，还是钟老先开口："这是水气病。肺、脾、肾三脏俱病，以肾脏元阳虚衰为主。目前有浮阳散越、出现厥脱的危险，应该用大剂参附龙牡。从《金匮》分类来看，似属正水，宜用真武汤。你们的看法怎样？"

"同意钟老的意见。"应医生接着说："我看对水气病人来说，通阳利水也很重要，是否再加入五苓散同用？"

"用五苓散我同意。"杨医生学中医学得很不错。"桂枝、茯苓同用，不但能通阳利水，还可以降逆平冲。病人目前还有一个问题，即肺部感染很明显，血常规中，白细胞 29.7×10^9/L、中性粒细胞 0.93，两肺底湿性啰音，不知中医怎样看法？"

"中医辨证属于肺有痰热。"钟老肯定地回答。"观察病人的痰液，也可看出一些问题。目前这一点还不是主要问题，主要问题是元阳虚衰。"

"能不能在参附龙牡汤中加入大量清热解毒药呢？"小张一张嘴，提出了一个大家想不到的问题。"温阳益气与清肺化痰同用，是一个新问题。从理论上来看，似乎也合理，但实际上是否可行呢？"应医生边思考着这个问题，边把迟疑的目光投向钟老。"目前这个病人的中、下二焦阳虚阴盛。寒凉药吃下去，会被阴寒之气所格拒，出现呕吐。照过去习惯，是等待阴证转化为阳证，出现明显热象之后，再用大剂凉药。你们是否有两者兼顾的好办法？"钟老到底富有经验，说出了不用凉药的道理。

"这样行不行？"杨医生提出自己的看法。"中药用以温阳利水、益气固脱，抗感染用西药，肌内注射青、链霉素。”这个办法得到一致同意。于是杨医生开医嘱，钟老口授，小张抄方：

别直参 6g　熟附块 9g　炒白术 9g　川桂枝 2.4g　炒白芍 4.5g　煅龙骨 30g　煅牡蛎 30g　姜半夏 12g　泽泻 9g　猪、茯苓各 9g　生姜 3 片　2 剂

经过协商，决定把病人转到中医病房，急诊室杨医生协助观察。这可忙坏了小张，已是晚饭过后，病历还未完成，特别是辨证分析一项更加困难，有些理论问题搞不清楚。明明是个心力衰竭病人，为什么钟老说是肺、脾、肾同病，而没有提到心？中医诊断是水气病，用参、附，应该是阴水，而肺有痰热，是不是阳水？病人目窠上肿，颈脉动，手足全身肿，凹而不起，很像《金匮要略》所描写的“风水”，但钟老却认为是正水，这是为什么？病人唇舌青紫，肝脏肿大，为什么没有用活血化瘀药？……晚上 8 点多了，小张还在灯下沉思。忽然，应医生走进办公室，小张急忙提问起来。应医生打断了他的话头说：“钟老来看过病人了。虽然症状、体征还未见好转，但病情稳定。病人自己感觉，药后腹中有一股暖气，精神好了一些。钟老意见，把第 2 帖药的头汁提前给病人服下，午夜前再服第 2 汁。这是仿照《伤寒论》桂枝汤的服法（若病重者，一日一夜服，周时观之，服 1 剂尽，病证犹在者，更作服，后服小促其间）。药已经煎好了，你到煎药室去拿来。明天我们开个病例讨论会，你也做好准备。”

小张连夜复习了有关的中医著作，还仔细整理了急诊室对病人所做的检查：体温 37℃，脉搏 100 次/分，呼吸 24 次/分，血压 180/88mmHg，心尖搏动在锁骨中线外 3cm，搏动明显增强，无震颤，心界向左扩大，心率 133 次/分，有缺脉，心律不齐，心尖区收缩期三级吹风样杂音，两肺呼吸音粗糙，肺底部有湿性啰音，肝在肋下两横指，脾未扪及，两下肢可凹性水肿。血常规：血红蛋白 91g/L，红细胞 4.51×10^{12}/L，白

细胞 29.7×10^9/L，中性粒细胞 0.93，淋巴细胞 0.07。胸片所见以“风心”二尖瓣闭锁不全可能性较大，有肺瘀血。心电图：心房纤维性颤动，室性期外收缩，低电压。臂肺循环时间 11 秒（乙醚），臂舌循环时间 50 秒（葡萄糖酸钙）。初步诊断：风湿性心脏病，二尖瓣闭锁不全，心脏扩大，全心心力衰竭Ⅲ级，肺部感染。

第 2 天早晨，小张踏进病房，看到病人已能平卧，还了解到病人昨夜吃了一些稀粥，没有恶心呕吐。他高兴地给病人查体，发现心率已减为 110 次/分，脉搏亦见转缓 88 次/分，舌质由淡略转红。小张为中医中药的明显疗效而感到自豪，暗下决心，要认真学习钟老的经验，学习中医理论，还要与现代医学知识结合起来。

上午，钟老、杨医生、应医生等一起查房。钟老认为，病情虽有好转，但手指、足趾仍凉，表示阳气尚未充盈，应该乘胜追击。仍用原方，还是一天吃 2 剂。

查过房，大家坐下来，开始病例讨论。实习医生都到了，小张做记录。杨医生首先发言：“毒毛旋花子甙 K 见效虽快，排泄也快，其作用高峰时间早已过去，而病情却有明显好转，这是中药的疗效。”接着应医生用中医理论进行辨证分析：“心力衰竭有两个主要症状，水肿与气喘。张介宾在《景岳全书·杂证谟·肿胀》中所说的‘水积于下，则气壅于上，而喘胀由生’，这个‘喘胀’与心衰很相似，描述得很具体，值得参考。心力衰竭的水肿，来势缓慢，先肿于下（足跗），按之凹而不起。按照阴阳理论，来势迅速为阳，缓慢属阴；在上者为阳，在下者为阴；按之即起者为气、为阳，按之凹而不起者为水、为阴。因此，慢性心力衰竭的水肿应该属于阴水无疑。如果用《金匮要略》五水分类，既像风水，又像正水。但风水以表证为主，正水以里证为主。慢性心力衰竭的水肿还是属于正水，原则上应该温肾。心力衰竭的气喘有三个特点：第一，平时若无病，劳动则甚；第二，声低息短，慌张气怯，呼气吸气都感不足，与胸胀气粗、声高息涌的实喘显然不同；第三，虽有咳嗽、吐痰，一般并不严重。因此，心力衰竭的气喘基本上属于虚喘。其病机主要是气不归元，即肾不纳气，痰饮是次要的。”钟老主要讲治法：“这个病人西医诊断是心力衰竭，但从中医来看是肺、脾、肾三脏同病，肺有痰热，脾失健运，肾阳虚衰。阳不化水，水饮泛滥，凌心射肺，气不归元，所以既喘又肿。近年来，新编的中医基础书上有心阳虚一节，其证候与肾阳虚基本相同，其治疗也用温肾的附、桂。这样写就与西医诊断接近了，缩短距离，容易结合。这个病人并非与心无关，神思恍惚，欲睡而又不能安睡，就是心神不守的表现。”杨医生插话：“我领会钟老意思，精神、思维、意识等属于‘心’的功能，而心脏搏动能力，推动血液循环等，按中医传统属于元气的功能，而元气主要是属于肾的。不知这么理解对不对？”钟老微微点头，接着讲：“这个病人有肺瘀血的表现，但目前不是主要问题，并且活血化瘀属于攻法或消法，难免有损正气。目前主要益气温阳，阳气充盈，也有推动血行的作用。还有一点要注意，这个病人两颧殷红，不是阴虚，而是阴盛阳越的一种表现，叫做‘戴阳’，必须重用龙、牡以固脱。”

“这个病人有外感，能不能用一些解表药？今天病人舌质由淡转红，能不能减少温热药？”钟老讲话稍为停顿的功夫，小张就抢着提问。

“先表后里是常法，现在里虚寒证很急，应该‘急当救里’。《伤寒论》中虽然有‘后身疼痛，清便自调者，急当救表’的说法，实际上，阳气回复之后，轻微的表邪可以自解，不必再用解表药。至于减少温药问题……”

忽然电话铃响，医院办公室来催促钟老去开会。今天三衰（心力衰竭、呼吸衰竭、肾功能衰竭）抢救小组成立。钟老是副组长，杨医生、应医生都要参加。应医生说，病例讨论到此结束，有些问题明天请钟老详细解答。

小张目送钟老健步远去，心里深有感触，不禁吟诗两句：

“几多重任一肩担，快马加鞭未下鞍!”

读者要问赵师母病情如何？当然日渐好转。3 天后，每天服药 1 剂；1 周后颧红大减，前方去龙、牡，加甘草、当归、麻仁，附子用量不减；10 天后心率控制在 80 次/分左右，肺部啰音消失，肝肿大肋下 1 横指，复查血常规在正常范围，又调理 1 周后出院。

欲知钟老如何与西医合作抢救三衰病人，且听下回分解。

第3回 陈某临垂危而获救 钟老融古今于一堂

这天下午是东方医院业务学习时间。小张等几个青年医生正在听钟老讲《伤寒论》，讲课的内容是阳明病承气汤证。

“阳明腑证有哪些临床表现？为什么要用承气汤攻下？”钟老用提问的形式，归纳已经讲过的内容。

“阳明腑证在全身表现为身热、自汗出、不恶寒、反恶热，第182条中称为‘外证’；在局部的表现是腹满胀痛、大便秘结，第181条中称为‘内实’。它的病机是肠胃有实热积聚，就是第180条所称的‘胃家实’。因此，需要用承气汤攻下肠胃热结。”小张满有把握地回答。

钟老频频点头微笑，赞许小张的回答。接着说：“请大家翻到少阴篇第320条、第321条和第322条。少阴病是急性全身性虚寒证，而在这3条条文里，却用大承气汤急下，这是为什么？”钟老用自问自答的形式，引出一个新的教学内容——少阴三急下。这是《伤寒论》中的一个难点。几个青年医生都睁大眼睛，紧握钢笔，集中注意力，准备听钟老讲解这个难题。

忽然门声响处，应医生匆匆进来。“钟老，请您马上到三衰抢救病房去！”应医生情绪有些激动，顾不得影响上课，说话匆促。“今天早上收了一个呼吸衰竭的昏迷病人，经过抢救，还没有脱离危险，大家对中医治疗有不同看法，请钟老去决定。”

“好，我就去。”钟老一边回答，一边站起来，“小张，你们也一起去，看过病人，再来讲课。”

钟老一行到三衰抢救病房办公室坐定。先由杨医生介绍病史：患者陈某，男，67岁，有慢性支气管炎、肺气肿病史，发热一星期，咳嗽加剧，昨夜服镇静药过量，今晨家属发现病人昏迷不醒而送来急诊。经初步抢救，采取了以下措施：气管切开，用JD-Ⅰ型同步呼吸机，抗感染，改善微循环，补充血容量，纠正酸中毒，改善脑水肿等。目前略有好转，曾出现过吞咽、咳嗽反射，并有皱眉动作。体温38℃，血压100/60mmHg左右。西医初步诊断：慢性支气管炎、肺气肿、继发感染、呼吸衰竭。

接着应医生介绍中医对这个病证的不同看法：第一种看法是，病人深昏迷，皮肤湿冷，四肢不温，口唇青紫，面色萎黄，脉来虽有弦象，但力量不足。辨证为病已由肺及肾，元阳虚衰，正气欲脱。首先应该用四逆加人参汤温阳益气。第二种看法是，由发热咳嗽起始，病属风温，脉弦带数，舌红苔黄腻，风热炼津成痰。痰热闭阻于肺，所以呼吸衰竭；痰热蒙蔽心包，所以神识昏迷，建议用麻杏石甘汤加紫雪丹。这两种看法，互相对立，主张温阳的认为寒凉药万万使不得，主张寒凉的认为温补药根本用不上。还有第三种看法，是杨医生提出来的，由他自己介绍。

杨医生腼腆地站起来说："我这个想法不一定符合中医理论，也缺乏西医学的足够依据，只是个人的一些假想。病人昏迷，有几个原因，目前来说，主要是脑水肿，已经用了脱水剂，看来还不够。我想用中药大承气汤攻下，对改善脑水肿或许有帮助。另外，是否可以加一些活血化瘀药，或能改善微循环。但是，这样危险的病人，还用泻药？怕出问题，没有人赞同，我也不敢坚持自己的意见。"

病情如此严重，意见这样分歧，参加讨论的每一个医生都心头沉重，脑海翻腾，但办公室里却鸦雀无声。

"先看看病人再说。"钟老带头，八九个医生轻轻地、迅速地鱼贯进入抢救病房。

钟老走到床边，首先观察病人的面色，萎黄无华，口唇不是晦黯而是殷红干燥；用手抚摸额部，温暖无汗；推开眼睑，看到白睛红润（球结膜充血水肿），黑睛不和（眼球运动不灵活）；再看舌象，舌色正红，边有齿痕，苔黄、揹腻、根厚、少津；呼之无反应；手掐人中，有皱眉反应。再坐下按脉，两手均见弦象，重按力量不足，略带数（90 次/分），节律均匀，指腕不温，尺肤湿冷。然后，进行腹诊，腹不满，按之柔软温暖。再问大小便，住院医生回答，入院以来没有大便，过去不详；导尿，尿液呈血色，量少。再看由气管套管中抽出的痰液，量多而黄稠。

小张站在钟老旁边，一面详细做记录，一面暗地背诵《伤寒论》序中的几句话："短期未知决诊，九候曾无仿佛，明堂阙庭，尽不见察，所谓管窥而已。"诊病仔细，"四诊合参"这个中医一千多年的优良传统，今天在钟老身上充分地体现了出来。是我们学习的榜样啊！

看过病人，大家回到办公室坐下，所有目光都集中在钟老身上，都在等待他做出决定。

"这个病人，正气已经不足，同时又有许多可下之证，权衡利弊，还是应该攻下。我同意杨医生的意见。"钟老说得很慢，使人感觉到一字一句都很有分量。许多人感到愕然，四肢厥冷，为什么还用承气？不是说"承气入胃，阴盛以亡"吗？也有人为钟老担心，用人参抢救不过来，对家属有交待，用泻药抢救不过来，家属有意见啊。只有坐在最后的陆医生，微微点头，表示钦佩。"现在先开处方，等一会儿到小教室继续上课，就分析这个病人的病机。"钟老显得很果断。于是，钟老口授，小张抄方。

生川军 10g（后下） 元明粉 10g（冲） 枳实 10g 丹皮 10g 赤芍 12g 桃仁 10g 牛膝 10g 川芎 10g 郁金 10g 石菖蒲 12g 紫雪丹 3g（分 2 次冲服）

小张在处方右上角写上一个"急"字，送到配药室去了。

* * * *

小教室里听讲的人数增加几倍，许多病房医生都来了，小张坐在第一排，没等钟老坐下，心急口快地说："钟老，我懂了，刚才的治法就是'少阴三急下'吧！"钟老微笑地看看这个稚气未脱的姑娘，心中十分高兴，开玩笑地说："是少阴三急下，你懂了，就你来讲讲吧！"一句话，说得小张红了脸。

"这个病人有少阴病的表现，阳气不通，四肢厥冷。同时又有阳阴腑实证的表现，舌红、苔黄揩腻，口干少津，目赤，小便短赤，'目中不了了，睛不和'，这些都是可下之证。少阴与阳明，一阴一阳，两者是矛盾的，但又是可以相互转化的。阳明热邪炽盛，损伤正气，痰热交阻，影响阳气流通，可以转化为少阴。这一点大家容易理解。而少阴病气机阻滞，阳气失于展布，也可促使邪热积聚，痰热交阻，而向阳明转化。这一点往往注意得不够。古书上曾有'中阴溜府，阴证回阳'的记载，近年也有资料证明这种转化并非偶然。"

说到这里，钟老从提包中拿出一份《中华医学杂志》(1975 年 6 期)，翻出有关报道，继续讲下去。

"山西中医研究所在中西医结合治疗宫外孕的总结中，提出了一个问题，宫外孕病容易发生阳明腑实证。总的发生率是 42.40%，在休克型（相当于少阴病）的病人中，阳明脏实证的发生率高达 93.10%，而在病情稳定的包块型病人中，阳明腑实证的发生率只有 18.22%，不稳定型为 47.10%。这个数据足以说明，少阴向阳明转化，在某些疾病中，是很多见的。"

"在这个病人的辨证中，《伤寒论》中阳明三急下和少阴三急下的条文，给了我们很大的启发。这 6 条条文，都没有强调大便秘结，但都用大承气汤急下。我们这个病人与第 252 条（伤寒六七日，目中不了了，睛不和，无表里证，大便难，身微热者，此为实也，急下之，宜大承气汤）很近似。第 320 条（少阴病，得之二三日，口燥咽干者，急下之，宜大承气汤）也值得参考。无论从古典医籍来看，或者从近年的资料来看，这样的病人，用攻下法，是既有实践基础，也有理论根据的。”

“从临床见症来看，这个病人虽然没有便秘、腹胀、腹痛等症，但其它可下之证却有不少。古代中医善于应用大黄的当推吴又可。他在《瘟疫论》中把‘舌白苔渐变黄苔，目赤，小便赤红’都列为可下之证，还把‘四逆、脉厥、体厥之属于阳气郁内，不能四布于外者’也列为可下之证。我们这个病人，如果请吴又可来看，我想他是一定会用大黄攻下的。”

“这个病人是痰热交阻，麻杏石甘汤可以清热化痰，为什么不用?”小张好学善问，钟老诲人不倦。“这个病人，从西医学看来，病变在肺而不在胃；但是，从中医外感病辨证来看，病变不但在肺，并且已经内结阳明（胃、肠）。用麻杏石甘汤只能清宣在肺之痰热，不能攻逐在胃之热结，两个药方虽然都能清热，但作用不同。紫雪丹既能开窍，又能泻火通便，所以选用了。”

“说到这里，还只是讲了病邪这一方面，问题只分析了一半。是否真正能用攻下法，还要看正气。你们的教科书《中医学基础》中有一段话说得很好。‘先攻后补适用于病邪甚盛，急需祛邪，正虚虽然明显，但当未严重到不能耐攻的程度者。对于正虚的原因由于邪实所直接引起的，更应先攻后补。’这个病人的正虚显然是由实热积聚所引起的，其脉搏还有一定力量，尚未出现额上生汗，估计尚能耐受攻下，所以决定采取现在的治法。”

一堂理论密切联系实际、生动活泼的中医课结束了。听讲的医生们陆续散去。小张独自留在小教室，捧着笔记本出神。回想自己在刚读完临床课的时候，感到自己对什么病都能进行一定的分析，现在通过半年实习，却感到对什么病也分析不了。这正是“自谓已穷千里目，谁知才上一层楼”啊！

* * * *

今天晚上钟老留在医院里观察病人。小张守在床边，有情况随时向他回报。晚上9时病人神志转清，女儿呼之能点头示意，并能转眼、伸舌。大便2次稀溏，尿量增加。但体温升高到39℃。钟老多次看过病人，认为病势有转机，体温升高，一方面表示热邪内炽，另一方面也表示正气抗邪，阴证回阳，是好转的预兆。

第2天查房，发现病人肢体已温，神志时清时蒙，呼之有转眼、伸舌反应，体温降至38℃，脉象较昨有力，80次/分，苔腻依然，球结膜充血水肿有好转。钟老认为病情虽有好转，但心胸清旷之地，尽为痰热所弥漫，所以神识朦胧，苔腻不化。应该加重化痰药。原方去紫雪丹，加竺黄10g、礞石滚痰丸10g（包煎）、竹沥10g（冲服）。西医检查：X线床旁摄片示，两肺小片状阴影，右肺较多，右下融合成片。曾一度停用呼吸机数分钟，自主呼吸浅促，36次/分，紫绀加重。西医治疗，决定加强抗感染，青霉素、链霉素、庆大霉素合用，加用氯酯醒兴奋中枢，继续补充血容量、降低颅内压。

3天后，患者神清，问之能答，但语声无力，肢体活动良好，紫绀好转，目赤已退，但球结膜尚有轻度水肿，下肢轻度浮肿，咳嗽无力，痰稠色黄量多，脉弦带滑，苔垢腻。钟老认为，病变虽然表现在肺，但病根却在脾胃，为湿困脾胃，痰阻肺络，脾为生痰之源，肺为贮痰之器，用平胃散加减。处方如下：

苍术、白术各10g　厚朴10g　陈皮6g　桃仁、杏仁各10g　丹皮、丹参各10g　赤芍12g　竺黄10g　制川军10g　炒枳实10g　礞石滚痰丸10g（包煎）

西医检查：X线床边摄片，肺部片状阴影明显减退，开始间歇停用呼吸机。

5天后，完全停用呼吸机。再过1周，拔除气管套管。中药用清化痰热、养肺和胃调理。1个月后出院。

三衰病房第1例中西医结合抢救成功后，前来祝贺的络绎不绝。这里单提陆老先生一人，他诚诚恳恳地找到钟老，拱拳作揖，热烈握手，深有感触地说：“我一生读过多少遍《伤寒论》，对少阴三急下，总觉得难以理解。我兄竟将仲景理论应用于中西医结合之中，实为钦佩。刘勰曾说‘思接千载’、‘视通万里’，吾兄当之无愧。”钟老看他那诚恳的态度，也很感动。“这样危重的病人，没有中西结合，没有西医的一套抢救方法，水药点滴不下，还谈得上什么急下不急下，没有兄弟单位的先进经验，我们也不敢擅用硝、黄重剂啊！我感到，我们老年中医既要深研古典医籍，也要涉猎新近报道，引来源头活水，常葆一鉴方塘，不知陆老以为如何?”小张在旁边仔细听着，有些话虽然听不懂，但感到他们谈话的气氛很融洽，与图书馆里的那个情景大不相同了。

二老隔阂尽释，正在谈得投机的时候，应医生匆匆进来，向钟老回报：“我院与景湖公社卫生院挂钩问题已经上级批准，卫生院的同志希望您老也能下去几次，帮助他们提高中医水平。”今天钟老特别高兴，欣然同意。“好啊！景湖是我家的祖居，童年曾到过那里，现在再去，要‘笑问客从何处来’了。”

欲知钟老医生去公社卫生院如何治病，且听下回分解。

第4回 论辨病巧断蛔虫症 用土方消散大肠痈

微风轻拂，柳丝漫舞；艳阳送暖，桃蕊含芳。处于水乡江南的景湖公社洋溢着一片早春景色。公社卫生院依山傍水而建，两排病房耸立在山坡上，门诊部紧靠河边，水埠头上停靠着许多小船。因为东方医院医疗队的到来，今天门诊病人特别多。时已过午，钟老才结束门诊工作。忽然走进一个青年，高声嚷道："我娘肚子痛，要生盘肠痈了，请钟老先生去看看！"钟老从青年紧张、急迫的神色中感到他老娘的病情一定很急，顾不上吃饭，随着那青年就走。小张背上药箱跟上。

钟老一边走，一边和青年谈话，既问病情又谈家常。原来这家人家姓谢，老两口合 80 岁才生得一子，老父前年病死，现在只有母子两人。四天前老娘田间劳动回来，突然感到腹痛，右腿不能伸直。虽然吃了止痛片，腹痛时轻时重，总是痛个不停。第二天有寒热。昨天起腹痛减轻了。但肚子里有鹅蛋般大小的一个块。邻居老奶奶说这是肠痈，以后肚脐眼里出脓，会烂死人。公社卫生院的医生说，要送到城里去开刀。

钟老听说是急腹症，脚步越走越快，不到一小时来到谢家门前。是两间草房，一间是灶间兼客堂，一间是卧室。进卧室一看，床上躺着一位老妇人，年纪六十开外，表情痛苦，但脸色带红，估计略有寒热。再细问病情，答语清楚。目前腹胀隐痛，口苦，恶心，不思饮食，身体重着，转侧不便，大便秘结，小便尚可。钟老在床边坐下，看舌质正红，舌苔黄腻满布，按脉细滑带数，测体温 38.2℃。检查腹部：右腹略见膨隆，右下腹明显压痛，腹肌轻度强直，并能触及一鹅蛋大小（8cm×6cm）的块物，肠鸣音存在。

检查完毕，小张心直口快地说："阑尾炎穿孔，脓肿形成，老年人预后……"钟老以目示意小张不要再说下去。他轻轻地、从容地对病人说："病是肠痈，看得还算早，内服中药，外敷草药，有办法消散，不必着急。这里景湖山上有一种药草，消痈肿效果很好。"于是钟老口授，小张抄方：

红藤 30g　蒲公英 30g　赤芍 18g　米仁 18g　败酱草 18g

冬瓜仁 18g　厚朴 9g　陈皮 6g　六曲 9g

开好方，钟老说："外敷用山海螺，要新鲜的，切成 1 厘米厚薄的片子，随切随粘，不使干燥，它有粘性，能粘着皮肤，一天换两次。"小张听到这个外敷方，感到愕然。因为山海螺这味药，在药方上开过许多次了，可长在地上却认不得，更不知道新鲜的可以外敷。

"这个山上有，我们一起去挖。"钟老了解小张的心思。在墙上拿下一把小锄头，拔脚就往外走。小张赶紧找了一把镢子跟上。一路上钟老告诉小张：山海螺的地上部分是细软的藤，折断后有白浆流出，四个叶子长在一起，这是它的特征，所以又叫"四叶参"。要挖的是它的根，样子像山芋。他们很快就挖到两个大的。小张拿在手里一看，若有所得，高兴地说："原来样子像个海螺，却长在山上，所以叫山海螺。"小张还想再挖。"两个大的够用了，新鲜的效果好，留着明天挖吧。"钟老催促小张转回病家。

钟老、小张匆匆返回。谢家门口有好几个人在等候他们。应医生送午饭来了，要钟老、小张赶快吃饭。还有一位老奶奶带着一个六七岁的小姑娘，要请钟老看病。也是肚子痛，痛得厉害。现在一阵刚刚痛过，看小姑娘没病似的还在玩耍。钟老说，腹痛是个急症，看了再吃。请应医生去看看那个肠痈病人。应医生说，已经看过了，同意钟老的处理，目前没有手术的必要。小张一面忙着把山海螺洗净切片，给病人敷贴。一面关心那个小病人，小儿阑尾炎可也是个重症啊！这个小病人姓蒋叫南英，因为呕吐蛔虫，两天前，自己买"灭虫宁"吃，吃了几片搞不清了。今天早晨突然剧烈腹痛，已经发作好几回了，痛时很剧烈，痛过却轻松。看小姑娘面色红润，气色不差，舌苔薄白，也属正常。钟老按她的脉，也未发现异常。轻轻地检查她的腹部，柔软，但右下腹有压痛。钟老考虑了一下，对应医生说："我看不像肠痈，可能是蛔虫痛。但要慎重，你再检查一下。"应医生给小病人做了检查：肌卫（—），右下腹有局限压痛点，腰大肌试验、闭孔内肌试验均（—），测体温正常。应医生稳重地说："阑尾蛔虫的可能性较大，最好到卫生院去做一个血白细胞计数。"钟老的用药是：地丁草、蒲公英、败酱草、土大黄各 15g，乌梅丸 30g，煎汤顿服，一天 2 次。

*　　*　　*　　*

处理好病人已经下午两点多钟了。钟老、小张才坐下来吃午饭，应医生也坐在一起。他们一边吃饭，一边谈起了刚才两个病人。这是一种特殊形式的病例讨论会，或在宿舍，或在饭堂，或在病人家里，或在出诊归途，不固定地点，不限定时间，不拘泥形式，生动活泼，细致深入。小张在这种讨论会上获得过许多教益。

"肠痈成了脓包，会有什么后果？这个病人的预后怎样？"小张对谢老太的病总感到不放心。"肠痈成脓之后有四条出路：一是消散，这是最好的结局；二是从大便出脓，这一般称为大肠痈，预后比较好；三是从小便出脓，一般称为小肠痈，比较少见，不容易收口；四是从腹壁穿破，破在肚角的叫肚角痈，疮口不流粪的可以收口，疮口流出粪便的不易收口；在肚脐穿破的叫盘肠痈，预后大多不好。"钟老分析得有条有理。

"这些看法与西医的认识基本相同，只是名称不同而已。破入肠腔的称为肠内瘘，破入膀胱的称膀胱内瘘；侵入腹壁成为腹壁脓肿，再穿破到体外；如果破入腹腔，会造成弥漫性腹膜炎，预后十分严重；也有少数成为慢性脓肿的。"应医生提出西医学的看法。

“对于弥漫性腹膜炎，中医可能把它看作是脓毒内陷，在痈疽总论中提到过。至于转化为慢性脓肿，则与《素问》腹中论、奇病论两篇中所说的伏梁相近似”，钟老越谈越深入，“中医外科估计预后有个标准，叫做‘五善七恶’。这个病人五善之中有四善，只有饮食健旺一条不具备；七恶之中只有半条，就是恶心呕吐、口不知味。古人说：‘五善见三自吉，七恶有二即凶’。因此，这个病人的结局，我看消散的可能较大。”

听到这里，小张暗暗自忖，“刚才看到阑尾脓肿，想到腹膜炎就紧张起来了，好像非经西医外科手术，心里就不踏实。现在听钟老一说，才知道中医外科对肠痈有比较深入的认识，估计预后也有一定的指征。祖国医学的内容确实丰富啊！”“但是，那个小姑娘的病，同样是腹痛，右下腹也有压痛，为什么不是阑尾炎而是阑尾蛔虫？”小张由暗暗自忖变成了自言自语。

“中医诊断肠痈有几个参考指征：一是洒淅恶寒，轻微发热；二是脉数；三是苔腻；四是身有痛处，腹皮急。这个小孩一个指征也不具备，所以肠痈的可能性很小。这个孩子有吐蛔史，腹痛时发时止。《伤寒论》第338条论蛔厥，有‘蛔厥者，其人当吐蛔，今病者静，而复时烦者……须臾复止’的记载。这个特点，不限于蛔厥，对多种蛔虫病的诊断都有意义。”钟老分析问题不但条理分明，而且有根有据。

“钟老所说，与西医学阑尾炎与阑尾蛔虫的鉴别诊断基本一致。西医就多一个血白细胞计数而已。”应医生以信服的口气接过话头，继续说下去：“这样看来中医诊断疾病，不仅是辨证，还要辨病哩！”

“是啊！《伤寒论》中的标题就有‘辨太阳病脉证并治第一’等等，张介宾经常说‘诊病施治’。辨证固然是中医的一个特点，辨病也有丰富的内容，不可忽视啊！”钟老感慨地表达自己的看法。

一餐饭吃了近一个小时，钟老和应医生越谈越有劲，小张在一旁听得出了神。在他们胸中满怀着对祖国医学宝贵遗产的敬仰，在他们的眼前展示着中医药学的灿烂前程。他们忘记自己置身于小小山麓下的茅草房中，老中青三人的心交融在一起。钟老凝视坐在对面的小张和应医生，小张迅速成长，应医生逐渐成熟。展望未来，他心中十分宽慰。不禁吟诵起郑板桥的一首题画竹诗来："新竹高于旧竹枝，全凭老干为扶持，明年再有新生者，十丈龙孙绕凤池。"

忽然，卫生院有人来催促，说有两个长期高热病人，要请钟老会诊。于是，小张匆匆收拾餐具，一起返回公社卫生院。

* * * *

钟老回到卫生院，对高热病人如何分析病、证和进行治疗，要待下回分解了。让笔者先把两个腹痛病人的治疗经过作一个简要的交代。

蒋南英小妹妹，白血细胞计数正常，阑尾蛔虫的临床诊断基本肯定。药后，当晚腹痛缓解，第 2 天右下腹压痛消失。两付药病就好了。随访数日，未见复发。

第 2 天，小张挖了两只山海螺，到谢家换药，发现发热未退，肿块未消，似乎略有增大。请示钟老，嘱加柴胡 9g、生川军 9g，第 3 天去川军。第 4 天，热退，肿块开始缩小，再去柴胡、败酱草，加黄芪、苍术。1 周后，能吃软饭，疼痛消失，肿块缩小到 3cm×3cm。3 周后，肿块完全消失，能下地劳动。

第5回 辨主次钟老抓重点 论标本《素问》有明文

为了及时参加会诊，钟老等三人由山北小道赶回卫生院。路上，小张忽然想起了会诊的病人，就问钟老，对发热病人应该怎样辨证？钟老慢条斯理地说："发热的原因很多，情况很复杂，你这个问题可不好回答。""总离不开阴阳吧！"应医生很有把握地插口。"阴阳当然是总纲。《内经》有'阳盛生外热''阴虚生内热'之说，而阳盛、阴虚往往同时存在，互为因果。《伤寒论》讲六经辨证，发热是三阳病的共同特点……"小张接着插话："所以少阴病发热叫做'反发热'。""对啊！'反'字很有意义。发热恶寒与无热恶寒，是辨别阳证与阴证的一个要点。可是《伤寒论》重在临床实用，在理论上阐发不多。""金元四家对发热的理论有哪些发挥？"应医生谦虚好学，向钟老请教。"是啊！他们各有发挥。河间提出了'六气皆从火化'、'五志过极皆为热甚'，为发热分外感、内伤奠定了理论基础。东垣阐发了内伤发热中气虚的一方面，有'火与元气不两立，一胜则一负'的论点；丹溪阐发了内伤发热中阴虚的一方面，提出了'阳常有余，阴常不足'的新观点。至于外感发热，在这个时候也开始有所发展，但要到清代才形成温病学派。"钟老似有所感，最后两句话说得很慢。小张乘机插话："这些内容太多了，不容易学习。"钟老感慨地说下去："书到用时方恨少。目前临床上有许多新问题，需要新的理论来解决。我们既要继承，还要发展，发展要以继承为基础，继承要以发展为目标。"

*　*　*　*

会诊开始了，景湖医院、东方医院的中、西、内、外科医师都到了，济济一堂。

杨医师介绍病史：陈小凤，女，25岁，插队青年。冬季田间劳动中得病，形寒发热，时起时伏，已有50多天。四肢关节酸痛僵硬，行走不便。白天自汗。夜间盗汗。颈部淋巴结肿大，皮肤小红点时隐时现，肝脾肿大（肝肋下2.5cm，脾侧卧刚触及），血化验：红细胞 2.96×10^{12}/L，白细胞 5.4×10^{9}/L，血红蛋白85g/L，抗“O”2500单位，血沉60mm/h，类风湿因子（—），胸透（—），骨盆及膝关节X摄片（—），心电图（—），两次淋巴结活检：反应性组织细胞增多症。用过激素和水杨酸制剂效果不明显，最近两周服用消炎痛，病情有好转，四肢关节略能活动，仍有中等度发热。西医诊断：反应性组织细胞增多症，其病因可能是风湿热。

钟老带头，大家一起来到病房。只见病人面容消瘦苍白，全身漐漐有汗，皮肤不甚灼热（体温38.5℃），有少数散在小红疹，压之退色。关节疼痛处畏寒，需要温覆。颈淋巴结如蚕豆大小四五枚，能活动，有轻压痛。脉细数，舌偏淡，苔薄白腻。发病以来月经正常，纳食一般。

小张想把病人的具体情况与刚才钟老讲的理论联系起来，阴虚、阳盛、内伤、外感，似乎都有联系，而又不甚相合。办公室里寂静无声，大家都在思考问题。还是外科医生干脆，首先发言：“从外科看来，病属瘰疬，是痰火郁结于经络所致。建议用内消瘰疬丸，改丸为汤，以夏枯草、玄参、连翘、生地、象贝为主药。这样，既能化痰软坚，又能养阴清热，凉血透疹。”陈医生的看法，照顾到了内科与外科两个方面。陆医生第二个发言：“这个病可能是‘湿痹’，《温病条辨》记载的‘湿聚热蒸，蕴于经络，寒战热炽，骨骱烦疼……’似与本病相符。可以用宣痹汤，照原方加味。请钟老定夺。”应医生接着说：“这个病开始可能是个风寒湿痹，日久化热，热邪窜入血分，引发红疹。是否可以用桂枝白虎汤，外散风寒，内清气热，加生地、丹皮凉血。”小张每听一位医生的发言，都感到言之有理，认真地做好会诊记录。但三个人的看法各不相同，是什么病？瘰疬，湿痹，风寒湿痹还是热痹？是什么证？痰火，湿热，风寒还是血热？应该用什么方？小张感到茫然。握着笔，侧着头，凝神望着钟老，等他作出决断。

钟老手捧茶杯，小口地喝着茶，仔细品味，慢慢地放下茶杯，用商量的口气说："这个病比较复杂，我考虑得不成熟。各位的分析，对我很有启发。痰核确实存在，性质属热；痹证也是无疑的，并且略有化热；从汗多、舌淡、面色苍白无华来看，还有阳气不足之证存在。对待这样复杂的病人，有两种方法：一种是照顾各个方面，先用平稳而复杂的药方。看服药后的反应再定；另一种方法是在复杂的病情中努力抓住它的重点，而把一部分次要问题置之不顾。这个病人发热 50 天了，病情比较重，如果面面俱到，药力就难以专一，需要重点突破。不知各位意下如何？""重点突破当然好，但不知重点在哪里？"小张喜欢插嘴。"重点在于风寒湿三气相搏，伤人阳气。"钟老果断地说，"如果阳气能够复振，风寒湿三气逐步驱散，发热或者能退，其它问题就比较容易解决了。但是血热、痰火、瘰疬等问题是否能够暂时放下？"室内顿然寂静，大家又一次进入沉思。

小张暗暗自忖，老师上课教我们"有是证，用是药"，要求我们药证相符，从来也没有教我们把一些证候舍弃不顾。"驱散风寒湿邪，温振阳气，就要用温药，与痰火、血热会有矛盾吧？"杨医生感到不放心。"用温药与瘰疬的矛盾不大，治疗瘰疬应该用一些温药，可以散结聚，通经络。"陈医生表示支持。"患者的红疹零星散发，可见血热不重，用温药专治风寒湿邪，可以试一下。"应医生基本同意。"钟老之论，既发挥了新意，又符合《内经》的治则，《素问·标本病传论》有'谨察间甚，以意调之，间者并行，甚者独行'之说。患者病情较重，属于'甚者'；舍弃痰火、血热，专治风寒湿邪，就是'独行'。小弟完全同意。"陆医生态度十分诚恳。于是，钟老口授，小张抄方：

桂枝 12g 白芍 12g 熟附块 12g 炙甘草 10g 苍、白术各 12g 生米仁 30g 羌、独活各 10g 生黄芪 12g 海桐皮 15g 生姜 3 片 2 剂

陆医生看了药方，频频点头称赞："在治法上是单刀直入，甚者独行；在用药上却是博采众方，以《金匮要略》甘草附子汤为主方，加白芍适当照顾血热，用米仁适当照顾痰火，考虑得很周到。"

* * * *

5 天后，东方医院又组织了一次中西医结合的会诊。杨医生汇报了陈小凤的病情：服药两剂，全身出汗较多，体温降到 38℃以下，关节痛好转，红疹依然。为了观察疗效，停用西药。原方再服两剂，两天来体温已降至正常。红疹仍未消失，淋巴结较小，关节痛明显好转。病人能走到办公室来诊脉，脉仍细数。舌色较前转红，苔仍薄腻。大家一致认为，现在可以"间者并行"了。开了一个照顾到各个方面的药方：

生黄芪 18g 青防风 10g 桂枝 10g 赤、白芍各 10g 象贝母 10g 夏枯草 12g 连翘 12g 生米仁 30g 生地 15g 生甘草 5g 玄参 10g

此方加减共服两周。不再发热，红疹逐渐消失，淋巴结基本消退，关节略有酸痛，行走乏力，心悸。病情基本控制而出院。

今天组织会诊主要是为了讨论另一个病人。这个病人原住本市某医院，发热已近四个月，住院已经三个半月，西医尚无明确诊断。其病情与陈小凤有许多相似之处，由于知道陈小凤的病见效很快，因而转来东方医院治疗。

先由杨医生介绍病史：华明，男性，24 岁。因发热伴颈淋巴结进行性肿大半个月而住某医院。两次淋巴结活检：多数意见为反应性组织细胞增多症，少数意见怀疑为早期何杰金病。两次骨髓穿刺均示反应低下。血检：白细胞 1.4～2.1×

10^9/L，血沉 25mm/h，SGPT 一度高达 200 单位，目前正常。红细胞、血红蛋白、抗“O”、粘蛋白、肝功能、胸片、尿常规均正常。经过两次院内外会诊，未能作出明确诊断。用过多种抗生素无效，激素已经用了 3 个月，开始有效，减量后又复发，目前隔天服用 60mg，体温仍在 38℃左右。没有用过中药。伤寒、结核可以排除，红斑狼疮不像，病毒性肝炎也不像。是病毒感染引起的反应性组织细胞增多症还是恶性肿瘤，目前难以确定。

大家一起诊察病人：面色红润，不消瘦，微微有汗，发热不恶寒，下午发热增高，经常咽红咽痛，头胀头痛，腹胀纳呆，尿少黄赤，大便无异常。左颈淋巴结活检疮口尚未愈合，留有淋巴结两枚，如黄豆大，活动无压痛。脾刚触及，肝脏未及。舌质偏红，苔黄掯腻，脉滑数。

要知钟老等对这个病人怎样分析讨论，如何治疗，且听下回分解。

第6回 论病情集各家所长 治湿热得守方之效

今天这次会诊事先印发了病史摘要，参加会诊的医生大多有所准备，有的写了发言提纲，有的随身带了中医书，气氛有些严肃，使小张不敢随便说话，端端正正地坐着，准备记录。

首先发言的是肿瘤科吴医生，他认为目前虽不能确诊为何杰金病，但也不能排除。患者长期不规则发热，淋巴结肿大，中医辨证阴阳虚实都不典型，他感到凡是这也不像，那也不像的病证，要注意恶性肿瘤。他建议选用既能清热解毒、化痰软坚，又有抗癌作用的中草药，如白花蛇舌草、七叶一枝花、白英、草河车、半枝莲、紫草、瓜蒌、半夏、南星、泽漆、石打穿等等。吴医生多年从事肿瘤的中医治疗工作，对抗癌中草药如数家珍。

第二个发言的是外科陈医生，他认为，患者虽有淋巴结肿大，但形小而活动，并无压痛，看来不属于外科疾病，还是请内科大夫多费心。可是内科医生却慢条斯理地迟迟不发言，会议出现了暂时的沉默。

小张究竟年轻，肚子里藏不住话，冲口而出："就用陈小凤那个方行不行？两个病人都是长期发热，都是淋巴结肿大，都是反应性组织细胞增多症……"

钟老示意小张不要再说下去，但小张的话已经起了触发作用。内科李医生接着小张的话头说下去："但是，从中医辨证来看，两个病人却有许多不同之处，陈小凤始终有恶寒，华明不恶寒；陈小凤虽发热而胃纳尚可，华明热虽不高而纳呆、脘痞；陈小凤舌淡，小便无异常，华明舌红，尿黄赤。这些表现从西医来看，不能作为哪种疾病的诊断依据，但从中医辨外感内伤来看，却很有意义。”说到这里，李医生匆匆翻开《内外伤辨惑论》念起来，“外伤寒邪，发热恶寒，寒热并作。……阴火上冲，作蒸蒸而躁……劳役得病，食少小便赤黄……口失谷味，腹中不和……”接着李医生说：“我认为陈小凤是外感，属伤寒，所以用桂枝附子汤有效；华明是内伤，应该用东垣先生的方法治疗。按照《脾胃胜衰论》，此病是脾胃不足，阴火上冲，心与小肠来乘脾胃，可以白术为君，人参、黄芪为臣，甘草、芍药为佐，黄连为使，酌加升麻、柴胡升发以鼓舞阳气，茯苓、泽泻利水以降阴火。诸君以为然否？”

李医生话音刚落，朱医生接着发言，旁边还有人交头接耳，低声细语，气氛开始活跃起来。

“我同意李老先生外感、内伤之辨。然而，此证虽属内伤，但不是脾胃不足，阴火上冲。李老先生忽略了舌苔、脉象。东垣在《内外伤辨惑论》中曾经指出：‘饮食不节，寒温所失，则右关胃脉损弱，甚则隐而不见’，而本证脉见滑数，与脾胃不足之证不符。东垣虽未明言舌象，本证舌红、苔黄掯腻，与脾胃不足之证不符。从舌、脉来看，本证非但不是脾胃不足，而是脾胃有湿热。本证舌红、苔腻、脘痞、纳呆，是脾胃湿火之胜，本证咽红、咽痛是心火内燔，本证头痛是肝火内动，总之，不是虚热，而是郁火。不宜用参芪补气，因为气有余便是火。而宜用《丹溪心法》火郁汤（升麻、葛根、柴胡、白芍、防风、甘草），酌加苍术、黄柏。一得之见，难免阙漏，提出来，求教于诸君。”

“我同意湿热的辨证，此人确有脾胃湿热。”陆医生接着发言。他性情比较固执，在东方医院是著名的温病派，今天竟然同意内伤学派的论断，大家感到有些意外，都把眼光注视着他。只见他拿起薛生白的《湿热病篇》，从容不迫地说：“可是，我认为这种湿热主要不是内伤，而是外感，属于温病范围。第一，病人过去四个多月中就有反复外感的病史；第二，病人的舌、脉与内伤证不符，朱医生已加分析；第三，病人的主证符合湿热病提纲。”他熟练地背诵了湿热病篇第一条：“湿热证，始恶寒，后但热不寒，汗出，胸痞，舌白，口渴不引饮。”接着说：“病人目前的舌苔不白而黄腻，是病程已久，湿已逐渐热化。因而但热不寒，汗出热不解，但是热处湿中，所以发热不高。湿热之证，脉无定体，本证见滑数脉与湿渐化热有关。外感湿热病是外湿郁而成热，内伤郁证是气机郁滞、酿湿化热，两者虽然都有郁，但机理不同，治法有别。内伤郁证可用柴、葛、升、防升散，外感湿热，必须清化淡渗，除非早期尚未化热，否则不宜辛散。”陆医生结合证因脉治，对比分析，头头是道。钟老频频点头，小张凝神屏息地做好记录。

“可是，湿热外感与脾胃内伤并非风马牛，亦有相关之处，两者是内因与外因的关系。薛生白曾说：‘太阴内伤，湿饮停聚，客邪再至，内外相引，故病湿热’，但内伤与外感毕竟不能相混，还是薛生白说得好：‘劳倦内伤为不足，湿饮停聚为有余，所以内伤外感孰多孰少，孰实孰虚，又在临证时权衡矣。’本证是不是外感湿热？应该首先明确，辨证明则治法定。”陆医生暗暗自忖，钟老善用经方，对外感湿热的辨证未必同意，因此，没有出方。他的最后几句话是对着钟老讲的，意思是要钟老来作出决断。

小张一边认真记录，一边深入思考。开始感到每一位医师的发言都有道理，好像问题已经解决；可是再听下去，却众说纷纭，莫衷一是，于是抬起头来用期待的眼光望着钟老。

* * * *

钟老今天还没有说过话，可脸上表情很复杂，有时频频点头，有时默默沉思，有时喜形于色。现在众“望”所归，他不得不说话了。

“今天的讨论对我帮助很大，是一次百家争鸣会，东垣派、丹溪派、温病派、汇通派都发了言，不但各抒已见，并且互相尊重、取长补短。我自己对这个病，也没有成熟的看法，从各位的发言中却得到不少启发。我基本同意陆老的看法。可是，有一个问题需要考虑，现在是初春，本证得病时正当深秋，何来湿热之邪外感?”这个问题提得很突兀，小张睁大了眼睛，凝视钟老。不少人为之愕然。只有陆医生始而略感惊异，继而点头微笑，似有所悟。

“本证可能是伏气，患者脾胃素虚，湿热内伏中焦，因外感引动，而致发病。湿热已属淹缠，伏气更难速化，今后如抽丝剥茧，颇费周章。目前表现为湿热交阻，理当清化，至于具体治疗，可以在三仁、甘露之中消息用药。这个治疗原则是陆老提出的，请陆老处方吧!”钟老侃侃而谈，阐明了本证的起因，估计了本证的预后，指出了目前的治法，大家无不感到钦佩。

“我对本病的认识还不够全面，钟老的分析，统一了内伤外感之争，极为中肯。还是请钟老处方。”陆医生再三推让，最后还是由钟老处方：

清水豆卷 30g　川朴 10g　黄芩 15g　白蔻仁 3g　生米仁 15g　杏仁 10g　白通草 4.5g　淡竹叶 10g　碧玉散 18g（包）甘露消毒丹 30g（包）　7 剂

一周后复诊，许多医生都满怀希望地来看病人。可是低热未退，诸症依然，只是揩腻的舌苔略见化薄而已。众皆索然，小张尤为失望，学着老医生的口气感慨地说：“清化不应，宜用何方?”钟老却自信地说：“伏湿蕴热岂能速愈? 腻苔渐化，表示前方有效。”决定守方再服 7 剂。

三诊时病人遍身榖榖汗出，体温基本正常，诸症均见轻减。中药再守原方，西药将激素由隔天服 60mg，减为隔天服 20mg。不料，激素减量后感冒又起，鼻塞咽痛，微微恶风。可是体温不高（37.3℃以下），舌苔继续化薄，便溏好转，淋巴结缩小。钟老认为伏湿蕴热已经得到控制，虽有外感，引动伏邪之象不明显，确属佳象。原方加桑叶 10g、连翘 12g，碧玉散改为鸡苏散，7 剂。

钟老坚持守方，三仁汤合甘露消毒丹共服 35 剂，前后两次感冒均未发热，体温完全正常，下午略有热感。大便由溏转干，小便正常，有轻微口渴，唇红而干，舌苔左半已化，右半略有腻苔，仍有咽痛，时有自汗盗汗。钟老认为湿热将尽，并略见气虚，但炉烟虽熄，灰中有火，不可遽投温补。前方酌减燥药，复入甘寒。处方如下：

北沙参 12g　淮小麦 30g　干芦根 18g　杏仁 10g　米仁 15g　白蔻仁 3g　黄芩 10g　益元散 12g（包）　姜半夏 10g　白通草 3g　射干 4.5g　连翘 10g　豆卷 10g　甘露消毒丹 15g（包）

用甘寒理气阴、苦辛淡渗化湿热，诸症渐减。四周之后感冒又起，除鼻塞、咽痛之外，湿邪又加重，舌胖润，苔根腻微黄，但没有发热。乃去甘寒养阴，加苦温燥湿。以后中药一直以清热化湿为原则，在苦温燥湿与甘寒养阴之间进退调理，激素逐步递减，中间几经反复。4 个月之后，华明来门诊，告诉钟老，他已经能全天工作，激素已经停用，各项化验（白细胞计数、血小板计数，淋巴细胞转化率及免疫球蛋白测定）均在正常范围。今天来门诊，一是征求钟老意见，是否可以停药；二是介绍一个病人请钟老诊治。钟老回头一看，担架上躺着一个 30 多岁的青年工人，面色红润，没有明显病容，并且微笑着，挥手向钟老示意。究竟是什么疾病，钟老如何进行诊治，且听下回分解。

第7回 选药务须精当慎重 治痿何必独取阳明

钟老从座位上站起来，点头微笑，慢慢地走向病人，在担架旁蹲下身体。小张搬来一个小凳让钟老坐下。病人用两臂支撑着身躯，用很大力气，想要坐起来。钟老一边轻轻抚着病人的肩膀，让他躺下，一边慢慢地说："陈师傅，你躺着，把病情经过仔细地说一说。"提到病情，病人脸上高兴的情绪顿然消失，笼上一层愁云。

"钟老先生，3年来，我一直瘫痪在床上，不晓得今生今世还能不能独立走路。"陈师傅不觉声泪俱下。"现在有中西医结合，我们一定设法把你的病治好。"钟老语气坚定，很有信心。

"3年前的冬天，一次感冒高热，突然两条腿瘫痪了，好像不是我自己的一样。大小便也不能控制，小便会遗尿，大便要灌肠。赶快送医院，挂了不少盐水，用了许多抗生素、激素、维生素。发烧退了，慢慢地两只脚也能够活动了，但还不能走路。过了一年零十个月，是初冬天气，又发高烧，两条腿又完全瘫痪了。今年早春，第三次发高烧，第三次严重瘫痪。现在高烧已退。西药用激素、维生素，还有中药、针刺。3个多月来有一些效果，但进展不快。两腿能够活动，但不能站立、不能走路。小便有时有感觉，有时要遗尿，大便要灌肠。西医诊断是病毒性脊髓炎。没有特效药，只能请中医多想办法了。"病人有条不紊地诉说自己的病史，小张做着记录，应医生边听边翻阅病人的旧病史，钟老边听边按脉：两手脉细滑带数，重按力量尚可，见病人面容丰腴，面色红润，在脑子里形成了一个印象：这种色脉似非虚寒。再看舌象，舌色正，舌形胖，苔腻微黄，于是构成一个湿热成痿的初步辨证。再按尺肤湿润有汗，问病人有烦热感，略有头痛，以下午为明显，尿少而色黄，均符合湿热辨证。

接着应医生给病人查体：心肺无异常，腹部（—），两下肢弛缓性瘫痪，肌肉萎缩，皮肤变薄，感觉迟钝。两下肢可以在水平位上移动，但不能抬高，肌力2级。估计损伤部位在脊髓腰骶部。

钟老把自己的想法向应医生、小张一说，大家都很同意。应医生说："过去所用中药大都是温补肝肾，与湿热不符，所以效果不明显。"小张说："《素问·痿论》有治痿独取阳明之说，治湿热就是治阳明。针刺也可以取阳明经的穴位。"钟老频频点头，感到小张已有一定的分析问题的能力，应医生已有一定的中医理论水平。

于是钟老处方：

制苍术12g　川牛膝12g　炒黄柏10g　益元散12g（包）木瓜6g　吴茱萸3g　细辛3g　防风10g　萆薢12g　蚕砂12g（包）　每天1剂

针刺取穴：髀关、伏兔、足三里、解溪、内庭（均泻法，隔天一次）

根据应医生的意见激素逐步减量。

*　*　*　*

两星期之后，钟老、应医生、小张一起到陈师傅家里随访。这是他们为了方便病人而采取的措施。走进陈家一看，是底层向北房间，比较低湿，很明显这是湿热成痿的一个环境因素。走到陈师傅床前，看他面色已不如以前那样红润，脉象由细滑带数转为濡细带数，舌象如前。陈师傅高兴地告诉钟老：病情有所好转，小便感觉较好，遗尿次数减少，只是两腿活动情况毫无进展。这是什么缘故？

钟老等三人在床边展开了讨论。钟老认为湿热辨证还是有根据的。第一，与病人居住环境有关，这就是《内经》所说的

“必伏其所主而先其所因”。第二，与目前长夏季节相符，如《内经》所说“必先岁气，毋伐天和”。第三，符合病人全身情况，舌象、脉象、面色、小便都与湿热辨证相符。《内经》说“察色按脉，先别阴阳”，这个病人的色、脉大多表现为阳证、热象，而没有阴证、寒象。当然，肯定湿热辨证并不排除还有其它病证存在。现在按湿热治疗效果不好，就应该从病人的实际情况出发，从各个方面去考虑问题。病已三年，是不是久病入络？有没有瘀血？会不会久病伤正？是伤气还是伤血？

钟老提出了问题，三个人都陷入了沉思。

“中医辨证重视整体，这完全正确，但病人的局部表现不能忽视，也有重要的辨证意义。”应医生说话很有条理，富于逻辑。“病人两下肢皮肤变薄，肌肉萎缩，运动无力，不能抬高，这应该属于虚证。大小便不能控制，也可以从虚证考虑。再加上三年久病，虚证的辨证似可成立。但是气、血、阴、阳虚在哪个部分，还不十分明确。此外，病人长期服用激素，其副作用酷似中医所说的热象，如面容丰满、面色红润、脉搏比较有力等。这个病人在激素减量之后，这些热象已经有所减退，这是中西医结合中的新问题，在辨证时也要适当考虑。”

钟老频频点头，诚恳地说：“应医生说得很对，我们对局部辨证应该给予一定的重视。在外科、伤科，局部辨证往往有主要的、决定性的意义。对瘫痪病人来说，肢体的形态、运动应该重视，上次门诊忽略了这个方面，就使辨证不够全面。此外，《素问·痿论》并不是完全强调肺热叶焦，也提到了湿热，特别强调‘有渐于湿，以水为事，若有所留，居处相湿，肌肉濡渍，痹而不仁，发为肉痿’，还提到了‘肝气热，发为筋痿；肾水不足，骨枯髓虚，发为骨痿’。我感到这个病人应该考虑虚实夹杂，实是湿热，虚是肝肾精血不足。”

“清化湿热要苦寒而燥，滋补肝肾要甘温而润，两者有矛盾啊！”小张思想灵活，心直口快。“我想，这个病西医诊断是脊髓炎，脊髓相当于中医的督脉，我们是否可以从奇经八脉方面用些药物。”

钟老感到小张的意见既新颖，又有根据，高兴地说：“《临证指南医案》有八脉隶乎肝肾之说，奇经与肝肾本属一致，但对本病的辨证来说，督脉空虚要比肝肾亏损更加精当一些。至于滋补肝肾与清化湿热同用，古方有虎潜丸，是丹溪的方子，本来就是用于治疗痿证的。这个方子的配伍原则对本方是适用的，但具体药物，就不完全合适，补肝肾药太腻，清热化湿药太轻。我考虑仍以前方为基础，去掉吴萸、细辛之温燥，加猪脊髓与马钱子。猪脊髓是血肉有情之品。可以填补督脉；马钱子，可以看作是中药里面的一味新药，过去少用，从近年临床上用以治疗重症肌无力及结核病来看，可以认为是一味强壮药，有大毒，药性似属偏温。《本草纲目》之苦寒无毒之说，并不可靠。”

讨论结果，采取以下3项措施：

1. 中药方修改如下：制苍术12g，川牛膝12g，炒黄柏10g，益元散12g（包），木瓜6g，防风10g，萆薢12g，蚕砂12g（包），猪脊髓30cm（入煎）。马钱子0.9g，以麻油炒黄研粉，分3次吞服。

2. 针刺穴位增加华佗夹脊穴，用复方当归液穴位注射，隔天轮换。

3. 与陈师傅所在厂的领导同志联系，改善陈师傅的居住条件。

当他们走出陈师傅家门的时候，钟老笑着对小张说：“从《素问·痿论》的内容来看，‘治痿者独取阳明’的说法在《内经》以前就有了，黄帝对此提出了疑问，岐伯却曲为解释，因而沿用下来。我们今天不是独取阳明，而是兼取督脉。对于《内经》我们应该尊重它，学习它，但不能守其制而不变啊！”

* * * *

3个星期之后，钟老再次到陈师傅家里随访。住房已经迁到楼上。钟老走进陈师傅的卧室一看，向阳而宽敞。陈师傅站在床前，左手扶着桌子，举起右手向钟老致意，高兴地说："我终于站起来了，这是3年来的第1次。"诊察结果，下肢已能作抬高运动，能扶物站立，肌力3～4级，大小便感觉正常，遗尿消失，苔腻化薄，脉濡细，动则汗出。考虑湿热尚未尽化，不但肝肾不足，还有气虚存在，在前方中加生黄芪15g，五味子3g，寄生、狗脊各15g，苍术改为苍、白术各10g。

钟老仔细询问了马钱子的加工过程以及服药后的反应。陈师傅告诉钟老，马钱子是小张医生来帮助加工的，把马钱子浸软，去皮，切片，在麻油中炒脆呈正黄色，焦黑的与没有炒黄的都去掉，然后研粉，装入胶囊。早、中、晚各服0.3g。服后略感口渴，饮水较多，有时早上刷牙时感到牙关拘急。钟老嘱，凡有此感觉时即停药一次，并嘱今后可以逐渐减量，减到每天0.3g后，维持一个较长时期。入秋以后加服壮骨丸（虎潜丸）。针刺治疗仍继续进行，水针改为三天一次。

第二年元旦，钟老去看电影，忽然背后有人叫他，回头一看是陈师傅，右手还是拄着拐杖。钟老惊异地问："小张说你已经把拐杖甩掉了，怎么还没有痊愈？""一般走平路我早已不用拐杖了，今天我第一次来看电影，怕人多把我挤倒，所以带上了拐杖，是保险用的。"陈师傅诚恳地回答，并且对钟老说："我们对您高明的医疗技术和负责的工作态度十分钦佩，工人们都想找您老看病，但不容易找到，说您不看门诊。"钟老谦虚地说："这不是我一个人的成绩，你们厂的领导及时地给你改善住房，你们厂的食堂保证天天给你供应新鲜的猪脊髓，小张医生长期给你针刺治疗，还有你自己坚持不懈的锻炼，这些因素缺一不可啊！春节以后，我就要有固定的门诊了。"欲知钟老医生门诊情况如何，且听下回分解。

第8回 评五行宜一分为二 论心火有物质可求

在东方医院的一间门诊室里，今天是疑难病门诊的第一天。小张到得最早，洒扫已毕。钟老、应医生、杨医生陆续到达，接着陆老医生也来了。钟老看人已来齐，而诊病时间未到，就和大家闲谈起来："我们试办这个疑难病会诊，不但为了解决几个疑难病证，并且希望能探讨医学理论，提高医疗质量。"陆老先生谦虚地说："主要向钟老学习。""还是互相学习，我们在医疗上要团结一致，在讨论时要百家争鸣，各抒己见。不必过谦……"话音未落，小张叫进了第一个病人。

这个病人四十开外，身材修长，形瘦色苍，两颧微红，双目有神。一走进门就向钟老等打招呼，"各位老医生，我是你们医院的老病号了，以前有肺结核，病休了几年，现在勉强能上半班，但咳嗽吐血，总是不好。"一边说话一边在写字台的右边坐下。因为钟老习惯于用右手诊脉，所以病人的座位放在右边。

"慢性病只能慢慢来，自己不必着急，我们一起讨论，商量一个比较积极的办法。"钟老一边稳定病人的情绪，一边翻阅厚厚一叠病史卡。小张介绍治疗经过：年幼时患过粟粒性肺结核及胸膜炎，咳嗽、吐血常有发作，此次发病已半年。主要症候是咳嗽及少量咯血，时停时发。痰液时多时少，或黄或白。开始用抗痨药链霉素、异烟肼，后因链霉素过敏，改用卡那霉素，目前单用异烟肼。4个月前来我院门诊，服用中药，用过许多方法，或因干咳无痰而用沙参、麦冬、玉竹、桑皮等药；或因痰稠不易咯出而用白芥、苏子、桔梗、冬瓜仁等药；或因咳嗽、微恶寒而用紫菀、荆芥、陈皮、百部等药；或因自汗、盗汗而用糯稻根、碧桃干、龙骨、牡蛎、五味子等药；或因神疲乏力、气虚汗多而用党参、黄芪、白术、防风等药；或因咳嗽、咯血而用兜铃、蛤壳、仙鹤草、鱼腥草等药；或因盗汗、潮热而用玄参、麦冬、百合、地骨皮等药。真是随证施治，药随证转，但病情时起时伏，终未控制。最近因晨起痰稠带血，改用千金苇茎汤，痰血一度控制，但不久又发。前后用过 8 种方法未见成效，因此作为疑难病要求会诊。患者并有胃痛史，偶有发作。

接着应医生介绍西医的一些看法：本病经结核病院诊断为两下结核性胸膜炎好转期。本院最近透视：两肺支气管纹影增深，右肋膈角变钝，密度较为致密，左肋膈角较为模糊，两横膈活动度均减弱，余肺未见明显异常。胸部体检：两下肺呼吸音减弱，未闻摩擦音及啰音，心脏（—），目前结核病基本稳定，但支气管有感染，痰中带血可能与感染有关。

陆老先生对过去的中医治疗有些看法："过去 4 个月的中医治疗，虽然变换了 8 种治法，但变中也有不变，8 种治法均未离开肺金一步。咳嗽吐血，治肺不能算错，但只限于肺，不及它脏，就有片面性，难道肺在人体之中是孤立的不成?"陆老先生说着，情绪有些激动，钟老赶紧接过话头："陆老的意见很宝贵，陈修园曾说治咳不止于肺，不离乎肺。新病小恙治肺一般可以取效，复杂的病情，就不但要治肺，还要从其它脏腑去探求辨析。我们先来问问病人的具体情况，才能了解究竟影响到了哪几个脏腑。"

不问则已，一问方知患者见证甚多，颇为复杂。夜眠易醒，盗汗、自汗，每于下午两颧升火，烘热汗出，有时半身出汗，半身无汗，五心烦热，头晕眼花，耳鸣，乏力，记忆力减退，每易激动兴奋。时有胃痛发作，饥则易发，进食可缓解，发则食少、便溏，但目前尚安。有时干咳无痰，有时痰稠如脓样，有时痰中带血，有时痰色粉红。舌苔薄白，舌质偏红，脉弦细带数（80 次/分）。小张一直紧张地做着记录，写到这里才得松了一口气，惊异地说：“想不到病情还这么复杂，但出汗、失眠、胃痛与咳嗽有什么关系？”

“很有关系，用中医理论可以说明。”钟老一边询问病情，一边频频颔首，显然对此证已是胸有成竹，因而接着小张的话头讲下去：“此证病根固然在肺，肺有痰热，灼伤脉络，肺失清肃，肺阴、肺气俱虚，但病情不限于此。失眠、心烦、激动兴奋是心火旺的表现，火旺烁金，也是吐血原因之一。头晕、耳鸣、轰热、升火、盗汗，是肺肾阴虚，阴虚火旺。按五行学说，可称‘子盗母气’。如肾水不足则肾火不靖，肾火不靖则肺热难消，肺热不消则痰血难愈。脘痛、便溏、食少是脾胃气虚，土不生金，是肺虚生痰的主要原因之一。眼花、失眠、兴奋似宜考虑肝阴不足，但无头痛、目赤、胁痛等木火刑金之象。总地看来是五脏相关，互有联系，岂能独治一脏？怎样治疗其它四脏呢？也不能平均对待，要分个轻重缓急、先后主次。目前，胃痛不发，脾胃尚安，只要用药毋伤胃气，可以暂时不治中焦。当前治疗重点应在于养肾阴、制心火、清肺热。陆老以为如何？”

钟老侃侃而谈，把小张头脑里混乱之处，梳理得清清楚楚。但有一点，小张感到十分惊异，不觉冲口而出：“钟老，您过去很少讲五行学说，今天怎么大谈起五行学说来了？”钟老听后感到小张虽带几分稚气，却是天真好学，不觉莞尔微笑。

陆老听后，感到对五行学说的评价是中医学术领域中的一件大事，因此认真地发表了自己的看法：“对五行学说也要一分为二嘛！五行学说的缺点在于对任何事物都来个一分为五，都要纳入木火土金水相生、金木土水火相克的框框；但是五行学说把人体看作是互相密切联系的一个整体，把脏腑之间的相互关系看作是有生有克，生中有制，制中有用，这对分析病情、指导治疗都有重要意义啊！今天钟老对病例的分析就是一个应用五行学说的生动例子。请钟老开方吧！”

小张听了觉得爽然，低着头记录下了钟老的处方：

生地 12g　麦冬 10g　女贞子 10g　旱莲草 10g　枸杞子 10g　黄芩 12g　黄柏 10g　地骨皮 12g　桑白皮 12g　丹皮 10g　7 剂

*　*　*　*

今天，疑难病门诊结束较早，钟老请大家围坐一起，回顾刚刚看过的病人，作进一步的探讨。其他病人都议论过了，唯独对阴虚火旺痰血一案，大家相对无言。小张暗忖：五行生克理论对中医辨证虽确有指导意义，但毕竟使人有玄虚之感。小张满腹疑团，欲言又止。实际上与小张有同感的何止一人。钟老似乎猜到了大家的心思，自己先开口，打破沉静气氛："水火阴阳，五行生克这些道理是从医疗实践中抽象出来的，只是限于古代的科学水平，未能发现其物质基础，这就难免使人有玄虚之感。过去一个时期的中西医结合工作，比较偏重中医临床经验的总结，相对忽略了对中医基础理论的研究，因而长期得不到进展。像今天这个病人，肾水亏，心火旺，心火犯肺的临床表现很典型，用大家容易理解的话来说，即是人体阴阳调节失去平衡，脏腑关系不够协调。西医学也讲平衡、制约、促进、拮抗等等，这两者之间是否可以找到共通之处呢?""我看在平衡调节方面，中西医之间可能有共通之处。"杨医生受到钟老一席话的启发，提出了自己的看法。"比如今天这个病人，中医看来是肾水与心火失调，水亏火旺。从西医来看可能是植物神经系统功能失调，交感神经与副交感神经的功能失去平衡。这个问题很有研究价值。"应医生对此很感兴趣，积极响应："这个问题，是值得研究。从我院的技术力量和设备情况来看，也有条件进行研究。可以先检查病人尿中儿茶酚胺和17-羟皮质类固醇的排泄量，进行初步的探索。"

于是，东方医院第一次有意识地对中医辨证的病人进行化验，一星期后取得了第一次化验结果：尿儿茶酚胺 88.4μg/24h（高于正常），17-羟皮质类固醇 5.8mg/24h（低于正常）。

虽然大家对第一个数据感到十分珍贵，但是这第一个数据与中医阴虚火旺的辨证究竟有没有联系，有什么样的联系，仍然是个谜。要解这个谜，只有继续详细观察。

该病人经前方加减服用 3 周之后，病情有所好转，也出现了一些新的情况。晨间虽有稠痰，痰量已明显减少，出血暂时控制，烘热减少却时有畏寒，有时手心热，有时手指欠温，仍有失眠、头晕、眼花、耳鸣等症。苔仍薄白，舌尖有红点。脉仍弦细，数象已消失（72 次/分）。钟老认为肺热稍退而心火仍盛，不但肾阴虚，肾阳亦不足。肾阳不足，失于蒸腾，肾水又亏，水不济火，所以心火独亢，是比较典型的心肾不交证，于是对前方作了较大的修改，以交泰丸为主，处方如下：

肉桂 1.5g　黄连 3g　南、北沙参各 10g　桔梗 6g　生甘草 6g　枣仁 30g　茯苓 12g　连翘 12g　银花 15g　黄芩 12g　冬瓜仁 12g　白芍 12g

此方服用两周后，眠安，烘热五六天一见，肢已温，手汗少，不咳，痰少，脉平，但仍有头晕、眼花。舌尖仍红，苔薄白。由于证情稳定，前方再服一周。不意一周后病情却有小小反复，肢又欠温，汗又多，眠又不安，舌更红。对此大家有不同看法。有人认为服用此方之后总的病情明显好转，小反复不必顾忌，可以继续服用；有人则认为咯血病人，多用肉桂不妥。在此关键时刻，决定再次化验小便。其结果是：尿儿茶酚胺 71.1μg/24h（在正常范围），17-羟皮质类固醇 13.9mg/24h（明显高于正常）。第二个数据给人一个初步印象：黄连可以清心火，黄连也可以降低儿茶酚胺。心火亢，儿茶酚胺高；心火退，儿茶酚胺正常。心火与儿茶酚胺之间似乎有密切的联系。此外，17-羟皮质类固醇由低变高，是否与肉桂有关？为了解决这个问题，决定第三次修改处方，停用肉桂。

眼瞅着对本病例的治疗讨论一步步到了如此局面，钟老禁不住大笑起来，感慨地说："我一生谨守病机，严格按照辨证施治规律处方，想不到今天，也因化验的数据而更改用药。化验将要成为中医四诊的延长了啊!”随即改方如下：

生地 12g 麦冬 10g 菖蒲 10g 茯苓 12g 银花 10g 连翘 10g 白芍 15g 炙甘草 6g 川连 3g 煅牡蛎 15g

此方加减，服用 1 个月之后，诸症均缓，患者由半休改为全天工作。于是第三次检验小便，结果是 17-羟皮质类固醇 6.4mg/24h，尿儿茶酚胺 73.2μg/24h，二者均在正常范围。

* * * *

这个病例给人一个明确的信号：心火——儿茶酚胺——黄连；肾阳—17-羟皮质类固醇——肉桂。它们之间真有密切的必然的联系吗?

欲探桃花源里事，缘溪需有武陵人!

专题研究小组组成了，共观察了阴虚火旺患者 61 例。经过 1 年努力，写出了科研论文。他们的结论是：

“通过对 7 例尿儿茶酚胺增高的阴虚心火旺患者用黄连为主药的治疗前后观察，发现患者经用黄连泻心火后，随着心火旺症状的改善，尿儿茶酚胺从治疗前均值 101.46μg/24h 降低到治疗后 65.53μg/24h，表明尿儿茶酚胺可作为反映阴虚心火旺的客观指标之一。……本文观察结果说明黄连泻心火的药理作用可能部分是通过抑制儿茶酚胺的合成或释放而实现的。……在治疗前后的观察中，我们曾对 3 例尿儿茶酚胺增高而 17-羟皮质类固醇低于正常的患者应用黄连、肉桂，交通心肾治疗，随着心火旺等症状的改善，尿儿茶酚胺与 17-羟皮质类固醇均趋向正常。可见黄连泻心火的部分药理作用与降低尿儿茶酚胺有关，肉桂温肾阳作用则可能与提高尿 17-羟皮质类固醇有关，两者合用，可各显效能。考虑到中医常用黄连、肉桂治疗心肾不交，根据药物反证，推测中医的心肾不交可能包含下丘脑—垂体—肾上腺皮质轴活动减弱的病理现象，值得进一步探讨。”这篇论文已载于《中华医学杂志》1979 年第 12 期。

第9回 审病情分虚实动静 论针麻辨寒热阴阳

在东方医院手术室里，护士小朱正在做术前准备。钟老医生也在此刻跨进了手术室大门。接着，应医生、杨医生、陆老医生和小张等也陆续来到，西医外科张主任、麻醉科宋医生也来了。原来，他们是来开针麻学术讨论会的。“这次讨论会的主题，是针刺麻醉中的个体差异问题。”大家刚刚坐定，张主任即开宗明义。接着又说：“我院是最早搞针刺麻醉的医院之一，虽坚持了20年，可进展缓慢。主要是针麻效果不稳定，有十分成功的，也有完全失败的，个体差异很大。采用生理学的指标研究个体差异，兄弟单位已做了不少工作，我们想从中医理论方面来探索这个问题，这对阐明针麻机理，提高针麻效果，将有重要意义，请大家发表意见。”

小张第一个发言说：“病机十九条中有一条是‘诸痛痒疮，皆属于心’，痛与不痛可能与心神有关。我还看到一篇文章，说针麻镇痛的机制在于‘移神’，它引证了《灵枢·终始》中‘以移其神’的理论，不知是否可靠？”

“这个说法不符合《灵枢》的原意。”搞了多年针麻工作的宋医生不同意“移神”的观点，他说：“在《灵枢·终始》专讲刺法的一段里有这样的记载：‘必一其神，令志在针，浅而留之，微而浮之，以移其神，气至乃休’。这是说运用刺法来改变病人注意力，使其集中在针刺上，以求得气，不是讲针刺止痛……”

小张好学善问，不等宋医生的话讲完，又提出了新问题：“《内经》说‘正气存内，邪不可干’，手术创伤，可能也是一种邪气，有的病人耐痛，有的不耐痛，是否与正气强弱有关？”

“不一定，有些正气十分衰弱的危重病人，用针麻进行急症手术，往往效果很好，而有些体质较好的青年病人，针麻效果却未必理想。”宋医生以临床实践否定了正气强弱论。

“关于疼痛，在《内经》中有专篇论述，《灵枢》有《论勇》和《论痛》两篇；《素问》有《举痛论》。”陆老医生拿出准备好的发言稿，慢条斯理地说：“《灵枢·论勇》中说：‘夫忍痛与不忍痛者，皮肤之薄厚，肌肉之坚脆缓急之分也，非勇怯之谓也。’《内经》认为忍痛与不忍痛，不是精神作用所能决定的，而是与人体的组织结构、生理功能有关。这些看法虽然简单，但是对疼痛机制提出了一个唯物主义的观点，鼓励我们从物质方面去探求针麻的机制。《论痛篇》的观点与《论勇篇》相同，也认为‘人之骨强、筋劲、肉缓、皮肤厚者耐痛’，‘坚肉、薄皮者不耐针石之痛’。《素问·举痛论》分析了 14 种不同性质的疼痛，其基本点是“不通则痛’。”

应医生的看法与陆老先生的看法相同，他接过话题说下去：“不通则痛是中医疼痛理论的基本点，《六元正纪大论》中分析‘五郁之发’，土郁、金郁、水郁、木郁、火郁，五种郁证中都有疼痛。叶天士也说，痛为脉络中气血不和。他的久痛入络理论的要点，也是不通则痛，痛则不通啊！”

“疼痛辨证中还有一个寒热问题，中医对此有不同看法。”杨医生看问题比较深入，他说：“《举痛论》分析 14 种疼痛，只有两条讲热。张介宾虽然提出了痛证要辨寒热，但理论上还是以寒为主。徐灵胎评《临证指南医案》时明确提出‘痛久则必热，而用姜附甚多，俱为太过’这一段话。他不仅批评了叶天士，并且对中医的一个传统看法，提出了不同意见。”

主持会议的张主任注意到钟老还没有发言。在大家期待目光的催促下，钟老面有难色地开了口：“中医关于疼痛的理论起源很早，也是基本正确的，可是从《内经》到《临证指南医案》近 2000 年间，在疼痛的治疗上虽然采取了许多新的方法，而在理论上进展缓慢，没有突破。华玉堂为《临证指南医案·诸痛门》做的小结，仍然是《素问·举痛论》的观点，当时徐灵胎的一点不同看法，终非主流。今天用以分析针麻实际问题，确实非常困难。我想，大家去实地看看针麻手术之后，再继续讨论，可能会深入一些，张主任以为如何?”

* * * *

手术室护士长拿来了隔离衣、帽子、口罩，并帮助钟老、陆老医生等穿戴起来，两位老先生不禁相视而笑。陆老先生来到第一手术室。病人是男性，61岁，胃痛已有20多年，近年加剧，痛处喜按。饮食不节、寒温不适、五志过极等因素均易引起发作，泛酸、肠鸣，有时朝食暮吐，大便干结，数日一行，口苦、口渴喜热饮，畏寒肢冷。脉象弦滑，72次/分，舌正，苔薄腻，术前血压150/92mmHg，患者有高血压史。中医辨证的初步印象是：肾阳虚衰不能温运脾阳，肝气横逆犯胃，因而脾运失司，胃失和降，全身属阳虚体质，局部（脾胃）为寒热夹杂。陆老医生看过病人后，开始了诱导麻醉（取穴：双侧足三里和上巨虚）。25分钟后，血压略有升高（180/100mmHg），脉象仍属弦滑，但脉搏反而减缓为62次/分，病人安静，遂即进行手术。切皮、止血、进腹，用了10分钟时间，仅在进入腹膜前加用了0.5%普鲁卡因3ml。然后进行探查，发现胃小弯溃疡约1cm×2cm，与结肠系膜粘连，并穿透结痂，球部前壁亦有粘连，但并无溃疡结节等病变。为时约10分钟后，处理胃网膜血管，结扎大弯血管和胃右动脉，进一步切断十二指肠，结扎胃左动脉，此时病人仍安静，脉仍弦缓，但舌苔薄腻略见增厚。手术进行到胃切除并缝合小弯侧时，病人略有皱眉，并不影响手术，医生继续细致地进行胃十二指肠吻合，手术十分顺利，只用了100分钟就基本结束。在关腹膜时，病人又皱眉，并轻度诉痛，于是加用0.5%普鲁卡因4ml。直到手术全部结束。结束时血压178/98mmHg，脉率

62次/分，共用时间116分钟。手术顺利，针麻效果优（一级）。陆老医生走出手术室，如释重负，虽然站了两个小时，一点也不觉疲劳，带着三分自豪感，走向休息室。他经过第二手术室门口，发现那里还在紧张地工作，于是进去与钟老一起观察。那个病人正在呻吟、诉痛，额上微微汗出。护士给他注射了度冷丁50mg，病人略为安静一些。钟老说这已是第3次注射度冷丁了，共用了125mg。陆老医生察舌，嫩红瘦瘪，舌尖红，苔薄白，按脉，弦滑而紧。此时测得血压196/100mmHg，于是给血安平1mg肌注（术前血压130/80mmHg，手术开始后逐渐升高）。

钟老轻声向陆老医生介绍病人的情况：患者48岁，胃脘痛已10余年，痛无定时，痛处喜按，常有泛酸、嗳气，甚则恶心、呕吐，痞胀多矢气，大便尚可。咽燥，口苦，但不甚渴。患者有时畏寒，肢欠温，有时升火，手足心热，兴奋，急躁，易怒，心悸，盗汗，多梦。术前没有高血压史，有肺结核病史，已经钙化，初步印象是：肾阴虚，肝阳亢，肝气犯胃，胃失和降，全身属阴虚体质，局部为轻度胃热。陆老医生听了频频颔首。

过了半个多小时，病人血压不降，于是用硫酸镁加入葡萄糖注射液中静脉滴注，血压逐步下降到160/90mmHg左右。手术正进行到胃空肠吻合，缝合细致，花时较多，病人也比较安静。可是到关腹的时候，虽然加用了0.5%普鲁卡因3ml，病人仍然不断地皱眉呻吟，直至手术结束。针麻效果尚可（三级）。此时已经下午1点钟了。外科张主任通知两位老医生下午好好休息，明天上午继续讨论。

* * * *

在第2次讨论会上，陆老医生第一个发言："昨天我的机会最好，看了两个病人，一个中医辨证为阳虚，胃腑寒热夹杂。针麻效果一级，手术经过顺利。另一个中医辨证为阴虚、胃热，针麻效果三级，由于病灶位置较深，病人配合不好，手术花了近4个小时才结束。从虚实来看，阳虚病人年龄较大，阳气不足，体质较弱，但针麻效果反比年纪较轻的好。看来针麻与虚实的关系不大，而与阴阳的关系较为密切。”杨医生接着说：“我看的一个病人是比较典型的阳虚，胃有寒饮，只用了4ml普鲁卡因，65分钟就结束了手术，针麻效果特别好。”小张接着说：“我和应医生看的是胃癌病人，针麻效果最差，是四级，手术时间近4小时，几乎有一半时间在呻吟，多次诉痛。可是这样不安静的病人。有时也会入睡，但时间不长，约10分钟，醒过来又呻吟呼痛。应医生认为，这是阴阳不平衡，而以阴虚为主。”

“百闻不如一见，昨天实地看了一下，首先感到针麻不仅是一个局部耐痛问题，还有一个全身问题。”钟老深有感触地一字一句地讲下去：“中医认为阳主动，阴主静。阳虚病人动少静多，有利于针麻手术的进行；阴虚病人静少动多，容易出现不安、躁动、心烦、汗出，不利于针麻手术。阴阳辨证与针麻效果可能有密切联系。寒热是阴阳的具体表现，也值得重视。”应医生接着说：“钟老讲得很好，归纳了我们的看法，反映了中医理论的指导意义。我建议在中医阴阳辨证的同时，配合一些生理生化指标，如唾液可以反映阴虚口燥、阳虚湿润；手指脉搏波可以反映四肢欠温与手足心热等等。此外，对体温、脉搏、血压等常规也可以仔细观察。”讨论会由张主任总结，并根据大家的意见制订了具体的科研规划。

* * * *

两年之后，东方医院外科总结了116例针麻胃切除手术病人的中医辨证，其结果是阳虚组针麻优良率83.3%（一级、二级），无1例失败；阴虚组针麻优良率39.1%，只有1例达到优级（一级）。说明阳虚的针麻效果较好，阴虚的效果较差。再分析病人的生理生化指标，初步看到，阳虚组病员的混合唾液是高钠低钾，而阴虚组是低钠高钾。阳虚组病员的指脉波在痛刺激下反应轻微，非阳虚病员则反应剧烈。这些数据似可说明阳虚组病员在生理上是交感神经兴奋性偏低，而肾上腺皮质功能亦低；阴虚组病员则是交感神经兴奋性偏高，而肾上腺皮质功能较强。他们根据这一初步结果，重新拟订了针麻穴位，以提高针麻效果。

第10回 论虚火虚中岂无实 辨异病异中却有同

钟老的疑难病门诊，病人虽不多，病种却不少。

今天，一个钟老的邻居找上门来看病，一进门就和钟老打招呼。但听语声重浊，小张抬头一看，这位妇人年近半百，面白形丰，微微短气。心想大概是个感冒病人。可就是这个感冒病人，引起了一场深入的理论探讨。

当这位病人坐到钟老桌子的右边时，钟老先开口："赵师母，又感冒啦!""两个月来经常感冒，这次快半个月了，什么药都吃过，还是头晕、耳鸣、鼻塞，没有力气，自己感到发热，下午还有升火，可是体温不高。医务室看不好，又不肯转诊，所以……"钟老边听边按右脉，感到濡软无力，打断了赵师母的话头问道："胃口怎么样？大便还溏薄吗?""胃口还可以，心口不舒服，吃了东西好些。大便每天1次，就是不成形。"回答很干脆。钟老再按左脉濡细。察舌：舌色正红，舌形胖大有齿痕，苔薄白。按尺肤微热。最后钟老又问了月经。回答是这两个月还好。由于钟老对病人情况熟悉，很快就诊断为气虚感冒。处方如下：

生黄芪12g　炒党参10g　焦白术6g　生、熟甘草各3g
炙升麻6g　炒柴胡4.5g　当归10g　陈皮6g　白芍10g
青防风10g　辛夷花10g　　　　7剂

在处方过程中，陆老医生和应医生不停地点头微笑。两位医生虽然表情一样，但内心想的却不一样。陆老医生感到，钟老辨证确切，用药全面。用补中益气汤是理所当然，而青防风与炒白芍同用，微辛微温配微苦微寒，用于内伤病可以调和肝脾，用于外感也有调和营卫之意。陆老对此颇为赞赏。应医生想的是，这种反复感冒的病人往往与免疫功能不足有关，中医辨证施治不用解表法，而用健脾益气法。中医所说的脾胃，不限于消化系统，可能与免疫功能有关。小张对这个病人的辨证用药，还有些不理解，看到他们点头微笑，更加感到急不可待。病人一走，就问钟老："这个病人升火、烦热，好像是阴虚的表现，为什么不用养阴清热？""这是你们教科书上写得简单了一些。只要细读《内外伤辨惑论》就会知道，脾胃气虚之证可以出现烦热（见饮食劳倦论）。对这个病人辨证，不仅根据目前的临床表现，更重要的是根据她的病史和体质。在补中益气汤中，耳鸣加防风，心下痞加芍药，是李东垣定的加减法（见四时用药加减法），两味同用是一组很好的配伍。辛夷花是因鼻塞而随证加用的。"钟老的详尽说明解开了小张的疑团，但赵师母的病却发生了变化。

* * * *

两个月之后，赵师母又来看病。一进门就说："钟老，你的药真灵，吃了4剂，感冒就好了，可是月经不好了。"她一边坐下，伸出手来让候脉，一边继续说下去："上次20天就来了，这次17天又来了，量不少，还有白带。又是痔疮发作，还牙齿痛、牙龈肿，实在苦恼。是不是上次那个药吃得太多？7剂全吃了，所以上火了。"钟老听着，微微点头，显然是在细心候脉。但感脉右濡、左细带弦。望舌偏淡，边有齿印，苔薄白。于是轻声答道："不是吃得太多，而是太少。正气亏，虚火退不下去。这次坚持服药两个月好不好？"钟老果断地处了方：

生黄芪15g 炒党参10g 焦白术10g 生、熟甘草各3g
炙升麻8g 炒柴胡4.5g 陈皮6g 白芷8g 黄连3g
黄柏10g 地榆炭12g 煅牡蛎18g 炒米仁18g

陆老医生和应医生看了处方，又是点头微笑。小张抄方，抄到前面7味药，感到心领神会：这个月经提前证是脾胃气虚，脾不统血，所以用补中益气汤主治。再抄后面6味药，却产生了一个疑问：钟老说是虚火，为什么不用地骨皮、青蒿，而用连、柏、升、柴？为什么不用清滋，而用苦降与升散？这次小张比较有耐心，先思考一番，但就已有的中医基础知识，百思不解。到门诊快结束时，终于提出了这个问题。陆老医生一听，十分赞赏地说："这个问题提得好，涉及到了李东垣学说中的一个有争论的问题，即阴火是什么性质？钟老对此有研究，我们听钟老的高见。"钟老谦逊地说："李东垣对阴火讲得比较乱。他说过'脾胃虚衰，元气不足而心火独盛。心火者，阴火也'。从这段话来看，阴火是气虚所产生的。东垣也说过'火与元气不两立，一胜则一负'。从这两句话来看，不但气虚会产生阴火，阴火也会导致气虚，是互为因果了。他又说'荣血大亏，荣气不营，阴火炽盛'。看来血虚也会产生阴火，他还说'水旺而心火自降'。那么，肾水与阴火之间有制约关系。再从东垣用药来看，主要是用参、芪、术、草健脾益气，也用一些养血滋阴药。针对阴火，用的最多的是黄芩、黄连、黄柏苦寒泻火，其它清热药比较少用。至于升、柴，主要是升阳气，而不是升火邪。如属外来邪热，也可以用升阳散火法。东垣所说的阴火，一般都认为是虚火，我对病人也是这样说的。但从辨证用药来看，有虚有实，有气虚也有阴虚，有胃热还有湿热。甚至在一个病人身上虚实夹杂。如本例病人，下午升火属虚火，齿痛龈肿可能是胃热，白带属湿热。所以我加用白芷，既能散阳明胃热，又能燥湿收带。""钟老一席话，既体现了东垣的精神，又不拘泥于东垣的文字，并且把东垣的理论与临床实际结合起来。使我……"陆老医生这几句话，并不是当面奉承，而是内心倾慕。但钟老却感到于心不安，急忙打断陆老医生的话头："陆老过誉了，这仅仅是主观想法，服药后病情如何变化，还很难说哩！"果然，不出钟老所料，赵师母的病情是一波未平，一波又起。

* * * *

1个多月之后，赵师母第3次来复诊。月经周期28天，未见提前，量也不多，白带未净。近来经常腹泻，一日三四行，多不消化物，脘痞腹胀，纳尚可。脉弦细，舌偏淡，质胖，苔薄白腻。钟老给处方如下：

炙黄芪 15g 炒党参 10g 焦白术 10g 炙甘草 4.5g 炒柴胡 4.5g 炙升麻 6g 白芍 10g 陈皮 6g 炒防风 10g 炒米仁 18g 白芷 8g 黄柏 10g

小张抄完方，感到有些奇怪。不管什么病，都用补中益气汤，会不会钟老搞错了，但不敢说出口。陆老医生看了这个处方，感到钟老确是东垣学派，三用补中益气汤，知常达变，颇有成法，钦佩地不断点头。杨医生看了这个处方，深有体会地说："感冒、月经不调、腹泻 3 个不同的病，都用补中益气汤治疗，这就是异病同治啊！"小张听了，似有所悟地自言自语："一个病人身上也有异病同治?!"陆老医生喜欢开门见山，说："这个病例先后患感冒、月经不调和腹泻，一般多认为是 3 种不同的疾病，因而归结为异病同治。但用东垣学说深入一步分析，这个病人不是先后生了 3 个病，而是只生了 1 个病，是脾胃内伤病。感冒是脾胃气虚不任风寒，月经提前是脾胃内伤统摄无权，腹泻是脾胃内伤失于健运，是同一个病在不同条件下的 3 种不同表现，其本质是相同的。因为本质相同，所以能够同治，都用补中益气汤为主方。这样分析的话，这个病人不是异病同治而是同病同治了。""我同意陆老的看法，再补充一点。"钟老显得很兴奋，接过陆老医生的话头说下去："赵师母确实是脾胃内伤病，所以用健脾益气法治疗。3 次用药，基本相同，但并非完全相同。第 1 次毕竟有外感，在补中益气汤中加防风、芍药、辛夷，是补中益气配合和营卫以透外邪。第 2 次主要是月经提前，兼有白带、牙痛、升火等症，在补中益气汤中加地榆、牡蛎、黄连、黄柏、白芷等药，是补中益气配合收摄、清降、辛散等法。第 3 次是泄泻，在补中益气汤中加黄柏、米仁、牡蛎、防风、白芍，是补中益气配合清化湿热、调和肝脾。这不是同中有异吗?!"小张越听越有味道，不禁插起嘴来："感冒是病毒引起的，月经不调是内分泌疾病，腹泻是消化系统病，从东垣学说来看，虽然可以算是同病，从西医理论来看总是异病吧！""那也未必。"应医生对这个问题，早有自己的看法，所以肯定地说："过去我们认为不同的疾病，现在从新的理论来看，它们之间存在着许多共同之处。例如，许多疾病与免疫缺陷有关，如呼吸道反复感染与反复腹泻就是免疫缺陷疾病最容易出现的两个症状。当前对性腺疾病免疫问题的研究，有了很大进展，已经在病人血中检出了针对卵巢、睾丸等分泌类固醇细胞的抗体。因此，不能说月经不调与免疫无关。这3个疾病，即使从西医理论来看，也不能说完全是异病，可能是异中有同吧！再从治疗来看，3次处方的主药——黄芪、白术、防风（玉屏风散）等对免疫功能有调整作用，这一点已为实验室及临床所证实。总之，本病例的治疗过程，也可以看做是同病同治，其同就同在免疫功能上。"

钟老高兴地说："今天，不但中医与西医讨论到一条路上来了。而且在医学和哲学之间，也找到了共同语言。我想把黑格尔的一句话作为我们讨论的小结：'我们所要求的，是要能看出异中之同或同中之异'。"

赵师母经过两个月的调治，诸症均安。疑难门诊又有哪些新的情况，且听下回分解。

第11回 阴得阳升泉源不竭 病与证合法度宣明

时近中午，东方医院疑难门诊来了两个青年同志，手持大红纸书写的感谢信，要面见钟老医生。一进门诊室，那位年轻的车间主任就激动地说："我厂老工人邬桂香同志患癌症，3个月前在医院手术，术后病情加重，难以进食，本来以为没有希望了。经过你们治疗，现在能够做家务了。今天我们特来向钟老医生表示衷心的感谢。"说着就要把感谢信张贴起来。钟老赶快请两位坐下，说："邬桂香同志患的是胰头癌，已属晚期，目前虽有好转，但癌瘤并未消失，迟早要有变化。你们的谢意我心领了，感谢信是不敢当的。"但两位执意要把感谢信留下，才千谢万谢地走了。他们走后，钟老对小张说："过几天讨论一下。这个病案对我们有一定启发。"

3天后，按钟老的意见，举行了邬桂香病例讨论会。

邬桂香，女，50岁。3个月前因持续黄疸，诊断不明，而在某医院作剖腹探查，发现为胰头癌，且与周围器官有广泛粘连。勉强给做了胆管胃造瘘术。术后黄疸虽退，但上腹部胀痛，痞满，纳差（每餐不足50g），朝食暮吐或二三天吐一次，吐出大量食物及黄绿色苦水。大便干结不通，小便少而奇臭。病情日渐加重，形体更加消瘦，故来门诊。脉见沉细而滑，舌色紫黯，苔白腻满布。当时辨证为胃气虚弱，胃气不降，肝气来犯，浊邪内阻，证属胃反。治疗用旋覆代赭汤合丁香柿蒂汤出入，并参入通幽法。处方如下：

生晒参4.5g（煎汤代茶） 旋覆花9g 代赭石30g 丁香3g 干姜3g 姜半夏9g 化橘红6g 茯苓9g 郁李仁9g 炒桃仁9g 火麻仁12g 肉苁蓉12g 皂角子9g

浓煎200ml，分4～6次服，半贝丸4.5g 沉香粉1.2g，分4～6次吞服

上药服3剂，大便畅通。排出大量干燥粪便，呕吐停止，腻苔化为净苔。因大便溏薄、肠鸣、恶心，去郁李仁。连服20剂，胃纳逐渐增加，一天能吃7两。能洗衣买菜，探亲访友，起居竟如常人。但舌色紫黯，脉细沉滑一直未变。

大家一致认为辨证是正确的，用药也是合适的，并且取得了初步疗效。目前是怎样进一步治疗胰头癌的问题。

讨论尚未深入，突然急诊室来电话，说一个叫邬桂香的患者因大量呕血、便血来院急诊，患者要求请钟老会诊。

钟老等赶到急诊室，见病人面色苍白，唇色紫黯，额汗淋漓，气息奄奄，脉微细几不能及。钟老开了3味药：生晒参30g，煎浓汤频服；陈阿胶18g，烊化分3次冲服；云南白药（去保险子）0.5g，吞服，一天4次。应医生和杨医生则审查了西医的抢救措施。一切就绪，他们又回到门诊室继续讨论。

* * * *

变化是如此迅速，病情是如此严重，大家都感到心头沉重，不知从何说起。“抢救将由急诊室负责，我们现在主要不是讨论抢救措施，也不是局限于一个病人，而是从这个病人的治疗经过，讨论一下可以吸取哪些经验教训，哪些带有普遍性的理论意义。”钟老几句话启发了大家的思路。“出血不仅在消化道，是全身性的，可能是癌的全身性转移所引起。抢救是困难的。”应医生感到预后恶劣。“从这个病人的治疗中，使我深深感到，中医不仅要辨证，而且要辨病。”陆老先生情绪激动，语言急迫：“现在有一股风，好似中医只讲辨证，西医才有辨病，这种说法是不全面的。中医自古以来就重视辨病，在马王堆汉墓出土的医书中就有《五十二病方》，此书基本上以病论治，所列癫、痫、痔、蛊等病名一直沿用至今。《内经》中也有石瘕、肠覃、疔、痱、痤痱、皶、伏梁等许多病名。张仲景的《伤寒杂病论》辨病更为完整，它的篇名就是‘辨××病脉

证并治’。《诸病源候论》也是以病为纲、以候为目的。张介宾在《景岳全书·传忠录》中强调‘诊病施治’。温病学中的风温、湿温、烂喉丹痧等等也都是以辨病为主的，叶天士特别指出：‘疾病有见证、有变证、有转证，必灼见其初终转变，胸有成竹，而后施之以方。’凡此种种，能说中医没有辨病吗？”

“陆老先生一席话，言简意赅，说出了中医辨病的传统。”钟老以钦佩的语调接过话头说下去：“对邬桂香同志的治疗，我们只解决了她胃气不降这个证，而没有解决病。由此可见，我们不但要辨证，还要辨病；只有辨病，才能掌握疾病的发展规律，才能体现中医的一套完整的理论体系。再就中医的辨证来说，也不仅是辨虚实寒热，辨阴虚、阳虚，辨肝阳上亢、脾气下陷，在《伤寒论》中已有辨‘桂枝证’、‘柴胡证’等基本概念。到清代，柯韵伯著《伤寒来苏集》，以六经病为纲，汤证为目，将30余个汤证列为专篇，并进一步辨析其主证、兼证、变证等。这是中医辨证中的一种很重要的形式。在《内经》咳论、痿论、厥论、痹论等篇中，对一个症状用中医理论加以分析，如咳有肺咳、心咳、肝咳等等，痿有筋痿、肉痿、骨痿等等。这也是一种辨证的形式，并为历代医家所赏用。此外要辨脉证从舍、标本先后、证候真假、新病旧疾等等。可见中医辨证的内容是十分丰富的，现在通行的中医学基础书中讲的，只是最基本的一部分而已。”

杨医生听得津津有味，深感自己在半年速成班中所学到的内容不过是中医学的皮毛而已，要通晓中医的辨病和辨证实在并非容易。正是事非经过不知难啊！

小张听得目瞪口呆，回想自己在中医学院3年中，运动多，学习少，实际上只学了一本中医学基础。由于知识面狭窄，对复杂的病情，常常难以辨识。想到这里，在小张脑际忽然浮现出一个门诊病人痛苦的面容，她脱口而出：“钟老，我在门诊上碰到一个病人，阴虚表现很明显，可用了养阴药就是无效。是辨证不得其法呢，还是因为没有辨病？”

* * * *

几天后的疑难病门诊，小张带来一个女病人，五十上下，面容憔悴，双眉紧锁，目光无神。主诉：失眠，多惊怖之梦，心悸，头晕如裹，神疲乏力，常卧床不起，已经三四个月。起则头晕，平卧床上，自觉如处流水之中。大便干结难解，肛裂出血，咽干口燥。大家一听，就感到是一个阴血亏损、心神不安的证候。再看舌象，质红、苔光而干，阴虚就更为明显了。

钟老问小张："用过什么方？"小张回答："用过百合地黄汤、增液汤、天王补心丹合方，已服20余剂。钟老，你看问题在哪里？"钟老没有回答，顾自伸手按脉，一边自言自语："阴虚似无疑问，三方合用，何以无效？"经过反复寻按，脉得弦细，重按无力，但至数多变，安静则一息四至许，动则一息六至以上。此时小张走到钟老身边，轻声耳语："她有梦交。"钟老心领神会，频频点头，默默背诵《金匮》原文："脉得诸芤动微紧，男子失精，女子梦交，桂枝龙骨牡蛎汤主之。"随即叫小张也来按脉，说："这个脉象与《金匮》所说的基本符合：重按无力，与芤脉的性质相似；至数较快而无定，可以归入动脉一类；弦脉相当于微紧。"沉思片刻，钟老果断地说："我看这个病可以按虚劳病、梦交证用桂枝龙骨牡蛎汤主治，并且与养阴药合用。陆老以为如何？"小张听了暗自惊奇：这样明显的阴虚证，还可以用辛温的桂枝？不料陆老却迅速地表示："既辨病又辨证，很全面，桂枝与养阴药同用，估计不会有副作用。"小张迟疑地抄下了钟老的处方：

桂枝 12g　白芍 18g　炙甘草 6g　生龙骨 30g　生牡蛎 30g　生地 18g　百合 12g　丹参 12g　玄参 12g　麦冬 10g　桔梗 4.5g　石斛 10g　硃茯苓 12g　麻子仁 12g（研）　7剂

两周以后复诊，患者梦交消失，精神好转，已能料理家务。可是小张还有些想不通："这样明显的阴虚，为什么用了那么多养阴药无效，而加进了辛温的桂枝就有效？""这个问题提得好。”钟老很高兴，感到后生确实可畏又可爱。“就我所知，作两点解释：一是虚劳这个病，发展慢，病根深，全身阴阳气血不但不足，而且多见气血不和，阴阳失调。治疗时既不能过用滋阴柔腻药，也不宜过用温阳辛燥药，使阴阳气血更加逆乱。应该用调整的方法，勿使过偏。尤在泾在《金匮要略心典》中说‘以甘酸辛药，和合成剂，调之使和，则阳就于阴而寒以温，阴就于阳而热以和。’现在养阴药中加桂枝，正是使‘阴就于阳’的调理方法。二是作为人体正气，阴阳是互根的，阳损可以及阴，阴损也可以及阳。虚劳病梦交证的本质以阳虚为本，阴虚是久病伤阴所致，是标；在阴药中加进桂枝，使阴得阳升，而泉源不竭，更加强了阴血濡养心神的作用。”小张的问题解决了，杨医生却在暗思：这是一个功能性的疾病，治疗比较容易，如果是器质性的病变，不知疗效如何？这天正好外院转来一个病人，是位 60 多岁的农村妇女，头顶长了核桃大小的一个肿瘤。要知疗效如何，且听下回分解。

第12回 外病求内在之根源 中医用X线以辨证

东方医院疑难病门诊今天来了个肿瘤病人。这是一位农村老年妇女，由她女儿陪着，虽然脸上有许多深陷的皱纹，但并无明显病容。小张马上热情地上前问长问短。原来她们来自江南农村，患者年已六十，两个月来不知不觉地头上长出一个疙瘩，局部只有轻微酸痛，但时常头晕头痛，头中鸣响，当地医生说不出是什么病，吃了不少药，都没有什么效果。小张仔细地给她检查，见头颅左侧长一肿块，直径约5cm，高约2cm，边界清楚，按之质硬，无明显压痛，推之不移，不冷不热。小张根据教科书上辨阴证阳证的理论暗自分析，感到这个病既不像色白漫肿的阴证，又不像焮红肿痛的阳证，也很难说是半阴半阳证。再辨肿疡病邪，没有肉腐脓腥的热象，也没有青紫黯黑的寒象，不像半软半硬的痰肿，也不像水泡糜烂的湿肿，更不是时肿时消的气肿。这究竟是什么病呢？

这时钟老他们正好临时到病房会诊去了，小张没有人可以请教，就去找外科张主任和夏医生。夏医生看过病人，说：“这不是痈疽，是瘤。”怪不得用不上痈疽的一套辨证方法，小张这才大悟。瘤的特点是初为小核，渐渐长大，不痛不痒，人所不觉。按瘤的辨证方法，主要可分筋瘤、血瘤、肉瘤、气瘤、骨瘤五种。这五种瘤，都不可轻用刀针，只有一种脂瘤，相当于皮脂囊肿的可以手术。夏医生接着说：“这个病人近似于骨瘤，只能用药物逐渐消磨。还是等会儿钟老来处方吧！”张主任看过病人也说，西医目前难以作出诊断，需要查个血常规、嗜酸性粒细胞计数和作头颅X线摄片。于是小张开了检查单让病人先去化验、摄片。

* * * *

化验结果，血常规及嗜酸性粒细胞计数均在正常范围。当病人拿着X光片回到疑难病门诊的时候，钟老、应医生和陆老先生都回来了，小张向他们汇报了情况，随即大家一起对病人进行分析。

陆老先生看过病人的肿块以后说："我同意骨瘤的辨证。因为筋瘤应该出现青筋盘曲，状若蚯蚓；血瘤质地颇软，可见红丝缠绕；气瘤时消时长，柔软如绵；肉瘤皮色如常，终年不变，都与本病不符。骨瘤坚硬如石，疙瘩高起，推之不移，坚贴于骨，与本病完全符合。患者全身情况尚好，可用消法，是否考虑用活血化瘀、虫类药搜剔。"

应医生看了化验报告，又仔细看了X光片，沉思良久，询问病人身体上其它部位是否还有这样的疙瘩。病人回答说没有发现。应医生不厌其烦地检查了病人的四肢、胸廓等处，均未发现肿块，这才明确而肯定地说："钟老，这是一个比较少见的病，是骨嗜酸性肉芽肿。这个病好发于儿童及青少年，60岁老人患此病是罕见的。小张，你来看X光片。"小张还从未听到过"骨嗜酸性肉芽肿"这个病名，感到十分新奇，赶紧过来，陆老先生和钟老也一起凑过来看X光片。"你们看，顶骨骨髓腔出现一个2cm大小的溶骨性缺损，骨皮质受侵蚀，边缘不规则，像虫咬一样。"应医生讲得明白，大家看得清楚。"这是一个典型的X线表现。我们只要根据这个病人的肿块，再加上这个X线摄片，就能作出临床诊断了。患者血液嗜酸性粒细胞大多不高，没有多大诊断价值。如要确诊，除非做活组织检查，我看没有必要。""既然西医有明确的诊断，就用西医方法治疗吧。中医治疗骨瘤也没有很好的方法，我自己更少经验。病人来自农村，总希望能快一些解决问题。"钟老从不自傲，谦逊地同应医生商量。"西医对这个病，有3种疗法：一是外科手术，疗效是好的，但不容易愈合，可能要一两年，颅骨长期有伤口，这在农村不太安全；二为放射疗法，但病变在头顶部，不容易进行；三是化学疗法，副作用较大，目前尚无此必要。依我看，还是用中药安全可靠。”应医生对中医中药满怀信心，但看到钟老沉吟不语，就鼓励着说：“中医治疗方法多，灵活性大，钟老你就勉为其难吧！”

“中医外科有一句名言，叫做‘内之证或不及其外，外之证则必根于其内’。骨瘤这种慢性病，绝非简单的外因所致，我们得来个内、外科合诊，不仅对肿瘤局部进行辨证，并且详细地看看这个病人的全身情况。”钟老一边说，一边对病人仔细诊察。耳、鼻、眼等处均未看到异常，但发现龋齿很多，有的只残留齿根，有的已经脱落动摇。舌苔薄白，舌质嫩红，脉弦沉牢。钟老沉思良久，忽有所得，兴奋地说：“陆老，X光片提示骨质损坏，这一点能不能作为中医辨证的根据？”陆老愕然，还来不及答复，钟老接着又说：“中医用肉眼观察，只能看到一个坚硬的肿块，认为是‘瘤者留也’，要用消法治疗。但从X光片来看，却是骨质腐蚀，是否可以认为是肾虚髓消？据此改用补肾方法来治疗，陆老以为如何？”“这个……”，陆医生想了会儿才接着说：“从中医看来，看不出病人有肾虚的表现，龋齿一般也不属肾虚，而是湿热。现在钟老别出心裁，把西医的诊断方法用于中医辨证，这我完全同意。可是，此病外观坚硬如石，坚者应削之，而骨髓却腐蚀空虚，虚者应补之，在治疗上如能消补同用，是否更为全面？”钟老频频点头，处方如下：

骨碎补18g　杜仲12g　川断肉12g　桑寄生15g　生牡蛎30g　玄参12g　连翘12g　天花粉18g　当归10g　川芎10g　夏枯草12g　白芍15g

上方连续服用1个月，见效出人意料地快。来复诊时头部肿块已消失，X线复查，骨质缺损也已愈合。

但内科见证尚未消失，肝旺颇为明显，仍有头晕，头中鸣响，且有心悸、恶心、项强。舌脉如前。钟老认为未可忽视，宜加重药力，乘胜前进。应医生也同意钟老的观点，认为要继续积极治疗。否则骨嗜酸性肉芽肿有可能转化为多发性的，治疗就麻烦了。

钟老处方如下：

骨碎补 30g　天花粉 30g　生牡蛎 30g　生石决 30g　粉葛根 18g　黄芩 15g　防己 10g　玄参 12g　连翘 12g　夏枯草 12g　当归 10g　川芎 10g　炒白芍 15g　桑寄生 15g　川断肉 12g　杜仲 12g

小张一边抄方，一边沉思：教科书上只是一些最基本的内容，背得再熟也只能处理一些常见病。对付疑难疾病，可要有真功夫。一方面要有丰富的医学知识，另一方面还要善于融会贯通，举一反三。比如这病，明明属于外科，却要联系到内科辨证，又将骨质缺损的 X 线诊断作为中医肾虚辨证的根据。可是这些联系毫无规律可循，真叫人难学啊！

钟老好像猜透了小张的心思，慢条斯理地说："这个病人的治疗经过，使我们更加认识到人体是一个整体，内与外，可分而不可离。内科要辨外在的证候，外科宜求内在之根源，中医与西医也可以相互印证，相互为用。"小张听了这番话，似有所悟，默默自语：一个整体，相互为用，这大概就是可循的规律吧！

*　*　*　*

钟老等人总结病例正深有心得的时候，突然杨医生带了一个病人来到疑难病门诊，一进门就说："'满园春色关不住，一枝红杏出墙来。'钟老的经验我们在门外都听到了。把西医检查的结果作为中医辨证的根据，这可以说是中西医结合的一种好形式。这儿又有一个疑难病人要请钟老会诊。"杨医生把病人介绍给钟老，并且简单介绍了病史：

患者姓梁，男性，40 多岁，外省公安干部。腹痛两月余，起因不明。西医检查只有一个特点，即嗜酸性粒细胞明显增高，最高达 $4.4\times10^9/L$。外院诊断不明，治疗无效，因此，前来会诊。

患者从手提包中拿出厚厚一沓病史及外院转诊记录。钟老接过病史，想到第一个嗜酸性粒细胞病尚未完全了结（作者附告：这个骨嗜酸性肉芽肿病人，后经半年观察，没有复发，得到完全治愈），第二个嗜酸性粒细胞病接着又来，真是无独有偶。

应医生接过病史摘要等资料仔细阅读。发现病人在外院住院的33天中，几乎全身各系统都检查到了。其中消化系统查得特别详细，做了全消化道钡剂造影检查，上面做了胃镜，下面做了乙状结肠镜，还做了胆囊造影、十二指肠引流，结果只发现小肠功能紊乱和有浅表性胃炎。大便检查5次未找到虫卵，服用驱虫药也未见虫体排出。其它如心电图、肝功能、肾图、肾盂静脉造影等均未发现异常。此外，尿淀粉酶8单位，尿紫质(一)……还有许多检查项目举不胜举。治疗用过抗生素、输液、解痉药、理疗、穴位封闭等等，均未见效，就是没有用过中药。外院的结论是“诊断不明，治疗无效”8个字。

应医生对病人仔细做了体格检查，没有发现任何阳性体征。经再三考虑，慢慢地发表着意见：“腹痛一症，原因复杂，这个病例确实难以诊断。从目前情况来看，腹内脏器的炎症、穿孔、梗阻等急腹症可以排除。由于嗜酸性粒细胞明显增高，腹型过敏性紫癜还可以考虑，可是患者没有紫癜，没有关节痛，没有腹泻，没有便血、血尿，不符之处也不少。至于神经官能症性腹痛，更不能轻易下诊断，因为患者没有精神紧张的表现，疼痛部位也比较固定，且不能解释嗜酸性粒细胞增高。看来只能用中医的辨证施治了。”

钟老经详细询问，了解到患者腹痛无明显起因，经常隐痛，时时加剧，痛在脐周围，发作多在下午或晚上，且伴有脐旁悸动和肠鸣，与情绪、饮食、体位转动无关，无恶心、呕吐、腹泻，食欲如常。体态、神情无异常。舌正、苔薄、脉弦。

要知钟老如何辨证施治，且听下回分解。

第13回 治腹痛用甘缓辛散 论眩晕主痰火风虚

东方医院门诊部来了一个腹痛病人，在外院住院一个多月，结论是“诊断不明，治疗无效”。应医生对这个病人看过之后，也认为难以确诊。钟老用望、闻、问、切四诊的方法对病人进行了诊察，大家都期待着钟老，希望他能对这个复杂的病人作出一番分析。可是，钟老看毕却轻描淡写地说：“这个病人，用中医辨证并不复杂，是肝气犯脾，中焦气滞，也就是木克土。”大家一听，感到出乎意料之外。小张尤感惊奇，“啊！为什么西医感到十分复杂，而中医却认为如此简单呢?”钟老对大家的神情和小张的发问，始而也觉意外，继而似有所悟，沉思片刻，从容不迫地说：“这可能是由于中西医的理论体系不同吧！西医要分析腹痛的病因，确诊是什么疾病，所以感到复杂困难，而中医辨证只是分析腹痛的性质，以及所在的脏腑，这就比较容易。”接着钟老对腹痛进行了简要的辨析：“中医认为痛的基本病机是气机不通，‘不通则痛’，《素问·举痛论》说‘百病生于气也’，即是这个意思。而气机不通的原因不外三种，一是气虚，气的推动作用减退，因而气机不通，如小建中汤证的腹痛；二是有实邪阻滞，造成气机不通，如承气汤证的腹痛；三是气机本身的病变，其原因比较复杂，往往不易查明，或为情绪变动，或为脏腑之间的不协调，或为生活环境变化，寒温不适。现在这个病人，没有明显的虚象，也没有实邪阻滞，所以属于气机本身的病变。中医认为，气机本身的病变离不开肝，因为肝是调节气机的主要脏器，这就叫做‘肝主疏泄’。这个病人的腹痛发作无定时，伴有悸动，脉见弦象，证实与肝有关，因为肝属风木，其性易动。再看这个病人痛在脐周围，伴有肠鸣，说明病变部位在中焦脾胃，可是没有恶心、呕吐、腹泻等症，食欲如常，这表明脾胃本身无明显病变。所以我的辨证结论是‘肝气犯脾，中焦气滞’，你们以为如何?”钟老环顾大家，见惊奇的神情已经消失，就又接下去缓慢地说：“辨证是解决了，但这个病人非虚非实，不寒不热，如何用药，尚难决定，请大家一起出出主意。”应医生接着说：“我同意钟老的辨证，并建议用芍药甘草汤治疗。”“芍药甘草汤柔肝缓急，和中止痛，颇为确当，可以作为基本方，但只有两味药似乎太简单了。”钟老表示同意，但又略感不足。杨医生听后说：“我建议加肉桂、紫贝齿。”“加得好，肉桂味辛，可以疏利肝气，又能平冲降逆，对悸动有效；贝齿重镇，可以平肝。这样四味药，能柔肝、缓肝、疏肝、平肝，是比较全面了。是否还要适当应用些脾胃药?”钟老一方面分析了药物的功能，一方面又提出了新的要求。“是否用四君子汤健脾?”小张提出了自己的看法。“四君子汤虽不能算禁忌，但是党参益气，适用于虚证，白术有滞气的缺点。”钟老表示不同意。大家进入了沉思。“我常用苏梗、藿梗两味药治疗过敏性的腹痛，有一定效果，对此证是否适当，请钟老裁定。”陆老医生说出了自己的经验。钟老听了之后，频频点首。“这不仅是陆老的宝贵经验，过去医家对这两味药也很推崇。如近人张寿颐曾说，藿香芳香而不嫌其猛烈，温煦而不偏于燥热，助脾胃正气，性极和平(《本草正义》)。明代朱纯宇认为，紫苏可以散寒气，清肺气，宽中气，安胎气，下结气，化痰气，是治气之神药(《本草汇言》)。李时珍也曾指出，紫苏配藿香、乌药能温中止痛。这两味药用得非常得力。”最后由钟老决定，就开了这6味药：

白芍 30g　甘草 10g　肉桂 3g　紫贝齿 12g　苏梗 10g
藿梗 12g　　4 剂

*　*　*　*

4 天后复诊，脐旁悸动消失，腹痛逐渐缓解。但昨日起又有轻度胀痛，肠鸣依然，且有耳鸣。钟老认为，证情虽有改善，但侵犯脾胃的肝气尚未完全控制，乃于上方加吴萸 2g 以加强疏肝，加淮小麦 30g、红枣 10 枚以加强缓肝。服 10 剂之后，腹痛完全消失，精神好转。继续服药，观察 1 周，仍无复发，一般看来病已痊愈。可是复查血象：白细胞 6.8×10^9/L，中性粒细胞 0.71，淋巴细胞 0.22，嗜酸性粒细胞 0.07，嗜酸性粒细胞计数 0.44×10^9/L。其中嗜酸性粒细胞计数比治疗前的 4.4×10^9/L 虽然已经明显下降，但仍略高于正常（0.3×10^9/L）。怎样才能使之正常呢？大家认为不妨继续服用原方，以观察其变化。于是再服前方 16 剂。20 天后复诊，证情消失，脉缓，舌正，苔薄白，嗜酸性粒细胞计数 0.088×10^9/L，病已痊愈。

这时，好学善问的小张向应医生提出一个问题："这个中药方之所以能治疗腹痛，我可以从中医理论得到解释，可是，为什么又能降低嗜酸性粒细胞呢？"应医生迟疑半晌，才说："这个问题目前还讲不清楚。通过对这个病例的观察，我有两个推测：一是从西医学诊断来看，这个病人可能是过敏性的腹痛，致敏的组织细胞会释放组胺和嗜酸性粒细胞趋向性过敏因子，使周围血中的嗜酸性粒细胞增高。中药治好了这个过敏性疾病，所以嗜酸性粒细胞就正常了。我们用的这张中药方里，至少有 4 味药可能有抗过敏的作用：芍药能对抗组胺，已经得到实验证明；甘草有抗过敏作用，已无疑问，其机理也可能是对抗组胺，尚未证实而已；此外，紫苏能治食蟹中毒，藿香能治山岚瘴疟，遍身浮肿，从这些功效来看，后两味药也可能有抗过敏的作用。二是中医理论认为酸与肝有特殊联系，嗜酸性粒细胞的'酸'，与中医的'肝'是否也有联系？这个问题目前缺乏实验依据，还很难说。"

*　*　*　*

患者病愈离沪，杨医生到医院门口送别，互道珍重。待回到门诊部，看到有 4 个病人在候诊室扯谈。一个是老年妇女，形体消瘦，面容憔悴，坐在椅子上，躯体前倾，双手支膝，略有惊恐表情。只听她紧张地说："10 天前跌了一跤，当时没有什么，哪知隔了 3 天发作啦！头不能随便摇动，一动就头晕眼花，天旋地转，恶心呕吐，耳朵响，肚子泻。奇怪的是左右摆动还可以，前后俯仰就不得了。躺在床上只能侧睡，不能仰卧。"这位病人，一面唉声叹气地诉说病苦，一面向坐在旁边的一位胖胖的妇女招呼："妹子啊！看你胖胖的，脸色也不差，生的是什么病啊？我这个老太婆年轻时就受苦，年老了又多病，瘦得剩一把骨头了。"那位胖胖的妇女看来有些急躁，说："哪里话来，胖的不如瘦的好，我的毛病和你差不多，也是头晕耳鸣，心里闷热，头脑鸣响，手指发麻，走路摇摇晃晃。有高血压已经好多年了，大家说我要中风的！""大嫂，不要怕，你的病情不重。"坐在对面的一位男同志关心地安慰病友，"高血压并不怎么可怕，我有高血压已经 20 多年了。头晕、头痛、头胀、眼睛红胀痛，手足不但发麻，而且抖动，面浮、脚肿，走路、拿东西都不方便，医生说这是中风先兆。检查的结果也不好，心电图说我左心室肥大，还可能有冠心病；眼底检查又说是动脉硬化。吃了药片能使血压降低一些，但人很不舒服，所以来看中医。"杨医生听得入神，忽然发现旁边还有一个女病人，面色萎黄，一言不发，只有几声咳嗽，显得精神十分疲倦。杨医生忍不住主动问她："大嫂，你是来看门诊的吧？""是啊！我的病和他们差不多，也是头晕。"她带着鼻音回答。"可是我没劲说话，头晕眼花，头里像空的一样，夜里睡不好，做乱梦，白天一点精神也没有。大便秘结，嘴里发燥，但不想喝水，反而嗳气、吐清水，这两天咳嗽、鼻塞，大概是感冒了。"

正说着，护士来叫号了，杨医生也随着走进诊室，坐下后，轻轻地对应医生说："真巧，4 个眩晕病人碰在一起了！这可是学习中医辨证的好机会啊。"看得出他一脸掩饰不住的兴奋。

第 1 个女病人姓余，55 岁，是钟老的老病人，有脾虚久泻，用补中益气汤加味能够控制。钟老问过病史，按脉沉细，肢欠温，舌正红，苔薄净。认为系中阳不足，水饮停留，外伤后引动水饮上犯清空。按《金匮要略》“其人苦眩冒，泽泻汤主之”的方法，处方如下：

泽泻 24g 白术 12g 桂枝 10g 猪、茯苓各 10g 姜半夏 10g 生牡蛎 18g 炮姜炭 3g 地榆炭 12g 5 剂

第 2 个女病人姓徐，50 岁。测血压为 170/110mmHg，脉沉弦有力，舌色紫黯，苔黄腻满布。钟老认为是肝火上炎，用龙胆泻肝汤出入，处方如下：

龙胆草 3g 黄芩 9g 车前子 12g（包） 石决明 18g 生牡蛎 30g（先煎） 白芍 9g 丹皮 9g 白蒺藜 9g 苦丁茶 9g 双钩藤 12g（后入） 丹参 12g 桑寄生 24g 指迷茯苓丸 15g（包） 7 剂

第 3 个男病人姓陶，55 岁。血压 200/120mmHg，脉沉细弦劲，舌偏红，舌胖大有齿痕，苔薄腻微黄。钟老详细询问病情，得悉其大便干结，二三日一行，而夜尿三四次，且有胸痞、心悸等症。检查下肢见轻度可凹性水肿。钟老认为：此病根本虽属肾虚，但本虚标实，病情比较复杂，目前肝阳上亢，阳动化风是主要病机。急则治标，以潜阳熄风为主，再加滋阴、养血、利水、降火等药，复合如下方：

生地 15g 麦冬 10g 玄参 12g 决明子 16g 石决明 30g 汉防己 12g 龙胆草 3g 黄芩 18g 白芍 18g 当归 10g 川芎 10g 生牡蛎 30g（先煎） 泽泻 12g 猪、茯苓各 10g 全瓜蒌 20g 羚羊角粉 0.3g（吞服） 7 剂

第 4 个女病人姓周，47 岁。咳嗽，口干，头晕，失眠，面色萎黄，便秘，纳差。诊脉弦细，舌正红，苔薄而燥，钟老按血虚眩晕兼外感燥邪论治。处方如下：

桑叶 10g 生地 12g 当归 10g 苏子 10g 杏仁 10g 麻子仁 12g 柏子仁 10g 紫菀 18g 款冬花 10g 蒸百部 12g 瓜蒌仁 12g 鲜石斛 15g 7 剂

处方刚结束，陆老医生就高兴地说："今天可巧，4个眩晕病人同时来门诊，正好是痰、火、风、虚4种证情。这不就是眩晕辨证的大纲嘛！"钟老接着深有体会地说："眩晕是一个常见症状，可见于许多病证中，变化很多，临床辨证一定要知常达变。"

要知钟老对眩晕如何知常达变地进行辨证，又提出哪些变法，且听下回分解。

第14回 知常达变辨证严密 酌古论今施治精详

1周之后，那4个眩晕病人都来复诊。一看他们的面色就知道病情均有所好转：苦恼的表情没有了，面红目赤减退了，萎黄的也略显精神。形体消瘦的余姓妇女说：头晕已有好转，但未消失，仍不能仰卧，后项不能受压，一受压就天旋地转。四肢已温，大便仍溏。诊其脉，不沉而弦细，舌偏红，苔薄净。钟老于原方加用丹皮10g、赤芍12g，牡蛎加至30g，嘱再服1周。第2个女病人疗效最好，头晕、胸闷、指麻明显好转，舌苔由黄腻满布化为薄白腻，但舌色仍然紫黯，血压由170/110mmHg降至144/100mmHg。钟老在原方中去指迷茯苓丸、车前、白芍，加桃仁10g、赤芍10g、草决明12g，并加重黄芩至12g。第3个面红目赤的男同志，血压由200/120mmHg降到190/100mmHg，头痛、头晕、头胀略减，苔黄转白，大便日行，舌偏红转为正常。钟老嘱原方去羚羊角，续服1周。第4个面色萎黄的妇女，病情大有好转，1周内大便畅行2次，精神转佳，头晕减轻，嗳气、吐清水已消失，只是仍夜眠多梦，咳嗽口干而已。钟老嘱原方加枣仁粉3g，续服1周。

4个病人都有效果，杨医生不由得兴趣盎然，做了详细记录，这几个病人刚走就请求钟老介绍经验。钟老颇有感触地说："不少人认为中医是经验医，这个看法只对了一半。中医不仅有宝贵的经验，还有丰富的理论，我们是在中医理论的指导下进行辨证施治的。""第1个病人辨证为痰眩。痰眩的特点是视物旋转或感自身旋转。痰眩多变化，易复发。《金匮要略》痰饮篇中讲到眩晕而有方药的共4条：'心下有痰饮，胸胁支满，目眩，苓桂术甘汤主之。'‘心下有支饮，其人苦冒眩，泽泻汤主之。'‘假令瘦人脐下悸，吐涎沫而癫眩，此水也，五苓散主之。'‘卒呕吐，心下痞，膈间有水，眩悸者，小半夏加茯苓汤主之。'对痰眩来说，这4个方基本上都可应用。由于这个病人形体消瘦，眩晕严重，所以主要选用了五苓散与泽泻汤两方。现患者眩晕虽然还没有完全得到控制，但阳气已经得到宣通，阳气一宣通，痰饮就容易化了。本病由外伤引起，并且舌质偏红，所以加用丹皮、赤芍以凉血活血。”小张听得津津有味。回想过去学习《金匮要略》时，总觉得枯燥无味，现在与临床实际联系起来理解，才感到回味无穷。于是恳切地说："钟老，再说第2个病人吧！”“等一等，是否先请杨医生讲一讲西医学对这种眩晕的看法。”平时很少说话的陆老医生今天对眩晕辨证特别感兴趣，竟然插起话来。“眩晕是临床各科的共同症状之一，近世对眩晕有不少研究。这个病人是旋转性眩晕，也叫做真性眩晕。由于头部处于一定位置眩晕就发作，因此又称为头位性眩晕。这种眩晕好发于颅脑外伤之后、迷路疾患、小脑病变以及颈椎综合征等疾病。这个病人很可能是因头部外伤而导致迷路水肿，由此推测，迷路水肿可能属于中医痰饮的一部分。”杨医生简要地作了说明后，谦逊地说："还是请钟老继续讲吧。”

“第2个病人，辨证为火眩，是肝火上炎，其辨证要点为头晕且痛，脉弦有力，舌苔黄腻，脘中烦热，头脑鸣响等。中医认为火性主动、主升，可以导致眩晕。我对她用了多种清肝泻火的药物，如龙胆、黄芩、丹皮、苦丁茶等，适当配合化痰平肝，想不到有这样好的降压效果。今见患者腻苔已化，而舌质依然紫黯，因此，在原方中增加活血药，减少化痰药，争取进一步巩固疗效。第3个病人跟第2个病人有一个明显的共同点，即病变都主要在肝。但前者为肝火，主要为实证；后者为风阳上扰，为本虚标实，肾虚肝旺。这是两者的不同之处。我对后者采取治标为主，标本兼顾的原则，以羚羊角、石决明、龙胆草、黄芩熄风清肝为主，同时配合滋养阴血药。这个病人从目前看，虽然取得了较好的疗效，但病根较深，风阳暂熄而肾虚难复，今后难免反复。”钟老说到这里，转向杨医生问道：“这两个都是高血压病人，中医对此有不同的辨证，不知西医学有何看法?”“从西医看来也是有区别的。前一个病人属一期高血压，心、脑、肾等器官尚未见有明显症状；后一个病人属二期高血压，心脏已有器质性损伤，再从夜尿增多、下肢水肿来看，肾脏功能也已受到影响。”杨医生讲到这里，也提出一个问题请教钟老：“近年来西医广泛应用利尿药治疗高血压病，如复方降压片中就含有双氢克尿塞，其作用机理相当复杂，主要是引起负性盐和水的平衡以及血浆容量的改变，因此，对肾功能不全病人要慎用。现在这两个病人的中医处方中都有利尿药，这从中医理论上应该怎样认识?”应医生的这个问题，使大家感到突兀，顿时四座无声，可钟老回答得很轻松：“这两个病人之所以用利尿药，一是对症，因为患者有水肿；二是通过利尿以引火下行，使火有出路。这个方法在中医方剂中使用广泛，如龙胆泻肝汤和导赤散等方中都有利水药；三是与补药配伍，如六味地黄丸中有茯苓、泽泻。当然这类药对肾虚严重的病人也要慎用。上述用药经验，中西医之间不谋而合，由此可见中西医结合有广阔前途。”经钟老这么一分析，从理论到实践都通了，大家感到豁然开朗，脸上露出会心的微笑。第 4 个病人的理法方药，简单明了，没有多讨论。

* * * *

那几个眩晕病人第 3 次来门诊的时候，第 1 个病人眩晕消失，腹泻控制，但觉神疲乏力，头胀，偶有头痛。改用调气血，和脾胃，予八珍汤去地黄、甘草，加黄芪、泽泻、半夏、生姜以善其后。第 2 个病人血压降至 140/84mmHg，自觉舒适，头目清楚，只略觉脘中烦热，苔腻化薄，脉仍沉弦。于前方加首乌、草决明，去丹参，继续调理。以后随访 4 个月，血压未超过 160/90mmHg。第 3 个病人，血压降至 150/

100mmHg，头晕好转，余症如前，脉弦缓，舌正苔薄腻。前方加生黄芪，去瓜蒌，继续调治。以后随访半年，多次反复，反复时需加用羚羊角。第4个病人，证候已经消失，停药观察。这4个病人的治疗暂时告一段落。经病人相互介绍，今天的门诊病人中又有6个是来治疗眩晕的。小张不由脱口而出："真是巧，今天差不多变成眩晕专科门诊了。"

这6个病人，第1个姓黄，男性，45岁，但见面容虚浮，面色淡黯，十分憔悴，好似五十开外的人了。主诉：原患"甲亢"，去年手术。术后经常头晕，神疲乏力，不能看书，形寒怯冷，腰酸腹胀，纳少口苦，大便干结，日一行，经西医检查为"甲减"。目前每天服甲状腺素，症情有增无减。按脉细软，舌淡胖而黯，苔薄黄而滑。钟老辨证为肾阳虚衰，用金匮肾气丸加减：

生、熟地各15g　怀山药15g　白术10g　黄芪24g　丹皮6g　葛根10g　五味子8g　枸杞子10g　熟附块8g　肉桂4.5g　7剂

第2个病人是个妇女，姓郑，近50岁，形体丰腴，面色淡白。主诉：头晕头痛，胸闷，有时胸痛（心电图示ST段变化，心肌供血不足；血压偏高，140～150/90～100mmHg），不咳痰多，夜眠欠安，口苦纳少。诊脉濡缓，舌胖苔白腻满布。钟老诊为湿热弥漫，胸阳失展，用三仁汤加减：

杏仁9g　蔻仁3g　米仁15g　川贝母4.5g　川朴6g　姜半夏9g　白通草3g　朱茯苓12g　广郁金9g　炒枳壳9g　夜交藤30g　7剂

第3个病人是个中年妇女，姓朱，面色萎黄，形容消瘦，情绪不安。主诉：头晕神疲乏力，心悸心慌，口干口苦，夜眠易醒，月经将临则症情加剧，如此反复已经数月。脉细带滑，舌尖红，苔薄白。曾用十全大补，症情未见好转。钟老诊为肝郁化热，用丹栀逍遥散加减：

丹皮8g　焦山栀10g　当归10g　银柴胡6g　白芍12g

白术 6g 茯苓 10g 炒薄荷 3g 党参 10g 青陈皮各 6g 大生地 12g 7 剂

第 4 个病人也是个中年妇女，形瘦神疲，面色淡黄。主诉：头晕颇剧，耳鸣，心悸，目不欲张，腰酸尿频，畏寒怯冷，饮后一两小时即脘胀胃痛，偶有吐酸，略有口苦（胃钡剂造影示胃窦炎、胃下垂）。脉弦细，舌质紫黯，苔薄白而润。面目、下肢轻度浮肿。钟老按中焦虚寒论治，用吴茱萸汤扩充：

炒党参 12g 吴茱萸 4.5g 高良姜 6g 白芍 18g 炙甘草 6g 丹参 10g 红花 6g 荜澄茄 10g 姜半夏 10g 小川连 3g 陈皮 8g 茯苓 10g 7 剂

第 5 个病人，女性，46 岁，色白形丰，四肢虚浮。主诉：头晕眼花，神疲乏力，反复发作 10 余年，此次发作约半个月。血压 100/60mmHg，脉沉细无力，舌淡胖，苔薄白。钟老用益气升阳法：

蔓荆子 10g 炙升麻 4.5g 葛根 10g 党参 12g 生黄芪 18g 赤、白芍各 10g 炙甘草 4.5g 泽泻 10g 姜半夏 10g 茯苓 10g 7 剂

第 6 个病人是个男性青年，面色黧黑，形体消瘦。主诉：10 年来 4 次上消化道出血，最近一次出血量多，出院仅 4 天。目前头晕神疲乏力，纳少口苦，便溏，胃脘隐痛，夜眠多梦。脉弦细带数，96 次/分，舌质黯红多紫斑，苔薄净。钟老用归芍六君汤加味：

党参 10g 茯苓 12g 白术 6g 炙甘草 6g 当归 10g 白芍 18g 香橼 8g 丹皮 6g 川连 2g 炒谷、麦芽各 10g 砂仁 3g（后下） 炒枣仁粉 3g（吞） 7 剂

小张抄完方感到有许多问题：都是眩晕，为什么临床表现差别那么大，治疗方法又各不相同？要知钟老如何分析解答，且听下回分解。

第15回 论肝肾知眩晕之本 辨虚实明劳损之变

来复诊的时候，6个眩晕病人都取得了不同程度的疗效。两个胃痛病人效果最好，头晕轻微，胃痛缓解（又经一个多月调治，症状基本消失，此乃后话）；肝郁病人诸症均缓，改用八珍汤调理（下次月经已无明显不适，也是后话）；低血压病人头晕减轻，血压由100/60mmHg升至114/74mmHg；冠心病人腻苔化，睡眠安，头晕、胸闷、胸痛有改善（以后复查心电图亦有好转）；甲减病人大便通，纳增，症状亦有改善。

前后治疗了10个眩晕病人。在病案讨论时，善于思考的小张提出了一连串问题：都是眩晕，为什么临床表现差别那么大，治疗方法各自不同？这些想法，不仅小张有，其他同志也有，大家都等待钟老来分析解答。钟老拿起茶杯，呷一口茶，慢条斯理地说："关于眩晕辨证，陆老已经说过，风、火、痰、虚是纲，纲下面还有目，目要比纲细一点，也复杂一点，纲目之间又有兼夹，那就更加复杂了。风眩属于肝。《内经》病机十九条的第一条就是'诸风掉眩，皆属于肝'。但有阴虚阳动化风与血虚生风的区别。火眩主要是肝火，基本上属于实证，病程较长的可以向虚证转化，即肝火下吸肾阴，阴虚阳亢风动。风与火之间往往有兼夹。我感到风与火多数见于高血压病人，应医生你看对不对？""我有同感，"应医生明确地回答。"早期高血压大多表现为肝火，病程较长的大多表现为肝阳，后期高血压影响到脑，或见痰湿，或见阳动化风，如果心、肾功能受影响则情况比较复杂，或为阴阳两虚，或兼水气，或兼瘀血，目前没有统计分析，只是肤浅的印象而已。"停顿片刻，钟老继续分析："虚眩有阴阳气血之分，已为人所共知，不再细加分析了。痰眩最为复杂，有痰饮、痰火、风痰、湿痰之分，还有在肾、在脾以及上扰清空之别。泽泻汤、五苓散、温胆汤、半夏天麻白术汤、肾气丸、苓桂术甘汤以及二陈、三仁、涤痰、导痰诸方均可采用。不能对号入座，全在临证活用。古代中医对眩晕辨证，曾经深入探索。如刘河间之论风火，朱丹溪之论痰眩，张景岳之论虚眩，均有独到之处。我们对各家学说不应该扬此抑彼，不要学徐灵胎老是批评别人，应该学习张仲景博采众方。我看西医对眩晕的研究也很深入，请杨医生谈谈。”杨医生就接着话音侃侃而谈：“西医认为眩晕的发生都与前庭系有关，或为前庭系本身的疾病，或为其它疾病的影响，而以后者为多。中医说‘诸风掉眩，皆属于肝’，如果西医也来一条眩晕病机的话，那就是‘诸病眩晕，皆属前庭’。我们这 10 个病人里面，第 1 个病人可能是半规管的病变，属于前庭系本身的疾病，其它都是前庭系之外的病变。两个胃病，称为胃性眩晕，是由于自主神经功能失调，影响到供应前庭系的血管发生舒缩障碍。经前期紧张症病人和血虚病人的眩晕，也与自主神经功能失调有关。至于冠心病人、甲减病人和低血压病人之所以发生眩晕，可能是由于心输出量减少，前庭缺氧所引起。高血压病人的眩晕大多是自主神经功能失调所致。其严重者与颅内压增高有关。”说到这里，陆老医生插话：“杨医生对眩晕的叙述有分析、有综合，谁说西医机械，我看大有辩证法思想哩！”接着钟老又介绍了用药经验：痰饮上扰者，以泽泻效果最佳，用量要大，至少 18g；风痰上扰，首推天麻，但药源紧张，退而求其次则为菊花、钩藤；水气泛滥可用黄芪、防己。用药不必拘泥经方、时方、杂病方，可以随宜选用。

* * * *

又是一个疑难病门诊日，第 1 个病人是 30 多岁的女性，面色通红，脸如满月。小张仔细端详才把她认出来，不禁惊异地说：“小刘，你怎么胖起来了?!”“这是激素反应。”应医生一眼就看出这是病理现象。关心地问："小刘，你有两年多没来看病了，现在好吗?"小刘一边坐下，一边叹息："一言难尽啊！3 年前，在这里看了 10 个月门诊，一直吃钟老的药。情况比较好，就去外地工作。上了两年班，还算稳定，想不到 3 个月前，鼻子大量出血。当地无法止血，送到医院抢救。过去每当夏天，鼻子经常出血，但从没有这样厉害过。止血以后两次抽骨髓检查，医生说我的血小板是被脾脏消耗掉了，如果开刀切除脾脏，有根治的希望。两个月之前开了刀，输了不少新鲜血，又用了激素。手术后 10 天血小板升到 $152\times10^9/L$，这是 6 年来从未有过的高峰。我真高兴，想从此可以把'长病号'的帽子摘去了。"说到这里小刘又是一声叹息："真想不到啊！从这天起血小板就直线下降，开始医生还瞒着我，到出院时才告诉我，已经降到 $48\times10^9/L$，上个星期复查，只有 $28\times10^9/L$，这是 6 年来的最低点。"大家听到这里都以惊奇而又同情的目光注视着小刘。"医生建议用抗癌药环磷酰胺。我很怕，不敢用，所以再来看中医。还是钟老的那个药比较好，能够恢复到两年前的水平就好了。"应医生一直在仔细翻阅小刘的病史，听到这里，插话说："你的骨髓是中度增生的，在骨髓片里看到有 30 个巨核细胞，其中 15 个有血小板，因此不是骨髓中长不出血小板，而是长出血小板以后，给消耗掉了。所以考虑用环磷酰胺抑制免疫作用，但副作用是不可避免的。理论分析比较简单，实际情况要复杂得多，具体治疗的确很困难。请钟老诊治吧!"

钟老把目前的病情与两年前的病情作对比，两年前形容消瘦，面色萎黄，神疲乏力，目前形丰、面赤、情绪激动紧张；两年前舌淡，苔白腻脉细，目前舌色深红有红点，苔薄腻色秽黄，脉细滑；两年前大便多溏，目前大便较干。证情发生了明显的变化，两年前是虚证，目前，已经由虚转实，两年前主要用气阴双补的方法，如党参、麦冬、五味子、黄芪、生熟地、阿胶、山萸肉、龟版、怀山药、芍药，当时曾使血小板由32×

10^9/L上升到72×10^9/L，取得了一定效果。可是当时也有许多问题一直未能解决，经常出现紫癜，月经量多，血红蛋白、红细胞一直较低（血红蛋白70g/L左右，红细胞2.4×10^{12}/L左右）。这个治法，在当时也并非完全有效，在目前更加不合适。因此决定放弃“效不更方”的老传统，另行考虑治法。钟老沉思良久之后才说：“根据目前情况，我感到这个病人应该以清、以泻为主。陆老，你看怎样？”陆老医生干脆地回答：“同意钟老的看法，建议大胆应用凉血、活血法治疗。”钟老得到陆老的支持，就毅然决定，处方如下：

大生地18g　丹皮8g　白芍24g　绿升麻10g　水牛角18g　川军炭6g　旱莲草10g　女贞子10g　地榆12g　小蓟草15g　大青叶12g　黄芩12g　仙鹤草18g　生黄芪18g　生甘草6g

此方服两周，复查血象：血小板82×10^9/L，血红蛋白103g/L，红细胞3.5×10^{12}/L，白细胞7.6×10^9/L，有明显好转。将前方精简如下：

大生地24g　生黄芪30g　仙鹤草30g　制川军10g　白芍24g　水牛角18g　小蓟草15g　黄芩12g　绿升麻10g　生甘草6g　地榆12g

上方继续服用3个月，血象稳定，无出血现象，无明显不适，脉细带滑，舌色略为偏红，苔薄腻。激素减至隔天服7.5mg，病已得到基本控制。对这个病证的治疗，陆老医生表示完全赞同。小张感到有是证用是药，药随证转，理当如此，也就不再进一步思考了。可是两位西医师都感到有许多问题难以理解。在讨论会上杨医生首先提出：两年前辨证为气阴两虚，目前辨证为血热成瘀，这都是“证”，如果辨病的话，这是什么病呢？一般中医重视辨证而忽视辨病，给杨医生一问，陆老医生没有思想准备，一下子答不上来。钟老慢条斯理地说：“我看这个病是虚劳。有消瘦、神疲、乏力、头晕、耳鸣、心悸、崩漏、衄血等一系列虚证，其中以衄血为主证。古人有因虚成损、积损成劳之说。陆渊雷先生认为，凡慢性病，营养不良，功能衰减者，可以统称虚劳。我的理解，虚劳是慢性、消耗性、进行性疾病的总称。”“钟老，你讲的是两年前的临床表现，符合虚劳的诊断，现在转为血瘀、血热的实证，是否仍属虚劳?”应医生的问题提得又深入了一步。“证虽然发生了变化，病还是虚劳。虚劳证治有3个要点：一是阴阳互根，阴虚与阳虚之间可以转化，这是虚劳证治的总纲；二是五脏受损，在脏腑之间可以互相影响，这是虚劳辨证的条目；三是虚实转化，这是虚劳施治的权变。这个病人明显地体现了第3个特点。”钟老对答如流。“这是中医的传统理论，还是钟老的创见?”杨医生追根究底，想问一个水落石出。“这些内容，早蕴藏在《金匮要略》虚劳篇中，这里仅结合我个人经验，加以整理阐发而已。虚劳篇中有一条……”陆老听得入神，接着钟老的话头朗声背诵起《金匮要略》原文：“五劳虚极羸瘦，腹满不能饮食，食伤，忧伤，饮伤，房室伤，饥伤，劳伤，经络营卫气伤，内有干血，肌肤甲错，两目黯黑，缓中补虚，大黄䗪虫丸主之。”接下去说：“这是一个虚实转化的范例。现在钟老用其意而不拘其方，是继承与发扬的统一。”“陆老过奖了，我感到我们老中医不但要带教青年，传授知识，还应该使自己的知识不断加以充实、更新。愿与陆老共勉之。”

正在二老互敬互谦之时，小张又提出了新的问题：“一般想来，虚劳病发展应该是越来越虚，为什么反而会由虚转实呢?”“这个问题提得好。”钟老高兴地回答，“《内经》认为‘邪之所凑，其气必虚’，许叔微补充两句：‘留而不去，其病为实’。虚与实不是一成不变的，而是互为因果的。例如阳气不足，失于运化，会导致水饮停留；水饮停留之后，又阻遏阳气的运行。阴虚有热，煎熬津液，会出现痰火胶结；痰火胶结，又能进一步损耗阴液。气血虚衰，运行不利，会导致瘀血；瘀血形成之后，又影响新血的生化，使血虚更为严重，出现恶性循环。治疗时不仅要补虚，还要考虑祛邪。在《金匮要略》虚劳篇中不但将‘五劳七伤’与‘内有干血’联系在一起，还将‘虚劳诸不足’与‘风气百疾’联系在一起。我们清楚地看到，古代中医理论中，闪耀着辩证法的光辉!”

讨论暂时告一段落。新病人已经在候诊室等候很久了。要知这是一个什么病人，钟老如何诊治，且听下回分解。

第16回 虚劳证治有三要点 阴阳虚实与五脏连

新来的病人是一位年轻姑娘，可形容消瘦，面色苍白，两颧殷红，由她的哥哥和母亲扶着走进门诊室。虽然走得很慢，还是气喘嘘嘘，一副病重的样子。她坐到钟老右边的凳子上，一时气急得说不出话来，慢慢地把右手放到脉枕上。钟老一看，大鱼际肌肉尽脱了，按脉细带数，重按无力，三五不调。病人虽未开口，钟老已意识到是一个脏气衰败、严重虚损的病人。杨医生在旁边一看病人的面容和气急的样子，就估计可能是一个风湿性心脏病心力衰竭病人，他马上联想到去年钟老看过的那个心力衰竭病人。应医生却在考虑：目前中医中药治疗心力衰竭的报道不少，有多种治法，各有特点，不知今天钟老用什么方法。

因为病人气急声低，故由她哥哥代诉病史：幼年时曾反复发热，咽痛，关节痛。12年来常有心悸，气急，经常服地高辛。1个月前作心电图检查，示快速房颤伴差异。查血沉14mm/h，抗“O”833单位。一星期来纳呆、脘痞、神疲。3天前发高热，咳嗽，痰白而稠，不易咯出，因而气急加重，不能平卧，小便量少，下肢轻微水肿。钟老按脉之后又察舌，舌色黯红，苔根黄腻。虚里跳动应衣，脘部痞坚（肝大3指，质地较硬）。小张听诊：心律不齐，心率84次/分，有缺脉。心尖区收缩期杂音4级，向腋下传导。钟老给病人处方如下：

焦白术15g　熟附块9g　葶苈子9g　赤、白芍各9g　茯苓12g　炒党参9g　橘红4.5g　姜半夏9g　生、熟麦芽各9g　白蔻仁3g　炒米仁12g　银花12g　连翘12g　桑白皮12g　鱼腥草30g　琥珀末1.5g（分吞）　沉香粉1g

（分吞） 4剂

病人走后，大家就讨论开了。首先提出问题的是杨医生，“记得去年有个心力衰竭病人（见第2回），钟老辨证为水气病正水，用温阳利水法，予五苓散合真武汤，取得了很好的效果。刚才这个病人，水肿很轻微，是否也可以诊断为正水？”“不，这个病人不属水气，而属虚劳。”钟老果断地回答。杨医生注视着钟老，疑惑的眼神显示出不理解。钟老却把头转向陆老，低声说：“陆老，你以为如何？”陆老先生沉思片刻，感慨地说：“西医确定一个病主要根据病因和病理，临床症状只是作为参考。而中医对一个病的辨证主要根据临床症状，两者的诊断依据不完全一样。所以虽同是风湿性心脏病，但由于临床症状轻重悬殊，表现不一，故中医的辨证结果也就不同。水肿明显的可以看作是水气病。目前这个病人虚象明显，病程已10余年，正在逐步进展，符合虚劳的辨证。我看虚劳也不限于‘风心’，正如钟老上次所说，而是一大类慢性、消耗性、进行性的病证。”钟老会意地点了点头。可是小张仍不理解，紧接着提出问题：“这个病人既然是虚劳病，为什么有许多实证的表现？钟老的处方也用了许多祛邪药？”“这个病人的虚证极为明显，声低气怯，神疲心悸，唇舌青紫，脉来三五不调，这是心肺气虚，心气衰败，宗气受损；纳呆，脘痞，腹泻，浮肿，这是脾阳不振，脾失健运；动辄气急，不能平卧，尿少浮肿，久病不复，这是肾不纳气，肾阳虚衰。与此同时，又有许多实证的表现，并且虚证与实证之间互有联系：因肾阳虚衰而聚水为肿，因脾失健运而聚湿成痰，因宗气虚损，不足以贯心脉而瘀血凝聚，因肺气失肃而痰阻肺络，因肺卫不足而易感外邪。关于虚实转化的理论，我们已经讨论过了，现在这个病人是又一个虚实转化的实例。属于本虚标实，在治疗上就不能完全补虚。按急则治标、缓则治本的原则，目前标实为急，本虚略缓，应该以祛邪为主。所以用了较多的祛邪药，泻肺化痰利水，清热解毒活血，同时酌量应用益气温阳健脾的扶正药。”

钟老说话总是那样条理清楚，大家听得津津有味，深深地感到中医辨证既有原则性，又有灵活性，应医生更是觉得自己考虑的问题已迎刃而解，已经没有再提的必要了。

* * * *

4 天之后，患者来复诊，诉发热已退，纳仍差，咳仍剧，痰稠，时黄时白。察舌仍红，腻苔未化，脉如前。钟老用原方加减：去党参、米仁、蔻仁、沉香，加南沙参 12g、黄芩 12g、款冬花 9g、苏子 9g、生姜 3 片。这个加减法，对小张、应医生、杨医生来说，都觉得出乎意料之外，但由于病人太多，未能即时问个明白。

过了 1 周，患者三诊：病情大有好转，喘平，咳止，痰少，胃纳渐开，舌红较减，苔转薄黄而干，脉如前。面色淡白，仍声低气怯。钟老处方如下：

南、北沙参各 9g　麦冬肉 9g　肥玉竹 9g　桑白皮 12g　银花 9g　连翘 12g　黄芩 9g　白术 9g　茯苓 9g　熟附块 6g　琥珀粉 1.5g（分 2 次吞）　7 剂

这个处方再一次地使人感到意外。杨医生耐不住了，第一个发问："这个病人一星期前发热已退，病邪已减，处方反而减去党参，加重清肺化痰药。现在喘平，咳止，痰少，纳可，已经是邪去正虚之象，为什么只加了一些养阴药（麦冬、玉竹）？非但不用党参，反而减少了附子用量……"不等杨医生说完，小张抢着又问："去年钟老分析心力衰竭的中医辨证时，认为水是阴水，喘是虚喘，强调益气温阳利水，为什么这两次用药却以清热化痰养阴为主？"钟老笑笑，不慌不忙地说："既然诊断为虚劳，当然要用补药，我并非不想用补，而是不能轻率用补啊？上星期热虽退而痰仍稠，并且胃纳未复，所以去党参而加重清热化痰。现在有热邪伤阴之象，所以酌加养阴之品，酌减温药。"陆老一边听，一边点头，接着补充说："现在这个病人是热邪犯肺，肺有痰热，这是外邪，必须袪除，所以要用桑白皮、黄芩、银花、连翘。既然是外感，就要用外感热

病的理论，根据叶天士在《温热论》中所说：‘炉焰虽熄，灰中有火’，不宜早用温补。这个病人目前是邪热灼伤肺胃之阴，所以用麦冬、玉竹；如果波及心肾之阴，就要随证加味了。总之，治疗虚劳的3个要点：阴阳互根、虚实转化与五脏虚损，要互相联系起来。还要适当联系外感热病辨证，善于把各种辨证方法互相结合，灵活应用。”

再一周后，病人四诊：咳喘已平，但劳则气短，汗多，纳可，心下痞已消失，根苔薄腻微黄，脉如前。于前方中加党参12g、五味子3g，去银花、连翘。7剂。

病人五诊时，苔薄净，汗不多，但动辄气短，有时心悸而已，乃以下方调理：

炒党参12g　熟附块6g　麦冬肉9g　五味子3g　肥玉竹9g　焦白术9g　茯苓9g　丹参12g　炙甘草4.5g

此后病人外邪尽解，心力衰竭得到完全控制。

* * * *

这天下午没有门诊，钟老等几人正在讨论总结治疗虚劳的经验，忽然本院小儿科周医生闯进门来：“东方医院疑难病门诊在外面有点小名气，也确实看好了不少疑难疾病，不知对我这个病有没有办法。我住过病房，看过心脏病专科，吃过本院好多老中医的药，早搏就是不好。大概是个不治之症吧！”“《灵枢经》上曾说：‘夫善用针者，取其疾也。犹拔刺也，犹雪污也，犹解结也，犹决闭也，疾虽久，犹可毕也，言不可治者，未得其术也。’”善于背诵古书的陆老先生听了小周的话，信口背了一段《内经》。然后说：“过去我也为周医生开过几次方，服之无效，这不能说是不治之症，而是未得其术。今天我们一起仔细讨论讨论，但求得其术，就有治愈的可能。”应医生接着说：“小周的早搏，西药也用过好多，就是没有明显效果。我同意陆老的意见，作为重点病例，好好研究一下。小周，过来坐下，你把经过情况详细地谈一谈。”

“说来话长，我这个早搏已经10年多了。”小周医生一边坐下，一边有条不紊地诉说自己的病史："当时我还在农村劳动，疲劳之后偶尔感到心悸，经心电图检查是结性早搏伴窦性心律不齐，一分钟只是1～2次，休息休息就好了，也没有重视。我体质较差，容易感冒，咽痛，也不一定与早搏有关。从去年冬天开始，半年来病情加重，早搏每分钟7～8次，并且有全身症状，胸闷、心慌、气急、面红、容易出汗，或者怕冷、手足发凉。心电图提示为偶发性室性早搏，可能是器质性病变，我才紧张起来。首先去心脏病专科，他们说我是心阴虚兼心阳虚，用他们的套方：北沙参15g、麦冬30g、天花粉15g、川连2g、三棱30g、莪术30g、全瓜蒌30g、广郁金12g、枳壳9g、降香6g、龙骨15g、牡蛎30g。这些中药，从已知的药理作用来看，对心脏都有一定的作用，像麦冬、瓜蒌等都有过详细的报道，可对我的心脏却不起作用。吃了1个星期药，复查心电图，变为频发性室性早搏。有人说，他们专科大多用专药，不太研究辨证论治，灵活性不够。于是我就请本院的老中医辨证用药。老中医各有各的经验，先后用过炙甘草汤、生脉散、养心汤、甘麦大枣汤、桂枝去芍药加蜀漆牡蛎龙骨汤、导赤散。后来又加用西药，如新福甙、安他心、律齐片、安他乐、异搏停等。中西药并用约3个多月，早搏始终没有消失过，每分钟多则10次，少则3～4次，仍有自觉症状，不得已住院治疗，用丹参注射液，每天160ml，加入葡萄糖水中滴注，连续两周。早搏略有减少，仍未消失。各种检查，能做的都做了，均未发现明显异常。出院后，应医生介绍我用'慢心律'，开始有效，早搏显著减少，后来出现嗜睡、精神不振、四肢颤抖等副反应，只能停药。还自费服用人参，精神确有好转，也用过琥珀粉，自觉症状有改善，但早搏仍不能消失。最近又服'异脉停'，早搏每分钟3～4次，仍是室性早搏。真使我非常苦恼。"要知钟老他们如何治疗这个顽固病证，且听下回分解。

第17回 药贵精专岂可乱投 方虽有名还须足量

一个心脏病人刚刚得到控制，接着来了第二个心脏病人。她是本院儿科的小周医生，钟老对她仔细打量：看她瘦小身材，两颧红润，似有虚热之象。听她说话，虽然流利，但有一些短气。钟老按脉，感到病人两手欠温，脉来细缓，72次/分，停跳频繁，每分钟8～10次，停跳之后，脉来稍快。钟老说，这就是《伤寒论》第178条所说的“脉来动而中止，更来小数”，应该算是结脉。小张等都来按过脉，陆老先生也按了脉，都佩服钟老诊脉细致。察舌：舌质偏红，苔薄净。钟老问：“目前有哪些自觉症状？”“主要是胸闷，心悸不严重，时有升火，容易出汗，有时怕冷，活动多了感到气短。”回答简要明白。说时拿出一份心电图，还是今天做的。应医生等仔细看过，是频发性室性早搏。心电图诊断很明确，但发病原因不能肯定，以心肌炎的可能性最大。

钟老环视大家，诚挚地说：“看来这个病确实比较顽固，我也没有好办法，大家有什么想法，讲出来可以集思广益。”可一时没有一个人答话。钟老于是恳请陆老先说说。“我看这样的脉证宜用炙甘草汤，可是已经用过，证明无效。”陆老大有无可奈何之感，但接下去却加重了语气说：“可是，我还是认为炙甘草汤是一张治疗脉结代、心动悸的有效方剂。这不仅因为《伤寒论》上有明确的记载，主要是其疗效确为后世的实践所证实。吴鞠通的基本观点与张仲景不太一样，所以在炙甘草汤中加芍药，去通阳药，而成为加减复脉汤。可是他在《温病条辨》下焦篇中所记载的加减复脉汤的主证，还是与《伤寒论》上的记载相符合。‘心中震震’（见《温病条辨》下焦篇第

2 条）就是心动悸；‘脉两至’（见下焦篇第 6 条）指脉搏跳两下停一下，是脉结代的一种，西医叫做‘二联律’。此外吴鞠通比较具体地描述了外感热病气阴两伤、肾精受损的临床表现。而张仲景只用‘伤寒’两字概括之，似太笼统。”“陆老和我不谋而合，我也认为周医生的病是炙甘草汤证，并且不属于内伤杂病，而属于外感热病的范围之内。”钟老有些激动，没有注意到大家惊奇的眼光，继续讲下去：“《伤寒论》第 177 条原文是‘伤寒，脉结代，心动悸，炙甘草汤主之’，可是多数人对‘伤寒’两字不重视，把这条条文看作是内伤杂病。现在周医生的‘脉结代，心动悸’，很可能是受寒邪外感所引起，又有阴阳两虚的见证，所以我认为是外邪入里，损伤心脏气血所导致的炙甘草汤证。虽然已用过无效，可是我想再用一次，用法和过去有些区别。第一是要加酒。《伤寒论》原方，炙甘草汤是用水、酒同煎的。酒是重要的通阳药，应该加入。在炙甘草汤中，通阳药不可不用。吴鞠通在加减复脉汤中加生白芍是恰当的，但把参、桂、姜、枣、酒全部去掉，就有片面性了。还是张景岳颇有点辩证法思想，他说过：‘善补阴者，必于阳中求阴，阴得阳升而泉源不竭。’第二是要加大剂量。现在一般用《伤寒论》方，剂量太小。”“桂枝用 9g，用量不小啊！”小张口快：“《伤寒论》教科书上说，汉代 1 两相当于现代 3g。原方用桂枝 3 两，岂非就是 9g。”“1 两等于 3g，这个说法不可靠。东汉时的 1 两，相当于现在的多少，这是一个度量衡的历史问题，又是一个考古问题，要拿出科学的根据来解决，不能按照现在的一般用量约略估计。”提到《伤寒论》方剂的用量，钟老又有些激动，紧接着说下去：“对汉代的容量制，现在考古学家发现了许多实物，如秦始皇 26 年的方升，其容量为 200ml；西汉初年的‘尚方半’（半斗，即五升），经装水实测，容量为 1000ml；东汉时期的合，发现了好几个，容量在 20ml 左右。写《伤寒论》教科书的时候，可能还不知道这些事实，还说东汉时的 1 升相当于现在的 60～80ml。至于汉代的重量制，对此不同看法更多一些。《伤寒论》教科书强调一般用量，把东汉的1两估计为3g；中医研究院编的《伤寒论语译》和《金匮要略语译》则认为东汉1两合现在的6.69g；《简明中医辞典》和《中药大辞典》附篇均按照吴承洛的《中国度量衡史》，认为东汉1两合现在的13.92g。最近考古学家发现了许多汉代的‘权’，其中有一个是公元179年铸造的，和《伤寒论》著书时间很接近，根据这个‘权’推算，东汉时1斤等于现在的250g，一两即等于15.625g。我将就这个问题写一篇专论。总之，我认为炙甘草汤的用量，如果以《伤寒论》为标准，要大大增加。即使以《温病条辨》的加减复脉汤为标准，吴鞠通用甘草1两，清代1两合现在37g多，炙甘草汤的用量也要增加二三倍。”由于情绪激动，讲到这里钟老感到有些疲乏，停顿一下，轻声地问：“大家还有什么想法?”陆老报之以会心的微笑。于是钟老开方：

生地 250g　麦冬 45g　桂枝 45g　党参 30g　麻仁 60g
炙甘草 60g　生姜 45g　大枣 30 枚　阿胶 30g（烊冲）

2剂

用水1 600ml、清酒1 400ml煎药，煎到600ml左右，分3次服。

钟老嘱咐小周先配2剂，吃完第1剂，停1～2天再吃第2剂。并请小张帮助小周煎药及观察服药后的反应。

*　*　*　*

这样大的剂量，配药室不肯配。小张想了个办法，把剂量大约减到原来的1/7，配14剂，再把7剂药合在一起煎。生地这一味药，药房每剂只同意配30g，因此总量只有210g，比钟老开的250g减少了40g。土制米酒买不到，只能用黄酒代替，黄酒的酒精浓度较高，改用1000ml，加水400ml稀释。煎了近3个小时，大约煎到600ml时去药渣，加入先前烊化的阿胶，搅拌均匀，药汁像稠厚的糖浆，分成3份，每份约200ml。药煎成，已过中午，吃第1服，晚上吃第2服，第2

天上午吃第3服。把留下的药渣再煎一次，又吃200多毫升。服药后没有明显的副反应，只是略感头昏，想睡觉。是否与酒有关，尚不能肯定，因服药时药汁已无酒味。从服酒煎炙甘草汤这一天开始停用西药，第3天自觉早搏消失。第4天又煎第2剂药吃。第6天复查心电图正常。为巩固疗效，用前方半量，再吃两服。1个月后再做心电图，未发现早搏。以后早搏偶有出现，但自觉症状不明显，未再服药。病已基本痊愈。

钟老用酒煎炙甘草汤治愈了顽固性早搏。陆老医生深有感触地说："建国前中医在社会上没有地位，谁敢用这样大的剂量？我想钟老也没有用过吧！"钟老同样感慨地说："是啊！但建国以来，用大剂量中药的报道已有不少，如细辛用15g、泽泻用60g、桂枝用120g、生地用120g等等，已经不足为奇了。"正在议论之际，又来了一个疑难病人。

说也奇怪，这个病人的两只手，别的活儿都能干，就是不能写字。一拿到笔，手就发抖，并且越抖越厉害，抖得像旋风一样，非得把笔甩掉，紧握拳头，才能慢慢控制住抖动。这样的一个怪病，患者偏偏是一位大学讲师。知识分子不能写字，实在令人难受。且听他百般无奈地诉说自己的痛苦："眼看同事们为培养青年一代出力，而自己，样子好端端的，能走上讲台，也能说话，可一拿粉笔，就出丑了。因病辍教已经3年了！很早就寻医求治，有的医生自己识不得这个病，还说我是装假。后来找到西医神经科，才有了明确的诊断，是'书写痉挛'（Writers'spasm）。开始用一般的镇静药，不起作用。后来用安坦，小剂量不起作用；加大剂量，手抖果然好了，可是精神萎靡，总想睡觉，全身无力，不想起床。治好了一只手，可全身都给抑制了，什么事也懒得干。服药前，不能写字，还能看书；服药后，书也不能看了，只能停药。而药一停，手又发抖。也有的医生说，这个病与情绪紧张有关，要离开工作单位，离开家庭，去游山玩水，病才会好。我曾经试过一个星期，到黄山去游览，手抖有明显好转。可总不能长此以往呀。

再说一个人老不工作，成了个出世的神仙，还有什么人生的意味！”慢性病最易消磨人的意志。看这位大学教师，高高的个子，满面愁云，幸而言语诙谐，听得出他对战胜疾病，尚有信心。他挺挺胸，振作一下精神，继续讲下去：“一年前请陆老先生诊治，改用中药。手抖虽然没有好，但一年来没有发展，这也是效果吧！”陆老先生马上接着说：“老费同志的病，我治了一年没有效果。今天请他到疑难病门诊来请教钟老，也请大家一起讨论。我过去的主要治法是熄风。《素问·至真要大论》说‘诸风掉眩，皆属于肝’，所以从肝风论治。曾经用过羚羊角，效果很好，证明了这个病确是属于肝风。但是羚羊角贵，不能长期服用。停药又要复发。大剂量的石决明、珍珠母、龙齿、牡蛎又代替不了羚羊角……”

“这个病人为什么会产生肝风？”小张打断了陆老的话头，提出了这个发人深思的问题。应医生颇有同感，接下去说：“这个病人没有阳亢，不像是阳动化风；没有血虚，不可能是血虚生风；阴虚不明显，并不是阴虚动风；没有热象，更非热盛生风。那么，风从何来？”对陆老先生来说，这个问题早已考虑过了，所以不加思索地回答：“这个病人确实没有阳亢、阴虚、血虚的表现，更谈不上热盛动风。但是这个病人还是有一些虚寒之象，如神疲欲睡、形寒怯冷、夜尿增多、脉缓而软，还出现过迟脉。因而我采取温通阳气与重镇熄风同用，以桂甘龙牡汤加羚羊角，再加一些补气药和补肾药。”

钟老一面专心静听大家讨论，一面按脉：64 次/分，略带弦象，重按力不足。察舌，舌色嫩红，苔薄净。细问病情，还有不少肾虚的症状（阳痿、腰酸、齿浮、尿频、便溏、思维迟钝等）。钟老自言自语地说：“这个病人有肾精亏损的症候，似宜重视。”陆老先生紧接着说：“过去我对此已有觉察，但重视不够。”要知此病讨论结果如何，用何方药，且听下回分解。

第18回 痉挛症将虚实细辨 舞蹈病按风痰论治

钟老医生对这个书写痉挛症病人仔细诊察之后，说："这种病症很少见，如何辨证施治，尚无定见。'诸风掉眩，皆属于肝'，《至真要大论》的这句话，即使是王冰增补的，传世以来也有一千多年了。好像没有人提出过异议。震颤、摇动、抽搐、眩晕等症，属于内风，皆从肝治。后人又进一步分为实风、虚风。热盛生风为实风，阴虚动风和血虚生风为虚风。不论虚实都和肝有密切关系。然而，仔细分析的话，实风、虚风的界限并不十分明确。热盛生风可以伴有阴虚，因为热盛容易耗伤津液；阴虚动风，大多伴有阳亢，是本虚标实，治疗上也不只是滋养阴液，还需要平肝潜阳。现在这个病人，一无热盛，二无阴虚，三无血亏，却有明显的肾精亏损的见证，还有肾阳虚的表现，'诸风掉眩，皆属于肝'的理论，似乎用不上了。"说完，用征询的目光看了看大家。

"肾虚也可以生风。"青年人毕竟思路敏捷反应快，又是小张第一个发言。"《温病条辨》下焦篇讲的大多是肾虚生风。""小张说得对，"应医生紧接着发言，"《温病条辨》中'复脉'、'定风'等汤证的文字，虽然只讲阴虚，不讲精亏，但是从证候来看，神倦、耳聋、脉气虚弱或有结代，时时欲脱，无疑有精亏的表现；再从用药来看，阿胶、龟版、淡菜、鸡子黄都是血肉有情之品，非但可以滋阴，也可以填精。吴鞠通讲的'真阴'，可以包括肾精。我看精亏也有可能生风……""我从西医学方面发表一些意见。"杨医生打断了应医生的话，抢着发言。"书写痉挛这个疾病一般认为是神经系统的功能性疾患，但是，也有人认为有器质性的原因，如椎体外系的病变或交感神经反射性障碍等。书写痉挛可分三型：第一是痉挛型，肌肉张力明显增强，出现强直、痉挛。这个类型与中医所说的实风相似。这一型用镇静药效果较好。第二是震颤型，主要表现为主动肌群与拮抗肌群之间不协调、不平衡，容易出现摇动性震颤。这一型近似于中医所说的阴阳失调、阴虚阳亢。现在这个病人的早期可能是这一型，它与精神因素关系很大，所以有的医生劝患者去游山玩水。对此用大剂量镇静药并不合适。第三是麻痹型，也叫无力型。肌肉张力明显减退，更加不宜用镇静药。有些人认为，西医就是一病一方，只有机械唯物论，没有辩证法。其实不然。西医大力研究特效药，同时也花很大力量研究分型。对同一个病，分析不同类型，用不同的方法治疗。钟老说过，中医不仅有辨证，也有辨病。我看，西医也不仅是诊断疾病，也有分型治疗。"杨医生激动地说出了自己的基本观点。略微停顿，以和缓的口气继续说："就书写痉挛这个疾病来说，西医也并不一概都用镇静药，根据目前情况，这个病人属麻痹型，所以我不赞成用平肝熄风药，而支持用补肾药。"

钟老对杨医生的观点颇为心服，等他的话一结束，就接下去说："中医和西医在理论上是两个不同的体系。曾经有人认为，两个理论体系应该迅速结合，可以限期完成。事实证明，这个看法是不对的。也有人认为，既然是不同的理论体系，就不可能结合，只能各自发展。我看两者都有片面性。中国有中、西两种医学体系，可以互相比较，互相讨论，这是好事。在较长时期内，在总体上要保持两个体系，不要勉强混合。但是，在具体问题上，经过医疗实践，经过科学研究，应该鼓励逐步结合。在今天这个病人身上，中医虚风、实风的辨证与西医分型之间就有结合的可能。根据中医传统理论，结合杨医生的分析，我确认这是真正的虚风，考虑用益肾填精的方法治疗。大家以为如何？"

"同意钟老的意见。并且建议用刘河间的地黄饮子。"陆老医生语气诚挚地说："我治疗一年来，效果不明显的原因就在于不敢离开平肝熄风这个范围。”钟老接着说：“地黄饮子这个方很好。目前多用于治疗瘫痪，这与病人肌张力减退相符。根据《宣明论方》的记载，刘河间制订此方的原意，也是用以治疗风病的。河间认为，这种风既不是外来之风，也不是肝风实证，而是‘心火暴盛，肾水虚衰’，所以用大量补肾药。补肾可以养肝，进一步又能养筋，筋有所养就不会震颤摇动了。我看为了加强益肾填精的作用，可以与景岳右归丸合用。”于是由钟老处方如下：

熟地 12g　山萸肉 10g　巴戟肉 10g　熟附块 8g　炒党参 24g　炙甘草 10g　石菖蒲 10g　炙远志 6g　补骨脂 10g　益智仁 10g　鹿角胶 9g（烊冲）　杜仲 10g　川断肉 12g　骨碎补 15g　金樱子 12g　覆盆子 12g　煅龙骨 18g　麻黄根 12g

小张抄完方，刚把处方交给病人，就提出两个问题：“钟老，地黄饮子原方中有肉桂，现在为什么不用肉桂而用麻黄根？滋水涵木一般都是滋养肾阴，现在为什么反而温补肾阳？”“我们治疗的目的是补肾以养肝。肉桂虽能温肾，但能伐肝，对这个病人不太合适。这个方中用麻黄根，不是用于止汗，此药一方面可以止汗，一方面可以宣通肌肉筋骨阳气。”钟老略微停顿，考虑怎样回答第 2 个问题。想不到陆老先争着作了答复：“过去我对肾阴、肾阳问题理解得不全面，通过这次讨论，得到进一步理解。肾阴可以养肝，肾阳也可以养肝。肾阴与肾阳都是肾脏精气的功能表现。肾阴虚和肾阳虚的本质都是肾的精气不足。肾阴虚则肝阳亢，这是人所共知的；肾阳虚也会引起肝的病变，出现肝的虚寒证，这是有些人所不知的，现在这个病人就是如此。”小张、应医生、杨医生听得连连点头。病人老费同志一边注意听医生们讨论，一边仔细看处方上的药味，看到有鹿角胶一味药，高兴地对钟老说：“几个月前，我自己吃过一点鹿茸，感到病情略有好转。有人对我说，不能吃热药，因而停服。现在看来，用补肾药是对路的。”

* * * *

3个月后，冬去春回。老费同志来复诊。全身情况大有好转，手抖轻微，在有支托的情况下，已经能够写字了。至于半年之后，秋季开学，重上讲台，这是后话。今天他来门诊，除了自己看病，还带来一个也患手抖的病人。

她是老费的邻居，一位17岁的姑娘，姓黄名敏。小张一看就感到奇怪，看她一会儿挤眉弄眼，一会儿皱额瞬目，一会儿歪嘴伸舌；忽然出现一个怪脸，一下子又消失；有时仰头，有时屈颈，有时咬牙。看得小张莫名其妙，不知是什么怪病。

钟老简单地问了病史，了解到病已1年，时轻时重。月经正常，15岁初潮，饮食起居无明显异常。性情比较急躁，注意力不容易集中，有自卑感，学习成绩较差，还能随班上课。说话时喉间常咯咯作响。望舌，舌质偏红，苔薄腻、微黄。钟老要病人伸手候脉，发现病人两手有不自主的运动，忽而外展，忽而内收，各个手指毫无秩序地伸屈，或拨弄纸张、物件，像一个顽皮的小孩。忽然又听到她在蹬脚，仔细一看，足趾、脚掌也有不规则的运动。钟老仔细按脉，脉象弦滑。再问病人发病前有何病症，回答曾有发烧，一星期后热退。转而询问小张："你看这是什么病？""是风病，你看她抽搐，摇动，不断变化，真是'善行而数变'。"小张果断地回答。钟老再问："是内风还是外风？"小张沉思良久，迟疑地说："既不像内风，又不像外风。是内风为什么没有肝肾见症？是外风为什么病程这样长？为什么没有夹寒、夹热、夹湿的见症？发病前的发热，是否与本病有关，还不能肯定。"钟老微微点头，感到小张的分析能力已有显著提高。于是进一步追问："既非内风，又非外风，那是什么风？"这下子把小张问住了。陆老忍耐不住，代替小张作了回答："这叫风痰入络，基本上属于外风。风在肌表容易发散，病程就短。风邪深入经络，病程就长，如风寒湿痹。本病是风邪夹痰，所以叫做风痰。""为什么有痰？是脾失健运吗？"小张多思善问。"痰的产生，主要由肺、胃、脾、肾等脏腑的气化失司、津液停留而成。可是经络中的痰主要是风邪入络，经气失于宣通，津液停留所致，与脏腑的关系较少。因此，在治疗上也有区别。”钟老诲人不倦，把病理讲清楚了。正想分析治法，忽然想到，这样一个病，不知西医怎样认识，于是请教杨医生。

“我看这是舞蹈病。”杨医生果断地回答。“舞蹈病在临床上并不罕见。多见于儿童。但是，病程这样长，表现得这样典型的，确实很少。舞蹈病的轻症，可以仅仅表现为偶尔做一个怪脸，或者手指短暂的屈伸；重症几乎瘫痪一样，穿衣、吃饭也有困难。因而临床诊断时容易被忽略。舞蹈病的病因主要是风湿，也有原因不太清楚的。血液检查大多在正常范围，主要靠临床诊断。它的临床特点是：没有预兆的、突然发作的、无目的的、无节律的、幅度大小不等的、不对称的、急促的肌肉收缩运动。其病变在锥体外系，所以牵涉的肌群很广泛，主要在头面部及上肢。掌握了这个特点，临床诊断就比较容易了。唔，我讲得太多了，请钟老讲中医治疗吧！”

“风痰入络的治疗，按照徐灵胎的说法，‘透经入络’的老痰要用‘峻厉制炼之方’。‘二陈’‘导痰’等方已经难以胜任了；但是，像玉真散、白附饮那样，用生南星、生半夏、生川乌等，副作用太大，亦非所宜。要药性比较和平，又能达到搜剔入络的目的、我想还是常用方牵正散为基础，再配合一些安神定志的药物。小量常服，勿伤脾胃。”最后由钟老处方如下：

白附子 60g　干菖蒲 30g　胆南星 45g　制远志 30g　天竺黄 60g　蜈蚣 30g　琥珀 30g　川贝母 50g　陈皮 20g　珍珠粉 15g　朱砂 0.1g

上药 11 味研粉和匀，另以白芍 100g 煎浓汁，加蜂蜜适量共合为丸，如绿豆大。每天 3 次，每次 3g，温开水送服。

要知此方疗效如何，且听下回分解。

第19回 泻心证辨寒热多少 胃反病宜攻补兼施

舞蹈病病人黄敏今天是第3次复诊，坐在那里十分安详，不自主运动全部消失。应病人要求，再给原方一剂，嘱减量服用以巩固疗效。小张想：这样顽固的慢性病，3个月就基本治愈，并且是应用丸剂，一天只吃9g，药量不大，而效果却很显著。这种用药法，应该怎样理解掌握？于是就问钟老。

钟老笑着回答："这是由病情决定的。这个病人的辨证结果是风痰入络。风痰入络有多种具体表现。表现为痰核漫肿，微红、疼痛的，相当于西医学所说的急性淋巴结炎，应该用疏风化痰的汤方。表现为昏迷、抽搐、口眼歪斜等症的，宜急抢救，不能用此等丸方。这个病人病程较长，表现为风痰深入肌肉筋骨，所以要用这种丸方。叶天士说：'初病气结在经，久病血伤入络'，'新邪宜急散，宿邪宜缓攻'。此方用蜜丸小量服，是符合'缓攻'这个治疗原则的；方中用大量蜈蚣，也是根据叶天士提出的通络方法，'取虫蚁迅速飞走诸灵，俾飞者升，走者降，血无凝著，气可宣通'，这点见于《临证指南医案》积聚门王案，这是我处方的指导思想。"

以后，黄敏姑娘中学毕业，分配工作。在此一言表过。

* * * *

今天，钟老等几位医师看完门诊之后，像往常一样，不是匆匆下班，而是围坐一起，回顾当天的病人，开展简单的病例讨论。应医生提出有3个病人，一个是不完全性幽门梗阻，一个是十二指肠球部溃疡伴萎缩性胃炎，一个是浅表性胃炎伴胃粘膜脱垂。钟老都用泻心汤治疗，而具体用药却有不少差别，希望能开展讨论。接着，应医生念了这三人的门诊病史：

例一：周某，男性，52岁。有胃痛病史多年。近来进食即痛，上腹部胀闷，平卧或右侧卧更甚，坐位或半卧位较轻，常吐清水，1个多月来，朝食暮吐，大便秘结，数日一行。口苦，饮食无味，形体瘦削。脉细数无力，舌淡胖而润，苔白腻满布、中黄。曾经钡剂肠胃造影，证实为十二指肠球部溃疡，最近钡剂造影提示不完全性幽门梗阻。钟老处方如下：

炒党参12g　生半夏9g　生姜3片　熟附块9g　左金丸4.5g（分吞）　制川军9g　旋覆花9g（包）　代赭石30g　4剂

例二：罗某，男性，23岁。两年来经常胃脘胀痛，引及两胁，恶心，嗳气。1个月来，胀痛加重，呕吐或发或止，与气候变冷、情绪紧张、饮食不当有关。大便尚可。舌红，前半少苔，根白腻，脉细滑，略带数。1个月前胃镜检查，诊断为浅表性胃炎，胃粘膜脱垂。钟老处方如下：

炒党参9g　炙甘草4.5g　黄芩9g　干姜1.5g　旋覆花9g（包）　代赭石12g　枳壳9g　白芍12g　制香附9g　麦冬肉9g　7剂

例三：陈某，男性，46岁。有胃痛史多年，5个月前有黑便。目前右上腹隐痛，多在空腹时，偶有呕吐，遇冷易发。口干口苦，腹胀，嗳气，纳差，不吐酸，大便尚可。舌黯红，苔腻满布、微黄，脉弦细，重按无力。经胃镜检查，诊断为萎缩性胃炎伴十二指肠球部溃疡。钟老处方如下：

太子参12g　炙甘草6g　小川连3g　黄芩12g　高良姜4.5g　姜半夏10g　制川朴6g　白蔻仁3g　炒枳壳8g　炒白芍12g　香橼10g　谷、麦芽各10g　7剂

稍等片刻，陆老先生说："我来说说这3个病人的辨证。第1个病人的目前主证是呕吐。王冰在《素问·至真要大论》病机十九条的注解中说，'内格呕逆，食不得入，是有火也；病呕而吐，食久反出，是无火也'。这两句话可以看作是呕吐辨证的纲要。本病呕吐的特点是朝食暮吐，食久反出。张仲景

在《金匮要略》呕吐哕下利病篇中曾提到这种呕吐，他认为是属于虚证，叫做‘胃反’，很难治疗。本病呕吐的基本性质属于虚寒无疑。除在理论上可以论证之外，吐清水，舌淡胖而润，脉细数无力，均为虚寒之征。但是从病人全身来看，不只是虚寒。进食即痛、口苦、便秘、苔腻而黄白相兼等症，是不能用虚寒解释的。得食即痛属热，结合口苦、便秘、苔黄腻来看，湿热是确实存在的。如果要进一步探讨虚寒与湿热的关系，我看是由于火衰于下，胃气不降，食物失于通降，郁久而酿湿化热。如果还要问，为什么出现火衰？就我在临床上所见，大多是先有脾胃虚寒，然后发展成火衰；少数是中焦湿热，久病及肾。从目前情况来看，虚寒是本，湿热是标。”

“第2个病人也有胃痛、呕吐，目前以胃痛为主。疼痛的性质是胀痛，胀痛多属气滞。呕吐为发作性，且与情绪有关，要考虑肝气犯胃。从寒热辨证来看，舌红、脉滑数是热象，苔白、遇冷易发是寒象。总之，本证是肝气犯胃，气滞胃痛，寒热夹杂，热多寒少。”

“第3个病人病情较轻。胃痛的病机也是气滞。痛在空腹时，脉搏不任重按为虚，苔腻满布、腹胀、纳差属实，遇冷易发属寒，苔黄、口苦属热。总之，这3个病人的病变都在脾胃，与肝气有关，基本性质都是寒热虚实夹杂。”

“3个脾胃证，为什么都是寒热虚实夹杂？”小张急着提问。

“这与脾和胃这一脏一腑的基本性质有关。”陆老先生肯定地回答：“脾主运化，胃主受纳；脾主升，胃主降；脾恶湿，胃恶燥；脾为阴土，得阳则运，胃为阳土，得阴则安。脾胃的阴阳升降协调，人体的消化、吸收功能就正常。脾和胃可以看作是消化、吸收功能的两个不可分割的方面。脾胃的慢性病证，大多表现为脾胃不和，脾胃不和的病机就是寒热虚实夹杂，气机升降失司。”

陆老先生刚把话说完，杨医生轻声地对应医生说：“老应，你看中医所说的阴土、阳土，脾升、胃降等理论，与西医学消化道受副交感神经、交感神经双重支配的认识，何其相似!?”应医生认真地回答：“我看两者确有相似之处，但不能相提并论。中医关于脾胃阴阳升降的理论比较单纯明确。而西医学认为，消化道不仅有神经支配，还有内分泌调节以及消化道平滑肌本身的特征。在神经支配方面，消化道主要是在副交感神经控制下活动的，而副交感神经对胃肌不仅有兴奋作用，也有抑制作用，好像中医所说的阴中有阳，阳中有阴。由于情况比较复杂，中西医两套理论不宜简单地对号入座。”

接着，应医生对三个病人的治法方药发表意见：“这 3 个病人的治疗，有一个共同的基础方，即张仲景的半夏泻心汤。泻心汤的配伍特点是苦降与辛开同用，祛邪与扶正同用。黄芩、黄连苦寒泄热，半夏、干姜辛温散结，这 4 味都是祛邪药；人参、甘草、大枣甘平益气，这 3 味是扶正药。半夏泻心汤与小柴胡汤都属于和法，前者主要是和理脾胃。《伤寒论》中用三泻心汤治疗痞证。痞证是由于汗下之后正气不足，外邪乘虚入里，入里的寒邪部分化热，内结于心下，影响脾胃气机的升降，因而出现呕吐、下利。现在这 3 个病人不是外感，而是内伤，但基本病机与《伤寒论》中的痞证相同，所以把泻心汤作为基础方。

第 1 个病人，虚寒之象突出，所以加用附子；湿热结聚明显，所以加用大黄，这取法于附子泻心汤。因为呕吐严重所以用生半夏，配合生姜而成为小半夏汤。再加旋覆花、代赭石下气、镇逆。用少量吴萸暖肝、温胃。由于呕家忌甘，所以不用甘草、大枣。药虽不多，用意却很精详。严格地运用古法古方，而又与实际病情密切结合。

第 2 个病人的处方仍以泻心汤为基础，但是具体药物变动较大。实际上是泻心汤、四逆散和旋覆代赭汤的合方。不用黄连、半夏，恐其苦燥伤阴；不用柴胡，恐其升散太过；枳壳配香附可以疏肝理气；白芍配麦冬用以柔肝和阴，做到了药证相符。

第3个病人的处方基本上是半夏泻心汤的全方，只少一味大枣。由于湿邪较多所以加厚朴、蔻仁，再加枳壳、白芍、香橼、谷芽、麦芽，用于理气、柔肝、和胃。病情较轻，用药亦稳。”

讨论到此结束，大家感到这样精细地辨证用药，一定能取得较好的疗效。

* * * *

周某服药4剂后来复诊。前两天仍有呕吐，这两天呕吐停止。舌脉如前。药后出现齿痛、龈肿，口涎极多。钟老认为前者可能是附子之性太热，后者属于水饮停留。因此在前方中去附子，加桂枝9g、茯苓15g、泽泻12g。7剂。服此方后，一周不吐，但大便一周不通。钟老认为这种便秘的主要原因是肠胃气机不畅，属于气秘；但是病程已久，用温药颇多，也要适当考虑血秘。仍以半夏泻心汤为基础，处方如下：

制川军9g　制川朴4.5g　炒枳壳12g　莱菔子12g　生半夏9g　干姜4.5g　旋覆花9g（包）　代赭石30g　左金丸4.5g（吞）　焦山栀9g　炒桃仁9g　麻仁6g　炒谷、麦芽各12g　7剂

药后，大便一周两次。能进半流质，不吐。幽门梗阻基本解除。

罗某服药两周之后才来复诊。呕吐未作，胃痛偶有，程度轻微。舌仍红，苔脉如前，口干明显。应医生认为热象明显，去干姜，加石斛9g。想不到这一改动之后，胃痛又作，痛引两胁，中脘嘈讹，口干、口苦。舌红，苔前半薄白，根黄腻，脉细。钟老认为证属湿阻热郁，不可不用干姜之辛散，也不宜多用养阴滋润。重新处方如下：

川连3g　吴萸1.5g　干姜1.5g　黄芩9g　清宁丸6g（包）　蒲公英18g　太子参9g　生甘草3g　川石斛9g　干芦根15g　凤凰衣9g　7剂

以此方调理3个月，病情完全控制。

陈某1周后复诊。诸症均有好转，仍取前方。3周后三诊，证情稳定。以后继续调理3个月，症状消失。

当这3个病人的治疗基本结束的时候，钟老深有感触地说："根据辨证确定一个基本方并不容易；确定基本方之后，要根据病情加减变化，更为复杂。一定要细致地观察，深入地思考，才能做到药随证转，丝丝入扣。此外，还要说明的是，并非所有胃病都可以用泻心汤治疗。张仲景三泻心汤的适应症也不限于胃病。《金匮要略》用甘草泻心汤治疗狐惑病，《温病条辨》用半夏泻心汤加减治疗病在中焦的暑温和湿温。希望大家继续挑选病例，进行讨论。"

要知下一次能挑选到哪些病例，如何讨论分析，且听下回分解。

第20回 五脏六腑皆分寒热 选方用药明辨阴阳

今天小张心里很高兴，他挑选到了3个病人，都是胃病，都有寒热夹杂的表现。小张自己感到这3个病人与上次钟老看的那几个泻心汤证基本符合，只是如何加减变化还没有把握，所以约到疑难病门诊请钟老诊治。

第1个病人是一位老年妇女，有胃痛发作史已七八年，经胃肠钡剂造影未发现溃疡。头晕眼花，经常恶心，偶有呕吐，大便干结，非灌肠不通。口出热气，胸脘灼热如焚。口干咽燥，日饮大量冰水。但背寒，两足发凉，即使盛夏亦不能露体赤足。望舌偏红，苔薄腻微黄，按脉沉细带弦。钟老略加思索，就给方药。第1味是生地，第2味是升麻。这两味药都出乎小张意料之外。“为什么不用泻心汤?”小张急不可耐地问，并睁大了眼睛，等钟老回答。

“这个病人确是寒热夹杂。热主要在胃，并且热邪郁久伤阴，所以出现灼热、饮冷、便秘等症。寒在肾，肾不仅有寒，也有热，是肾的阴阳两虚。肾阳虚失于温煦，所以背寒、足冷；肾阴虚所以口干咽燥，头晕眼花。简单地讲，这个病人是下焦有寒，中焦有热。这与泻心汤证的中焦脾胃寒热夹杂是有区别的。对这个病人，我打算用清胃散治胃热，用交泰丸调整阴阳。”说完，处方如下：

生地12g　升麻10g　川连12g　肉桂3g　黄柏10g　麦冬10g　苁蓉12g　玄参12g　知母8g　麻仁12g（研）

6剂

小张挑选的第2个病人是中年男性，多次上消化道出血，经胃肠钡剂造影，诊断为十二指肠球部溃疡、胃下垂。半个月前胃又一次大量出血，出院仅 5 天。目前中脘隐痛，痛在空腹，饭后作胀。大便溏薄，日二三次。口苦，纳少，一餐仅 25～50g。头晕，夜眠多梦。患者形容消瘦，面色黧黑。舌偏红，边有紫斑，苔薄白，脉弦细数。看过病人，钟老面带微笑，问小张："这个病人，病变在胃，也是寒热虚实夹杂，你看是不是泻心汤证?"认真一思考，小张感到没有把握，吞吞吐吐地说："钟老，你看嘛。"

"我看这不是泻心汤证。"钟老温和地看着小张，细致地进行分析："本证是脾虚肝旺，脾寒肝热。空腹痛、饭后胀、大便溏，这是脾胃虚寒；舌红脉弦、头晕多梦、口苦，这是肝热肝旺。用五行学说来讲，就是木克土。"于是钟老开方：

党参 10g　焦白术 6g　茯苓 12g　炙甘草 6g　丹皮 6g　川连 2g　陈香橼 8g　肥玉竹 10g　砂仁 3g（后下）　炒白芍 12g　炒谷、麦芽各 10g　7 剂

一看处方，陆老先生顿有所悟，说："这个方子好像在哪里见到过，是《临证指南医案》吧!"钟老马上说："对，《临证指南医案》木乘土门有用四君子汤加桑、丹、苓、芍的医案，也有用六君子汤加桑、丹、姜、枣的医案。我是取法于此的。"

第 3 个病人是个男性青年，头痛、眼花、呕吐，每六七天就发作一回，病已 4 年，久治不愈。冬季发作较为频繁，往往突然而起。发作时痛在后项，得食则吐，自觉畏寒，神疲欲睡。按脉弦，望舌色正红，苔薄白。

小张当初没有多加考虑，把这个病人也作为泻心汤证挑选进来了。现在仔细一看，这个病人的呕吐究属哪个证型，很难辨别。难在舌脉变化不大，临床症状不多，而病情却很顽固。有这种想法的何止小张一人，大家都在等着钟老的分析。

经过一番思考，钟老提出了自己的看法："这个病人的主证是呕吐，呕吐当然离不开胃，可是除呕吐之外，几乎没有脘痛、嗳气、吞酸、纳呆等胃病的常见症状。这是为什么？这说

明疾病的根源并不在胃。主要的原因是肝风。病情发作突然而起，头痛、眼花、脉弦，都是肝风的表现。肝气、肝火犯胃几乎尽人皆知，肝阳、肝风犯胃则知者较少。叶天士有‘肝风大动，将胃口翻空’之论。第二个原因是阳虚。冬季多发，畏寒欲睡，是阳虚见症。患者阳虚的程度较重，不仅脾胃阳虚，还有肾阳虚衰。肝风偏于热，阳虚属于寒，本病也有寒热夹杂的征象，但不是泻心汤证。本证如何治疗颇费斟酌。”正在钟老沉吟之际，陆老先生插话：“温振肾阳，通补胃腑，清熄肝风，三者可以并行不悖，钟老你看如何?”钟老高兴地答话：“这个方法很好。既照顾了有关脏腑，又考虑到了寒热虚实夹杂。拟用四逆汤温振肾阳，用大半夏汤通补胃腑，用羚羊角、石决明清熄肝风，是否妥当?”见陆老微微点头，于是处方如下：

熟附块 6g　干姜 3g　炙甘草 4.5g　炒党参 12g　姜半夏 12g　羚羊角粉 0.3g（吞服）　石决明 20g　7剂

看了处方，杨医生颇有感触地说：“小张挑选的3个病人对我们很有启发，使我有三点新的认识。第一，寒热虚实夹杂证不限于泻心汤证一种类型，变化是很多的；第二，温凉并用，虚实兼顾，这是治疗的原则，具体用药要照顾到有关脏腑，要有充分的灵活性；第三，寒热夹杂证多见于脾胃疾病。”

* * * *

“寒热夹杂证不限于脾胃，全身各个脏腑都有。”应医生提出的不同看法，引起了大家的兴趣。他继续说：“今天我特意挑选了几个病人，病变不在脾胃，而表现为寒热夹杂的证候，请钟老诊治，请大家分析。”钟老听了，高兴地说：“这个形式真好！我们中医讨论问题往往以古典医籍为依据，这当然也是需要的。但更重要的是要以实践为根据，今天我们就让病例来说明问题吧！”

应医生挑选的第1个病人姓陶，女性，26岁，西医学诊断为白塞（Behcet）病。口腔与阴部溃疡反复发作已数年，目前，口腔粘膜糜烂，色淡白，有淡黄色坏死组织。阴部小疖肿硬，白带增多，色白有腥臭味。嗳气，口臭，纳少。脉弦细带滑，舌正红苔薄。钟老说："这个病中医叫做狐惑，见之于《金匮要略》，可用甘草泻心汤治疗。"处方如下：

生、熟甘草各 3g　小川连 3g　莲子心 1.5g　生姜 1 片　姜半夏 12g　黄芩 12g　太子参 12g　连翘 10g　代赭石 18g　旋覆花 10g（包）　地榆 12g　茯苓 12g　7 剂

处方之后，钟老补充说："对这个病目前有许多不同看法。我看，根子还在脾胃，脾胃湿热，或者上扰，或者下注，因而出现口腔、眼睛、阴部等处变化多端的症状。"

再看第 2 个病人，姓赵，女性，44 岁，西医学诊断为经前期紧张综合征。经来 3 天，经色鲜红，量多如冲。经来前头晕、心慌、肢麻、失眠，下午升火，有时形寒。血压偏高（140/100mmHg）。舌淡胖，苔薄腻，脉缓。

钟老说："这个病人寒热夹杂的症状很明显，但是与脾胃关系极少，中医辨证属于冲任不调。冲脉和任脉都有调节月经的功能，这两条经络都属肾脏所管理，这个病人的一系列症状实质上是肾脏阴阳失调的具体表现。我考虑用二仙汤与二至丸合方，不知是否妥当？"陆老先生等均点头表示同意。处方如下：

仙茅 12g　仙灵脾 12g　女贞子 9g　旱莲草 9g　菟丝子 12g　地榆 12g　白芍 12g　川断 12g　金樱子 12g　炙黄芪 12g　泽泻 18g　焦白术 9g　7 剂

第 3 个病人，姓周，男性，63 岁，西医学诊断高血压病。发现高血压已经五六年，近来，头晕，心悸，多梦，汗多，微恶寒，烘热，口中有热感，齿浮，口碎。脉弦有力，苔薄微黄（血压 178/100mmHg）。

钟老说："这个病人寒热夹杂的病机也不属于脾胃，根子也是阴阳失调。但与上一个病人单纯的肾阴肾阳失调不同，与一般高血压病人的阴虚阳亢也有差别。这个病人既有肾阴虚，又有肾阳虚，还有肝阳上亢，情况比较复杂。"处方如下：

天、麦冬各 9g 料豆衣 9g 炙甘草 4.5g 淮小麦 30g 红枣 10 只 决明子 15g 桑寄生 15g 钩藤 12g（后下） 石决明 18g 白芍 9g 怀牛膝 9g 肉桂 1.5g 7 剂

抄完方，小张似懂非懂地说："这个处方中，肉桂与石决明同用，是少见的配伍。"钟老纠正说："这种配伍是石决明、牛膝与肉桂三味同用，前人已经用过，并非我的创造。适用于既有阳虚又有阳亢，也是一种寒热夹杂的证候。病情严重的可以肉桂与羚羊角配伍。"

第 4 个病人，姓张，女性，20 岁，西医学诊断为风湿性关节炎。两膝关节肿胀疼痛 40 天，行走不便。局部漫肿，边界不清，压痛轻，皮色微红，畏风寒，喜热罨。面色淡白，脉细数，舌正红，苔净。钟老认为病属风寒湿三气侵入筋骨肌肉，略有化热之象。用《金匮要略》桂枝芍药知母汤加减，处方如下：

制川、草乌各 6g 桂枝 9g 赤芍 15g 白术 9g 生甘草 9g 当归 9g 防风 12g 牛膝 12g 黄柏 9g 米仁 30g 生姜 3 片 7 剂

门诊结束，钟老深有感触地说："今天看了 7 个寒热夹杂的病人，有脾胃湿热、脾胃虚寒，有肝风、肝阳、肝火，有肾阴虚、肾阳虚，有几个脏腑同病，有风寒湿邪化热，情况各不同。诚然，寒热夹杂证不止这一些，其它还有许多。如病变在肺的小青龙加石膏汤证，病变在心肾的交泰丸证，病变在脾肾的黄土汤证，以及大黄附子汤证、桂枝白虎汤证等等。由此可见，寒热夹杂证多见于脾胃，但又不限于脾胃。各个脏腑都有寒热可分，而在脏腑相互之间的关系中更要注意寒热夹杂问题。在治疗时，不但要掌握药性的寒热，给以适当的配伍，还要注意寒性药与温性药分量的轻重配合……"

* * * *

钟老说话尚未结束，忽听得走廊里有争吵声，仔细一听是陆老先生的声音。钟老赶紧请应医生去看看是怎么回事。

趁此机会，让笔者把7个病人服药后的效果提前向读者交代一下：一边喝大量冰水，一边背寒足冷的病人，服药6剂就有明显好转，调治两个月症状全部消失。上消化道大量出血病人，服药7剂，胃痛消失，大便正常，调治6周诸证均安。发作性呕吐而畏寒欲睡的病人，药后呕吐即止，服药4周呕吐未发，乃停药观察。白塞病病人用甘草泻心汤7剂后溃疡消退，以后虽有复发，但症情轻微，服药就能控制。经前期紧张症月经过多病人，药后连续观察3个月，月经正常，自觉症状基本消失。高血压病人药后血压逐步下降，一个月后降至132/90mmHg，改用炙甘草汤治疗心悸。关节炎病人服药两周症状基本消失，行走正常，1个月后停用激素，基本治愈。

陆老先生随着应医生回来，余怒未消，气呼呼地说："有肿块的时候放射科诊断是肺癌，现在肿块消失了，就不是癌了，真是岂有此理。"陆老先生为什么要和放射科争吵？这肺癌病人究属如何？钟老又如何理论此事？说来话长。不知不觉间，此书写满20回，暂且打住，余话留待以后分说。

第21回 处方乃医理之体现 X线是望诊之延长

为了肿瘤病人王妈妈，陆老与放射科同志争吵起来。为何争吵？得从头说起。王妈妈今年50岁，身体一向健康，8个月前出现多饮，多尿，烦渴，易饥。经检查：尿糖＋＋＋＋，酮体阴性，空腹血糖270mg％。被诊断为糖尿病而住进东方医院西医病房。经饮食控制，并用降糖灵等治疗，两个月后，症状消失，尿糖（—）。可是却出现发热、咳嗽、胸痛。经X线胸部摄片检查，发现两肺门有多个明显肿块，可能是肺门淋巴结肿大，结核可能性较大。经抗生素治疗，发热已退，咳嗽、胸痛好转，但肿块依然，因而请中医会诊。

陆老医生、杨医生和小张参加了当时的会诊。看病人精神尚可，胸部隐隐作痛，咳嗽极少，饮食定量控制，无三多症状，面色略显苍白，脉细滑，舌正苔薄，除X线发现肺门肿块之外，几乎没有明显的脉症可辨。这该如何处理？陆老等三人陷入沉思。

“我看，X线诊断也是一种望诊。”杨医生打破了沉默，接着自语似地问：“肺门的肿块肉眼不能看到，现在借助于X线看到了，这能不能作为中医辨证施治的依据？”“我看可以，也是中西医结合的一种形式吧！”小张争着回答。陆老微笑点头，当即开方，取海藻玉壶汤出入。

两周之后，西医病房再次来请会诊。陆老先生拿起会诊单一看，感到有些奇怪：西医的诊断怎么变了？上次写的是“肺门淋巴结肿大，结核？”这次写的是“肺门纵隔病变，肺癌？”。陆老医生等三人来到西医病房，见病人面色少华；患者主诉咳嗽增多，胸痛较前明显；望舌偏淡，苔薄黄，脉细带滑。住院医师介绍：因为考虑到肺癌，已经使用局部气溶疗法（长春新碱 1mg、环磷酰胺 200mg、氨甲蝶呤 5mg）5 次，肿块略有缩小。因白细胞明显减少，难以继续使用，正欲请中医会诊。听罢，三人都感到病情较前严重，杨医生认为，既然是癌，就得用抗癌药；小张则感到病情复杂，无从下手；陆老觉得颇伤脑筋，病邪比两周前加重，正气已见不足，正虚邪恋，不易用药。讨论结果，同意杨医生的意见，选用了大量有抗肿瘤作用的中草药。

* * * *

王妈妈出院 1 个月后来疑难病门诊随访，由钟老诊治。病人面色无华，略有虚浮，精神疲乏，咳嗽，痰白量少，胸痛，上脘痞闷，纳呆，舌淡，苔薄黄，脉细。钟老认为乃正虚邪恋，正虚是肺胃气阴两虚，病邪为痰热夹湿结聚于胸膈。治疗必须两者兼顾。小张汇报了上两次病房会诊的情况，钟老对于把 X 线诊断看作是中医望诊的延长这一观点表示同意。但是他认为，X 线诊断的结果只是反映了病邪留恋的情况，不能反映正虚的情况，因而不能作为中医辨证的全部依据。由于前两次在治疗上偏重于祛邪，没有照顾到正气，这次决定正邪兼顾。处方如下：

皮尾参 9g　南、北沙参各 9g　天、麦冬各 9g　生米仁 30g　马兜铃 9g　蒸百部 12g　白花蛇舌草 30g　山海螺 30g　黛蛤散 12g（包）　荆三棱 12g　蓬莪术 30g　南天竺 9g　7 剂

小张心直口快，抄好方就提出问题："是癌应该抗癌，为什么还要扶正?"应医生抢着说："治癌用中药扶正，这一点我完全理解，西医也认为癌的发生与情绪变动、免疫功能改变有密切关系。但是，我对这个处方还有点不理解，要请教钟老：一是为什么不用具有改善免疫功能的黄芪，也不用疏肝理气的药物?二是中医认为癌属于恶疮、结毒之类，为什么不用大剂量清热解毒的抗癌中草药?"沉思片刻，钟老慢条斯理地回答：

“扶正祛邪，攻补兼施，只是一个治疗的原则，至于具体用药就贵在辨证了。这个病人的正虚不是单纯的气虚，而是气阴两虚，病变主要在肺，所以我选用人参、沙参、麦冬、天冬。病人的局部病变如属溃破的癌组织，坚硬如石，流脓流血，中医才认为是恶疮、结毒；现在这个病人肺部的肿块似属痰热交结，气血阻滞，因此选用米仁、蛤壳、三棱、莪术、山海螺等药。至于马兜铃、百部、南天竺等，则是随症用药而已。我不搞肿瘤专科，经验极少，只是根据中医基本理论进行辨证施治，请大家多出主意。”“我没有意见。”杨医生干脆地回答，陆老医生也点头表示同意。

上方服用4周，咳嗽虽减，但仍胸痛、脘痞、纳少，下午低热，最高38℃，大便欲解不得，三五天一行，舌淡，苔黄腻，脉细滑。病情有进无退，如何进一步治疗？大家都拿不定主意。杨医生说：“已经胸部透视，肿块没有变化，也没有发现新的病灶，是否可以守方观察？”陆老医生慢吞吞地说：“从X线诊断来看，病情没有变化；从临床辨证来看，病情略有进展。我们用中药治疗就应该对病情的发展用中医理论进行分析。”钟老点头赞同。沉思片刻，果断地说：“陆老之说很有见地。用脏腑相关的理论进行分析，这个病人的病根在肺，出现脘痞纳呆，表示已影响到胃，又有大便不爽、便秘，可能是痰热病邪进一步涉及大肠，肺与大肠相表里，两者关系密切。低热则是由于痰热郁于肺胃所致。照此分析，应该在原方的基础上加用清热化痰宽肠的药物。”“我同意钟老的分析。”陆老话音刚落，小张又提出了新问题：“现在影响到大肠，以后会不会影响到别的脏腑？”陆老高兴地回答：“有可能出现。不仅肺对其它脏腑有影响，其它脏腑也会影响到肺。如肝火犯肺可能出现吐血，脾失健运可能出现痰多、水肿等等。”听了两位老医生的分析，小张深切地感到：中医辨证施治不仅要全面分析已经出现的证候，还要推测和预见病情的发展变化，这样才能掌握主动权。根据肺与大肠相表里的理论，钟老修改处方如下：

皮尾参 9g　南、北沙参各 9g　天、麦冬各 9g　生米仁 30g　蒸百部 12g　白花蛇舌草 30g　山海螺 30g　瓜蒌仁 18g　瓜蒌皮 15g　石见穿 30g　蓬莪术 30g　荆三棱 12g　火麻仁 12g　姜黄 12g　黛蛤散 30g（包）

此方服 6 周之后，王妈妈病情有明显好转：低热退尽，咳嗽消失，胸痛轻微，纳增，精神渐振。X 线摄片复查，肿块缩小一半。根据钟老意见，去百部、姜黄，皮尾参改用生晒参，加黄精 12g、炙甘草 6g、党参 12g、白芍 15g。继续服用。

*　*　*　*

钟老修改方服用两周后，王妈妈出现齿痛、龈肿、怕热、口渴欲饮，认为是局部病变，由口腔科拔除龋齿。拔牙以后局部症状消失，但多饮依然，且纳旺，多尿，查尿糖多次阳性，脉细滑带数，舌质红，苔腻微黄。糖尿病又发作，按脾肾阴虚施治，加用生地 12g、玄参 12g、苍术 8g、白术 8g。同时服用 D860。

糖尿病得到控制之后，病人全身情况日见好转，已能料理家务，因而回乡休养。回乡之后，不能及时门诊，中药时有停服。1 个月后，又胸痛增剧，咳嗽增多，咯痰黄稠，痰中带血，头晕，口渴，项强。苔薄微黄，脉细滑，按肝火犯肺论治。将一度停用的黛蛤散恢复，再加黄芩 12g、桑白皮 12g、茜草炭 9g、阿胶 10g（烊冲），迅速控制了痰血。

王妈妈自痰中带血之后，十分紧张，怀疑肺癌转移，进行了许多西医学检查，如肝区超声波、甲胎球蛋白、碱性磷酸酶、痰找癌细胞等等。检查结果，均为阴性。惟有 X 线摄片检查迟迟没有报告。陆老先生去放射科，一看报告上写着："左肺门有一阴影似与左心影重叠，必要时请作分层片进一步检查。印象：肺门淋巴结肿大。"陆老感到百思不解：何以发病时说是结核，病情严重时诊断为癌，现在经治疗好转，又说不是癌了？因此，与放射科值班同志争吵起来。回到疑难病门诊，应医生作了一番解释：X线并不是真能看到人体内部的脏器，而是根据体内各种不同组织的不同密度，看到深浅不同的影子。因此，对肿瘤难以作出肯定的诊断。在病情严重时，他们怀疑是癌，在病情好转时，他们认为不是癌，这种改变是可以理解的。我们这个病人，痰中多次找癌细胞，一次也没有找到，肺癌的可能不大。但这并不是说中药无效，对这个病人，中药消除肺门肿块的疗效是肯定的。

1周后，放射科报告，分层片及左侧点片均未发现明显块影及活动性病变。经过一个时期的调理，王妈妈的疾病基本治愈。钟老感慨地说："我们一方面根据X线所见，一方面按照中医理论，两者结合起来，把这个病治好了。可见，使现代科学技术与中医结合，取长补短，是很有前途的。"

一个肺部肿块病人刚刚治好，又有两个患肿瘤的病人来疑难病门诊。一男一女，都是青年。女的来自贵州山区，颈部右侧有一圆形肿块，比乒乓球大一些，能明显看出，肿块随吞咽而上下移动。男的是本地人，肿块长在右耳下，色白漫肿，皮肤外观正常，肿块边界不清楚。钟老先问他们的发病经过。女的回答：肿块是在半年前开始的，那时正在怀孕，现在喂奶，肿块日渐增大，吞咽东西不方便，呼吸也不畅快，好像发气喘。男的回答：肿块开始不痛不痒，不知起于何时，是别人说我面孔歪斜才发现的，两个月来，渐渐增大，偶尔隐隐作痛。要知钟老如何进行诊治，且听下回分解。

第22回 辨症情实中有虚象 用黄芪扶正以达邪

钟老对青年女病人的颈部肿块仔细地进行了诊察，肿块直径约3cm，质地比较柔软，表面光滑，吞咽时随喉部移动。察舌、按脉无明显异常。钟老说："吃三四十付中药，有可能消退。"处方如下：

制香附9g　炒白芍9g　夏枯草12g　昆布15g　海藻15g
海浮石12g　党参9g　生黄芪9g　茯苓9g

钟老仔细触摸男青年耳下方的肿块，感到质地比较坚硬，不能移动，边界不清楚，直径约5～6cm，钟老说："这个肿块，吃中药效果不大，还是请西医手术切除"。病人听了，怏怏不乐地离开了门诊室（注：术后病理切片诊断为腮腺混合瘤，中心部分已有恶变）。

小张急着提问："两个肿块，看起来情况差不多，为什么一个有把握能消退，一个非手术切除不可？"钟老回答说："这是两种不同性质的疾病，中医也要辨病，对外科来说尤其重要。女青年的肿块叫做气瘿。1000多年前的《诸病源候论》就有记载，《肘后方》中就用海藻治疗。贵州是多发地区，妇女哺乳期更容易发作，西医学叫做地方性甲状腺肿。诊断明确，预后就有把握。男青年这个肿块的部位很不好，如果是急性的则是发颐，也就是腮腺炎，现在是慢性的，就有可能是'失荣'。《疡科心得集》说，失荣生于耳前后，按之不硬，无寒热，不觉痛，难以治疗，是中医外科四绝证之一。因此，还是早期手术切除为好。"话音刚落，护士来问钟老，今天看不看小儿疾病，钟老微笑点头。

*　*　*　*

进来一对年轻夫妇，男的抱着一个男孩，16 个月。其母把盖在孩子脸上的毛巾轻轻揭开，小孩即连连咳嗽，喉间有痰声，又厚又大的穿着与消瘦的面庞很不相称。孩子妈诉说病史：1 周岁之前孩子很健康，3 个月来，反复咳嗽发烧，用了抗生素、退热药后，发烧能退下去，可没有几天又会发烧，用过好几种抗生素，咳嗽总是不好，痰声漉漉，夜间气急，睡眠不安，3 个月来急诊好几次，大人也累苦了。钟老看小病人面色淡白，皮肤枯薄多皱，头汗很多。孩子妈说夜间还有盗汗，纳少，大便干结，二日一行。舌正苔薄，左边剥落一大块，按脉细滑。

钟老一边口授处方，一边有把握地对孩子妈说："回去耐心喂药，少吃油腻，不要穿得太多，寒温适当，病很快会好转的。"处方如下：

生黄芪 15g　太子参 6g　南、北沙参各 3g　炙甘草 3g　杏仁 4.5g　瓜蒌仁 6g　紫菀 9g　款冬花 6g　前胡 6g　川贝母 4.5g　姜半夏 4.5g　茯苓 6g　炙麻黄 3g　地骨皮 6g　黄芩 6g　7 剂

小张一边抄方一边就产生疑问，外感咳嗽为什么要用补药，而且黄芪量很大？病人走出后，杨医生先开口："外感咳嗽用补药，是钟老的独创吧？""不是我的独创，是中医的传统"，钟老谦逊地回答说："宋代著名儿科医生钱乙在《小儿药证直诀》里记载了 4 个小儿咳嗽病例，都用过补法，或先补脾后泻肺，或先泻肺后补脾，或肺脾双补，或泻肝补肺。钱氏的'治嗽大法盛即下之，久即补之，更量虚实，以意增损'这二十字诀很宝贵，我的处方原则就是根据这个传统经验。""怎样才能正确地量虚实？"好学的小张又提出了问题。"要掌握这一点，首先要有实践经验，多做临床工作；第二要有分析能力，思想方法要对头；第三才是理论水平。"钟老慢条斯理地回答，"就这个病人而论，病已 3 个月，病程较长，正气受损，此其一；自汗盗汗示气虚，此其二；苔剥纳呆，此其三；有此三

端，病人夹有虚证无疑，并且气虚的程度不轻，急需用补，但从目前临床表现来看，痰、咳、喘三者还是主证，治肺祛邪是处方的主体。”钟老循循善诱。杨医生思想灵活，又提出了深入一步的问题：“扶正药用参、芪、苓、草，在于脾肺双补，这一点我能够领会，可是祛邪药中主要是宣肺化痰药，何以很少用清肺平喘、泻火解毒的药物？清肺药只用黄芩、地骨皮两味，是否少了些？”“我看并不少。”陆老医生争着回答：“这个病人从中医看来热象并不明显，口不渴，舌不红，苔不黄不燥，肌肤不热，只是大便干结与头汗出属于热象，盗汗是虚热，因此不必多用清热药。咳嗽痰多气急，是肺失宣肃，津液失于输布，聚而成痰所致，因此，以宣肺化痰的药物为主体。我看西医诊断为炎症的，中医辨证未必都是热证，一部分还可能是寒证，如慢性肠炎、慢性肾炎、慢性气管炎中都有寒证。而中医辨为热证的，除炎症之外，还可出现于内分泌失调、神经官能症、精神分裂症、胶原疾病、糖尿病等病中。总之，西医的炎症与中医的热证是两个不同的概念。”陆老的回答，从具体到原则，说得大家都微微点头。

1 周后患儿复诊。喘平，咳、痰均减少，面色好转，盗汗止，大便日一行，舌正苔薄，剥苔已消失，脉细滑。病有明显好转。

上方去麻黄、黄芩、地骨皮，加旋覆花 6g（包）、蒸百部 6g、陈皮 3g，7 剂。服 21 剂后病已基本痊愈。

* * * *

钟老认为这是一个比较简单的病例，想不到引起了一番“虚虚实实”的议论，更想不到的是在患儿病情明显好转之后，应医生又提出了一个新的论题：“这个病人是在抗生素控制、发热已退的情况下，应用补泻兼施方法的，如果在身发高热，炎症明显，同时又伴有虚象的情况下，是否也可以补泻兼施？”“从理论上来说，是可以的。”陆老医生擅长中医理论，作出肯定的答复，接着提出他的论据：“《素问·通评虚实论》确定了虚和实的基本概念，‘邪气盛则实，精气夺则虚’，这两句话说的都是疾病的一个方面，也就是说虚与实，正虚与邪盛是可以同时存在于一个病人身上的。再进一步说，简单的病可能只有一个证，比较复杂的病，就可能包含着好几个证，甚至有性质很不相同的证同时存在，虚实夹杂，寒热交错，阴阳两虚，这是尽人皆知的了。此外，胃气上逆与脾气下陷，肝阳上亢与肾阳虚衰，肺有燥热与脾有湿阻等等也可以同时出现，那么外感高热与气虚并存，就是不足为奇的了。至于临床如何治疗，这要请教钟老了。”钟老频频点头表示同意：“陆老所论，言简意赅，深入浅出，是中医辨证的关键之一，对临床很有指导意义，在临床上碰到这些复杂的证情，不一定都是兼顾同治，补泻兼施，可以以补为主或以泻为主，也可以先补后攻或先攻后补，还可能出现正胜邪却或邪去正安的局面，因此具体掌握，全在圆机活法。”

正在热烈探讨之时，应医生带着一个病人走进门诊室说：“钟老，请你看看这个发高烧的病人能不能应用补药？”钟老等人定睛一看，是个中年男子，形丰面赤，皮肤漐漐有汗。应医生简要介绍病情：发热 3 天，刻下体温 39℃，受凉之后，恶寒发热，咳嗽，吃过多次退烧药片，汗出很多，但热仍不退，目前头痛头胀，项强，微恶风，汗多，痰稠、量少、不爽，咽痛，咽部血管变粗，轻度充血。患者有慢性胃炎病史，纳食不适，容易腹泻。

察舌色正红，苔薄黄腻满布，按脉弦滑数。钟老沉思片刻，对这个病人进行细致的分析：“从表里而论，邪已入里化热，但表证未罢，病邪不仅风寒，而且夹湿，头胀，苔腻满布，固然属于湿象，而汗出热不退也是湿邪的一种表现，湿邪在表，不宜过汗，汗出太多，‘但风气去，湿气在，是故不愈也’，这是《金匮要略》湿病篇所提出的治疗法则。此外，这个病人还有虚象，一是素体脾胃气虚，二是过汗损伤卫气。”最后钟老果断地说：“这个病人应该用补气药。”处方如下：

生黄芪 18g　防风 12g　制苍术 10g　藿梗 10g　豆卷 30g　柴胡 10g　粉葛根 15g　川连 3g　黄芩 18g　知母 10g　杏仁 10g　连翘 10g　象贝母 10g　炒牛蒡 10g　益元散 18g（包）　2 剂

服药 1 剂，身热较退，2 剂后热退尽，汗出亦少，但咳不减，痰稠厚不爽。脉细滑，苔黄腻。复诊时，钟老认为外邪已解而痰湿未化。又处方如下：

藿梗 10g　川朴 10g　陈皮 6g　豆卷 18g　南沙参 12g　桑白皮 12g　黄芩 18g　太子参 12g　杏仁 10g　蒸百部 12g　前胡 12g　连翘 12g　生甘草 6g　块滑石 12g　鱼腥草 18g　川贝粉 4.5g（吞服）　4 剂

外邪未解用大量黄芪补气，现在外邪已解为什么反而不用黄芪？抄完方，小张就提出问题。实际上，大家都很不理解，期待着钟老的解答。

“要说明对这个病人所用黄芪的方法，得从基本病理讲起。这个病不是一般的外感热病，不能完全按照伤寒、温病的理法论治，这是一个虚人外感证，要参考李东垣的方法治疗。”钟老随手拿起一本《脾胃论》，翻到《饮食劳倦所伤始为热中论》，竟放声朗读起来：

‘脾胃之气下流，使谷气不得升浮，是春生之令不行，则无阳以护其荣卫，则不任风寒，乃生寒热，此皆脾胃之气不足所致也。

故脾证始得则气高而喘，身热而烦，脉洪大而头痛，或渴不止，其皮肤不任风寒而生寒热。

脾胃之证始得则热中，今主始得之证：补中益气汤……’

读这几段东垣原文，想说明三个问题：一，脾胃气虚是一个基本病因，临床上不一定虚象毕露，而往往可以伴见一些实热之象；二，这个病人不是外感热病兼有气虚，而是劳倦内伤，虚人外感证；三，因此本病用黄芪是为了鼓舞阳气，充实卫气以驱除病邪，而不是治疗一个气虚兼证。所以外邪得解，痰湿内留的时候就可以不用黄芪了。”

大家听了钟老这一番议论，疑团顿释，如数日阴晦，忽然云开日朗，这些内容是教科书上所没有的，又是中医传统所固有的。真所谓“超以象外，得其环中”。可是应医生却又提出了新的问题：这个病人是虚人外感，邪尚在表，未全入里，所以用补中益气汤法化裁，如果病邪已经完全入里化热，而有气虚，应该如何治疗？这真是剥茧抽丝一层层，精研细论义更深。欲知钟老如何回答，请听下回分解。

第23回 议剂型分大小缓急 论药量有轻重悬殊

结合具体病例，钟老说明了虚人外感，邪尚在表，用补中益气汤的道理。应医生进一步提出问题：病邪已经入里，既有里实热，又有气虚，应该如何治疗？大家感到这是个比较复杂的问题，正在沉思。不料钟老却不加思索地回答："这个问题在中医理论和治法上很早就解决了。《伤寒论》中的白虎加人参汤，就是治疗阳明病气分大热而兼气阴两伤的方剂，《伤寒论》条文对这个证候作了具体的描述。可是对阳明病里热结聚肠胃而兼气虚病证的治疗，《伤寒论》只提出了慎用大承气汤的原则，没有具体解决。"小张性急地问："那到什么时代解决的?""到明代，陶华制黄龙汤就具体解决了这个问题。到清代，吴瑭著《温病条辨》，对阳明里实热的兼变证分析得更加详细。"钟老话犹未尽，应医生又提出了新问题："病邪在表兼气虚参、芪并用，热邪在里兼气虚用人参而不用黄芪，二者有何区别?"陆老先生笑着说："参、芪都能补气，这是二者共同之处，但同中有异：黄芪能走表，而人参不走表；人参能益气生津，而黄芪则益气利水。所以，病邪在表，宜以黄芪走表为主；病邪化热入里，大多伤津，宜用人参益气生津。可见理、法、方、药四个环节必须环环紧扣，一气呵成。"

"我这个病人也是外邪入里，请钟老看看。"杨医生带了一个病人进来，并汇报病史：匡某，48岁，教师，平时神疲乏力，一个月来多次感冒，反复咽痛。一周来，自觉胸闷、心悸，偶有胸痛。心电图示：窦性心律，心率83次/分，频发室性早搏，多数呈三联律。钟老视咽部轻度充血，察舌色正红，苔薄白，按脉弦略带数，停搏频繁。问饮食大小便无明显异常，但下午偶有低热。说话时只见病人少气乏力。时间匆促，钟老没有仔细解释，就处方如下：

生地 90g 麦冬 24g 党参 30g 炙甘草 24g 桂枝 24g 麻仁 20g 阿胶 18g（烊冲） 红枣 24 只 生姜 50g 用黄酒 500ml、水适量浸泡 1 小时后，煎头汁取 600ml，分 3 次服。 3 剂

大家对这个处方正有不少疑问，但门诊时间已过，就下班了。

* * * *

两天后，病人来复诊。自诉：心悸、胸闷，胸痛消失，药后有腹胀，便溏，无其它不适。复查心电图：窦性心律，心率 78 次/分。早搏消失。钟老嘱续服第 3 剂，并另处一方，药味与前方相同，用量为前方的 1/3，继续调理 1 周。（随访 5 个月，早搏未复发，后话表过不提。）

病人走后，应医生首先提出问题："钟老一向主张治疗内伤杂病慢性病要采用综合治疗，即表里兼顾，温凉补泻并用，何以这个病人却单用炙甘草汤治脉结代，而不治其外感？""正是考虑到外感，才用炙甘草汤的。"钟老这个回答，反使大家大惑不解。众所周知，炙甘草汤是不能治外感的。钟老遂作进一步解释："炙甘草汤并不是脉结代、心动悸的通用方，只是适用于外感热病中，外邪入里损伤心脏而出现的脉结代、心动悸。《伤寒论》原文第 177 条是'伤寒，脉结代，心动悸，炙甘草汤主之。'这'伤寒'二字不可忽略。如果不是由外感热病导致的脉结代、心动悸，就未必都适用炙甘草汤。再者这条原文是属于太阳病篇的，更进一步说明，这是外感热病早期，外邪入里所导致的脉结代、心动悸。这种病证不完全是内伤杂病，应该看作是外感热病中的一种变证。这时即使尚有表证，以里证为急，应该'甚者独行'，单治里证。可见《伤寒论》中'急当救里'这个治疗原则，不仅适用于亡阳重证，也适用于其它性质的严重的里证。抵当汤证和炙甘草汤证就是实例。

炙甘草汤证是外邪入里严重损伤了心阴、心阳、心气、心血，而以损伤心脏阴血为主。所以炙甘草汤以滋阴养血为主，配用益气通阳的药物，以取得阴血充盈，脉道流通的效果。气血阴阳得到恢复，如有表邪也就容易解决了。”“过去我对炙甘草汤只知其为补剂，未知其调理阴阳的特殊性。而不掌握一事物的特殊性，就不能掌握这一事物与那一事物的区别。”应医生不仅感到钟老言之有理，而且从认识论的角度提高了自己的认识。

“用炙甘草汤的道理我懂了。但是用量为什么这样重？”小张提出了一个大家都有同感的问题。“就《伤寒论》炙甘草汤来说，今天的用量还是小量。”钟老的回答，又一次使人不解。“生地用 90g，甘草用 24g，还说是小量？”“在《伤寒论》的方剂中，炙甘草汤是用量很大的一个方剂。原方生地黄用一斤，折合现在是 250g，张仲景用的生地黄就是现在的鲜生地。原方甘草用 4 两，折合现在是 62.5g，是仲景用甘草的最高用量。现在我们用生地 90g，仅原方用量的 1/3 强，用甘草 24g，还不足原方用量的 1/2。所以就《伤寒论》原方来说，还只能算是小量，当然比一般常用量是大得多了——《伤寒论》的剂量问题，大家不妨看一看《上海中医药杂志》1983 年第 12 期的一篇有关文章——这样大的用量，并非中毒量，而是治疗量，可以作为我们临床用药的参考。”钟老的分析有根有据，使人信服。但中药用量的差别为什么如此之大，不免使人感到难以掌握。

* * * *

又是杨医生打破了门诊室中沉思的气氛。他带进来一个白白胖胖刚会走路的男孩对钟老说：“您还记得这孩子吧！吃了您老的药，效果很好，1 个月来，没有发过烧，咳嗽减少，夜间没有痰声。可是，药店的老药工说，他从来没有配到过这样轻的药方，全方重量不足 17g。”杨医生的话，把大家的注意力吸引到一个新问题上来了。小张赶紧问：“是什么病？是什么方?”一向稳重的应医生今天也急着要看这个处方。杨医生说，让我从头至尾介绍一下吧：“这是我的侄子，正好一岁半。半年多来经常发烧，是上呼吸道感染，咳嗽、痰多，1个月总要急诊二三次，用抗生素虽然很快就能控制，但发作越来越勤，并且平时亦有咳嗽，入睡时喉中有痰声。所以在1个多月前请钟老诊治。钟老说这个孩子面白形肥，脉滑苔白，属于气虚夹痰，就给他处了个方：

黄芪 1.5g　党参 1.0g　白术 1.0g　象贝母 1.5g　橘红 1.0g　连翘 1.5g　牛蒡子 1.5g　六曲 3.0g　甘草 1.0g　桔梗 0.5g　前胡 1.5g　瓜蒌仁 1.5g

12味药，总重只有16.5g，每味平均不到1.5g。”

“刚才心律失常病人党参用30g，现在只用1.0g，差30倍；甘草刚才用24g，现在只用1.0g，差24倍，差距真大!”小张善于对比分析，但难以得出结论。

“就西医婴幼儿用药量而论，18个月的孩子体重约10kg，体表面积约$0.45m^2$，一般为成人用量的1/4～1/6，差距也没有这样大。”应医生用中西医对比的方法进行分析。

“《内经》教科书上有一段话：‘大毒治病，十去其六；常毒治病，十去其七；小毒治病，十去其八；无毒治病，十去其九；……’不知能否用于解释这两个用量悬殊的方剂?”小张提出了自己的看法。

“这段话出于《素问·五常政大论》，大毒小毒指的是药物副作用的大小，这段话中的数字指的是疗程的长短，而不是用药剂量的大小。”陆老先生熟悉中医经典著作，并了解其确切的含义。

“七方中有大方与小方，十剂中有轻剂与重剂。这大概是指导用药剂量大小的理论依据吧!”小张善于思索，联系到许多中医基本理论。

“大方的结构形式是由一种君药加上许多方面的臣药、佐药和使药；小方的结构形式，除一种君药之外只有一二味臣药。七方与剂量轻重虽有一定联系，大方药味较多总量较重，小方药味较少总量较轻。但主题不是剂量轻重问题，而是方剂组成的结构问题。今天钟老的两个方剂，虽然剂量轻重悬殊，但用七方理论来分析，都是属于复方。小儿用的这个方又是一个缓方，适宜于小量频服，适用于慢性病调理。仲景制订炙甘草汤的原意是个急方，气味俱厚，力争一二剂见效。吴鞠通改成加减复脉汤之后，仍宗前法，未离急方之义，是用于救治重病人的。近代医生用炙甘草汤不用酒煎，只用小量生地，气味俱减，变急方为缓方，作长期调理之用，像今天钟老这样的用法，已属罕见。对于七方，张子和、刘河间有许多解释，可以参考。”陆老先生结合实际对七方的含义进行了仔细分析。

小张听了陆老之言深有感触：“这样看来，不管病情轻重缓急，每个方剂都用 10 多味药，每味药都用 9g 左右，这是不妥的啊！”

“还有轻剂与重剂，讲的也不是剂量的轻重，而是药物的性质。轻是指药性轻扬发散，其代表药物是麻黄、葛根。重是指药物有重镇作用，其代表药物为磁石、生铁落。”接着陆老先生又对“十剂”作了简要的解释。

“大毒、小毒，大方、小方，轻剂、重剂，正确认识这些概念，对我很有帮助，但是中药剂量的大小，究竟如何掌握，还不太明确。”杨医生感到这些讨论还没有触及主题。

“关于中药剂量问题，《素问·至真要大论》提出过一条基本原则，这就是：‘气有高下，病有远近，证有中外，治有轻重，适其至所为故也。’王冰在这一段经文的注解中说得更为明确。他说：‘令药气至病所，勿太过与不及也。’具体地说，就是根据病人的体质、病情的轻重缓急、脏腑病变的性质，灵活应用。”钟老点出了主题，稍为停顿一下，继续讲下去：“《伤寒论》和《金匮要略》的方剂的药物剂量充分体现了这个原则。如石膏的用量，白虎汤最大为一斤，麻杏石甘汤为半斤，大青龙汤为鸡子大，约合当时的四两，桂枝二越婢一汤中为一两，麻黄升麻汤中的石膏用量最小，只有六铢，大小相差64倍。桂枝用量最大为五两，较大为四两，一般为三两，也有二两的、一两十六铢的，最小为六铢，大小相差20倍。差别虽然悬殊，但是各适其所、各得其宜。这种用法，往往被人所忽略，而恰恰是最值得我们师法的。”

“可是一般都认为，仲景方是药味少而药量大，东垣方是药味多而药量小，这个问题应该怎样认识？”又是应医生提出了比较深入而具体的问题。要知他们如何进一步分析讨论，且听下回分解。

第24回　阴阳乱而盛夏无汗　温凉并仍处方有法

“一般认为，仲景方是药味少而药量大，东垣方是药味多而药量小。这个问题应该怎样认识?”应医生对用药剂量又提出了新问题。

“历代名医各有特色，都值得我们学习。”钟老对剂量问题作深入一步的分析，“学仲景方就要学他用药精炼，突出主药，用量较大。但并不是说仲景方用药都少，也有用药较多的，如麻黄升麻汤用14味，薯蓣丸用21味。仲景用量也并不是凡药皆重，而是随其所需，有轻有重。学东垣就要学他用药全面，各方兼顾，配伍精细。但是东垣当归补血汤药仅二味，黄芪用一两，而升阳除湿防风汤中苍术用四两，可见东垣也有用药少而用量重的方剂。总之我们学其特色，而又不可一概而论。”

“要有分析，不要一概而论。钟老这个意见很重要。”陆老激动地插话：“叶天士的特点是轻灵，这适用于热病初起。叶氏治痢疾用樗根皮一两，治便秘用苁蓉一两，这就属于用重浊之药了。吴鞠通的桑菊饮是轻灵之方的代表，而吴氏的复脉、定风却是重浊的代表，增液汤用玄参一两，麦冬八钱，生地八钱，难道也是轻灵之剂?”

“我看用药剂量，除有毒药物要有严格规定之外，一般药物要有较大的灵活性。剂量大小可以根据以下几个因素灵活掌握：首先是病情的轻重缓急，重者急者用量要重，轻者缓者用量宜轻。第二是病邪的新久，新邪宜急攻，要用大剂，久邪宜缓消，可用小剂。第三是病人体质，体质较强者可用大剂，体质弱者，非但不可用大剂攻邪药，即使用补药，也要考虑虚不受补。第四才是年龄、体重，老人、小儿及体重轻者用量要小。”钟老对用药剂量大小问题作了归纳。

* * * *

8月底的一天，一个50多岁的男病人，来到疑难病门诊。说他有头晕病，快20年了，经常昏倒，并且扶得快倒得快。因此他嘱咐亲友，遇到他昏倒在地不要把他扶起来，让他在地上躺一二十分钟，自己感觉好转了，才能慢慢爬起来。大家听了都感到很奇怪：哪有病人昏倒，不要扶起来的道理？各位医师都回头去瞧钟老，见他正在沉思。停顿片刻，钟老从恶寒、恶热、有汗、无汗、大便、小便等各方面详细地询问病情。出乎意料之外，病人身上还有一个奇怪的现象：夏季不出汗，眼泪也少，烦热难熬；冬季有汗，畏寒怯冷。小便较少，有时便秘，有时腹泻。小张听了之后，脑子里寒热阴阳乱作一团。陆老不禁自言自语：“真是阴阳颠倒，寒热混淆，《奇症汇》中也没有这样的病证啊！”钟老仔细打量这个病人，身材中等，面色黄褐，是个久沐风雨的劳动者，虚羸之象并不明显。钟老再问他因何得病？回答说，自己也搞不清楚。年轻时身体很好，是个强劳动力，夏天经常大汗一身就跳下河洗冷水澡，冬天多冒风受寒，30岁以后慢慢出现了头晕病。从此就没有力气，只能做轻工作了。钟老按脉弦，重按力不足，察舌色正红苔中等腻。如何辨证用药，正迟疑未决。坐在一旁一直不声不响的应医生忽然想到了什么问题，站起来给病人测量血压。先叫病人平卧，测一次血压，再叫病人慢慢起坐，再测一次血压，又叫病人站直，又测一次血压。3次测血压的数值是：卧位118/87mmHg，坐位69/41mmHg，立位52/28mmHg。应医生一边把血压的数据记录在病卡上，一边暗忖，可能是直立性低血压。但是从中医的角度，如何认识这个病证，则无把握。所以坐回原处，等待钟老作出辨证结论。

钟老沉思良久，慢慢地说：“此证颇为复杂，阴阳寒热，混淆难分。先按气血两虚，阳气失于宣通论治。是否需要升举阳气或清化湿热，看药后反应再定。”钟老困难地作出了一个暂时性的结论。处方如下：

生黄芪 15g　炒党参 15g　桂枝 10g　焦白术 12g　炙甘草 6g　炒川芎 10g　当归 10g　茯苓 12g　姜半夏 10g　生姜 3 片　红枣 12 枚

上方服 10 剂后复诊，病情略有好转，肘窝、腋窝、胸膺等处潮湿有汗，眼泪增多。血压卧位 101/77mmHg，坐位 108/66mmHg，立位 66/38mmHg。

上药连服 8 周，病情稳定。入秋以后，病人不来门诊，随访说回乡休养。直到第二年春节又来门诊。诉说入冬后在上楼时又昏倒一次，挫伤腰部，已停药两个多月了。目前神疲，乏力，头晕，畏寒，微微有汗，面色萎黄，脉弦，重按仍无力，舌正，苔薄腻微黄。钟老处方如下：

生黄芪 24g　炒党参 10g　粉葛根 18g　赤、白芍各 10g　炙甘草 6g　桂枝 10g　炙升麻 6g　黄柏 10g　红枣 10 枚

方义十分明确，是益气升阳，调和营卫，略兼苦降阴火。此方服用 4 周，病情又见起色，诸症缓解，血压逐步升高：卧位 102/80mmHg，坐位 102/76mmHg，立位 90/64mmHg。

可是，好景不常。进入初夏，病情又有反复。头晕加重，无汗，自觉烦热，头胀齿痛，引及左耳，口渴不欲饮，大便三四日一行，脉弦，舌偏红，苔腻微黄。血压：坐位 97/61mmHg，立位 60/10mmHg。

“今春以来，用益气升阳兼降阴火，已经连续 12 周，曾一度有效，中间未停药，现在出现明显反复，各位有何看法?”并非出于谦虚，钟老确实感到没有把握。

“从季节来看，立夏已过，将交小满，正是湿热交蒸之时。从病情来看，也确实发生了转化，便秘，舌红，苔黄，可能是湿热内郁之象。久服温热之剂，出现无汗，烦热，可能有伤阴之嫌。我建议改用养阴清热化湿。请钟老裁酌。”陆老秉性爽直，提出自己的看法。

“钟老用养阴清热法治疗无汗症，曾取得一定疗效，这个病人可能也是无汗症。”应医生同意陆老的意见。

钟老感到目前病人烦热无汗，必须更改前方，无论如何不能再用桂枝汤了。迟疑再三，处方如下：

生地 30g　麦冬 24g　生石膏 18g　桑叶 10g　薄荷 6g　桑白皮 10g　葛根 18g　太子参 12g　黄芪 15g　制川军 6g　黄芩 10g

一周后复诊，血压更低。坐位 70/42mmHg，立位最低时竟出现 50/10mmHg。患者自觉头晕加剧，时欲晕倒，神疲，乏力，眼花。按脉由弦变软，舌偏红转偏淡，苔仍黄腻，肢欠温，皮肤干燥无汗。这个变化出乎大家的意料之外。

“可能是上次养阴清热药用量太大，遏伏了阳气。”钟老首先承担了责任。“不仅是剂量大小问题，而是我所提出的清热养阴的治法错误了，还是改用通阳益气法为妥。”性情爽直的陆老勇于自我批评。“通阳益气法已经用过，未见有效。此证复杂多变，颇难用药。”钟老也感到举棋不定。“就目前证情而论，虽有湿热，而气虚颇为突出，我看还是通阳益气较妥。不妨试用，以观动静。”应医生也积极参加讨论。钟老同意了通阳益气的意见，处方如下：

桂枝 10g　麻黄 8g　炒党参 18g　生黄芪 18g　炙甘草 6g　焦白术 10g　黄芩 12g　藿香 10g　姜半夏 10g　干姜 3g　红枣 10 枚

此方服后略有好转，头晕略为减轻，脉来较前有力。连服 4 周，正当盛夏，自觉皮肤有热感，但依然干燥无汗，头晕，项强，肢端欠温。脉弦重按无力，舌正苔黄腻。

“由此看来通阳益气法是基本正确的，应该坚持。但麻桂同用，未能达到发汗目的，久用无益，要考虑更改。”陆老直截了当地提出了自己的看法。

“同意陆老意见，继续坚持通阳益气。从肢端欠温一症来看，温药还可以加重。但盛夏用温药，必须慎重，并且病人确有热象。要考虑一个两全之法。”钟老受陆老意见的启发，正在深入思考。

“用桂枝、附子与牡蛎、薄荷相配，不知陆老意下如何?”钟老似有所得。陆老思考片刻，回答说：“温散与凉透并用，目的是为了通阳发汗，又照顾到了寒热夹杂的证情。附子配磁石、桂枝配羚羊已有先例，现在这个方法虽然超越常规，但是未离大法。我看，可以用。”于是钟老又处方如下：

桂枝 10g　熟附块 10g　生牡蛎 18g　薄荷 3g　生黄芪 15g　炒党参 12g　炙甘草 6g　粉葛根 6g　川芎 10g　蔓荆子 12g　生姜 3 片

服此方，证情日渐好转。4 周后皮肤潮润，微微有汗，精神好转，能在烈日下活动而无头晕。复查血压：卧位 120/90mmHg，坐位 110/76mmHg，立位 70/50mmHg。

*　*　*　*

“去年我们总结了 10 个眩晕病人，陆老提出以‘风、火、痰、虚’为纲。对今天这个病人应该怎样认识呢?”小张虚心好学，结合具体病人提出了理论问题。“这个病人无疑属于虚眩，是阳虚、气虚。他与一般的阳虚、气虚的不同之处有二：一是清阳不升，所以不能久立，久立容易晕倒，而平卧较安；二是阴阳调节的能力差，容易失去平衡，所以夏季无汗烦热，冬季有汗畏寒。从中医理论来讲，正常的出汗与体温要靠人体阴阳的调节。这个病人还有湿热，我看这是因虚致实。因阳虚、气虚，气机停滞，脾胃失运，以致水谷郁滞而成湿热”。陆老从中医理论角度对这个病人进行了详细的分析。

“这个病人从现代医学来看，可能是个突发性直立性低血压症。这个病症男性居多，多在中年以后发病，病程缓慢。临床表现主要是直立时血压低下，平时有衰弱感，无汗，膀胱、直肠功能减退等。主要病理是自主神经功能失调，引起直立时小动脉收缩功能障碍所致。也有人认为患者的中枢神经系统也有病变。”应医生从西医学角度对这个病人进行了分析，最后颇有感触地说：“从病理角度来看中西医两种理论有许多共同之处，中医的阴阳平衡调节与自主神经系统的功能之间，往往是不谋而合的。”讨论到此告一段落。

钟老医生的门诊有何新的病例，且听下回分解。

第25回 沉疴痼疾难治难愈 古方新用相反相成

一个青年，手上举着一张处方笺，匆匆走进门诊室。口中嚷嚷："这个药方抄错了，药店不给配药。""抄错了"这3个字令小张医生特别敏感，她意识到这是她的工作出了差错。马上站起来，接下这张处方一看，孙亢章，男，50岁，门诊号88919。很快找到了这张门诊卡，把钟老师亲手写的门诊记录，与药方一一对照。

全瓜蒌30g　桂枝18g　炙甘草10g　枳壳10g　川厚朴10g　熟附块10g　川、象贝母各6g　法半夏10g　党参18g　生牡蛎30g　明玳瑁6g　远志8g　炒枣仁30g　柏子仁10g　7剂

一味药也没有抄错，药量也符合。小张医生正在纳闷，坐在她旁边的应医生拿起门诊部图章，盖在处方笺上，交给那个青年。肯定地说，你现在配得到药了。那个青年接到处方，又匆匆去了。

当时小张医生有些感到惊奇，但忙于跟随钟老诊病处方，未及思考。门诊结束，才问及应医师，刚才那个处方是怎么回事？"你没有抄错。是处方中有'反药'，所以药店不肯配药。"应医生回答很明白。小张一边沉思，一边背诵歌诀：

"本草明言十八反，半蒌贝蔹及攻乌，藻戟遂芫俱战草，诸参辛芍叛藜芦。"一看处方，惊讶地发现，这个处方中，竟有3对反药。即半夏、瓜蒌、贝母都反附子（附子与乌头为同一植物）。"牵涉到五味药呢！""反药并不是严格的禁忌，有些药店不配，有些药店照配，各地药材公司不一样。"应医师在旁说明。

午饭后，小张医生放不下反药这个问题。回到门诊室，拿起刚才那张病历卡，仔细看来，孙亢章，男，50岁，某建筑公司工程师，有慢性支气管炎病史10余年，目前时当秋令，轻咳痰白。年轻时有胃病，近年偶有胃脘不适。1个月前，因时时心悸，夜间尤为严重，经常胸闷，发作性胸痛，活动则短气，上楼更加明显，神疲乏力，而住入某大医院。经多种检查，心肌灌流发现，心尖部稀疏。Holter试验发现室性早搏1546次/24小时，大都出现于夜间。心电图发现室性早搏二联律，偶发房性早搏，多个导联ST段改变。诊断为冠心病、心绞痛、心律失常。出院以来，病休在家，继续服用西药。心绞痛发作较少较轻，但未消失，心悸气短，依然如故。脉弦，来盛去衰，重按力不足，80次/分，律不齐，有停搏，每分钟约2次，舌色正常，苔厚腻微黄，血压106/70mmHg。边看边想，这个病人的模样，清楚地浮现在眼前，高高瘦瘦的个子，面容清瘦，面色淡白，语声低，神气怯。还清楚记得当时钟老说过，从中医辨证来看，这个病人是气阳俱虚，痰浊内阻，虚实夹杂。脉象反映虚的一面，舌苔反映了实的一面，衡量二者，是实多虚少。从中医辨病来看，病属胸痹，所以选用《金匮要略》胸痹心痛短气病篇的枳实薤白桂枝汤。这个方与人参汤是同一条条文，相同的证候，出现两个不同的处方。人参汤用于偏虚的证候，枳实薤白桂枝汤用于偏实的证候，选用此方，既符合辨证，也符合辨病。当时小张感到，对这个病例，似乎已经明白了。现在想来，胸痹病篇中有好几个处方，为什么不选别的方剂而选用此方？既然选用此方，为什么要用反药？是无意偶用，还是有意选用，这就难以理解了。

* * * *

一周之后，孙工程师来复诊，说西药已经停用，自己感到精神较前振作，咳痰均减。胸闷隐痛如前，仍有心悸，与一周前相似。按脉察舌无明显变化，停搏多少不一定，每分钟0～6次，平均仍为每分钟2次，钟老嘱原方加茜草12g、沉香粉

0.6g，分2次吞服。再服14剂。门诊结束，应医师通知，明天下午业务学习，讨论这个病例，请大家有所准备。

讨论会开始，先由应医生介绍病史以及两次门诊的诊断用药。小张医生带着问题，可在许多上级医生面前，略有羞怯。给杨医生抢先第一个发言："这个病人中医辨病为胸痹，西医诊断为冠心病与慢性支气管炎。一般认为，中医的胸痹，相当于西医的冠心病，但是胸痹与慢性支气管炎可能也有联系，《金匮要略》胸痹篇原文中的'喘息咳唾'，更多见于慢性支气管炎。原文描写的'胸中气塞，短气'等症状，冠心病与慢性支气管炎均可见到。如果再从橘枳姜汤与人参汤的功能来看，胸痹病与胃病可能也有一定的联系。因此，我感到这个病人确是一个典型的胸痹病。不知各位以为如何?"钟老微微点头。陆老先生马上表态："我同意杨医生的观点。中医病名不能硬套某一个西医病名，应该结合临床实际，全面分析。""我也同意杨医生的看法。"应医生从容不迫地说出了自己的观点与论据："日本汉方医学家也认为《金匮要略》胸痹篇中的一些方剂，既能治冠心病，也能治气管炎。如藤平健与小仓重成合著的《汉方概论》就认为茯苓杏仁甘草汤可用于肺气肿所出现的胸闷、呼吸困难；此方亦可用于冠心病及心脏神经官能症，对于栝蒌薤白白酒汤与栝蒌薤白半夏汤，也认为既可用于冠心病，又可用于呼吸道疾病所致的咳嗽、咯痰、呼吸急促与胸背冷痛。至于枳实薤白桂枝汤，不仅认为能治心脏病与气管炎，还认为能治胃痉挛。日本汉方医也有'异病同治'的观点哩!"

应医生的长篇大论，到此略为停顿，给了小张医生发言的机会。"十八反是怎么回事？究竟能不能用反药?"闷在肚子里的问题，冲口而出。"对十八反有不同看法，我认为反药能用，属于相反相成。但反药不可滥用，其中有些药本身就有毒性，临床应该谨慎。"钟老慢条斯理地说出自己的基本观点。"中药相反的记载，始于《神农本草经》，当时明确提出，'当用相须相使者良，勿用相恶相反者，若有毒宜制，可用相畏相杀者，不尔勿合用也。’可是古代方书中，既有避用反药的现象存在，如十枣汤不用甘草而用大枣。但是，用反药的方剂，亦非罕见。《伤寒论》中没有反药的方剂。《金匮要略》中有附子粳米汤（附子与半夏同用）、赤丸（乌头与半夏同用）、甘遂半夏汤（甘遂与甘草同用）。《备急千金要方》中有干枣汤（甘草与甘遂、芫花、大戟同用）。有人计算过宋以前《金匮要略》、《外台秘要》、《太平圣惠方》、《圣济总录》、《妇人大全良方》中，有反药的方剂达 215 首。因此，近代医家如四川蒲辅周和李斯炽、上海章次公、云南戴丽三等均认为十八反并非绝对禁忌，使用恰当，可以收到较好的疗效。”陆老先生以中医古籍为依据，提出了自己的看法。“近年，北京中医研究所统计了明清以降，129 位医家的 20313 个处方，发现有 88 位医家用过反药（占 68.22%），在 20313 个处方中有 486 个处方有反药（占 2.39%）。”应医生提出了近代对十八反研究资料。他接下去说：“用反药治疗的病证有 40 多种，大多为沉疴痼疾。在十八对反药中，以附子配半夏用得较多。至于这个病人用反药的意义，还是请钟老自己来说明吧！”“这个病人之所以用反药有 4 点用意：第一，冠心病属于痼疾，痰饮瘀浊凝聚，难以速愈。用反药在于激越药性，冲击病邪，使之消散。”钟老喝口茶水，侃侃而谈，“第二，这个病人，虽有正虚，并不严重，当能耐受反药，如高年体弱，便要慎用反药。第三，一方面用了 3 对反药，一方面配以较大剂量的党参和甘草，益气和中，这是《金匮要略》使用反药的配伍方法。如赤丸中用人参、蜂蜜，附子粳米汤中用甘草、大枣，甘遂半夏汤中用蜂蜜、芍药，都有扶正气、和中之意。这样配伍比较安全，单用反药，如甘遂与甘草，生附子与生半夏，危险性就大了。第四，所以重叠用 3 对反药，则是辨证论治的需要，化痰散结与温阳散寒同用。”钟老再喝一口茶水，略作停顿，意犹未尽。大家听得十分有味。有诗为证：

密意慧心方中寄，仁爱敦敏药里寻

钟老先生略为停顿之后，以探询的口气说："听说有人对十八反做过动物实验，不知结果如何?"杨医生正想谈这个问题，忽然电话铃响，要他去看急诊病人。讨论会到此只能告一段落。要知孙工程师的病情如何，且听下回分解。

第26回 治冠心辨胸闷胸痛 用经方分通阳降逆

说来也巧，杨医生去看的急诊病人，患的也是心脏病。不是冠心病，而是心肌炎，心律紊乱。病人姓竺，男性，29岁。病已2年，一直有室性早搏。这次来急诊是为了感冒发热，咽红，咽痛，咳嗽，痰稠，哮喘发作，不能平卧。在急诊室用静脉滴注的中药制剂，留急诊室观察两天，热退，喘平，咳减，但仍有早搏。出院前，杨医生给病人开了中药汤剂处方，是中等剂量的炙甘草汤，目的是治疗心肌炎、早搏。自钟老用大剂量炙甘草汤治愈小周医生的早搏（参见本书第17回）之后，东方医院内科经常用炙甘草汤治疗心肌炎，效果很好。今天杨医生也用上了此方。效果如何，待服药之后再说，暂且搁下。

服用第2个处方两周之后，孙工程师第3次来门诊。经过病例讨论大家对这个病人更加注意。看他面容依然清瘦，而面色已有好转，淡白之中颇有血色。步履也比较轻快。“钟老先生，我好多了，早搏少了。”说话声音也较前响亮。按脉仍弦，两分钟内无停搏。腻苔略微化薄。心电图示偶发室性早搏，ST段仍有轻度下移。钟老认为病情正在逐步好转，用药基本不变，时值初冬，可以适当增加扶正药，加用山萸肉10g、钟乳石30g以补肾纳气。同时加服半贝丸，每天4.5g，以化痰散结。并且认为可以服用1个月以上，不必有大的变动。

两周之后，小竺来门诊。外观体格魁梧，面色红红的，好像是个活泼好动的青年，可坐在候诊椅上闷头看书。与邻座病友的交谈中，才知道他是个搬运工人，又是个足球运动员，两年心肌炎迫使他坐下来，养成了看书的习惯。看情节紧张的小说也会引起心悸，所以现在手上捧看一本《家庭花谱》。病休在家就种花养鸟。今天小竺情绪并不好，坐下来就说："我自己有经验，感冒发烧之后，早搏就增加，心慌，短气。"钟老看他唇红而干，脸色潮红，舌色略红，苔薄白腻。按脉左弦数，右弦细数，来盛去衰，112次/分，有停搏，2～8次/分。咽红，扁桃体Ⅱ度肿大，轻度充血。病人说仍有咳嗽，不严重，痰少而稠。钟老一面诊察，一面自言自语地说："病已两年，表面看不出虚损之象，热象却很明显。"小竺听了有些不以为然。"一个足球运动员变成了一个种花的休养员，两年来，反反复复，不知吃了多少药，锐气磨掉了，心也冷了，还有什么热气？""从心电图来看，你心脏损伤并不严重，慢慢地耐心调理，会恢复的。"应医生有说服力地安慰病人。钟老医生正在认真地处方。此时无声胜有声，各人头脑里都在思考怎样用药。小张医生想：《伤寒论》原文第177条说："伤寒，脉结代，心动悸，炙甘草汤主之"，这个病正当外感发热之后，可以用炙甘草汤，可是用过两个星期，为什么没有效果？应医生感到，这个病人应该重用清热解毒药，具体用什么药，还吃不准。用黄连解毒汤，过于苦寒怕伤阴；用导赤散，不是直接治心，怕力量不够；用龙胆泻肝汤，通过泻肝火而清心火，可以考虑；用竹叶石膏汤，治余热痰停留于肺胃，与病情基本符合；想得多疑虑也多。陆老先生感到，此证病邪已深入营血，阴液已亏，气分药难以胜任，宜清营汤，复脉汤为主方，大家正在思考之时，钟老的处方已定：

生地45g　赤、白芍各15g　丹皮15g　水牛角10g　玄参12g　苦参18g　焦山栀12g　生甘草12g　连翘12g　生龙齿30g　珍珠母30g　天、麦冬各12g　丹参30g　黄连6g　琥珀粉1.5g（吞服）

5周之后，小竺来复诊。停搏消失已1周，哮喘未发已3周，咽部略感不适，仍有咳嗽，痰白不稠。精神情绪好得多了。检查：扁桃体Ⅰ度肿大，充血（－）。舌色正红，苔薄白腻，脉弦细带数，100次/分。钟老认为热象减而未尽，前方加党参 18g、法半夏 12g、木防己 10g，生甘草改为炙甘草 18g，去焦山栀、玄参、水牛角。明显减少了清热凉血之药，加进了益气、化痰之剂。

* * * *

门诊尚未结束，在急诊室值班的杨医生来电话：某建筑工地失火，送来了不少的烧伤病人，其中有孙工程师。他带病工作，在工地值夜班，为救火而被烧伤，希望大家去看看他。是老病人了，医生与病人之间有深厚的感情，钟老带领小张等人立即赶到急诊室。孙工程师说，服中药后体力尚好，经常上班，偶尔也值夜班。碰上了意外，幸而伤势不重，我的心脏算是经受了考验，已做了心电图检查，没有大问题，心脏超声波检查也正常，正在做 24 小时动态心电图检查。

1 周后，孙工程师来门诊。动态心电图示，偶发室性早搏，未见心肌损伤。今冬咳嗽也很轻微，一般活动无明显不适，能上 5 楼，毋须停歇。脉弦，76 次/分，重按仍感力量不足，舌正红，苔前半薄腻，根苔较厚。钟老认为病已基本控制，改用丸药。丸药方如下：

生晒人参 90g　珍珠粉 45g　血竭 60g　琥珀 60g　制川朴 45g　炮穿山甲片 45g　小川连 45g　川芎 45g　白茯苓 60g　川贝母 45g　参三七 60g　沉香 15g

上药 12 味研极细粉末和匀，紫丹参 120g，煎汤泛丸，壹料。

服法：每次吞服 3g，每天 2～3 次，温开水送下。

东方医院的内科例行病例讨论会开始了。这次讨论会既是上次的继续，又有新内容充实，大家脑子里确实存在着许多问题亟待解决。小张医生争先发言："我复习了《金匮要略》胸痹心痛篇，篇中用瓜蒌、薤白的方剂共有 3 张，三者主药相同，配伍不同，为什么孙工程师这个病例要选用枳实薤白桂枝汤？教科书说，栝蒌薤白白酒汤的功用是'通阳散结，豁痰下气'；加半夏可以'逐饮降逆'；枳实薤白桂枝汤的功用是'通阳开结，泄满降逆’。表达得不太清楚，不知区别应用的关键在哪里?”“这个问题提得好，选方用药要结合临床实际。”钟老喜欢小张踏实钻研的精神，高兴地回答问题，“根据《金匮要略》的原文，结合我的临床体会，栝蒌薤白白酒汤与栝蒌薤白半夏汤二方都用酒煎，可以宣通阳气，主要在于止痛，胸背痛是主症；枳实薤白桂枝汤不用酒，用水煎，用较大剂量的枳实、厚朴与小剂量的桂枝，主要作用是降逆气，目的在于治疗胸闷气逆。这是二者的主要区别。酒煎与水煎这一点往往被忽略。本例病人胸痛轻微而以胸闷短气为主症，所以选用枳实薤白桂枝汤为基本方，简单地说，痛与闷是辨证选方的关键。但是临床病变千态万状，具体用药还要谨慎。”应医生十分叹服钟老厚积薄发、由博返约的治学方法，对这个问题在理论上经过反复研究，对古典医籍经过深入探索，一字一句不漏地研读，在临床上反复应用，积累经验，这就是厚积，这就是博，而说明问题却简单明了，这就是约。栝蒌薤白三方的区别，教科书用了上千字还说不清楚，钟老归结为痛与闷两个字就解决了问题。好像庄子所说的庖丁解牛一样。这正是：

游刃有余千牛解，见其难为尚怵然。

要知他们如何进一步深入讨论，且听下回分解。

第27回 制丸剂分缓和峻急 识温病辨伏气新感

东方医院的病例讨论正在热烈地进行着。“近年报道治疗冠心病用活血化瘀法的很多，而本例病人以化痰法为主治，也有学者认为是痰瘀互结，这方面应如何全面地认识?”杨医生接着提出问题。陆老先生马上表态：“我的体会是，治疗心绞痛应以活血祛瘀为主，一般调理；治疗胸闷短气，以化痰为主。”观点简明精当。“我同意陆老的意见，再补充一句话，化瘀与化痰并不对立，往往同时并用。”钟老坦率地继续表达自己的观点：“就胸痹的中医治疗来说，关键在于通阳气，胸痹就是胸中阳气不通。治疗目的就在于‘通’，方法有多种多样，如化痰、化瘀、化湿以及散寒、清热、益气、理气等，可以随证选用。《金匮要略》胸痹心痛篇共有 9 首方剂，虽然用药各有不同，但是都围绕宣通阳气这一个中心。”

“丸者缓也。病情好转用丸药缓缓调理，一般多用现成的丸药，很少针对病情另处丸药方。我还不知道这丸药方怎么开法。”小张医生又提出了一个新问题。“丸药未必皆缓，用于急救的丸药有安宫牛黄丸、痧气蟾酥丸，作用峻急的有三物备急丸、舟车丸等。”陆老急忙补充了一句，又接下去说：“当然有许多丸药的药性是和缓的。如用糊丸或蜜丸，可以减少对胃的刺激，吸收也比较缓慢。今天给孙工程师开的丸方是用于慢性病好转期的调理，这药方中没有刺激性的药物，毋须糊丸或蜜丸。用丹参煎汤，水泛为丸吸收较快一些。”钟老从容地说明自己处方用药的意图。“这个丸方的药物组成比较复杂，说它不好是个大杂烩，说它好是全面照顾，活血、化瘀、益气、降气、化痰、散结、清心、宁神等方面汇集于一方，这也是上次议论过的《内经》中的治则‘间者并行，甚者独行’（参见本书第5回）。上次病情重而急，所以采取‘甚者独行’的原则，这次病情已缓，可以‘间者并行’，各方照顾了。”应医生接着钟老的话头说：“开丸药方，在制剂方面应该注意几个问题；丸药方中的药物，一要体积小，二要容易研磨成粉。如果要用质地粗糙，体积较大的药物，可以煎成少量浓汁，拌入其它药粉之中，药渣弃掉，不入丸药。铁质、石质药物一般不宜进入丸药。如必须用这类药物，应配以大量帮助运化的药物同用。如磁朱丸中有磁石，就配以大量的六曲。有些药物不易研粉，但可以打烂成糊；有些药物可以炮炙炒脆之后研粉。总之，汤方、丸方、膏方各有一定区别。”讨论尚在继续。而孙工程师服3料丸方之后，心电图基本正常。恢复正常工作，在此先行表过。

* * * *

“小竺是心肌炎，孙工程师是冠心病，在西医看来是两种不同的疾病，而中医用药也有很大的区别，由此看来，‘异病同治’不是普遍规律。”杨医生从中西医结合的角度提出自己的看法。陆老先生迅速表示赞同：“异病异治才是基本原则，要在某种条件下，才有可能异病同治。老孙是内伤杂病，病邪为痰瘀；小竺是外感温病，病邪为热毒，治疗当然有别。再看二人的体质，老孙已进入老年，属阳虚偏寒体质；小竺是青年，属阴虚偏热体质。看二人形体，老孙形瘦色白，性情温和内向；小竺形丰面赤，性格急躁开朗。二人不仅所患疾病不同，体质、性格也迥然有别。”对小竺病情的认识正在逐步深入，对治疗的认识还不太清楚。应医生对此提出了自己的看法。“小竺的病证与《伤寒论》中的炙甘草汤证，虽然都属于外感引起的心律不齐，但是二者有不少差别。《伤寒论》中的炙甘草汤证是寒邪外袭，逐步化热，内舍于心，损伤心脏的气血阴阳，从而造成脉结代，此时病邪已经退去，主要是气血阴阳的不足，所以用炙甘草汤调补阴阳气血，通阳复脉。小竺的病情，正如陆老所说，是外感温病，有热毒病邪，当然就不适宜用以补为主、略偏于温的炙甘草汤了。如果再仔细分析一下的话，本病不是一个简单的新感温病，而是内有伏邪，因新感而引动，或引发哮喘，或引发心律紊乱，或二者同时发作。正因为有伏邪内蕴，所以两年来反复不愈，这是新感温病所无法解释的。伏气温病的理论，中医古已有之。《素问》生气通天论就有'冬伤于寒，春必病温'之说。"应医生对小竺病情的分析，看来是有所准备的，所以长篇大论，滔滔不绝，继续说下去，"《伤寒论》伤寒例有'中而即病者，名曰伤寒，不即病者，寒毒藏于肌肤，至春变为温病，至夏变为暑病'之说。以后对伏气温病的论述很多。贬而言之，是众说纷纭，莫衷一是；褒而言之，是百家争鸣，逐步发展。元代王安道在《医经溯洄集》中说：'夫温热病……怫热自内而达于外，郁其肌腠，无寒在表。'明代吴又可在《温疫论》中说：'温病乃伏邪所发，自内达外。'清初戴北山在《广瘟疫论》中说：'温热之气从中蒸达于外。'清代吴鞠通《温病条辨》提出了'伏暑'这个病名。他认为'长夏受暑，过夏而发者为伏暑，霜未降而发者少轻，霜既降而发则重，冬日发者尤重。'柳宝诒著《温热逢原》重点论述伏气温病，认为伏气温病与新感温病有严格的区别。"应医生略为停顿，喝一口茶水，总结性地说，"60年代曾有人否定伏气理论，然而伏气温病是客观存在的，否定不了。80年代的温病教科书上又恢复了伏气这个概念，但重视不够。小竺这样的病证，理解为伏气温病，邪伏营血，地处膻中，外感引起，病发心肺，就能把理论、证候、治法、方药一气贯通了。伏气的特点就如抽丝剥茧，不易除根。""伏气这一理论应该重视。"钟老支持应医生的观点，以临床实际来说明问题，"目前临床有不少疾病可以根据伏气理论进行辨证论治。如前年有一例反应性组织细胞增多症，时在冬季，按伏湿蕴热论治，用三仁汤合甘露消毒丹，用药4个月才得治愈。此外，在我的经验中，有些西医诊断为结缔组织疾病、红斑狼疮、慢性白血病、细菌性心内膜炎等的疾病，都有可能表现为伏气温病。邪伏的部位，或在少阳，或在肌肤，或深入营血，深浅不同，治疗都比较困难。”

*　　*　　*　　*

小张医生学习温病课的时候，教科书上没有伏气这个概念，今天听来，颇感新鲜，同时感到中医理论十分丰富，只要能够把传统理论与临床实践结合起来，这些看似无用的古老理论，便能起现实的指导临床作用。小张手里拿着病卡，反复衡量小竺的第二个处方，犀角地黄汤为主，加了不少药，还难以完全理解。“请钟老说说这个处方的方义吧！”小张医生脱口而出。大家都有这个想法，把眼光再一次集中到钟老身上。

“这是一个复合性的处方。以古方犀角地黄汤为基础，用了吴鞠通的加减复脉汤中的甘草、麦冬、生地、芍药4味（原方还有阿胶、麻仁），用了清营汤中的犀角①、生地、丹参、玄参、麦冬、连翘、黄连7味（原方还有竹叶、银花），已经包含增液汤全方在内。邪热仍盛，所以不用阿胶、麻仁；并非余热，所以未用竹叶；不是外来热毒，所以未用银花。全方可分三部分：一是凉血清心部分，即犀角地黄汤与清营汤的内容；二是滋养阴液部分，即增液汤加天冬；三是重镇宁心部分，如龙齿、琥珀、珍珠母等。加山栀以引邪外达。其中苦参一味，大苦大寒，近年临床报道与药理研究证明，它既能平喘，又能明显地抑制心脏，减慢心率，控制心律失常，虽然古书上并无这方面的记载，还是用上了，这是近年的新进展啊！方中甘草一味，既能补益心气，又能清热解毒，用量较大，并非辅佐，也非调和诸药，为方中要药。生地既能清热凉血，又能滋养阴液，为方中最重要的药物，用量特大，是仿照《伤寒论》炙甘草汤的用法。”对孙、竺两个病例的讨论至此告一段

---

① 编者按：本书发表前30回时，犀角尚允许使用，医生用的确是犀角，故此只能保留原貌。

落。小竺治疗 3 个月之后，完全康复，随访半年未发作。

通过讨论，大家感到心理上如释重负，理论上深刻理解，思路进一步活跃。有诗为证：

知出乎争思乃涌，三折其肱理自明。

要知钟老还有什么疑难病人，且听下回分解。

第28回 欲堕胎丈夫思路窄 益气血母女两平安

钟老医师的疑难病门诊即将结束之时，来了个不速之客。妇产科钱医生带了两个病人家属来找钟老。病人家属是父子俩。儿子先开口说他的妻子患有心肌炎，心律紊乱，怀孕将近3个月。心脏病对产妇、胎儿都不利，为了优生优育，要求堕胎。老人认为儿子、儿媳妇都是30多岁人了，已经流产过1次，好不容易再次怀孕，希望医院为她治病保胎，留个后代。两人在家争论不休，才到医院来找妇产科医生。钱医师认为，产妇合并心脏病，分娩中的病死率超过1%，应该重视。怀孕两个月之后，孕妇的心率就会加快，心脏的负担便开始增加。临产时，心脏负担更重，每次宫缩，都使右心压力增加，血压升高，左心负担也加重，这是最重要的一关。这一关过去，胎儿娩出之后，腹内压力改变，心脏仍有一定的负担，要到产后1个月，才能恢复。为慎重起见，请内科一起讨论。钟老听了之后，欣然同意，请应医师、杨医师分析病史，并表示，中医一定积极治疗，做好配合。

应医师与杨医师了解病史，患者王兰英，女，34岁，丝织厂挡车工人。发现心律不齐已两年，经常服慢心律，未能完全控制，时有发作。怀孕之后，发作加多加剧。心电图频发室性早搏，大多呈二联律，T波直立，ST段无改变，心脏超声波检查未发现异常。他们认为患者虽有心律失常，而心功能尚属正常，无心肌损伤。可以考虑在密切观察的前提下，用中药养心保胎。约第2天来门诊。

钟老医生看病人中等身材，面色淡白，语音较低，说话少气。按脉弦细带滑，重按力不足，80次/分，时有停搏。舌色淡，舌形瘦小，边有小齿印，苔薄白。咽后壁粘膜萎缩，扁桃体（一）。仔细询问病史，平时有少量早搏，自觉神疲乏力，胸闷引背部不适，时有耳鸣。早搏多呈发作性，发作时心悸怔忡，头晕眼黑欲倒，每星期发作一二次，多发于劳累之后，或在夜间。钟老认为病属虚证，气血阴阳俱虚，而以气血两虚为主。脉细、舌淡、舌形瘦小、音低短气、面色淡白等，皆属气血两虚之征。心脏之正常搏动要靠气血的调节。《素问·平人气象论》说："胃之大络，名曰虚里，贯膈络肺，出于左乳下。其动应衣，脉宗气也。"可见正常的心脏搏动要靠宗气的调节。《难经·二十二难》说："气主煦之"，气能推动心脏搏动使之富有节奏。又说："血主濡之"，血有滋养心脏的功能。血属阴，阴主宁静，心血充沛，心脏搏动就不至于紊乱。可见益气养血的方剂不仅是一般的补益剂，而且是对心律紊乱的调整剂。心气心血不足则心的生理功能的各个方面均受影响，除心律紊乱之外，心搏无力，血脉不充则面色淡白、舌淡、脉细，心神失养则夜眠不安等症都会出现。钟老处方如下：

生地 20g　麦冬 15g　桂枝 20g　阿胶 12g（烊化冲入）
党参 18g　炙甘草 10g　麻仁 18g　全瓜蒌 20g　红枣 10 枚
生姜 3 片　甘松 10g　生龙骨 30g　生牡蛎 30g　枳壳 10g
广郁金 10g　佛手 10g　琥珀粉 1.5g（吞服）

钟老嘱服两周。

* * * *

在座的都知道此方是《伤寒论》炙甘草汤的加味。炙甘草汤是治疗心律不齐的传统有效方剂。近年来在东方医院也经常应用。这个病人有慢性咽炎病史，从西医诊断来看，心肌炎后遗症的可能性最大。这也符合《伤寒论》原文第 177 条"伤寒，脉结代，心动悸，炙甘草汤主之"的辨证精神。本病的开始，可能属于"伤寒（外感病的总称）"，外邪由表入里，损伤心脏，气血阴阳俱虚，用炙甘草汤是方证相对的。对此大家都深信无疑。但是，一个大家正在思忖而尚未解决的问题。被口快的小张首先提了出来："将来能否顺利分娩？""现在只能够说有希望。两三个星期之后，如能完全控制心律紊乱，才有把握。"钟老颇有信心地做出预测。"桂枝虽有通阳活血之功，但并不损胎。《金匮要略》妇人妊娠篇用桂枝汤治疗妊娠反应，桂枝用量为 3 两，合 47g，大于现在的用量。妊娠禁忌峻下，如大黄、巴豆、甘遂之类。麻仁润肠，药性和缓，并非禁忌，麻仁还有养血之功。瓜蒌苦寒无毒，既非安胎，也非益气血，用其清热化痰散结之功能，以治胸痹。此药对妊娠来说，不宜久服，是治病药，不是安胎药，中病即止。"钟老对药物的使用作出具体的分析。

"3 个心脏病人，用药各不相同。两个病人都是心肌炎后遗症、心律不齐，用药也有很大差别。这就是中医辨证论治的体现吧！'证'究竟是什么？很难理解。""什么叫证，说来话长。"从应医生说话从容的态度，就知他又要发表一通理论了，"我的体会，证是疾病发展过程中，在致病因素及其它有关因素作用下，机体所产生的临床综合表现。证既是对全部或部分临床表现的概括，又是在一定程度上对疾病本质的部分反映。"应医生字斟句酌地说出了中医证的基本概念。"病，反映一种疾病发生、发展以至结束的全过程，而证有严格的阶段性，不同阶段出现不同的证。证还有选择性，如疾病初起才有表证。证往往表现为局部性，只反映病人某一方面所发生的变化。一个病可能只有一个证，但大多数的病包括好几个证。"钟老从证与病的比较的角度，进一步阐明证的基本概念。他接着联系实际病例说："如孙工程师病属胸痹，这是中医的病名，西医则诊断为冠心病。而证则有气虚、阳虚、痰凝、血瘀等。小竺的病中医属伏气温病。辨证则主要是热毒蕴伏营血证、心肾阴虚证，还有痰热蕴肺证及气虚证，后两个证在当时比较次要；以后发展可能成为主要问题。王兰英的病，两年前可能是外感温病，现在属于虚劳病。辨证主要为气虚血虚，是全身性的，但以心气虚、心血虚为主。阴虚、阳虚目前不明显。同时伴有痰气郁结于胸部，痰气郁结又可细分为痰阻与气滞两个证，这两个证密切相关，不可分割，融合为一个复合性的证。而全身气虚与心气虚则是本质相同而范围大小不同的两个证。可见在一个病中，同时出现好几个证的时候，分析这些证的主次轻重缓急是何等的重要。”钟老缓一口气，略作停顿，陆老先生接下去说：“因此，辨证之后还须进行论治。一个病人身上的若干证，有时可以同时兼顾，大多必须分清主次，还有些证可以暂时不治，这就需要分清缓急。孙工程师的病比较缓慢，可以各证兼顾，益气、温阳、化痰、行瘀同时并进。小竺初诊时以清热凉血养阴为主，放弃了益气、化痰。王兰英的治法是以益气养血为主，化痰理气为辅。3 个病人，3 种方法。”经过一番讨论，使大家加深了对中医辨证论治的认识。

两周后，王兰英复诊。无心悸，无停搏，心电图未发现异常。仍有神疲乏力、少气音低等症，面色也有好转。开始停服慢心律。

前方生地加至 30g，党参加至 24g，麦冬加至 18g，去全瓜蒌。

续服两周，证情继续好转。这时钟老医生才感到真正松了一口气。以后，正常分娩，产一女婴，母女平安，乃是后话，在此提前表过。

* * * *

今天儿科医生介绍一个男孩来看病。小傅，今年 10 岁，自幼有哮喘发作，发作时抬肩倚息，呼吸气粗，痰声漉漉，声如拽锯，咽痒作咳，汗多气急。平时亦有咳嗽痰多，久治不愈。目前正当发作时，特来求诊，这正是：

妇孺皆治扁鹊事，大业精诚思邈心。

要知钟老医生如何治疗小儿哮喘，且听下回分解。

第29回 论标本辨轻重缓急 治脾肾分长幼浅深

小傅面白唇红，眉清目秀，形体略胖，粗看似无病态。但是，按中医传统经验，形瘦色苍为阴虚，面白形丰为气虚之象。根据钟老经验，皮肤白净，睫毛较长，形貌娟秀，思维聪明，像小傅这种体质的孩子，容易患过敏性哮喘。对他仔细观察，可见呼吸时胸肩起伏比较明显，说话声音重浊，时有咳嗽。钟老按脉细滑，88次/分。舌色偏红，苔薄白。尺肤湿润多汗。检咽部轻度充血，扁桃体Ⅲ度肿大，已纤维化。听诊，肺底部呼吸音较低，两肺散在性哮鸣音。家长代诉：入秋以来，几乎每天发作哮喘，夜间痰声漉漉，不能平卧。白天咽痒作咳，痰白较稠，动则多汗，汗出当风，又易引起发作。钟老处方如下：

水炙麻黄8g　桃、杏仁各8g　生甘草10g　生石膏30g
肥知母10g　马兜铃8g　白芍药18g　白、前胡各10g
款冬花12g　川椒目8g　石韦8g　蒲公英30g　鱼腥草30g

此方服1个月之后，去石膏、知母，加黄芩15g，再服1个月。

服药两个月来，哮喘发作次数明显减少。但小孩喜欢活动，疲劳汗出之后，仍有发作。如参加学校组织的秋游归来，当晚即发。时已进入初冬，舌脉与咽部无明显变化。钟老认为，应改方如下：

水炙麻黄8g　桃、杏仁各8g　生甘草10g　白芍药30g
白、前胡各10g　石韦12g　款冬花12g　黄芩15g
蒲公英30g　鱼腥草30g　连翘10g　南、北沙参各10g
生黄芪30g　葶苈子15g

此方服两个月，停用所有西药，哮喘未发，痰声消失，鼻咽部时感不适，有时有喷嚏流涕。脉细，舌正，苔薄白。小傅是独生儿子，父母特别钟爱之。每两周来一次门诊，总是父母驾车伴送。看到孩子的疾病已经得到控制，能够参加学校的体育活动，学习成绩提高，父母格外欢喜。他们感到钟老这个药方效果很好，要继续服用原方。钟老说："哮喘发作，已经得到控制，但病根未除，还要进一步治疗。今后不仅要防止发作，还要考虑除根。处方要有所改变。"第3个处方如下：

炙黄芪30g　大熟地24g　脐带1条　水炙麻黄6g　丹参30g　茜草10g　辛夷花8g　生甘草10g　白芍药18g　白、前胡各10g　款冬花8g　黄芩18g　蒲公英30g

小傅的父母理解钟老的意图，坚持服药去了。

*　*　*　*

"小张，你们对小傅的3个处方是如何理解的?"一般都是小张等年轻医生问钟老，今天却是钟老问小张了，大家感到愕然。对这3个处方大家都有所理解，并不感到奇怪，所以没有提出什么问题。但是要有条有理说出来也不容易。"3个方深浅不同。"还是小张思路快，顾虑少，第一个回答问题，"3个方是由浅入深，第1个方主要是清宣肺气，化痰平喘，比较浅；第2个处方在第1个处方的基础上，加进了黄芪、沙参益气养肺，深入了一步；第3个处方用熟地、脐带补肾纳气，就更深入一层了。"钟老微微点头，表示满意。并且说："三方始终没有离开清热、宣肺、平喘这一基本治法。"为小张的意见做了总结性的补充。应医生接着说："第1个是麻杏石甘汤为基础，加上知母就包含了白虎在内了。钟老常说，麻杏石甘汤清热力量不足，现在加上知母、马兜铃、蒲公英、鱼腥草，清热力量很强了。芍药甘草汤可以缓急而平喘，与麻黄的宣肺平喘，款冬花的润肺平喘，三者互为补充，相得益彰。加用椒目、石韦利水化痰，以补麻杏石甘汤化痰能力之不足。第2个处方，不仅加进了黄芪、沙参益气养肺。并且不用石膏、知母，清气分热的药物略减，加入黄芩、连翘，着眼于乳蛾肿痛。以葶苈子易川椒目，泻肺祛痰之力有所加强。第3个处方，清热、祛痰药明显减弱，而原有的三方面的平喘药不变，再加上补肾纳气平喘，可以看作是平喘综合疗法。用丹参、茜草，我理解有两层用意，一是久病成瘀，需要活血；二是近年临床与实验报道，丹参能治过敏性哮喘。至于辛夷花是针对鼻塞的辅助用药。”从方剂学、本草学的角度，对3个处方进行了详尽的分析。“如果从治疗学的理论来看，这3个处方体现了《内经》标本先后的治疗原则。”陆老先生等待已久，急着要发表自己的观点，“《素问·标本病传论》说：‘知标本者万举万当，不知标本，是谓妄行。’又说：‘以浅而知深，察近而知远，言标与本，易而勿及。’以本病而论，肺有痰热，哮喘发作是标；正气不足，肾气不足是本。气虚不能抗御外邪，导致肺有痰热，发为哮喘。这3个方先是急则治标，清热宣肺，化痰平喘；继而标本兼顾，以标为主，兼顾其本，加入益气养肺药；而后缓则治本，兼顾其标，益气补肾兼宣肺化痰。由此推论，小傅这个病，最后可能以治本收功。”陆老先生在理论上头头是道。钟老频频点头，表示赞许。高兴地说：“我们的讨论，也在由浅入深啊！”

小傅的第4个处方是在第3个处方的基础上，加当归10g、川朴8g，去麻黄、辛夷、蒲公英。以治本为主，但并未完全放弃治标。继续服药1年，哮喘不发，即使有感冒也不发作，咽痛也未发作。以后停药观察，乃是后话。

钟老的疑难病门诊，不分男女老幼，内外各科。今天门诊上又有一个男孩就诊。还是钟老的远房亲戚，姓何，4岁。由祖母代诉：咳嗽气急，呼吸声粗，几乎每天发作，已经1年多了。看来，孩子是由祖母扶养的，病情说得很仔细。容易感冒发烧，发则咳嗽气急增剧，只能送急诊，用抗生素控制，但是没过几天又发烧了，不知送了多少次急诊，孩子见打针也怕了，有些抗生素用了也没效了。最近刚刚用头孢拉啶，发烧退了，仍有咳嗽，晚上痰声漉漉，但能够平卧。孩子胃口不好，吃东西不香，大便干结。孩子喜欢活动，但容易疲劳，疲劳之后就发烧。如此反复1年多了。西医诊断是气管炎，也不是大病，就是治不了根。钟老看孩子，生长发育良好，面色淡白，按脉细滑，尺肤湿润多汗，舌色正红，苔薄白腻。咽部充血（+），扁桃体Ⅱ度肿大。肺部听诊呼吸音粗糙。钟老处方如下：

生黄芪 15g　白术 6g　防风 6g　炙甘草 4.5g　紫菀 10g
款冬花 6g　白芍 15g　马兜铃 4.5g　丹皮 6g　桔梗 3g
前胡 8g　蒲公英 15g　鱼腥草 15g　银花 6g　连翘 6g
莱菔子 4.5g

小儿珍贝散 0.5g，1天3次，吞服。（小儿珍贝散，上海产成药，内含珍珠、川贝母、沉香、胆南星、牛黄、天竺黄、甘草等药）

此方服3周，咳痰减轻，但仍有发热气急，痰多发作，其中一次高热而送急诊。钟老自我剖析，前方有不足之处。初诊时刚用过大量抗生素，气急、咳嗽、痰多等标证被掩盖。从标本而论，治标的药物不够；从肺气的宣散与肃降而论，宣肺不够，肃肺过多了一些。因此，痰热胶固于肺未能清除。改方如下：

上方加水炙麻黄 4.5g、炙地龙 6g、川椒目 6g、丹参 20g，去马兜铃、丹皮，莱菔子减为 3g。继续服用小儿珍贝散。

第2个处方服6周，咳嗽基本消失，无痰声，无气急，不发热。面色仍淡白，容易出汗，脉细滑，80次/分，舌正，苔薄白，肺部听诊，呼吸音粗糙。钟老再次改方如下：

生黄芪 15g　白术 6g　防风 6g　五味子 3g　党参 10g
炙甘草 4.5g　桂枝 6g　白芍药 6g　茯苓 6g　北沙参 6g
前胡 6g　象贝母 4.5g　红枣 6枚

人参健脾丸 18 粒　分 3 次吞服

钟老等人还将进一步探讨两个小儿疾病的治疗规律。有诗为证：

世上病状万千殊，论治医理一贯通。

欲知钟老这两次改方的意义何在，且听下回分解。

第30回 肺脾肾司气机升降 中西医论眩晕机理

何家小弟弟服第3个方剂1个月，无发热、咳嗽、气喘。停药两个月之后，来门诊随访，说两个月，只有一次感冒，很快就痊愈。钟老认为前方有效，可以继续服用，以资巩固。疑难病门诊结束之后，对小傅、小何这两个孩子的治疗进行对比讨论。

钟老首先提请大家注意一个问题，近年来，有些病人既用西药，又用中药，因此出现的新问题。就是在服用了某些西药之后，如服用了肾上腺糖皮质激素、甲状腺素或大剂量抗生素之后，原有疾病的一些症状被掩盖了，或者出现了一些副反应的表现。在这种情况下，中医如何进行辨证论治？钟老根据自己的经验积累，认为碰到这样的病，应该从以下4个方面进行分析：一，这种疾病的常见症状有哪些？哪些症状可能被掩盖了？二，所服西药有哪些副反应？现在出现了哪些？三，目前的脉象、舌象如何？目前还有哪些主要症状？四，将以上3方面的情况进行综合分析，例如：感冒发高烧的病人，用了较大剂量的安乃近，一身大汗，体温骤降，神疲倦怠。这时中医辨证，切不可认为外邪已解，正气已虚，而用补阴药或敛汗药。应知中药发汗是使人体阳气充溢，外邪无地可容，随汗而解。现在服用大量的安乃近，是强责以汗，汗出过多，正气虽然受伤而邪尚未尽。此时脉象多见浮数，提示病邪有由表入里的可能，如脉见数急，则病情必有传变。此时舌象，有两种可能，一是舌胖大，苔白润，提示邪尚在表，正气略有不足，可以疏风解肌；二是舌质转红，舌苔少津，则提示邪已化热入里，须用清泄里热之剂了。再如何家小弟弟，服用头孢拉啶之后，发热退，咳嗽减，外表症状虽然不明显，但肺内痰热尚未清除，用药便不能减轻。肺内是否留有痰热，可以从舌苔是否腻，舌质是否红，脉象是否滑数，呼吸音是否粗糙等方面看出。

接着应医生把两个病人做了对比：从中医辨证来看，二者的基本病变均在肺，都为肺有痰热，这是二者的共同之处。但二者在这共同的病变基础上的发展，却有不同。小何由肺发展到脾。“肺为贮痰之器，脾为生痰之源。”病在初期，病情较急时，重点治肺（宣肺化痰，清宣肺热）；到后期，病情较缓时，应该益气健脾，脾运健旺，水液流行正常，就不会有痰液的积聚，这是治本之计。小傅的病情比小何更深，不仅由肺及脾，而且由脾及肾，出现肾不纳气的征象（呼吸困难），而肺部痰热胶结的程度也比小何为重。所以用知母、石膏清肺热（白虎汤中的要药），比小何的清肺药要重。用葶苈子、石韦化痰（属于泻肺法），也比小何的化痰药为重。最后收功，小傅用熟地、脐带补肾，小何只用党参、黄芪、白术等健脾益气药（四君子汤、玉屏风散），二者也有明显区别。由于小傅肺部的痰热胶固较重，一时难以清除，所以到最后补肾阶段，仍不放弃宣肺清热，用麻黄、黄芩、蒲公英等药。

讨论到这里，大家似乎感到理解与满足之时，年龄最小、思路最活跃的小张医生却提出了一个大家没有想到而又在情理之中的问题。“小何以后是否也要用补肾药?”大家感到，小何的病情，目前控制得很好，补肾药可以不用了，但又提不出不用的理由，因而有些愕然。“小何与小傅有所不同，暂时我没有用补肾药的打算。”钟老先明确提出了自己的观点，接着说明理由：“小何属肺病及脾，不仅没有肾虚的表现，并且年龄较小，属纯阳之体，用温性补肾药要十分慎重，不可轻投。小傅年龄略大一些，确有肾虚表现，所以适当选用补肾药，也是适可而止，不宜大温大补，毕竟还是年幼之体。”杨医生接着说：“从西医角度看，这是两个不同的疾病，小何是支气管炎，小傅是支气管哮喘，二者的治疗应该有区别。”

小张医生仔细听，并快速做着记录，从临床实践提高到理论认识，令她深刻地体会到中医辨证的精细与用药法度的严密。

* * * *

对两个小儿病证的讨论告一段落。内科医生介绍一个眩晕病人来疑难门诊诊治。患者是一位62岁的刘姓老太，头晕已半年多，多方治疗，效果很小。

听说是眩晕，小张感到我们疑难病门诊治疗眩晕，颇有经验，曾总结过10个不同性质的眩晕病证治（见本书第13、14、15回）：一个是前庭病变，中医辨证属于痰饮；两个是胃性眩晕，中医辨证分别属于肝胃虚寒与肝胃不和；第4个是经前期紧张症，中医辨证属于肝郁化热；第5个神经官能症病人，中医辨证属于血虚；还有两个高血压病人，中医辨证分别属于肝火上炎与肾虚肝旺；第8个是冠心病，中医辨证属于湿热弥漫；第9个病人是甲状腺功能减退，中医辨证属于肾阳虚衰；第10个是低血压病人，中医辨证属于清阳不升。这些病人之所以眩晕，从西医病理来归纳，或为前庭功能紊乱，属于真性眩晕；或为自主神经功能紊乱，影响血管舒缩功能；或为心输出量减少，前庭缺氧；严重的高血压病人则为颅内压增高。经过中医辨证施治，这10个病人都有效果，有的还得到痊愈。今天这个病人大概也不出这10种证情吧！

小张一边回想过去的总结，一边听病人的主诉。

“半年多来，头晕时轻时重，从未消失过。伴有头痛，有轻微耳鸣，眩晕严重时有恶心、呕吐，闭目较安。头不能俯，也不能仰，过分俯仰，可使眩晕加重。”听到这里，小张禁不住插嘴提问：“有没有天旋地转？”她想，如果是旋转性的眩晕，再加上耳鸣、呕吐，那就可能是痰眩，属于迷路水肿，用大量泽泻，效果很好。可病人回答：“没有天旋地转。”小张感到一丝失望。继续听病人诉述病情。

“我的头晕有一个特点，只能右侧卧，不能左侧卧，如向左侧卧，就会引起眩晕大发作。”钟老请病人讲讲治疗的过程。

“因为我有头晕、头痛、恶心、呕吐，有的医生怀疑是高血压。可是吃了降血压的药片，头晕更加重。昨天测血压 90/74mmHg。也有医生因为我脉搏细而缓，怀疑我有心脏病，可是心电图、心脏超声波等检查都正常。也曾用过镇静药，可越吃头晕越加重，各种药物都没有效果，也说不准是什么病。”

钟老按脉沉细，重按力不足，68 次/分。舌色正红，舌苔白腻。钟老决定按清阳不升论治，用李东垣益气聪明汤加味。处方如下：

蔓荆子 18g　川芎 18g　生黄芪 24g　葛根 18g　升麻 10g　党参 18g　桂枝 18g　赤、白芍各 15g　黄柏 12g　炙甘草 10g　姜半夏 12g　白术 10g　7 剂

1 周后复诊，病人说服药后头晕有好转，但是昨日洗头发，头下俯之后，头晕又剧烈发作，自身感到摇摇欲倒。病情仍不稳定。

钟老按脉，依然沉细而缓，苔薄满布，测血压 96/66mmHg。细问病史，患者诉有胆囊炎史。但近来没有发作。钟老认为，清阳不升这个证候是存在的，所以服用益气聪明汤之后有好转。但是这个病人不仅是一个单纯的清阳不升证，可能还有其它证候夹杂在内。从自身摇晃来看，可能夹有痰饮，决定在前方中加入泽泻 30g，猪茯苓各 15g，生龙骨 30g，生牡蛎 30g，再服 7 剂。

再过 1 周，第 3 次诊。平时头晕仍轻，而颈部动摇仍有明显眩晕，早晨翻身就有眩晕，左侧卧，眩晕即发，这一特点依然存在。脉象、舌象无变化。

钟老看病，经两次辨证治疗而无效的不多。钟老自言自语地说：“两周来头晕有所减轻，而基本特点不变，看来清阳不升不是一个主要问题，另有主要问题，还没有发现，没有解决。”这个问题一提出，大家陷入沉思之中。

小张还是想到那 10 个病人，低血压，用了益气升阳药物

无效；甲状腺功能减退，没有阳虚的症状；神经官能症，不像，……反复想来，都不符合。

钟老忽然想到了什么，问病人："头晕轻重是否与气候变化有关？"病人疑迟半天才回答："阴湿天气似乎加重一些，不太明显，头部摇动，最容易发作。"应医生听了病人这两句话，似有所悟，接着问病人："有没有手臂麻木，颈项强痛？"病人答："有一些，但不严重，已经半年多了。"

应医生接着说："这个病人的头晕与颈部的位置密切相关。头部处于一定位置，眩晕即发，西医叫做头位性眩晕。头位性眩晕之出现，或因小脑病变，或因颅脑外伤，或因内耳病变，除此之外，颈椎病也能出现头位性眩晕，我建议给她拍个颈椎X片。"

过半个多小时，X片洗出来了。发现颈椎5～7增生，椎间隙正常。"并不是严重的颈椎病，但这个病人的眩晕，各种病因都排除了。还是颈性眩晕的可能最大，虽然目前不能明确诊断，可以先按颈性眩晕治疗。"钟医生说到这里，又迟疑起来，"用什么方法治疗呢！椎间隙正常，没有牵引的必要，还是用中药为好，可是用什么中药呢？"

"按外感风湿论治。"小张年轻，思路敏捷，提出自己的看法。这正是：

"山重水复疑无路，柳暗花明又一村。"

要知治疗颈性眩晕究竟用何中药，且听下回分解。

第31回 通经络治颈性眩晕 凉肝血医荨麻顽证

钟老为患有颈性眩晕的刘老太太处方如下：

熟附块12g 桂枝12g 赤、白芍各10g 白术12g 炙甘草10g 青风藤30g 老鹳草30g 络石藤30g 独活12g 细辛8g 生黄芪24g 川芎15g 丝瓜络10g 火麻仁18g

钟老说："此方以《伤寒论》太阳病篇的甘草附子汤为基础。患者脉沉细，舌略淡，面目四肢轻度浮肿，也适合用温通阳气的方剂。与《伤寒论》原文所叙述的证情有共同之处，所以应用此方。另外，又选用了几味我所喜欢用的，后世常用于风湿痹痛的药物。"

"治疗风湿痹痛的药物很多，性质也各不同。究竟如何选择？"好学的小张当场提出了问题。这是青年医生提高业务水平的最好形式。由于钟老这天门诊病人不多，可以从容作答。"一般可以从其药性的偏于温热或偏于寒凉，偏于祛邪或偏于补益，以及有无特殊性质等几个方面进行选择。偏温热的以乌头、附子、桂枝、细辛为代表，其他如防风、五加皮、威灵仙、羌活、独活、千年健、苍耳子、徐长卿等；偏于凉的以秦艽、芍药、虎杖、西河柳为代表，其它如络石藤、豨莶草、臭梧桐、海桐皮、土茯苓等。如遇痹证明显化热，单用偏凉的药物还不够，应加用生地、知母、石膏、羚羊角等凉血热清气热的寒凉、大寒的药物。此外，今日方中青风藤一味药，其药性之温凉，本草书中没有明言。我经常用它，感到其性和平。以上这些药物都是以祛邪为主的，痹症病在筋骨，肝主筋，肾主骨，补益肝肾药物中常用于风湿痹痛的有牛膝、桑寄生、续断、仙茅、仙灵脾、杜仲、巴戟天、金狗脊等。病程长久，关节僵硬宜将活血化瘀与虫类搜剔二类药物同用，如当归、川芎、红花、露蜂房、地鳖虫、地龙、蜈蚣、白花蛇等。此外，苍耳子、细辛、石楠叶有小毒，不宜大量应用。附子、乌头有毒，不宜生用。细辛不宜研粉吞服。”钟老一口气说出了许多药物名称，喝口茶水略作停顿。想不到，从来不提问题的陆老先生却提出疑问：“《素问·痹论》说：‘风寒湿三气杂至，合而为痹也。’钟老对治痹症药物的分析，何以主要分析寒热补泻，而忽略以散寒祛风与化湿来分析治疗痹症药物的差异？”正忙于记录的小张，听到这个提问，也顺着陆老先生的思路，自言自语地说：“《内经》还把痹症分为风痹、湿痹与寒痹，还讲到痹症化热。内科教科书上也是这样分类的。”钟老正好缓过一口气，既是回答，又慢慢地说下去：“《素问》原文中‘杂至’二字很重要，提示风寒湿三气不是分别入侵人体，而是错杂相合侵犯而致病。我感到寒气是基本病邪，风寒湿三气很难截然分开，是否化热要注意观察。用药也与此相应。温阳散寒是基本药，但不宜过分燥热，使整个处方较为平和为妥，以利于长期服用。凉药不宜大量长期服用，祛风与化湿不必严格区分。从本草书上的记载来看：羌活、独活、防风、苍耳子、五加皮祛风作用较强，苍术、防己、天仙藤、土茯苓、木瓜化湿作用较强。对此，不必过于拘泥。”

刘老太太服用此方之后，效果明显，三天之后，头晕基本消失，能左侧卧。但颈部仍有酸痛，转动颈部时有声响。处方略有加减，因便秘而加用润肠药。再服两剂来复诊，头晕完全消失，能左侧卧，无明显不适。

时值深秋，钟老认为可以继续服用，到立冬以后改方以补益肝肾、强壮筋骨为主，目前的散寒祛风、化湿通络仍是治标，补肝肾才是治本。

病人离开诊室之后，钟老轻轻地长叹一声，自言自语地说：就我所读过的中医书中，没有明确提出风湿能导致眩晕的记载。《金匮要略》中风历节病篇桂枝芍药知母汤中，既有肢节疼痛，又有头眩这个症状，但与今天所见的颈性眩晕不相符合。今天我们还是根据X线诊断，才用风湿痹痛药物的，这也是一种中西医结合的形式。目前眩晕虽然暂时缓解，如不慎，风湿还可能再次发作。至于老年人骨质增生的病证，临床多见，病情复杂，更难治愈。要真正治本，谈何容易。做医生的真是任重而道远啊！

*　　*　　*　　*

一天，钟老与往常一样提前二十分钟到达门诊室，泡一杯清茶，清心宁神，润喉生津。刚喝上两口，小张已匆匆来到，说今天上午有日本客人来东方医院，要拜访您钟老，来者是您前年去日本讲学时的学生。上午11点多，门诊提早一些结束。三位日本客人相继进入诊室，大家起身表示欢迎。钟老一看，第一位中等身材，头发略有花白，脸色红黄，确是认识的，连忙打招呼："胜田先生。你好！什么风把你吹来了。"胜田恭敬地鞠了一个躬，说道："一年不见了，你老身体可好，今天有机会来向您请教，并且向你表示感谢！"接着略为侧身，接着第二位日本先生说："我是你的病人，钟老可还认得？"钟老看他高高的身材，年近花甲，确是面熟，便频频点头示意。胜田向钟老介绍说："这位是儿玉先生，医学博士，妇产科医师。在相模原市小有名声。"钟老以手示意请客人坐下。胜田先生接着说，"儿玉先生患重症荨麻疹，去年你在日本讲学时，给他开了个方，服药两个月，30年顽疾神奇地治愈了。"儿玉先生起立鞠躬连声道谢。

胜田先生从提包中取出病卡，详细地介绍病情：儿玉患顽固性荨麻疹，已30年，是食物性的过敏疾病。荞麦面、火腿或三明治最容易引起严重发作。若干年来发作加剧，严重时伴有休克，往往全身发疹，咽喉水肿，呼吸困难，意识消失，只得送医院急救。一次在帝国饭店吃了两片三明治之后发生休克，送医院，静脉滴注地塞米松之后才得以恢复。这样伴有休克的严重发作已有10次，1978年一次发作之后，左耳听力明显减退，至今没有恢复。说到这里，好几个人微微点头，表示理解儿玉先生所以说话较少、表情略欠灵活是由重听所致。胜田先生有条有理地继续说下去：后来，可以进食的安全食物只有米饭、鱼、酱汤。1980 年，在日本国立相模原医院变态反应中心做皮肤抗体试验，有 30 多种食物出现强阳性，甚至出现溃疡。有一次荨麻疹发作，用药治疗，却发生药物过敏性休克。真是苦不堪言。几年来，进行了多方面的现代医学的检查和治疗，均告无效。近年来也曾接受过中药治疗。我给儿玉先生用过许多药方，我能想到的方剂都用过了，也均告无效。

去年 2 月底，有一位上海来的中医师为儿玉先生诊病。他了解了病史，得知患者性情急躁，大便溏薄，脉弦数，时有早搏，舌色偏红，苔黄腻，用了清化湿热、养血祛风的治法，开了一个 18 味的药方：

白蒺藜 12g　蝉蜕 9g　白鲜皮 12g　地肤子 12g　防风 9g　苦参 9g　黄芩 9g　生甘草 5g　赤、白芍各 12g　炒枣仁 12g　石决明 20g　制首乌 9g　葛根 9g　麦芽 12g　白术 9g　陈皮 5g　桑白皮 9g　丹皮 9g

此方服 8 剂，服药期内荨麻疹仍小发作。

9 天之后，钟老在日本的讲学活动进入临床实习阶段，我想到了儿玉先生的疾病，就介绍他来，作为实习病例，请钟老诊治。当时钟老为儿玉先生开了一个只有 6 味的处方：

生地 18g　赤芍 12g　丹皮 9g　生甘草 4.5g　防风 9g　乌梅 10g

“过后不久，钟老就回国了，因而没有机会复诊。但就是这个简单的药方，服用了 1 个月，荨麻疹没有发作，这是过去几年从未有过的。于是继续服用了 1 个月并逐步放宽饮食控制，也没有引起发作。此后解除了饮食管制，荞麦面、火腿三明治等也可以放心食用，想不到 30 年顽症，用两个月简单的中药方治愈了。我保留着去年的门诊病卡复印件，给钟老保存。”胜田边说边把两页病卡交给钟老，接着以恳切的语气说，

“今天来，一是表示诚挚的感谢；二是有些问题请教钟老，钟老对这个病人，在当时是怎样想的？钟老的 6 味处方与此前的 18 味处方相比较，竟有 4 味是相同的，并且这 4 味药的剂量也是相同或相差无几。为何二者的效果却截然不同？”

钟老听了胜田先生的叙述，对这个病例也颇有兴趣，展开一年前的病卡仔细看起来。小张、应医生等围过来仔细看着。病卡上记录很简单，第 1 页是简单的病史及 18 味的药方。第 2 页是钟老的笔迹。写着：荨麻疹反复发作 30 多年，面红，目赤，舌偏红，苔黄腻，脉弦滑，有结代。按血热证治。下面就是 6 味药的处方。看来当时的病人较多，时间较紧，所以记录很简单。

钟老沉思片刻，以缓慢的口气说道：“当时第一个想法是，这个病症比较单纯，病为荨麻疹，证属血热。第二个想法是这是一种常期反复发作的疾病，但目前不发作。发作时应按照其皮损的形态、色泽以及发作时的多种见症用药，控制其发作。不发作时应主要针对其体质用药，以减少发作或防止发作。儿玉先生的体质属热，疹发于血分，故为血热，有轻微的肝阳上亢，血热与肝阳上亢是一致的，因此用药就可以单刀直入了。用《备急千金要方》中的犀角地黄汤，不用犀角，只用生地、芍药、丹皮三味，用中等剂量，适于长期服用。甘草、乌梅、防风三味都是治肝的药，甘草甘以缓肝，与芍药相配是柔肝之名方，乌梅酸以敛肝，防风辛以疏肝。此方是治疗荨麻疹的民间验方，却已包含着深刻的方药理论，于此可见中医理论虽非实验结果，却是从临床实践中归纳推论而来的。”小张在钟老说话略为停顿之际，提出了新问题：“钟老，这是对 6 味小方的解释，你对 18 味大方有何评价呢？这真是：

“对症亦须汤药换，出新何术得陈推。”（钱钟书《阅世》诗）

欲知钟老如何进一步分析，请听下回分解。

第32回 制丸药治心动过速 用散剂疗骨质增生

“从方剂的组成来看，用18味药，当然是个复方大方，大方适用于重病，复方适用于复杂的疾病。儿玉先生的病，如果在休克发作时，确是重病，一定要用大剂量药方。我看这一点认识，不论中医、西医都是一致的。但在不发作时，便非重病，不须用大方。儿玉先生的病并不复杂，不须用复方。我用的6味药是个偶方，即由凉血与柔肝两部分组成，生地与甘草两味为主药。18味的这个药方有祛风、化湿、健脾、和胃、清热、宁心、柔肝、平肝等方面的药物，虽然显得有些杂乱，但不能说它一定无效。对一个复杂的方剂是很难作出中肯的分析的。总之，当时我治疗儿玉先生的病，用这6味药的小方，并非很有把握。取得效果，带有偶然性。治疗顽固性荨麻疹，一方而愈的机会也不多。抓住病证的重点，用药单刀直入，这是一种辨证施治的思维方法。方法虽有重要性，有利于临床作出正确的判断，但不能代替具体的医疗技术与药物疗效。”

胜田听钟老说话告一段落，即乘机进言：“还有一个病人，要麻烦钟老，”转过身向钟老介绍：“这位是祭本女士，是一位在上海的日本企业主的太太。她患腰痛快要6年了，她怕吃中药，药汁太苦，一直用西药治疗、理疗、体育疗法、局部封闭，效果都不理想。请钟老看看，可有好办法。”祭本老太太站起来，拿出一张病卡与两张X片。病卡写得很简单，祭本女士，女，69岁。腰痛时轻时重已6年……。钟老补充问，回答是痛在腰部两侧，钝性疼痛，无放射痛，晨起腰部活动不利，傍晚疼痛加剧，活动更加不利。气候潮湿、劳累可加重病情。应医生看X片：腰椎1～5边缘增生，骨质疏松。体检：

脊柱无偏曲，腰部无压痛，无叩击痛，无肌肉痉挛。钟老按脉沉细缓带弦。看患者中等身材，面色淡白，舌色正红，苔白腻。

钟老说，此病应长期服药，适宜用散剂，药粉装入胶囊，服用方便。再用中国传统的体育疗法——太极拳。运动量小一些，但要坚持，长期活动，日久自有效果。散剂的处方如下：

参三七 40g　黄附块 30g　生甘草 30g　西红花 15g　肉桂 15g　独活 30g

上药分别研极细粉末，去粗和匀，装入胶囊。

每日 2 次，每次 2.5g（中午、傍晚），约 30～35 天服完，为一疗程。

门诊时间已到，大家不得不下班吃午饭。小张、杨医生等人不免心里留着一些疑问。现在中医临床大多用汤剂，丸散膏丹等都是成药，大多作为辅助，这是为什么？附子有毒，研粉吞服是否适宜？只能以后有机会时提出讨论。

至于祭本女士服用此方、打太极拳以后，效果十分明显，疼痛明显减轻，3 个疗程之后，疼痛消失，活动如常，气候潮湿时略有不适，但 X 线并无明显改变。以后间歇服药，太极拳坚持下去，此是后话，提前交代明白。

门诊一有空，小张就提出了临床如何应用散剂的问题。不待钟老开口，陆老先生抢先作答："从张仲景的《伤寒杂病论》来看，中医临床治疗的方剂以汤剂为主，今本《伤寒论》10 篇与《金匮要略》22 篇中，去除重复，去除有方名而无方药组成者，计有方剂 270 首，汤剂 207 首约占 77%，而散剂有 34 方，丸剂有 21 方，约占 20%，其它类型占 2%，可见散剂也有一定的重要性。散剂主要用于利水、理气、通阳、活血、排脓等方面。如著名的五苓散、四逆散、薏苡附子败酱散等。"提到古医籍，陆老如数家珍。他接着又说："中医药中的散剂有三种具体用法：一是研粉，计量分次吞服；二是外用；三是将多种药物切成粗末，混合，按量分装，再加水煎，服药汁。

这后一种相当于汤剂，但便于在群众中分发，适用于疾病流行时，如后世的防风通圣散、银翘散、午时茶等。但是，目前临床上内服的散剂较少应用，大多将五苓散、四逆散等改为汤剂应用，使散剂的长处，没有得到充分的发挥。钟老今天的用法，起了一个带头作用。如将散剂装入胶囊服用也很方便。”

讲到临床实际应用，钟老接着提出处方时应注意的几个方面：“散剂是将药物研粉之后直接吞服，与煎煮之后弃渣不同。矿物药物直接吞服会影响消化吸收，剂量应小，并配用帮助消化的药物。质地过于粗糙，体积太大的植物药，不宜入散剂。质地粘的药物难以研成粉末，也不宜入散剂。最重要的是注意有毒药物：附子、细辛等药研粉吞服毒性大，因此附子必须炮制，今天用黄附块，就是制附子中毒性最小的一种，并且剂量也要从小量开始。张仲景在丸散方中，如薏苡附子败酱散、九痛丸、薏苡附子散、肾气丸中，所用的都是制附子。”

关于散剂的讨论刚刚结束，东方医院医务科长来门诊找钟老，说有一位病人患阵发性心动过速，想请钟老诊治。但他不想吃汤剂，因为他从事外贸工作，经常去国外，服汤药不方便，并且他这个病是发作性的，发作时很急，要送急诊，煎汤也来不及。以前吃过不少汤药，也没有起作用。这样的病人，不知钟老是否愿意接受，所以先来征求钟老意见。钟老一边听说，一边点头，接着说：我们可以用反复发作性急病徐缓图治的方法试一试。请他来看看再说。

第二天，来了一个病人，形体修长，面色淡白，病卡上写着姓闵名舫，男性，43岁。某外贸公司经理。有条理地介绍着自己的病史：“患阵发性心动过速，已七年多，发作频繁，一个月大约发5～6次，诱发原因不太清楚，可能与工作紧张、情绪波动有关，往往骤然发作，心中慌乱，脉搏细小难以摸到，心跳很快，难以计数，发作时的心电图表示心跳每分钟在200次以上，头晕，四肢麻木，严重时冷汗直冒，多次昏倒，一时难以控制，一定要医院急诊，其它药效果不好，只有静脉注射维拉帕米（异搏停）能够控制。但不久即发，间歇日期长短不一。因目前对外贸易大有发展，经常工作出差，需要强健的身体，所以对自己的病十分担心，中成药如补心丹、养心丸、宁心宝吃了不少，也未见效。”说到这里，他拿出心电图、24 小时动态心电图等检查报告单交给钟老，同时以期待的目光看着几位医生。

应医生看发作时的心电图，心率 220 次/分，心律齐，P 波在 QRS 波群之前，属于自律性增强所致的房性阵发性心动过速。不发作时为正常心电图，其它有关心脏的检查，未发现异常。

钟老医生按脉弦细，舌色偏红略黯，舌苔薄腻，底有裂纹；观其人言语不多，外观沉静，但思维敏捷，反应迅速。属于阴虚体质。发病机理为痰热内蕴，痰火扰心，火性主动，痰阻心脉，心气被扰乱，所以出现心动过速，病久气血流行不畅，已经显露瘀血之象。

钟老沉思片刻之后，以探询的口气，说道：“对闵先生的病，既要缓慢地调整他的阴虚体质，又要从心脏疾病着手，养心阴，清心火，化痰宁心，重镇安神，我看要多方面、综合性用药。至于剂型，我主张用丸剂，古人有‘丸者缓也’之说，不知大家以为如何？最近药店还能加工丸药？”

小张对这个问题感到新奇，中医院校的方剂课教学中，剂型讲得极为简单，没有制剂的内容。临床上也很少有专为病人开丸剂的处方，上次钟老对一位冠心病病人用过丸方（见第 27 回）是恢复期调理，现在是作为主治药物。只有陆老了解情况，回答了钟老：“目前有几家老字号药店可以加工丸剂，质量可靠。对这个病人用丸剂，十分合适，中医治心病的传统，用丸剂的很多，如柏子养心丸、天王补心丸、牛黄清心丸、朱砂安神丸等等。”

多次的啜茶，反复沉思，钟老处方如下：

炒枣仁 60g　天、麦冬各 30g　大生地 50g　白茯苓 30g

炙甘草15g 西洋参40g 柏子仁30g 活磁石20g 真马宝20g 炙远志12g 紫丹参150g 黄连30g 胆南星30g 珍珠粉12g 五味子15g 羚羊角粉12g

制法：上药17味中，生地、天冬、麦冬三味煮烂打糊；丹参一味煎浓汁去渣；余药13味，研成极细粉末，过筛去粗，以药糊、药汁共泛为丸，如绿豆大小。服法：每天3次，每次3g，饭前白开水送服。

这正是：

论药选药兼制药，镇心清心又宁心。

欲知此方效果如何，且听下回分解。

第33回 钟老医师综合调治 女大学生如期复学

病人刚走，小张就急着问这个丸方的配伍机理。钟老说：“本方是一个以心脏为中心的复方，用生地、天冬、麦冬养心阴；用西洋参、甘草补心气；用柏子仁、丹参养心血；用黄连清心火；用羚羊角清肝平肝，不使肝火扰心；用珍珠、磁石重镇宁心；用五味子、茯苓宁心安神；用马宝、南星、远志祛除扰心之痰；……”钟老还想说下去，却来了一位心动过速的病人，母女俩焦虑的语言与憔悴的面容，打断了钟老的思路，转而向新来的病人打招呼。

为了使读者有个完整的概念，提前把闵先生服药后的效果简述如下：上方共服3料，为时约4个月，闵先生多次出国，虽在旅途，仍坚持服药，4个月来心动过速发作过3次，为时5～10分钟，作深呼吸之后能控制，没有再去急诊室。对疾病的紧张情绪也趋于缓和。复诊时，钟老在处方中加重生地与黄连的用量，以加强滋阴清心的作用，继续服用半年，心动过速未发。

新来的病人小周，19岁的少女，还有些腼腆。由她的母亲陪伴来门诊，焦虑地叙述病史。小周平时体质较弱，但学习成绩较好，今年考取了上海同济大学。可入学体检发现频发室上性心动过速与频发室性早搏。验血结果柯萨奇病毒中和抗体4倍上升。诊断为病毒性心肌炎。不得不办理休学手续，在家休养已经4个月了，毫无进展。最近一次24小时心电图检查发现室性早搏3575次，频发室上性心动过速。睡不着，吃不下，整天无精打采。到处求医，效果不大，令全家非常不安。

钟老轻声问小周，自己感觉如何，小周说：“总是感到心跳快，经常有胸痛，气急，头晕，情绪不安，夜眠多梦，有时怕冷，有时升火，经常有咽痛，咳嗽，痰少色白，鼻涕带血。”钟老看小周，高挑的身材，形体略瘦，面色淡白，有少许痤疮。按脉弦带数，90次/分，偶有脉律不齐。观舌色正红，苔腻微黄，舌形胖。察咽部轻度充血，扁桃体轻度肿大。再问月经，经量较少，经期尚准。钟老暗暗自忖，这个病，虽不严重，但很复杂。既有外感，又有内伤，不仅要长期服药，还要配以其它保健措施，安定情绪，增强体质，综合调理。钟老用缓慢而强调的语气说：“小周的病并不严重，不必过分焦虑，但需要较长时期的调理，除了服中药之外，不必全天休息，可以外出散步，参加太极拳运动，运动量由小量开始慢慢增大，既可以看些闲书，也可以选一二门自己喜爱的课程进行自学。做到轻松、积极、愉快而向上。秋末冬初，天气转变时要注意保暖，饮食清淡而富营养，不要轻信补药，争取半年之后复学。”钟老一席话，相当于一次心理治疗，减轻了小周的悲观情绪，解除了小周母亲的焦虑。

钟老考虑这个病证既有外邪湿热热毒，又有内伤，不仅损伤心脏的阴阳气血，而且牵涉到肺气、肾阴、肾气、肝气、肝血，病情较缓，可以各方兼顾，用一个综合性的复方，处方如下：

大生地50g　麦冬18g　玄参15g　桂枝30g　炙甘草18g
生龙齿18g　磁石18g　南、北沙参各10g　茯苓、神各10g
丹参30g　苦参30g　莲子心12g　小川连8g　银花15g
连翘15g　柴胡10g　琥珀粉2g（吞服）

上方服用4个月，心率减慢，心动过速只在活动之后发作过一次，全身情况好转，但仍感疲乏，时有面红升火，咳痰基本上消失，仍有少量痤疮。脉率72次/分，舌正，苔薄白，根苔薄腻微黄。上方加紫石英30g、女贞子12g、旱莲草10g、炒枣仁30g，去丹参、柴胡、南北沙参，意在加强益肾阴。

修改方再服3个月，于次年秋季复学，复学后改用如下调理方：

党参 18g　炙甘草 15g　生黄芪 15g　焦白术 12g　茯苓 15g　炒枣仁 30g　川芎 8g　枸杞子 12g　丹参 15g　麦冬 15g　五味子 8g　女贞子 10g　旱莲草 10g　生龙齿 18g　珍珠母 18g　枳壳 8g　鸡内金 8g　琥珀粉 1.5g（吞服）

由母亲每天将煎好的药汁送到学校，深情的母爱，细心的护养，更增强了小周战胜疾病的决心，顺利度过了一个学期的校园生活。

复学半年后，再次来复诊，小周已经是一个健康活泼、学业精进的大学生。母亲为了巩固疗效，预防复发，要求再处一方善后。钟老处方如下：

党参 15g　麦冬 15g　五味子 8g　生黄芪 18g　炙甘草 15g　苍、白术各 8g　茯苓、神各 10g　炒枣仁 30g　柏子仁 15g　枸杞子 12g　当归 10g　川芎 8g　生龙齿 18g　肉桂 3g　川朴 8g　广郁金 10g

在治疗小周病毒性心肌炎心动过速的同时，东方医院推拿科时医师带着女儿小玲来看过钟老。时医生说，他的女儿也患病毒性心肌炎，但不是心动过速，而是心动缓慢，并且夜间经常心跳停止，全家为此而万分惊恐。同时又有许多室性早搏，用西药十分困难，用麻黄素、阿托品会增加早搏，而普罗帕酮、维拉帕米与胺碘酮都是房室传导阻滞的禁忌药。并且小玲姑娘明年就要参加高考，全家又为此而焦急，因此来找钟老，想用中药调理。

大家注意看小玲姑娘，唇颊微红，高矮适中，明眸皓齿，带着三分羞怯，是一位美丽的少女，而看不出是一位病人。但是几位医生看到 24 小时心电图报告上明明写着：二度房室传导阻滞，P-R 间期长达 0.32 秒，缺失 PQRS 波在夜间，室性早搏 2380 次，又不得不承认她确实患有心脏病。

时医生继续代他的女儿诉说病史：自觉胸闷，常有叹息，已近二年。夜寐不安，多恶梦，夜间惊醒。大多神疲乏力，也有精神兴奋之时。手足带凉，但经常面红升火，饮食二便尚可。有痛经史，月经周期延长，两个月来一次。24 小时心电图发现房室传导阻滞与较多室性早搏，少数房性早搏。抽血化验柯萨奇病毒 1~5 型中和抗体阳性。能坚持上学，但放学回家后疲惫不堪。钟老按脉沉细而缓，66 次/分，舌光略红，苔薄。处方如下：

大生地 40g　生黄芪 30g　炙甘草 18g　桂枝 30g　麦冬 18g　黄连 8g　莲子心 10g　生龙齿 30g　生牡蛎 30g　苦参 18g　丹皮 15g　桃仁 12g　川芎 6g　炮山甲 8g　炒枣仁 30g　地鳖虫 10g　红花 8g　制香附 15g

处方后，应医师对时医师父女说，二度房室传导阻滞经过治疗绝大多数可以消失，单纯的室性早搏也能控制，不必过于担心，钟老已治疗过不少病例，效果很好，但要有思想准备，长期调理。要注意预防感冒，不要太疲劳，避免刺激性食物。

时小玲父女离开门诊室之后，大家对这两个病毒性心肌炎心律失常的病人，展开了讨论。第一个提问的又是小张，一个心率快，一个心率慢，有时有停搏，但用药却基本相同，小周和小玲的药方中有一半以上的药是相同的，是不是因为她们都是病毒性心肌炎？这些相同的药物，钟老经常用于病毒性心肌炎病人，能否认为这些药有抗病毒的作用？陆老先生争着发表意见："我看这两个病人，都有明显的阴虚阳亢，都有气血失调，所以用药大同小异，用这些药的出发点是调理阴阳气血，使之趋于平衡，而不是出于抗病毒。""陆老是知我心者，"钟老感动地接下去说，"我的思路基本上是中医的传统理论，我的用药基本上是中医的传统方剂，这两个病人的基本方都是《伤寒论》炙甘草汤，用以调理心脏的气血阴阳。《伤寒论》太阳病下篇有'伤寒，脉结代，心动悸，炙甘草汤主之'的记载，这'伤寒'就是指外感发热，'脉结代'是指心律失常，可见炙甘草汤是治疗因外邪而引起的心律失常的有效方剂。这两个病人的病情都很复杂，都有阴虚、气虚，有阳亢，也有阳气失于宣通，有心神不宁，有肝气失于疏通。但二者的区别也是明显的，小周有湿热热毒外邪，所以用银花、连翘，还一度用过地丁草；而小玲没有热毒，但有明显的瘀血见症。痛经是瘀血的一种表现，对于传导阻滞、心跳暂停，我也看作是一种瘀血的表现，并且看作是络道不通，所以用桃仁、红花、地鳖虫、炮山甲，而小周没有瘀血。小周心率快所以用丹参，小玲心率较慢，所以不用丹参。”钟老对处方用药作了具体细致的说明。应医生接着说：“中医治疗，调整阴阳使之平衡，调理气血使之顺畅，其所起的作用可能是很广泛的。首先是调整了自主神经系统的功能。我们已经知道，房室传导阻滞与迷走神经兴奋性过高有关，早搏与神经功能密切相关，中药在这些方面可能起了很大的作用。其次，通过中药调理气血，调整阴阳，是否能改善心脏传导系统的功能，这是值得研究的问题。至于中药调整人体免疫功能，已有不少研究成果，具体用于临床，尚待进一步探索。总之，中药治疗病毒性心肌炎心律失常的效果，绝非偶然，其中包含着科学的机制。”最后钟老又补充说：“治疗这些病程长，病情复杂的病，不能完全靠药物，更需要精神舒畅，饮食调适，起居有节，也就是我经常说的‘综合调治’。在尚未发现特效药的情况下，‘综合调治’是一种较好的治法。综合调治也不是温凉补泻杂合于一方，也要有先后缓急，有外邪的应先袪邪，有正虚的进补宜缓，等待阴阳气血得到初步调整之后，再逐渐加入补益之品。”

这正是：

中西融通新探索，少壮咸集漫评量。

欲知小玲姑娘服药后疗效如何，且听下回分解。

第34回 老中医偏遇新问题 错杂证勉用大复方

小玲姑娘服药1个月，自觉症略有减轻，复查24小时心电图：室性早搏1305次，午夜P-R间期0.24秒，未见PQRS缺失。但仍有痛经，月经过后，病情又有反复，自觉症又加重，又出现PQRS波缺失。于是加强重镇、疏肝、清心定搏。前方加紫石英30g，磁石18g，柴胡10g，赤、白芍各10g，广郁金10g，去牡蛎，苦参加至30g。继续调理6个月，痛经轻微，自觉症轻微，多次复查24小时心电图，室性早搏消失或偶见，P-R间期未超过0.20秒。心律失常得到控制。但仍有面红升火、四肢欠温、月经延期等症。用下方，加入滋阴泻火药以巩固疗效。

大生地30g 桂枝18g 炙甘草8g 黄连10g 黄柏10g 炙龟板15g 五味子10g 生黄芪20g 麦冬15g 川芎10g 紫石英30g 生龙齿30g 广郁金15g 丹皮18g

8个月后，小玲姑娘完全康复。考取华东理工大学，暑假内参加游泳、旅游等活动，病情无反复。

* * *

对两个病毒性心肌炎心律失常病例的讨论刚结束，病房来电话，有一位心脏病人要请钟老会诊，钟老带着小张医生去了。心内科病房的主治医师说钟老用中药治疗心脏病取得很好效果，这个消息传到病房，有好几位病人要求请钟老会诊。今天有例心肌炎病人，是青年学生。入院已1个月，效果不明显，病人、家长、病房医生都有些焦虑，怕进一步严重损伤心脏而影响学业。病房医生报告病史：杨君，男性，18岁，3个月前感冒发热、咽痛。热退之后，自觉症状不明显，仍继续上学，但有一个症状比较突出，即夜间多梦，多次于梦中惊醒，不能安睡。逐渐白天神疲乏力，咽痛反复发作，24 小时心电图示二度Ⅱ型房室传导阻滞，二度Ⅱ型窦房传导阻滞，伴有室性逸搏 1 次，逸搏成串 1 次，有插入性早搏，短阵房性心动过速，凌晨 2 时有连续停搏，最长达 72 秒，初步诊断为病毒性心肌炎，心律失常。入院 1 周，用丹参注射液静脉滴注，内服中药炙甘草汤。

钟老看病人，形体略见瘦弱，面色无明显异常，气息平和，行动无短气，语音清亮未见低沉，按脉弦细，脉律整齐，舌色正红，边有齿痕，苔薄白。问饮食、大小便基本正常。钟老感到十分为难，现代医学检查，心脏跳动有明显节律失常，大多发生在午夜。从中医诊断学的角度来看，看不出明显的症状，几乎是无症可辨，难以用药。钟老只能第一凭自己治疗病毒性心肌炎心律失常的经验，而用益气养阴药；第二把传导阻滞理解为中医的络脉受阻，而用活血通络药；第三针对多梦惊醒这一症状，应用重镇宁心安神药。钟老一时也想不出更多的办法，暂时将此三者凑合成方，试用 3 天。具体处方如下：

西洋参 3g（另煎服）　党参 20g　生黄芪 30g　大生地 30g　天、麦冬各 15g　炮山甲 8g　地鳖虫 10g　桃仁 12g　红花 8g　丹皮 18g　炒枣仁 18g　柏子仁 15g　炙龟板 15g　五味子 10g　紫石英 30g　生龙齿 30g　苦参 30g　小川连 8g

当天下午门诊室召开了一个病例讨论会。钟老首先发言，坦陈自己对这个病例心中无数，没有把握。其原因在于：一，白天诊病时脉象基本正常，而夜间检查心律严重失常。二，心率有时候很慢，慢到停跳；有时候很快，出现心动过速。这两点将如何辨证？三，可供辨证的临床症状太少。古代对这种病证无法清楚地认识，现在有了 24 小时心电图（HOLTER），对这种病证的认识才比较清楚。这是摆在传统中医面前的新问题，我们应该如何对待？陆老先生接着说："在古典医籍中，脉率时快时慢早有记载。在《素问》一书中，《平人气象论》、《玉机真脏论》与《三部九候论》三篇论脉象的论文中，均提到脉来"乍疏乍数"或"乍迟乍疾"，认为这是"真脏脉"，是死证。在后世文献中，我没有看到过这种脉象的记载，更没有治疗方法。"小张也争着发言："《伤寒论》太阳下篇有'伤寒，脉结代，心动悸，炙甘草汤主之'的条文。我们用大剂量炙甘草汤治好过许多心律失常的病人，大多数是病毒性心肌炎。这个病人也是病毒性心肌炎，能否也用大剂量炙甘草汤？"杨医生从现代医学的角度发言："从 HOLTER 描记的情况看，这个病人不只有房室传导阻滞，达到二度Ⅱ型，不仅是迷走神经张力增高所致，并有重要病理意义，可能传导系统有损伤。这个病人还有二度Ⅱ型窦房传导阻滞，说明其窦房结的兴奋性不高。激动在窦房结传不出或传出缓慢。当窦房结兴奋性明显降低，激动不能传出的时间过长，心室的隐性起搏发生保护性激动，这就出现室性逸搏。并且逸搏成串出现，可见窦房结兴奋性降低是这个病人的一个特点，也是与前两个病毒性心肌炎病人小周与小玲姑娘不同之处。"应医生接着杨医生的思路说下去："病人在夜间出现窦性停止是迷走神经张力增高与窦房结兴奋性降低两个因素共同作用的结果，这两个因素联系中医辨证，从目前中医临床治疗来看，近似于阳虚。窦性停止联系中医脉诊，则为代脉，代脉属于难治的阴脉。治疗大法也是温阳益气。但是从这个病人的整个病史来看，感冒发热与心脏病复发相联系，病程已超过 3 个月，可以拟诊为亚急性病毒性心肌炎，中药治疗，我同意小张医生的意见，可以考虑用炙甘草汤。"

3 天后，钟老先生到心内科病房，今天要看两个病人，一个是新病人，也是窦房传导阻滞。一个是对小杨君进行随访，吃了汤药后，虽然仍有恶梦惊醒，频次已经减少，无感冒，上楼无气急，大便日二三次，但成形，HOLTER 示夜间 P-R 间期延长，有窦性静止，未见室性逸搏。舌色正红，苔薄白，但按脉细弦带沉，虽无明显的阳虚症状，但根据窦性静止与沉脉，钟老决定在前方的基础上加入温阳益气药，减去寒凉药，形成了温阳益气、滋阴益肾、活血通络的复方，处方如下：

生晒参 4g（另煎） 生、熟地各 15g 天、麦冬各 15g 黄附块 6g 肉桂 3g 党参 20g 生黄芪 20g 炙甘草 15g 山萸肉 12g 紫石英 30g 五味子 10g 炙龟板 15g 炒枣仁 18g 柏子仁 15g 炮山甲 8g 地鳖虫 10g 桃仁 12g 红花 8g 川芎 10g

上方服 3 剂，复查 HOLTER，房室传导阻滞与窦房结阻滞均消失，仅有房早 3 次，室早 3 次，可是咽痛发作。钟老先生再次随访。诉夜眠较安，见咽部充血，扁桃体Ⅱ度肿大，舌色偏红，苔薄腻，脉细 72 次/分，不沉，节律齐。前方有效，不予大的变动。既有新感外邪，决定加入清热解毒凉血之药，但避免过于苦寒之品。

第二方加赤芍 15g、丹皮 15g、金银花 15g、连翘 15g。去熟地而倍生地，形成一个更大的复方。

小张医生抄写处方，一数计有 24 味药物，惊异地问："为什么用这么大的复方，这么多的药？方剂老师在课堂上说，用药要精简。"钟老简明地回答："病情复杂，寒热虚实错杂，不得不用大复方。"接着想了想，觉得还得进一步说明："中医传统认为一个方剂的药物可多可少，随病情需要而定。《素问·至真要大论》就有大方、小方、复方、奇方、偶方之分。君一臣三佐九或君二臣六，药物也就不少了。张仲景的汤方组成，所用药物较少，一般五六味，多则十几味。但丸方用药不少，薯蓣丸中有二十多味。至于各个医学流派的用药习惯就各有不同了。"小张听到这一番议论，感到自己思路宽广多了。

第二个窦房传导阻滞的病人，姓曾名言，也是 18 岁的男青年。一年前发现房性早搏，因柯萨奇病毒抗体4倍上升而被诊断为病毒性心肌炎。4个月前HOTER发现二度Ⅱ型窦房传导阻滞，R-R 1倍延长，偶有窦性停止，少量房性早搏，门诊治疗无效而收入病房。钟老看小曾形体修长，面色白皙，欠红润，并无明显病态。问病人，亦无明显自觉症，时时感到胸闷，偶有夜眠不安，梦中惊醒，大便干结。按脉沉带弦，68次/分，当时无节律不整，舌色正常，苔薄白腻。根据治疗小杨君的经验，仍用大复方，即通阳益气，滋阴益肾，活血通络。根据患者胸闷、苔腻而夜眠多梦，考虑有痰阻心络之证存在，因而又加入了化痰药物，可以说比小杨君的处方更加繁杂。具体处方如下：

生晒参4g（另煎） 生黄芪30g 当归8g 川芎10g 红花8g 桃仁12g 地鳖虫10g 炮山甲8g 大生地30g 麦冬肉18g 黄精18g 炙甘草15g 山萸肉10g 柏子仁12g 五味子10g 黄附块3g 肉桂6g 全瓜蒌30g 广郁金15g 象贝母12g 川贝母3g

小张医生抄方之后，对处方的基本意义完全理解，但还有两个具体问题向钟老提出：一是附子与肉桂的剂量为什么有了变化？二是痰蒙心窍的化痰药大多用半夏、南星、远志、菖蒲等药，为什么现在不用这些药而用瓜蒌、贝母？钟老边听边点头，感到小张考虑得很深入细致，高兴地侃侃而谈："中医治疗讲究理、法、方、药一气贯通，选药是最后一个步骤，是贯彻理论与治法的具体步骤，选药不当则前功尽弃。痰蒙心窍表现为昏迷痴呆等症，现在是痰阻心络，应该用化痰散结的药物，瓜蒌、贝母有散结软坚化痰的功能，与半夏、南星有微细的区别。中医关于痰的理论既复杂又带有模糊性，要在临床实践中仔细体会。至于附、桂的剂量虽有变化，但均属于小量范围。由于小杨君脉弦而沉，小曾的脉沉不细，所以略减附子之燥热，略增肉桂以通阳。"

上方连续服用两周后复查HOLTER，两个病人的传导阻滞均告消失，遂出院复学，在门诊继续用中药调理，随访两个月，未见传导阻滞复发。

自此之后，心内科经常来请会诊，钟老用中医传统方法和古代方剂治疗多种心脏疾患，取得了不少经验。这正是：

莫道古典皆陈旧，且看继承涵创新。

欲知治疗心脏病的新方新药，且听下回分解。

第35回 合多方而配伍有序 治少见之心律失常

今天钟老门诊来了一位刚从胸科医院监护病房出院的病人，五短身材，形体略丰，一副金丝边眼镜，一派温文的举动，显然是知识分子的模样。应医生拿起病卡一看，患者齐宝堂，男，47岁，某研究所研究员。在心脏监护病房发现：阵发性心房纤维性颤动，二度房室传导阻滞，部分呈2∶1传导，有心室停搏，最长达到2.8～3.0秒，房室交界性逸搏，左束支传导阻滞，最慢心率35次/分。虽然心脏彩超未发现明显异常，仍提示心脏有器质性病变，属冠心病，心律严重失常的病人。但患者的情绪很稳定，主诉慢条斯理，说自己原来不知有大病，只感到胸闷，上楼有短气，两个月前，还在正常工作。在体检中发现有心脏病，要其进监护病房，反而加重了他的思想负担。西药只用一种药片，叫做阿托品，每天早晚各1片，吃了之后，心跳快了一些，但感到口干燥，偶尔有心悸。监护病房的医生说，病情已经清楚，可以出院治疗。

钟老看过病卡，再看病人面色略显淡白，口唇紫黯，舌色正红，少量薄白苔。按脉时有停顿，停顿之后无较强、较快的补偿，停顿略有规则，应为代脉，每分钟竟达10次以上。钟老仔细体认脉象，与西医所说的早搏不同，与心房纤维颤动也不同，心房纤维颤动时，脉象表现为大小快慢毫无规则，如《素问·平人气象论》所说的“乍疏乍数”与《三部九候论》所说的“三五不调”，乃与应医生轻声交换意见。应医生说，病人的房颤是阵发性的，时有时无，现在没有，但房室传导阻滞经常存在，按脉停顿是由房室阻滞导致心室停搏所引起的。钟老考虑许久之后，处方如下：

大生地30g 桂枝30g 五味子10g 当归10g 桃仁10g 川芎12g 川石斛15g 炙甘草12g 麦冬18g 党参18g 陈阿胶9g（烊，冲入） 全瓜蒌30g 柏子仁12g 茯苓12g 生晒参3g（另煎）

两个月后复诊，主诉：自觉症轻微，胸闷基本消失，偶有短气，阿托品已停服。看病人面色淡白，口唇紫黯，舌色正红，苔薄白腻。为了讨论，钟老门诊室的医生都来按过脉，看过舌色。钟老在病卡上简单地记上脉迟50次/分，律不齐，有停搏，应医生看了复查的HOLTER报告：阵发性房扑，二度房室传导阻滞，房室交界性逸搏，心室停搏偶见于半夜。钟老处方如下：

生、熟地各18g 鹿角胶9g（烊冲） 生晒参3g（另煎服） 生黄芪30g 桂枝30g 全瓜蒌40g 川芎10g 麦冬18g 炙甘草10g 党参18g 象贝10g 五味子10g 制川朴10g 枳壳10g 山萸肉10g 枸杞子10g

门诊结束后，对这个病例展开了讨论。钟老请应医生先从西医的角度分析。应医生说："这个病人的心电图表现，主要为心律失常、心脏传导系统有病变。单独从这一点来看，似乎与小周、小玲、小杨、小曾四个病人相同。实际上他们之间有明显的区别。首先是年龄不同，小曾等都青少年；齐先生已年近半百。第二，小曾等的病变主要是功能性的，即使有器质性病变还不严重；齐先生则肯定有器质性病变，心脏传导系统受损或纤维化，目前虽不严重，但仍可能会有发展。当然齐先生也有功能性病变存在，但是次要的。第三，小曾等四个病人都是病毒性心肌炎后遗症，有逐步恢复的趋势；齐先生可能是冠状动脉硬化性心脏病，随着年龄增加，病情有加重的趋势。齐先生的心电图中，出现阵发性房颤（现在有好转，偶有心房扑动），左束支传导阻滞、二度房室传导阻滞，这三点对冠心病诊断均有意义。切勿因为心脏彩超未发现异常而忽视器质性病变的存在。"

接着钟老发言："中医认为齐先生的病属于内伤，是心肾阳气虚衰，无力推动血液、津液的运行，导致营血运行失常，心搏无序。同时营血运行失常又可能导致瘀血与痰浊的凝聚，更加阻滞络道。而小曾等四个青年病人属于外感以后外邪入里，损伤心脏的阴阳气血，转变为内伤，但外邪可能尚有残留或继续感受外邪。这是二者首要的区别。其次，齐先生的病邪：痰与瘀是逐渐形成的，今后随着年龄的增长将继续出现，《金匮要略》虚劳病篇有因虚劳而致瘀血的条文，本病便是因虚致瘀的一种证型。治疗这种病邪应当缓慢进行，一般不宜急攻而伤正气。小曾等四人的病邪是外感风寒或风热，应该迅速祛除。这就是叶天士所说的'新邪可急攻，宿邪宜缓图'。第二，为齐先生所制订的方剂，是通补结合，用方法论的话来说是通与补的矛盾统一，是学习了六味地黄丸'三补三泻'的配方原则，但更加复杂一些，通是通阳气，活血化瘀，理气，补是益气补肾，温阳滋阴。总地来说，补肾为主，因为肾是先天之本。李中梓还认为'肾是脏腑之本，十二脉之根'，是人体所有脏腑经络的根本。短气是心脏病人的一个主症，而短气之属于虚者，其主要病机是肾虚、肾阳不足、气不归元，治疗应该补肾。滋肾阴、温肾阳的中药大多同时具有补心的功能。肾与心绝不是像水火一样对立，而是肾有阴阳，心也有阴阳，心肾阴阳之间是相通的。"听了钟老对通补兼施的方法与心肾病机的一番理论，大家既感到出自中医传统，又感到源于临床，富有新意。

接着陆老先生发言："钟老给齐先生的第一个处方中包含着几个中医古方的主要药物。有《伤寒论》炙甘草汤的五味药物：生地、麦冬、人参、甘草、桂枝，主要药物已经具备。若以鹿角胶代替阿胶，只缺生姜、大枣、麻仁、清酒而已。有《金匮要略》枳实薤白桂枝汤的枳壳（即汉代的枳实）、厚朴、桂枝、瓜蒌（即汉代的栝蒌）四味，就缺薤白一味。此方的主要功能是理气、通络、化痰散结，在《金匮要略》中主治胸痹。从《金匮要略》胸痹心痛短气篇描写的症状来看，‘胸痹心痛短气病’与冠心病颇多相似之处，近年实验研究与临床观察均证明瓜蒌对冠心病有一定效果。第三是龟鹿二仙膏的四味药中有三味，就缺龟板。”

至此，对齐先生一例的西医诊断、中医辨证与处方用药讨论已比较详尽。想不到小张医生还有问题提出：“第一，病人面白，脉迟，有代脉，既然要温肾阳，能否用附子、肉桂？既然要通血脉，活血化瘀药能否增加？第二，为什么不用龟板？龟板与鹿角胶配伍，阴阳并补岂不更好？”钟老对此作了简明的答复：“附桂原则上可以应用，但要慎用，目前已用大量桂枝，今后适当的时候再考虑用附子。目前以补为主，所以不用大量化瘀药。总之，本病的治疗大法是缓图而不是急就。龟鹿二仙膏是一个阴阳气血并补的全面的补方。其中四味药，人参大补元气，枸杞子补肝血，鹿茸补肾阳，龟板滋肾阴。方中未用龟板，是因龟板至阴至静，惟恐其影响血脉之通畅。而今处方中已有地黄、麦冬，滋阴药不宜过多。”

齐先生服用第二个处方（略有微小增减）半年，缓图取得效果，病情明显好转，自觉症不明显，患者已恢复工作。HOLTER 复查，二度房室传导阻滞仍存在，房颤、逸搏已消失。诊脉弦细，偶有停搏，60～70 次/分，唇色略为紫暗，舌正，苔薄腻。钟老认为已进入巩固阶段。第二个处方加减，继续服用汤药，两天一剂，同时加用药丸，丸药方如下：

血竭 50g　川贝母 30g　肉桂 15g　熟附片 15g　干姜 15g　炙甘草 15g　红参粉 25g　五味子 30g　麦冬 30g　炮山甲 20g　瓜蒌仁 100g（去油）

上药研粉和匀，鹿角胶 50g 以水溶化为丸。每天早晚各服 2～3g。一料。

小张口快，一边抄方，一边就提出问题：“附子、肉桂、干姜三味同用，为什么用那么多温热药？瓜蒌为什么要去油？”钟老喜欢小张敏锐的思考，好学的精神，高兴地回答：“这叫做‘丸者缓也’，又是剧药微量的用法，附、桂、姜三味一共才45g，这一料丸药，大约要服50天，每天只服1g，药虽大温而药量甚微，适用于巩固阶段长期用药。瓜蒌去油，是取其化痰散结之功，而去其润肠之效，去油之后，叫瓜蒌霜，便于研粉制丸。”

又过半年，齐先生仍坚持工作，能够胜任，无明显自觉症，HOLTER复查如前，病情稳定。钟老嘱可以单服丸药，暂停汤药，齐先生的治疗至此告一段落。随访两年，病情无发展，工作如常。

在为齐先生治疗的同时，钟老又为一位心律失常的病人开了一个丸方。这个丸方的具体处方如下：

黄连60g　肉桂15g　琥珀30g　珍珠粉10g　炙甘草30g　代赭石30g　血竭30g　广郁金45g　瓜蒌仁60g（去油）　生晒参30g

上药研极细粉，筛去粗，和匀。

大生地100g，麦冬肉60g，共煮烂，与上列药粉打糊为丸，如绿豆大小。

每天早晚各1次，每次6～8g，温水送服。一料。

小张医生抄好方，感到这些药物似曾相识，于是将此方与齐先生的丸方作一比较。发现两个处方各有12味药，5味药相同，7味药不同，两方是异多同少。因而小张仔细查看今天这个病人的病卡。

姓费，名锡周，男性，34岁，4年前因感冒而导致病毒性心肌炎。主要为频发室性早搏，24小时达12000次以上，为多源性，多次呈四联律。心电图示T波变化，有浅倒或双相。小张明显感到这个病人的心律失常比较严重，不仅是功能性的，而且有器质性的病变。所以延续4年不愈。再看病卡上还记录着：B超提示胆囊炎，胃钡剂造影提示浅表性胃炎，耳鼻喉科诊为慢性扁桃体炎。这些诊断对心律失常的预后有何影响？与心律失常的治疗有何联系？对此，小张还难下判断。看病人的自觉症不多，胸闷、心悸为主诉，时有胸痛，头晕，时发咽痛，纳眠尚可。再细看病卡上舌诊、脉诊的记录：舌色正常，边有齿痕，苔白腻中等厚，根部苔微黄，脉弦细带沉，停搏频繁。使小张明显感到这个病人的证情十分复杂，估计其汤剂的处方也会用了一个复杂的方剂。一看钟老的处方，其复杂的程度，超出了小张所料，具体处方如下：

大生地 80g　麦冬 18g　桂枝 30g　炙甘草 20g　苦参 30g　莲子心 12g　柴胡 18g　广郁金 15g　川朴 10g　枳壳 10g　全瓜蒌 30g　磁石 18g　连翘 15g　玳瑁 6g　川芎 8g　生龙齿 30g　琥珀粉 2g（吞服）　黄连粉 5g（吞服）

服此方 1 个月之后，便溏，一日三次，而将生地剂量减为 40g，去瓜蒌，加白术 10g、姜半夏 12g。再服 1 个月之后，偶见单个室性早搏，未见 T 波改变，脉弦 72 次/分，偶有停搏，舌色正常，苔薄白，自觉症基本消失，而改用丸药巩固。

看完费先生的病卡记录，小张向钟老、陆老等前辈提出了两个问题：这样复杂的中药方其中心思想是什么？费先生的丸方与齐先生的丸方比较起来有何区别？这正是：

慧眼应识同中异，素心细味异中同。

要知钟老如何回答小张医生的两个问题，且听下回分解。

第36回 两方相似细别温凉 四病有异皆用枣仁

“正巧先后开出了两个异中有同的丸方，就先把这两个丸方作一比较吧！”钟老首先回答小张的问题，“这两个丸方都用于疾病好转阶段的治疗，属于‘丸者缓也’的范围。两个丸方都是以补为主，消补结合。两个丸方的制作方法，一个以鹿角胶溶化为丸，一个以生地、麦冬煮烂打糊为丸，使丸药吃下之后，慢慢化开，这体现了‘缓’与‘补’的思想。但鹿角胶温阳，麦冬滋阴，二者的功能有别。两个丸方中有5味药相同，7味药不同，但这不是辨别两张方子异同的着眼点，二者的异同不能以组成药物的味数来计算，应从相互配伍的作用分析。两方都用甘草、人参益气，一者用红参，一者用白参，温凉略有差别；一方甘草用量小于人参，是起辅助作用；一方甘草量大，是欲其缓黄连泻火之急。两方都用补益药，一方以温阳为主，滋阴为辅；一方以滋阴为主，温阳为辅，都是根据阴阴互根的原理，分别采取阴中求阳与阳中求阴的方法。两方都用肉桂，其作用却不同，一方肉桂与附子、干姜相配，增强温振阳气的功能；一方肉桂与黄连相配，交通心肾，使心火与肾水协调，古人叫做‘水火既济’，与另一方的肉桂作用区别很大。用现代的话来说，桂、附相配有兴奋作用，而桂、连相配则有镇静作用。两方均用麦冬，单用麦冬，滋阴力量小，麦冬与大量生地相配，滋阴力量强。两方均用瓜蒌散结，用血竭活血，作用相同，只在剂量上略有差别。以上是两方同中之异。两方明显的不同之处在于：一方用大量黄连泻心肝之火，基本上不用温药；一方用附、桂、干姜等多味温热药而不用苦寒泻火药。此外，一方用郁金、代赭石疏肝、平肝，用珍珠、琥珀宁心安神；一方用五味子益肾，用贝母化痰散结，用穿山甲通络，则是各自的特点。”钟老对两个丸方的作用与配伍作了详尽的分析。接着应医生对两个病证进行简单的比较。“齐先生是冠状动脉硬化性心脏病引起的心律失常，主要病变在心脏内部的传导系统，表现为房室传导阻滞与束支传导阻滞。费先生是病毒性心肌炎，主要病变在心肌，表现为频发室性早搏。偶见的室性早搏，可见于正常人，其诱发因素很多，如情绪紧张、烟酒刺激、疲劳、消化不良等。但费先生这样的多源性的，呈连发（四联律）的室性早搏，则提示有器质性病变，其QRS波较为宽大，提示有心肌损伤。但其早搏的发生机制中仍有神经系统的因素在起作用。因此在中药方中应用宁心安神药和调理肠胃药是十分必要的。”讨论至此告一段落。

*　　*　　*　　*

小张医生在今天抄方的病例中发现了一个自己无法解释而又饶有兴趣的问题。今天的门诊上有四个病人，西医诊断不同，中医的辨证也不同，而在钟老的处方中却都用上了酸枣仁汤。小张医生知道，酸枣仁汤是主治失眠的。此方出自《金匮要略》，小张医生还背得出原文，“虚劳，虚烦不得眠，酸枣仁汤主之。”为什么四个不同的病、不同的证的病人，在处方中可以用得上同一个方剂？小张医生不敢直接去问钟老，就拿着这四份病卡去问应医生。正好陆老先生也在，他们一起阅读这四份病史：

第一个病例，男性，68岁，离休干部。半年来，心慌，胸闷，胸痛引背。活动后气急，难以登楼，神疲乏力。心电图示：窦性心动过缓，ST-T改变。心脏彩超提示：左心室舒张功能降低。冠状动脉造影（—）。HOLTER仅发现房性早搏130次。血压不高，下肢无浮肿。舌诊：舌色正常，苔薄白少津。脉弦，72次/分。纳一般，大便日二行。西医诊断：冠心病。中医辨证：胸痹，心阳不振，痰瘀交阻。钟老第一次处方如下：

全瓜蒌 30g　薤白 12g　桂枝 15g　枳壳 10g　川朴花 10g　炙甘草 15g　炒枣仁 18g　茯苓 15g　川芎 10g　麦冬 15g　太子参 15g　五味子 8g　广郁金 18g　茜草 12g　藏红花 1g（另煎）参三七粉 2g（吞服）生晒参 2.5g（另煎）

复诊发现胸痛减轻，余症好转，但患者晚上情绪紧张，不易入睡。钟老的第二次处方为上方炒枣仁加至 40g，再加黄连 6g、降香 8g。

调治两个月后，胸痛基本消失，疲劳后偶有轻微胸闷等症，情绪紧张缓解，眠可，大便日一行。

大家感到，诊断是有根据的，主要辨证是正确的，治疗已经取得了明显的效果。主方是《金匮要略》胸痹心痛篇中的枳实薤白桂枝汤与同书虚劳篇中的酸枣仁汤，还有《内外伤辨惑论》中的生脉散，更加重了活血化瘀药物。

第二个病例，女性，24 岁，工人。7 个月前发热腹泻之后，出现头晕、心悸、动则气短、神疲乏力，胸闷、胸痛，四肢欠温，多手汗，纳少，多梦，心电图示：$T_{V1、3、4、6}$ 平坦，$T_{avF、III}$ 倒，T_{II} 浅倒，$ST_{II、avF}$ 压低 1.0～0.5mV。舌色正常，苔薄白，脉细滑 90 次/分，律齐。西医诊断：病毒性心肌炎。中医辨证：虚劳，气阴两虚，心脏气血阴阳不足。

钟老的处方如下：

大生地 30g　麦冬肉 18g　炙甘草 15g　广郁金 15g　五味子 10g　太子参 15g　生黄芪 20g　炒枣仁 18g　茯苓、神各 10g　川芎 10g　桂枝 18g　肉桂 3g　当归 10g　丹参 30g　生龙齿 30g

服药两个月，胸痛消失，心电图基本正常。余症轻微。

看过这个病程记录后，四个人都认为诊断、辨证都明确，疗程虽然较长，但效果是明显的。主方是《伤寒论》中的炙甘草汤，配用了酸枣仁汤与生脉散。

第三个病例，女性，80 岁，半年来语言蹇涩、失明，两上肢活动障碍、写字困难。发作性心悸，胸闷，心烦，恶心欲吐，甚则出冷汗。下肢浮肿，舌色略淡，苔白腻，脉细，重按无力，68 次/分。脑超发现左侧枕叶脑梗塞。心电图示频发房性早搏，$T_{V4\sim6}$平坦，ST 压低 0.5～1.0mV。西医诊断为脑梗死，冠心病，心力衰竭，心律失常。中医辨证：中风，心肾阳虚，水气凌心。钟老处方如下：

熟附块 12g　肉桂 4.5g　白术 15g　白芍 18g　猪、茯苓各 10g　泽泻 15g　生姜 3 片　炒枣仁 30g　川芎 10g　炙甘草 10g　生龙、牡各 30g　生龙齿 18g　珍珠母 30g　生黄芪 20g　桃仁 12g　琥珀粉 1.5g（吞服）　红枣 6 枚　生山楂 12g

治疗 3 个多月，全身情况好转，浮肿轻微，心律失常偶有发作，为时短暂（一个月发作二次）。大家感到高年脑梗死难以恢复，这个中药方对心力衰竭、心律失常均有一定疗效。这个处方以《伤寒论》中的真武汤与五苓散为主方，配合酸枣仁汤与桂枝加龙骨牡蛎汤，适当加用了益气活血药，吸取补阳还五汤的配伍方法。

最后一个病例，女性，48 岁，作家。两年前突然发现阵发性心动过速，心率达 140 次/分。同时发现血压明显升高，达 180/120mmHg，每天下午升高，夜间入睡之后能降下，血压升高时自觉情绪紧张，惊恐感，甚至出现过短暂的抽搐，明显的心悸、怔忡，难以支持，必须卧床休息。经 CT 检查，排除嗜铬细胞瘤。HOLTER 示偶发房早，24 小时仅 10 次，心率变化在正常范围。亚极量活动平板试验（—），心脏彩超未发现异常。发病前有精神刺激史，发病后应用多种降血压药均未见效。经心理治疗并用百忧解、氯硝西泮等药之后，血压迅速趋于正常。但心悸、怔忡、惊恐几乎每天发作，时轻时重，未能消失。望诊：面色淡白，舌色正常，根苔薄腻微黄，前半少苔。脉诊：脉弦，70 次/分，律齐，按脉 2 分钟出现一次停搏。问诊：月事基本正常，纳可，常有便秘。西医诊断：心脏神经官能症。中医辨证：心悸怔忡，痰火扰心，心神不安。钟老的中药处方如下：

柴胡12g 桂枝12g 姜半夏15g 胆南星12g 菖蒲10g 远志8g 炒枣仁30g 茯苓18g 炙甘草8g 川芎8g 知母12g 生龙齿30g 生石决30g 生牡蛎30g 磁石15g 炙龟板15g 制川军10g 黄连6g 丹参15g 麻仁15g 灯心草30cm 红枣6枚

上药服10剂之后，心悸怔忡消失，下午仍有情绪紧张，但能自主控制，稍事休息即好转。继续服此方加减一个月，随访两个月未发。

看了这个医案，大家感到这样的神经官能症比较少见。由此可见，神经系统功能改变对人体各个部分影响之大。钟老的处方比较复杂，主方是《伤寒论》中的柴胡加龙骨牡蛎汤，此方历来不被人重视，但其作用却很明显，可以清肝疏肝，清心宁心，化痰，安神。配合应用了酸枣仁汤与枕中丹，效果很明显。

*　　*　　*　　*

今天不是正式的病例讨论会，看过4个病人的病卡，医生们就轻松地议论起来。应医生说："从这4个病案中可以看出钟老的几点基本经验。一是用瓜蒌、薤白方为基础治疗胸痹心痛病，可以作为中药治疗轻度冠心病的基本方。二是以炙甘草汤为主方治疗病毒性心肌炎后遗症，此方对心律失常效果较好，对心肌轻度损伤也有一定的效果。三是用真武汤合五苓散治疗慢性心力衰竭，过去已经有好多有效的病例，说明这一方法确实有效。四是用柴胡加龙骨牡蛎汤治疗神经官能症。此方并不是能治所有的神经官能症，而是适用于中医辨证属于痰火的病例，已经有不少有效病例可以作证。本方配伍复杂，有人因此而不敢应用。汪琥在《伤寒论辨证广注》少阳病篇中说：'此方恐有差错，若临是证而用是药，吾不敢也。'但是近年本方在治疗多种精神疾病、神经系统疾病、心血管疾病如高血压，均取得过较好效果。实验研究证明本方能有效对抗儿茶酚胺对人体心血管的损伤作用。”

接着陆老先生说：“通过这 4 个病例，可以清楚地看出：在慢性的内伤杂病中，一个病人往往同时具有多个证，这些同时出现的多个证，有时应该区分轻重缓急，或先或后，分别治疗。有时，这几个证互有联系，虽然有主次不同，但应该同时治疗，这 4 个病例都是多证同治的。当然在急性的外感病病人身上所存在的证，一般要少一些。大多应先治外感。这是治疗内伤病与治疗外感病的主要区别。”小张感到，他们说了半天，还没说到她提出的问题。这正是：

初用方药似易易，欲探宝库路迢迢。

要知他们几位如何分析酸枣仁汤，且听下回分解。

第37回 心神无主诱生诸病 药物有情能疗苛疾

应医生讲了4个病例的治疗大法，也就是钟老的几个基本经验。陆老先生讲了一个病人可能同时包含着几个证，或先后分治，或综合同治，这是临床治疗的大原则。但是，他们都没有提到酸枣仁汤。小张有点着急，再一次提问："这4个病人西医诊断也好，中医辨证也好，都属于心脏病范围，都没有提到与肝病有关。而酸枣仁汤是治肝的，是补肝血的，为什么这几个心脏病人的处方中都用了治肝的酸枣仁汤?"

这个问题牵涉到中医传统理论中的几个基本概念，内容比较复杂，一时不知从何谈起。陆老清理一下自己的思路，缓缓道来："《素问·灵兰秘典论》说：'心者君主之官，神明出焉。肝者将军之官，谋虑出焉。肺者相傅之官，治节出焉。胆者中正之官，决断出焉。……肾者作强之官，伎巧出焉。'可见中医古代把人的精神思维等活动，分在各个脏腑，而不是集中在脑，这一理论不仅与西医理论不同，近年的中医理论也较少应用这一理论。如肺为相傅之官，几乎没有人用了，而在《内经》中，这种观点是很普遍的，如《阴阳应象大论》说：'人有五脏化五气，以生喜、怒、悲、忧、恐。'《宣明五气篇》说：'心藏神，肺藏魄，肝藏魂，脾藏意，肾藏志，是谓五藏所藏。'《难经》又补充了脾藏意与智。这就是把神经精神思维活动分配给了五脏。而心脏与肝脏之间又有特殊的联系。肝脏有相火，心脏有君火，二者之间有直接联系，肝火能影响心火，心火也能引动肝火，最后造成'心肝火旺'的病证或'相火妄动'的病证。这里所说的火，可能与现代医学所说的神经、精神活动及内分泌系统的功能有关。总之，中医认为心与肝是多渠道相联系的，密切相关的，”讲到这里陆老先生停下来，喝了几口茶，不仅润了润喉咙，也是再次理清思路。他认为还有一个基本概念须要明确，接着说：“中医脏象学说的‘心’具有两方面的功能，这就是教科书上所说的心主血脉与心主神明。也有人就此把中医所说的心分成血肉之心与神明之心两个部分。需要十分强调的是，中医认为心主血脉的功能与心主神明的功能是密切联系的。《灵枢·本神》说：‘心藏脉，脉舍神’。心血不足可导致心神不安，劳心过度也可导致心血耗损。心神与心血在生理、病理上是密切不可分的。”

陆老先生刚一停顿，应医生便接下话头，从基本理论说到方药应用。“因此，不论是心主神明的病变，还是心主血脉的病变，都有可能用酸枣仁汤治疗，目的是养血宁心，方中酸枣仁、川芎补肝养血，茯苓宁心安神，甘草和中，知母清热。通过养肝血而间接养心血，宁心神。这一治法，是以传统理论为依据的，在临床上也取得了效果。具体应用时，枣仁用量要大，小量起不了安心宁神作用。川芎用量宜小，小量能养血，大量就会起破血的副作用。病证偏于虚寒的可以不用苦寒的知母。这四个病例中，前三例都没有用知母，第四例有痰火，属热象，便用知母。这是钟老用药的具体经验，也是值得我们学习的。”

听到这里，小张医生有豁然开朗之感。从基础理论，诊病辨证，直到立法、选方、用药、剂量，一线贯通。但同时也感到中医治病要做到理、法、方、药一贯，并非容易啊！

讨论刚结束，杨医生在小张医生的身边，悄悄地说，明天将有一个更难治的心脏病人来看门诊。西医的心脏病专科已经作出了初步诊断，是扩张性心肌病，预后很差，但没有可靠的治疗方法，看钟老如何辨证施治。这就引起小张医生的求知欲，急切地等待着明天的门诊。

* * * *

第二天门诊上果然有一个身材较矮，略显迟缓的病人来看钟老门诊，已经过某大医院心脏科做的检查诊断。小张医生特别仔细地看他的病史。

患者姓夏名征帆，男性，47 岁。发病已一年多，开始但觉胸闷不适，行动乏力，没有其它不适。以后缓慢地加重，胸闷明显，且有胸骨处隐痛，上楼或走路较快，便觉短气，容易出汗，夜眠差，有盗汗，脘腹痞胀，进食减少，下肢有时浮肿，阵发性眩晕，走路不稳，时有耳鸣。心脏超声波显示：左心室内径明显增大，左心房增大，左室壁不增厚，左心室整体收缩功能受到抑制，伴乳头肌功能不全，二尖瓣中度反流。胸部平片示：心影明显增大，各房室均见增大。外院诊断为：扩张性心肌病，心功能不全 2～3 级。正在服西药：地高辛每天 1/4 片，氢氯噻嗪、螺内酯及硝酸异山梨酯。

钟老看这个病人，面色晦黯，面庞轻度浮肿，口唇紫黯。问患者，过去无高血压史，无关节炎病史，无慢性咳嗽病史。发病一年来偶有感冒咳嗽，自己也说不清有什么发病原因。胃纳不香，但大便正常，小便较少。

患者情绪低落，说话缓慢，语音低沉，说服用西药 3 个多月来，没有明显好转。主治医生建议中西医结合，介绍来这里门诊。看来患者对自己所患疾病的严重预后有所察觉。

钟老感到，除了用语言外，更要用认真负责的态度，取得病人的信任，所以问得特别仔细。用手抚摸病人的手指与手掌，皮肤干燥，略有凉意。再看下肢，没有明显浮肿，但欠温暖。按脉弦细带沉，重按无力。偶有停搏（一分钟约 2 次）。察舌，胖大有齿印，苔白腻满布，有水湿停留的可能。口唇轻度紫绀。测血压，110/75mmHg。经过仔细诊察，又认真地阅读了检查报告，并与应医生轻声交谈几句之后，有信心地对患者说，病还是早期，并不严重，西药继续服用，再加中药，中西医结合治疗，准备分二步走，第一步先控制病的发展，第二步再争取治愈。然后处方如下：

生晒参4g（另煎服） 西红花1g（另煎服） 熟附块10g 苍、白术各8g 赤、白芍各10g 猪、茯苓各10g 泽泻15g 桂枝15g 肉桂3g 炙甘草10g 全瓜蒌30g 薤白10g 米仁20g 葶苈子18g 麦冬18g 川芎10g 广郁金18g 川朴8g 生山楂10g 生姜3片 木防己12g

小张一边抄方，一边想，药味这样多，眼花缭乱，钟老可很少开这样复杂的处方啊。

门诊一结束，大家对这个病人，就议论开了，杨医生紧张地说："这可是个预后严重的疾病，一般存活时间只有三年。"应医生却平静地说："预后未必都差，也有20%的病人预后较好。这个病人年龄未满五十，心力衰竭不严重，心脏扩大不太严重，我们可以争取较好的预后。"小张医生对扩张性心肌病这个诊断有些不解："单凭一个超声波报告，就可以作出诊断，有点可怕。是什么原因引起的?""扩张性心肌病是一个原因不明确的疾病。心脏缓慢地扩大，而无明显的病因，又能排除其它心脏疾病，便可作出诊断。"应医生平静地回答，又慢慢地说下去，"这个病人，没有风湿病史，没有高血压病史，没有冠心病，也没有病毒性心肌炎的征象，病已一年，发展缓慢，所以诊断为扩张性心肌病。"小张医生的思维，从西医跳跃到中医："中医诊断是什么病证?"

"我看可以诊断为虚劳。我认为虚劳有三个特点：一是慢性疾病，二是消耗疾病，三是进行性疾病，这个病人同时具有这三个特点。"钟老比较肯定地说。在钟老的门诊上，没有绝对的权威，学术上可以百家争鸣。"能否诊断为胸痹，因为他的主要症状是胸闷胸痛。中医往往以主要症状作为诊断依据。并且钟老的处方中用了不少治疗胸痹的药物。"杨医生大胆地表达自己的意见。"钟老曾经把心力衰竭病人诊断为'正水'属于水气病，这个病人也是心力衰竭，目前吃了强心利尿的西药，所以没有水肿，钟老处方也用了不少温阳利水的药物。"小张按照杨医生的思路，提出自己的看法。"胸痹说、水气说都有一定的根据，但是最基本的是正气亏损，心胸阳虚所以胸闷、胸痛，脾肾阳虚所以食欲不振、尿少、浮肿、肢冷，心肺气虚所以短气乏力，心肾阴虚所以夜眠不安、盗汗、头晕。因虚致实，所以出现水气、痰、瘀等病邪。所以我说根子是虚。”陆老先生支持钟老的诊断。“可以说气血阴阳俱虚，以阳虚为主。多脏腑有病变，以心肾为主。”钟老又作了总结性的补充。

“这个处方太复杂了，好像包括了许多经方，但我说不清楚，请钟老给分析分析吧!”抄过这首24味药大处方的小张，忍不住地说：“这个大复方可有来头呵！可以说是经方汇聚，”陆老对此方似有特别兴趣，争着回答：“首先，这个处方中，有《伤寒论》中的附子汤，温补气血阴阳，祛除阴寒水湿，可能是主要组成部分。方中还有《金匮要略》治胸痹的枳实薤白桂枝汤，但缺了枳实，这也是属于主要部分，用于通心胸阳气，化痰散结。还有己椒苈黄丸的一半，用了防己与葶苈子，没有用大黄与椒目。还包含着真武汤与五苓散的全方。人参汤（即理中汤）只是以生姜替换了干姜。”钟老接着谦虚地说：“这样复杂的处方，可能贻笑大方。由于病情既重笃又复杂，也是勉力而为之啊。”略作停顿，他又慢慢地说下去：“《金匮要略》胸痹篇有一条原文说：‘胸痹，心中痞气，气结在胸，胸满，胁下逆抢心，枳实薤白桂枝汤主之，人参汤亦主之。’这些症状与这个病人很相似。这条条文一证二方，前方主实证，后方主虚证。现在这个病人虚实夹杂，难以分清，不得已把两方都用上了。己椒苈黄丸化水饮，今天没有用椒目、大黄，惟恐这些药物损伤正气。利水药有葶苈子、防己，还有五苓散、真武汤，已是足够的了。没有用枳实也是为了维护正气，改用比较缓和的利气药川朴与郁金。加上了红花、川芎、山楂三味活血药。最后感到全方中养阴力量太弱，与温阳药不相称，所以再加上一味麦冬，滋养心肺之阴。”

经过两位老先生的解释，小张对这个 24 味药的大复方，有了清楚的头绪，感到药虽多而不乱，理虽深而意明。这正是：

应手何愁良药少，得心能用古方多。

要知扩张性心肌病病人服药后效果如何，且听下回分解。

第38回 经验方应积累经验 头痛病使医生头痛

大复方取得了初步疗效。服药六周后，夏征帆高高兴兴地来复诊。走路较以前轻松，上二楼无气急，胸闷、胸痛明显好转。无口干、口苦，脉仍弦而无力，但和缓，72次/分。舌象无明显变化。钟老嘱：熟附块由10g加至15g，加山萸肉10g，以加强温振心肾阳气的功能。再加五味子8g，与原文中所用麦冬、人参合成生脉散，以加强滋补心肾阴液的功能。小张抄完方，数一下药物，增加到26味，但方义仍十分明确。

今天夏征帆还带了一个病人一起来门诊。某著名医院也诊断为扩张性心肌病。小张与应医生一起看病卡。患者姓祁名晓白，男性，43岁。应医生随口说："这个病多发于男性，30～50岁是好发年龄。"再看病人，面容清瘦，个子较高，胸背健壮，没有明显的病态。病人主诉，不适感主要是胸闷，已有两年多了。开始没有当回事，饮食、睡眠都好，工作照常。近一年来逐渐加重，并伴有重压感的胸痛。为此去医院检查，一检查吓一跳，说是严重的心脏病。近几个月来感到上楼有气短，偶尔眼前一阵发黑。或者一阵耳朵像塞住一样，但很快就过去。自己感到是有病了。吃了西药倍他乐克、硝苯地平、卡托普利，略有好转。

应医生看心脏方面的检查：心脏彩超示：左心室增大，呈球形，心电图示：完全性左束支传导阻滞，低电压。应医生感到，扩张性心肌病的诊断不典型。也可能是冠心病，因为左束支传导阻滞，对冠心病诊断有一定意义。钟老按脉沉细，72次/分，舌色略黯，苔薄净。下肢无浮肿。处方如下：

生晒参2.5g（另煎服） 西红花1g（另煎服） 熟附块8g

太子参 18g　川芎 8g　炙甘草 15g　丹皮、参各 18g　木防己 12g　葶苈子 15g　赤、白芍各 10g　桂枝 18g　生姜 3 片　红枣 6 枚　肉桂 3g　泽泻 18g　猪、茯苓各 15g　白术 12g　麦冬 15g　五味子 8g

小张一边抄方，一边感到这个处方与夏征帆的处方比较，人参、附子的剂量减少了，可能是因为病情较轻。仍用附子汤、人参汤、真武汤、五苓散与己椒苈黄丸的一半，思路与前方基本一致，可能治疗扩张性心肌病就用这一套方药。等到抄完全方，却有一点难以理解。为什么没用栝蒌剂？胸闷是主症，为什么不用胸痹方？病人刚去，小张就忍不住提出这个问题。

“冠心病只是一种可能性，尚未证实。我们不能就依据西医诊断的一种可能性，便套用中药。”陆老先生急着回答，可能感到自己的话尚未说透彻，又道：“即使西医明确诊断了冠心病，也未必都得用栝蒌剂。”小张听了感到自己思想简单了一些，低下头不作声了。

“今天没有用栝蒌剂的具体原因是：这个病人舌苔薄净，一点不腻，脉沉细而不弦，胸闷胸痛较轻，缺少痰热结聚的临床表现，所以暂时没有用栝蒌剂，并不排除今后会用上。再说明一点，我的指导思想，还是辨证用药，我并不把栝蒌剂看成是冠心病的特效药。”钟老这样一说，使小张心胸舒畅，好像对中西药之间的联系明白了许多。

四周后，两个病人情况均有明显好转。夏征帆已停用地高辛，胸痛消失，胸闷轻微，一般活动或上二楼无短气。祁晓白自觉颇安，偶有一次感到胸闷短气，竟然两次去玩足球，为时约半小时，感觉尚可。钟老诊脉细而不沉，舌正苔薄净，嘱避免剧烈运动。小张把复诊的药方抄好，送走病人之后，仔细翻看病卡，自言自语地说：“自觉症状已有明显好转或消失，推想心肌功能必有改善。但心超复查，心脏依然扩大，这算不算有效？”“应该说中药有效，这是一个进行性的不断发展的疾病，能够阻止其发展，便是有效。现在心功能有改善，效果是明显的，要使扩大的心脏恢复，这要求太高了。”应医生作了符合实际的回答。

*　　　　*　　　　*　　　　*

与往常一样，小张医生和杨医生早早来到门诊，清理门诊桌椅用品，使之整洁。杨医生再次悄悄对小张医生说，今天有好几个慢性头痛病人来看门诊，都是预约的。门诊开始不久，第一个是女病人，姓顾名霓云，是应医生的熟人，进来就与应医生打招呼，并由应医生代诉病情：

头痛反复发作已经 8 年，几乎每天发作，甚则一日发作三五次，每次发作持续 5～30 分钟，头痛严重时恶心欲吐，但并无呕吐。头痛无固定部位，有时整个头部都痛。头痛的性质多样，主要是胀痛、刺痛、钻痛、牵引痛，但无麻木感，伴有轻度头晕，无旋转性眩晕。无耳鸣，但觉耳内发胀，对视力无明显影响。头痛发作与气候变化、情绪变化关系不明显。神疲乏力，食欲差，多食作胀。月经近来经常延期。应医生说得条理清楚，显然对病情十分了解。

钟老看病人，面色憔悴，略见衰老之象，问此前用过哪些药，答：“中药与西药都用过。西药可以止痛，但不能控制发作。最近连续服用了一个月中药，说是全面调理，也没有效果。令人烦心，真是久痛摧人老。”一边说，一边拿出一沓外院中医病卡给钟老。钟老略为翻阅，见有党参、茯苓、川芎、淮山药、萸肉、菊花、天麻等药，随手放在桌上，为病人诊脉察舌，脉弦，重按无力，舌正苔薄白。处方如下：

淡吴萸 12g　炒党参 18g　干姜 10g　川芎 12g　生龙、牡各 30g　生龙齿 30g　姜半夏 15g　白术 10g　黄连 8g　天麻 10g　　10 剂

把处方交给病人时，钟老还补充一句话：“此病并不十分难治，虽不能保证不发，但花一点儿时间调理，可以基本控制。”

杨医生把病人留下的外院中医病卡拿来仔细一看，钟老处方中的药，前医也曾用过，只有吴茱萸、干姜、黄连、龙齿四味药前医没有用过。杨医生自己揣度，中医用药的关键，可能就在几味重要药物，也就是所谓的“将药”。

第二个头痛病人，姓龚名宣对，男性，42 岁，操作工模样。脸上看不出有病态，还未及坐下，就说，我能吃能睡，就是头痛。钟老慢慢地问，他逐一回答，口齿清楚。头痛将近两个月，开始轻微，逐渐加重。持续痛，阵发加重。近来头痛加重时，有呕吐。头痛部位主要在后头部，胀痛。视力、嗅觉都好。当钟老问到手足活动情况时，他惊奇地回答，当了二十多年车工，多次评为先进，近来却多次失误，出了不少废品。走路走得太快时，有摇晃不稳，莫名其妙地跌了两次跤。钟老再问，吃过哪些药，做过什么检查？答：吃过不少止痛药，也吃过中药，暂时减轻一些，还是没有效果，没有做过检查。钟老与应医生轻声交换意见之后，一边翻阅病卡，一边轻柔和缓地说：“你吃过不少药，还未见效，转到脑外科去仔细检查一下，好不好？”病人漠然，点头同意。于是由杨医生陪着他去了脑外科门诊。

第三个头痛病人是青年学生，严家青，男性，18 岁。头痛将近二年，时发时止，时轻时重。吃过几种西药，能止痛，但仍旧发作频繁，严重影响学习。钟老听他语音重浊，有鼻音。就问，是否容易感冒。回答极容易感冒，每发必鼻塞流涕，先流清涕，后有黄涕，头痛加重。逐渐好转，不久又发。钟老说，你有慢性鼻炎，又有气虚，抵抗力差。针对这两方面慢慢服药调理，注意冷暖，减少感冒，就可以逐步好转。用玉屏风散冲剂与川芎茶调散（丸剂）。在钟老门诊上不开中药汤剂方，只用中成药的病人是极少见的。

第四个头痛病人是位老人，戴一副金属框眼镜，有学者风度，进来就招呼钟老，钟老也起座相迎。患者姓英名长工，67 岁，轻声细语，有条理地诉说病史。头痛有七年了。钟老轻轻应了一句，是60岁之后开始的。病人接着说，久治不愈，十分烦心，做过许多检查，血压不高，颈椎X片，说是轻度退行性变，部分韧带钙化，生理弧度尚可，头痛不是颈椎引起的。头部CT，没有发现明显异常，没有肿瘤，有肿瘤也不会拖延七年。磁共振也做了，发现有轻度脑萎缩，又说是老年人难免的。还发现基底动脉血管硬化，说这可能是头痛的原因。可是大的动脉硬化，也没有好的治疗方法，所以只能来找你这位中医了，希望能妙手回春，减轻症状或减少发作，提高老年生活质量。

钟老仔细询问病情。问疼痛部位，答痛无定处，两边都有。问疼痛性质，答主要是胀痛，也有重压感，但没有剧痛。问发作时间，答发无定时，一个月发五六次，早晚都有。有声光刺激、心烦容易发作。有一年夏天去青岛疗养，就很少发作。再问有哪些伴发症，答有耳鸣，已持续了三年，疼痛较重时有呕吐清水，无眩晕，无眼黑，四肢活动无异常。

钟老不仅仔细听他诉说的内容，还听他口齿清楚，语言条理清晰。看来这位老友"髓海"还比较充盈，也就是说并无脑实质的明显损伤。因而一边按脉，一边用温和的口气说，看来还是气血不和，没有大问题。

按得脉弦，72次/分，有来盛去衰之象，对老年病人来说，提示肝气上逆，也是动脉硬化的一个标志。看舌色正常，苔中等腻，色微黄。于是，钟老又补充询问是否有胃病，答，十多年前有胃出血史，近年胃脘无症状。钟老处方如下：

淡吴茱萸15g　太子参15g　姜半夏15g　滁菊花8g　蔓荆子15g　炒川芎10g　炒白芍15g　炙甘草8g　制川朴6g　小川连6g　潼、白蒺藜各15g　生龙齿30g　山萸肉10g　枸杞子12g　红枣10枚　　14剂

两周后复诊：顾霓云头晕头痛逐日减轻，近日头晕消失，头痛几乎消失。月经未至，仍有纳少、腹胀、神疲乏力。钟老嘱前方加仙灵脾12g、茯蓉18g、枳壳12g，去白芷，继续调

治。英长工，头痛发作二次，一次轻微，无呕吐。舌上腻苔略为化薄，仍带黄色，脉弦，72次/分。钟老嘱前方吴茱萸加至18g，加赤芍15g、丹皮24g、广郁金15g、磁石18g，去山萸肉、潼蒺藜、炙甘草，继续服用。据杨医生介绍，龚宣对经CT检查，发现小脑附近有占位性病变，已经手术完整摘除。严家青症情有好转，正在继续服药，没有来复诊。

门诊结束，应医生宣布，下周三下午病例讨论，就讨论这四个头痛病人，这正是：

头痛心烦情皆异，缓急轻重各不同。

讨论内容想必精彩。究竟如何，且听下回分解。

第39回 慢性头痛重症心衰 调理救急皆用经方

病例讨论会由应医生主持。他说："头痛是一个十分多见的症状，内容很多，准备分几个部分讨论。先讨论中医辨证好不好？"小张不同意："我迫切想知道的是颅内肿瘤的头痛有何特点，给病人漏诊，就性命攸关了。"钟老理解小张的想法，又想帮应医生按原来的安排开好讨论会，就插话道："我对龚宣对的头痛，怀疑有肿瘤可能，一方面是受现代医学的影响，因为中医没有颅内肿瘤这个概念；一方面中医传统认为，头痛而影响到手足的运动变化是十分严重的。《灵枢·海论》有'髓海有余则轻劲多力，髓海不足则胫酸眩冒'的记载，但是这方面的认识是比较模糊的。还是请应医生仔细说说吧！"应医生不得不转换讨论内容，停顿片刻，理理思路，然后说："颅内肿瘤，严格一点说是颅内占位性病变所引起的头痛，简要地说有三个特点，第一，虽然是慢性，但逐步加重；第二有颅内压增高的表现，如呕吐、视力减退等；第三是定位症状，也就是说肿瘤所在部位的脑组织损伤后的症状，如肢体运动受影响、失语、精神不正常等等，多种多样。"小张感到，这样归纳一下，条理清楚，比自己看书要容易记住。忽然想到中风脑卒中也有头痛，不是很危险吗？怎样鉴别？心里想着，口中就说出来了。陆老先生答曰："这种头痛，中医叫做'真头痛'，《灵枢》厥病篇记载了10种头痛，其中之一是'真头痛，头痛甚，脑尽痛，手足寒至节，死不治'。也有人说是'朝发暮死'。出现手足厥冷，已经是严重的中风，叫做'脱证'，也叫做'入脏'，很难治的了。"应医生接着从现代医学角度加以简要说明："急性发作的剧烈头痛，出现呕吐及意识障碍，出现不同程度的瘫痪，有这三点，便是脑血管意外。如果持续深昏迷，则可能是脑出血。”应医生要想把话题转向他原来的计划，接下去说，“下面，我们请陆老先生讲中医对头痛的辨证论治吧！”

“头痛一症太复杂了，中医辨证可以用‘纷繁杂陈’这四个字来形容。《内经》对头痛，大多是零星论述的，只有《灵枢·厥病》论述了10种头痛，其中真头痛有临床意义。其它9种头痛鉴别意义不大。《素问·至真要大论》对外感头痛与内伤头痛作出了鉴别。自此以后，一直沿用不同的病邪来区别不同的外感头痛。《伤寒论》虽然没有头痛专篇，但外感头痛仍可根据六经辨证来论治。至于后世将头痛的部位与经络挂钩，再配上引经药，如太阳头痛在后脑，引经药一说用川芎，一说用麻黄、羌活；阳明头痛在前额，引经药一说用白芷，一说用葛根、升麻；少阳头痛在两侧，引经药多为柴胡；厥阴头痛在头顶，引经药多主吴茱萸。少阴经与太阴经的经脉不上头颅，所以较少提及。我感到这样机械地划分，临床意义不大。至于‘偏左头痛为血虚，偏右痛为气虚’之说，更少有指导意义。辨证论治是中医的一个特点，中医理论中包含有辩证法的精神。但是中医理论中也有一些是呆板的，脱离实际的。我们要以临床实践来加以检验，不可盲从。”陆老先生耿直不阿的性格充分显露，也说明东方医院这个门诊讨论会富有学术民主的气氛。稍作停顿，稳定了一下情绪，陆老先生继续说下去：

“当然，古代中医对头痛也有一定的明确的认识，吴瑭在《温病条辨·解儿难·暑痉》中，分析了13种头痛，认为急性头痛而伴有发热者属外感头痛，不可专治头痛，应按外感病论治。又认为偏头痛时发时止，痛连牙齿、眼眶。秦景明在《脉因症治》头痛论中提出，偏头痛是‘偶一触犯，则痛立至’。又指出，妇女月经与偏头痛相关，提示气血不和是导致头痛的基本病机。方隅在《医林绳墨》卷四论头痛中告诫医者，注意因眼病引起的头痛，不要医了头痛瞎了眼。古代学术交流十分困难，个人点滴经验难以形成系统的认识。可惜啊，可惜！”说到这里，陆老先生十分动情。

当大家请钟老先生阐释一下对三个头痛病人的辨证论治时，钟老说道：“我是根据《伤寒论》进行辨证论治的。”他的一句话，令人感到惊奇，七八年的慢性头痛病，却用《伤寒论》辨证论治，使大家兴奋起来。听钟老继续说下去，“《伤寒论》中有一首著名方剂吴茱萸汤。《汤头歌诀》对这首方剂的功能作了最简明的概括：‘阳明寒呕少阴利，厥阴头痛力能保。’呕吐、下利主要是消化道疾病，厥阴头痛的原因，主要不在于风寒外感，而是由于气血失调，气机上逆，血行逆乱，导致肝风内动。这样的头痛为什么归入厥阴病篇呢，有两个方面的联系：一是这种头痛伴有干呕、吐涎沫之症，排列于此，与其他呕吐相比较；二是这种头痛与肝脏的功能密切相关。中医认为足厥阴肝经与相关内脏配合，有调节人体气血正常流行的功能。气血失调的头痛可以治肝，但是古人不是像我这样说的，他们写中医书，用的是古代医学术语，例如：‘足厥阴肝为风木之藏，喜条达而恶抑郁’，‘肝具刚柔曲直之性，能斡旋敷布一身之阴阳气血’等等。”接着钟老又作了通俗的解释：“肝有刚强之性，但如能得到肾阴、肺阴的配合，又能体现出柔和的本质。所以说肝有‘体阴用阳，刚柔曲直’之性，用我们现代的话来说，便是调节功能和制约机制。”稍一停顿，钟老又说，“气血失调的头痛有寒热之分。属热的，偏于阳气旺，宜用清肝熄风之剂，如龙胆泻肝汤、羚角钩藤汤之类。属寒的偏于正气虚，宜用暖肝和中之剂，以吴茱萸汤为基本方，顾女士与英先生的头痛都属于后者。前医治疗顾女士的药方偏于清凉，所以效果欠佳。顾女士肠胃不和，所以加用白术、半夏、黄连；有轻微眩晕，加上天麻、龙骨、牡蛎。但全方仍以暖肝、温中为主。英老先生的头痛有重压感，这可能是肌肉紧张引起的，并且与精神情绪有关，中医看作是肝阴虚，所以加入芍药、甘草柔肝缓急和阴。年事已高，脉象来盛去衰，有脑萎缩，中医看作是肾气虚，所以加入枸杞子、山萸肉、潼蒺藜、白蒺藜益肾，再加黄连、厚朴、半夏调理脾胃。这两个处方比较简单，就讲这一些。”

听到这里，陆老先生感到满意，微微点头，又轻轻地说：“我补充一点意见。在《蒲辅周医案》中有5例头痛，多是偏热的，但也有偏虚的，是肝肾阴虚。可见中医辨证的复杂性。”可小张医生却感到还有一些问题弄不清楚，“中药教科书上说吴茱萸有毒，不可大量应用，一般用3g，最多6g，这次处方中为什么用量达15g？如果病人有高血压，能不能用热性的吴茱萸？”这就使钟老不得不再次发言：“过去临床上头痛一症，属热者较多，或为外感风热头痛，或为肝胆郁热，肝阳化风。我记得《吴鞠通医案》头痛门中，大多用羚羊角、桑叶、菊花、钩藤，没有用过吴茱萸。但是近年来，一般的外感头痛少了，疑难的老年性的慢性头痛比较多，这才有用吴茱萸汤的机会。如属高血压头痛，我不用吴茱萸汤，高血压多属于肝火上炎，肝阳上亢，甚至肝风上旋，不宜用辛温的吴茱萸、生姜。至于吴茱萸的剂量，教科书的规定偏小，只有2～5g，《伤寒论》中吴茱萸用一升，按照我的计算方法，其重量约为70g，这个数据仅供参考，不能作为标准。《吴鞠通医案》中用吴茱萸大多为9～15g，最多为18g，这个数据是可靠的。因此，我的用量不大，属中等。前面讲的是煎汤服用的剂量，如果研粉吞服，或做成丸剂服，一天用3g，也就足够了。至于吴茱萸的毒性问题，唐代甄权《药性论》说有毒，陶弘景《名医别录》说有小毒，所以都用甘草水泡淡之后入药，处方称为淡吴萸。吴茱萸的热性是明显的，古书上讲过许多吴茱萸的宜忌，概括地说，有寒者可用，有热象者忌用，目疾头痛不宜用吴茱萸，民间有句话，‘医了头痛瞎了眼’，可能就是指吴茱萸性热损目。”钟老这些具体的知识对青年医生来说，有实用价值。但小张还感到有些问题不清楚，想到就问：“高血压头痛与青光眼头痛有什么特点？掌握了鉴别点可以避免误治造成不良后果。”

“这属于现代医学的症状鉴别诊断，”应医生接下话头答道：“高血压头痛主要痛在枕后、项部，有僵硬感、紧箍感，早晨头痛明显，是由肌肉紧张、血管扩张所致。青光眼头痛主要痛在眼框上部、眼球周围，剧烈胀痛，视力减退，或伴有呕吐，是由眼压升高所致。还有三叉神经痛，痛在一侧面部，阵发的短促剧烈疼痛。偏头痛则是周期性反复发作的半边头痛，多发于女性，有家族史。而今天两例，血管舒缩功能障碍的头痛是最不典型的头痛。总之，50 岁以上，突发性严重头痛，逐步加重，且伴有其它阳性体征时，属于危险信号。”

* * * *

头痛病例的讨论刚刚结束，小张马上走到钟老跟前，轻声说：“我有一位亲戚患重症心力衰竭，在某区中心医院急诊室观察，出现毛地黄中毒，出了病危通知，病房没有床位，家属十分焦急，想请您去看看。”钟老二话没说，站起身就随小张出诊了。小张的表弟小何等候在医院门口，一起雇车前往。刚在车中坐下，小何惊异而不安地问小张，中医也能治急症病人？小张轻松地回答：“你不知道，东汉张仲景是世界上第一个用人工呼吸方法抢救窒息的医生，可以说是中国急症学之祖，传下来的张仲景药方是中医的经典方，其中有不少能治急症。而钟老又是研究张仲景学说的，你可是找对门路了。”

车到医院，他们匆匆走进急诊室。一看病人不是平躺在病床上，而是坐在床边，手扶床头柜，两小腿下垂。这叫“端坐呼吸”，是严重心力衰竭的体征之一。走近看病人，面目浮肿，面色灰黄，口唇青紫，呼吸急促，胸胀抬肩，痰声漉漉，精神萎靡。

急诊室值班医生很配合，简单介绍病史：患者何云志，男性，68 岁，有高血压病史 20 年，慢性支气管炎病史近 10 年。多次出现心力衰竭。初步印象为高血压性心脏病，慢性支气管炎继发感染导致心力衰竭。一度出现地高辛中毒的现象，目前暂时停用。正在口服氨茶碱与氯化钾，静脉滴注抗生素。刻下心电图示左心高电压，心肌损伤，一度出现室性早搏。钟老询问患者家属，知患者一周前发热，咳嗽，痰多而粘稠，病情日益加重。目前便秘，尿少，不欲进食，得食则恶心，似睡非睡，唤之能应。看舌色淡，有齿痕，苔厚腻，色淡黄。按脉弦紧带数，来盛去衰，偶有停搏，104 次/分。按四肢肌肤不温，微微汗出，下肢明显可凹性水肿。

除了中医一般的望、闻、问、切四诊之外，钟老还进行了腹诊。见腹部膨隆，按之腹力强（提示病邪盛），心下痞硬（提示有痰饮水湿结聚），可是诊脐下却发现脐下不仁（脐下较脐上明显柔软，反应弱，提示肾虚）。于是钟老处方如下：

汉防己 12g　川椒目 10g　葶苈子 18g　制大黄 10g　生黄芪 30g　白术 10g　桂枝 15g　猪、茯苓各 10g　泽泻 12g　熟附块 12g　炒白芍 12g　干姜 8g　石柱红参 10g（另煎浓汁冲入）

请家属立即去配药，浓煎 400ml，分 2 次，在今夜服下，明日再议。

回来路上，小张担心地问："这样危重的病人为什么还要用大黄攻下？"这正是：

误服人参如毒药，善用大黄能救急。

要知钟老如何回答心力衰竭用大黄的道理，且听下回分解。

第40回 化痰饮温凉有差异 治心衰补泻大不同

出诊回来的路上，小张大胆地问："这样危重的心力衰竭病人，为什么还用大黄攻下呢?"

钟老慎重地回答："这个病人中医辨证应该是正虚邪实。正虚所以用人参、附子，邪实便要用大黄、葶苈子，但要考虑病人能否耐受攻下。"时间匆促未及进一步讨论，各自回家。

凌晨，患者家属电话告诉钟老：第二次中药服下已两小时，目前病人烦躁不安，是不是有危险?钟老问，药后大小便如何?答，小便两次，量中等，大便一次，溏薄。再问，四肢是否温暖?答，两手已温暖，两足仍欠温。钟老说，这是好现象，病情有转机，前方再配一剂，仍煎400ml，争取在中午以前服下。

下午复诊的时候，中心医院已将病人收住于中医科病房。病人半卧在病床上，心率由昨天104次/分减为90次/分，无室性早搏，按脉仍弦紧，来盛去衰。舌色如前，舌苔略为化薄。腹诊：腹部膨隆略减，腹力强度减弱，心下痞硬不明显，脐下不仁依然。问家属，大便通畅，溏软便两次，尿量明显增加。能进少量半流质，病情有好转。钟老决定仍用上方，石柱红参改为生晒参10g，其它药物不变，再服两剂。

刚回到钟老的诊室，小张就按捺不住有许多问题要提出。最迫切要知道的是夜间烦躁为什么知道不是病情恶化而是好转?钟老从容回答："中医辨证有阳烦、阴躁之分。病人服药之后，大小便通畅是气机得通之象。手足由凉转温是阳气来复之象，所以说这种烦躁提示病情好转。不是一个烦躁就能确定的，而是几个症象综合起来才能得出的结论。《伤寒论》中多次指出：'手足反温，为欲解也'，'虽烦下利，必（必，作可能解）自愈'，'手足温者可治'。这些古典原文所指的，可能就是这样的病情。"

小张又问："这个处方为什么这样复杂，温凉补泻都有？好像不符合'君臣佐使'的方剂配伍原则。"钟老听到这个问题，陷入了片刻沉思，是方剂教学讲得简单了些，还是小张理解得片面点儿？中医的一个处方，并非只有一味君药，只起一种作用啊！于是引经据典地回答："《素问·至真要大论》对'君臣佐使'，讲得既有原则性，又有灵活性。原文说：'君一臣二奇之制也……君二臣六偶之制也'，又说：'奇之不去则偶之，是谓重方，偶之不去，则反佐以取之，所谓寒热温凉反从（从，指药与病相适应）其病也。'还说：'气有高下，病有远近，证有中外，治有轻重，适其至所（所，指病之所在）。'这些古文并不十分难懂，但要结合实际，全面理解。"

钟老背了不少古典原文，重又回到当前的临床实际，"今天这个方就是一个包含着许多作用的复方，古人也叫做'重方'，但方中还是贯彻了'君臣佐使'的原则。补气以人参为君，黄芪为臣，白术为佐；温阳以附子为君，干姜为臣，桂枝为佐；利水以葶苈子为君，防己为臣，椒目、泽泻为佐；泻下以大黄为君，芍药为臣。"稍一停顿，钟老好像兴犹未尽，接下去说，"中医称大黄为将军，它袪除病邪有斩关夺将之功，它不仅是通大便，还能祛除痰、热、瘀血、积滞等多种病邪。只要辨证准确，可以适当应用。应该明确，我这次用大黄之目的，不在于通大便，而在于祛除病邪，通大便只是手段。严重的病证往往虚实夹杂，相互交织，需要攻补兼施，祛邪与扶正两方面都要用重药，非此不能治大病。可见，治大病重病，不仅要有专业知识，更要有魄力，敢于用药，但又不是乱用重药，要考虑病人能耐受攻下，病邪能逐步驱除。现在有中西医结合，疗效较好，过去碰到这样的病证，很难取效。"钟老对用药的指导思想与处方的基本原则作了详尽的解释。

接着小张医生又提出了第三个问题：这个处方的基本方是什么？与过去治疗心力衰竭的方法有何区别？“这是一个复方，其中最主要的最基本的方剂是己椒苈黄丸与四逆加人参汤，一泻一补，体现了处方的基本思路。己椒苈黄丸出自《金匮要略》，是治疗痰饮结聚，腹胀满的。四逆加人参汤出自《伤寒论》，是治疗下利、出血以后四肢不温的。此外，今天这个处方中还包含着真武汤（温阳利水）、五苓散（通阳利水）、防己黄芪汤（益气健脾利水），这五个方都是张仲景方。治疗心力衰竭，今天用的方法与以前用过的方法基本相同，今天的方法更加复杂些。以前我们用过益气温肾固脱、温阳通阳利水，也用过泻肺化痰、清热解毒，也曾用过葶苈子，但是益气温阳利水这个基本方法没有变，还有其它方法我们没有用。”钟老讲到这里，略显倦意，小张也就不好再问了，但对危重的心力衰竭病人用大黄，还是心存疑虑。

* * * *

说也凑巧，今天钟老门诊上来了一个老病人，小张医生拿病卡一看，姓唐名梅旺，男性，72岁，这个病人的现代医学诊断竟然与前天外院急诊的何老先生的诊断完全相同。是高血压性心脏病，慢性气管炎继发感染，心力衰竭二级。所差的就是心力衰竭的程度轻。小张兴趣提高，集中注意力听病人主诉：

发现高血压已有30年，血压波动很大，收缩压在150mmHg以上，有时超过190mmHg，舒张压在90～120mmHg之间。但自己没有明显的感觉，只有轻轻的头晕头痛。经常服用复方降压片、复方罗布麻片与硝苯吡啶。有气管炎、哮喘将近10年，6年前经过测定是粉尘螨过敏，做过脱敏试验，但仍有咳嗽，气急，咯痰不爽，痰粘稠，有时呈块状。近1个月来，气急加重，晚上难以平卧，要垫高上半身，时有心悸，感到胸闷，腹胀，饮食略为减少。腿脚重着，行动不便。医生说，不仅肺有毛病，心脏也不好。4年前开过刀，是肠子上的肿块。

钟老看患者形丰，面红，目赤，面部轻度浮肿，呼吸急促。察舌色紫黯，舌形胖大，苔白腻满布，按脉弦滑 94 次/分，律齐。下肢明显浮肿，按之如泥，腹诊腹部略显膨隆，腹力强，心下痞硬，无脐下不仁。钟老处方如下：

汉防己 15g　川椒目 12g　葶苈子 18g　制川军 10g　生黄芪 30g　全瓜蒌 20g　前胡 15g　白前 15g　茶树根 30g　五加皮 12g　桑白皮 12g　白术 12g　泽泻 15g　猪、茯苓各 10g　炒白芍 18g　炙甘草 8g

病人刚走，小张就问，这个病人与前天急诊室的病人的病情、用药基本相同，他们还有哪些区别？钟老说，这个问题提得很好，我们要正确认识客观事物，就应该在异中求同，又在同中求异，接着对两个心力衰竭病人作了简要的比较："两个病人的不同之处不仅在于轻重有别，还在于前者阳气虚衰严重而急迫，后者不严重，因此没有用参、附，单用黄芪、白术益气。前者没有热象，而后者略有热象，所以用桑白皮、瓜蒌清化痰热。至于泻痰利水的力量，两者相仿，都用己椒苈黄，剂量亦相近。后者未用桂枝而用茶树根与五加皮，其通阳利水之力量强于前者，但前者阳气虚弱，用桂枝有扶正通阳之功，更加稳妥。"

唐老先生每两周来复诊一次，症情逐步好转，药味改动极少。一个月以后，减去五加皮。两个月以后，浮肿基本消退，能平卧，哮喘未发作，大便通畅，日一行，小便增多，脉率 72 次/分，舌正红，苔白腻。心力衰竭已完全控制。至此，小张医生才完全相信，正虚邪实在一定的条件下可以用大黄攻下。此是后话，补叙于此。

今天与唐老先生一起来复诊的又有一位心力衰竭病人。门诊卡厚厚一沓，看来是个老病人，但平时很少来门诊，因而小张还没有见过。打开门诊卡一看，五年前便诊断为风湿性心脏病，心房纤颤，心力衰竭。经某医院住院治疗后，转来中药调理。

患者姓甄名彩棠，女性，67岁，门诊时间未到，小张医生和她攀谈起来。甄老太说：她患心脏病三十多年了，危险的时候幸亏普安医院救了她的命。但出了院之后，头晕眼花，走路不稳，动则气急、心悸，早上面目浮肿，下午脚背浮肿。一不小心就感冒发热。非但失去了劳动力，生活也不能自理了，正是年年养病常有病，天天吃药难停药。感到人生乏味。在钟老门诊调理之后，好得多了。近二年来，不用天天吃药，只要在冬天吃一料膏滋药。今年，一年只感冒了一次，吃几天药就好的。现在已经能够做些家务，买菜，做饭，带带小外孙。冬至节气快到了，今天是来请钟老开膏方的。小张又一次感到惊奇，前两个病人心力衰竭，用含大黄的方剂祛邪为主，对这个心衰病人，却完全用补法治疗，差别何以如此之大？小张注意看病人面色，略显淡白，两颧微红，语音清楚，行动灵便。病态并不明显，但按脉沉细，时快时慢，时大时小，每分钟约80次，这是心房纤颤的表现。舌色紫黯，有齿印，苔薄白，按下肢有极轻的浮肿。小张还为她做了腹诊，腹诊结果与前两个病人不同，腹力软，心下痞硬轻，偏于右，胸胁苦满轻微。

有前几年的膏方方剂作为参考，钟老察舌，按脉，询问近来病情之后，很快为甄老太拟订今年的膏方如下：

生黄芪300g　大生地300g　党参200g　枸杞子120g　白术120g　肉桂30g　熟附块180g　生龙、牡各300g　泽泻150g　猪、茯苓各150g　川芎150g　麦冬200g　五味子100g　白芍180g　干姜45g　五加皮100g　炒枣仁300g　广郁金120g　山萸肉100g　茶树根300g　益母草200g　桃仁120g　丹参200g　当归100g　生龙齿300g　全瓜蒌300g　枳壳80g　佛手80g　陈皮80g

上药31味浓煎三汁和匀。与陈阿胶300g，冰糖200g，蜂蜜200g一起收炼成膏。

生晒白参150g，朝鲜红参80g，二味另煎浓汁，收膏时冲入。

服法：取一匙，用温开水冲服，早晚各一次。

抄好方，小张把甄老太的病卡给杨医生，杨医生看过之后也感到出乎意外。惊奇地问，一直知道膏滋药是进补用的，有“冬天进补，春天打虎”的俗语，想不到也能治病。希望钟老给讲讲其中的道理。这正是：

治病八法原有补，补方滥用必成灾。

要知钟老讲些什么，且听下回分解。

第41回　补法乃治病之一法 膏方是精炼之药方

今天钟老门诊上又来了两个要求开膏方的病人，花了不少时间，没有时间讲中医如何进补，却使小张、小杨增长了不少知识，也产生了一些新的疑问。

很早就等待在门诊室的一位老太太，一看她的穿戴就知道是比较富有的华侨。钟老走进门诊室，首先与这位老太太打招呼，看来他们很熟悉。小张拿起病卡翻阅一过，看到已有多年的膏方记录，没有其它诊断记录。看来是每年回国开膏方的。小张细看第一页上记录着病史：

苑丽舟，女，70岁，17年前左侧乳腺癌根治术。6年前发现高血压，正在用西药，平时血压控制在正常范围。性情较急易怒，有吸烟史40年，目前咳嗽轻微，咯少量灰白色痰液。前年发现有肺气肿。钟老问近来情况，回答很详细：上楼短气，走平地尚可。走路时曾出现忽然偏向一侧。偶有胸闷，心悸，时有尿急，有发作性眩晕，颈椎X片示边缘增生，椎间隙狭窄。血糖、肝功能均正常。今年冬天咳嗽较多，痰白而稠，量少，但没有感冒发热，自觉精神很好，眠食均可，偶有便秘。

钟老按照过去中医传统，写了一段脉案：

年逾古稀，肝肾不足，肾气虚乏摄纳之权，肝阴虚有阳亢之象。长期吸烟，痰饮恋肺难免；曾经手术，气血受损有之。法当益肝肾精血，以摄纳元气，潜降亢阳，使乙癸同源。健运脾土，宣肃肺金，滋化源而运胸阳，徐徐缓图，调护有当，可臻耄耋。

陆老先生在小张旁边轻声说，过去老中医被请到人家家里开膏方，人家事先把一张三十二行笺铺在书桌上，你必须写得满满的。写脉案大多用华丽的骈体文，也是医生显露文才的机会，钟老年轻时在这方面曾下过一些功夫，现在拿出来就是。大概这张膏方要到境外去配药熬膏。

钟老所拟膏方的药物如下：

生、熟地各 100g　全当归 100g　五味子 60g　制川朴 120g　姜半夏 100g　白茯苓 100g　青、陈皮各 60g　炙甘草 60g　嫩白前 120g　紫丹参 120g　杢白芍 120g　上安桂 30g　款冬花 100g　炙苏子 120g　全瓜蒌 180g　枳壳 100g　广郁金 100g　大川芎 100g　制黄精 180g　麻子仁 150g　桃、杏仁各 100g　厚杜仲 180g　桑寄生 120g　怀牛膝 100g　福泽泻 120g　茺蔚子 120g　生龙齿 120g　鸡血藤 120g　枸杞子 100g　山萸肉 100g　南、北沙参各 60g　苍、白术各 100g　坎炁 10 条

上药 38 味浓煎三汁和匀。

高丽红参 60g，西洋参 30g，冬虫夏草 60g，另煎浓汁，收膏时调入。

蛤蚧尾 3 对，研极细粉末，收膏时调入。

鹿胶角 90g，龟板胶 90g，陈阿胶 120g，蜂蜜 120g，冰糖 120g，以水溶化，与上述药汁一起如法收炼成膏。一料。

早晚各一匙，温开水调服，感冒发热，脘腹痞胀，或有其它病证时停服。

另附开路方（先服此汤方五六剂，适应后，接服膏滋药）如下：

大熟地 15g　当归 9g　川朴 9g　肉桂 3g　枳壳 9g　丹参 12g　白芍 15g　炙甘草 6g　钟乳石 15g　桃、杏仁各 9g　白前 12g　炙黄芪 12g

这两个处方是钟老亲笔书写交给老太太的，小张匆忙地把处方抄录下来，药味较多，有些眼花缭乱，也说不清里面究竟包含着哪些成方，只觉得有许多补益药，补气、补血、补阴、

补阳的都有，也有许多治疗性的药，主要是活血、化痰、理气的药物。小张还未缓过气来，下面一个病人已经等待多时了。

杨医生对甄老太的膏方颇有兴趣，因为它对控制心力衰竭起了较好的作用，但是对苑老太的膏方兴趣不大，因为乳腺癌早已切除，高血压已用药物控制，气管炎没有发作，目前没有什么应该治疗的疾病，完全是进补，对那一段骈体文的脉案也缺乏兴趣，因而没有仔细看钟老为苑老太开的膏方，而是在提前看下一个病人的病卡，并且为其中的内容所吸引。

陆贵利，男性，38岁，有神经官能症病史，有眼睛干涩、耳鸣、听力减退、记忆力减退、失眠多梦等症。长期服用安定类药物。一年多来，出现四肢无力，肌肉萎缩，阳痿，外阴萎缩，不得不逐步停用安定类药物，但症情未见好转，乃用中药治疗。先用汤剂，病情有所好转，半年以来改用膏滋药治疗，已经取得较好疗效。自夏经秋，一料膏方服两个多月，今天是第四次来开膏方了。小杨医生感到，这种疾病开始是功能性的，时间久了，出现了一定的器质性改变，治疗很不容易，而今服用膏滋药，方便、可口、有效，有点意思。

* * * *

看陆贵利其人，个子矮小，较为瘦削，面色黝黑，但目光仍有神气，语音清晰。形体依然虚弱而精神已有恢复。走到钟老跟前坐下，轻轻地连声说，有好转，有好转。再压低一点声音说，夜间已有勃起，偶有泄精。钟老细问近况，答，仍头晕、神疲腰酸、畏寒怯冷，勉强做些轻工作，上床后思绪不宁，夜眠欠安，多梦纷扰。目糊，口燥而饮水不多，脘痞，腹中鸣响，大便先干后溏，小便无异常。钟老按脉弦细而缓，70次/分，舌色略淡，苔白腻满布。膏方如下：

生、熟地各150g　山萸肉150g　巴戟肉150g　仙灵脾100g　仙茅120g　枸杞子150g　肉苁蓉150g　锁阳150g　补骨脂100g　韭子100g　菟丝子100g　车前子100g　白芍150g　广木香80g　制川朴100g　阳起石120g　怀山药 200g 炙龟板 120g 煅龙齿 300g 炒枣仁 300g 白茯苓 120g 炙远志 100g 菖蒲 120g 姜半夏 120g 川石斛 120g 五味子 80g 胡芦巴 100g 白术 100g 熟附块 120g 肉桂 80g 炒党参 150g 肉豆蔻 45g 干姜 80g 炙甘草 80g

上药 35 味浓煎三汁和匀。

陈阿胶 200g，鹿角胶 200g，冰糖 400g，溶化，如法收膏。

每日早晚各一匙，温开水送下。

同时每天服生晒参粉 3g、鹿茸胶囊 0.25g。

陆贵利接过膏方，向几位医生点头，表示谢意。边走边自言自语说道，人家吃膏方是进补，我可是治病，效果还挺好。门诊结束，应医生宣布明天下午讨论膏方与补法。

* * * *

“观察了钟老的三个膏方，我感到膏方不等于补方，膏滋药不一定都是补药。近年来，不论男女老小都吃膏滋药，我看这股风并不科学。”杨医生的发言冲破了讨论会的程序。并且使病例讨论不只谈医学理论，而与社会现象联系起来，这还是第一次。

“我同意杨医生的意见。”陆老先生接着发言，语调略有激动。“膏的原意是药物煎炼而成的油脂样的精华物质，其中有些是补药，如龟鹿二仙膏、十全大补膏，但并非专指补药，如夏枯草膏、益母草膏、枇杷叶膏都不是补药。胶是指有粘合性质的物质，在药物中，驴皮胶（其中产于阿县的名阿胶）、鹿角胶等是常用的补药。但黄明胶（狗皮熬的胶）不是补药。建国以前，只有极少数有钱人冬令用膏滋药进补。现在冬令进补的人很多，这是一部分人富裕的一种表现，无可厚非。但是有些人变换手法在医疗保险中报销，这就有些欠妥了。因此，我根据李时珍父亲李言闻的观点，在报纸上发表了一篇短文，指出了滥用补药的弊病，人家对我还有意见呢。”

“下面请钟老给我们讲讲膏滋药与中医的补法吧。”应医生主持会议，得及时把讨论重点转移到学术问题上来。

“膏是中药的一种剂型。汉代《五十二病方》中便有膏剂，虽然是外用的膏剂，也是熬炼而成的。后世膏剂陆续增加，均不限于补剂。就内服的膏剂而论，服用、保存均较汤剂方便，但暖湿季节容易变质，所以都在冬季制备、服用，逐渐形成了冬令进补的习俗。对治病而言，膏剂可以不分冬夏，现在有了冰箱，更易保存防腐。陆贵利先生就是一年四季都用膏滋药治疗有效的一例。这种剂型适用于慢性病病情稳定而疗程极长者。也可以在疾病易发季节服用。如甄老太、苑老太就是在冬季，容易外感风寒引起旧病复发时服用。对虚弱的病人来说，冬季更加需要防护，此时适当用些温补之剂，也有一定需要，这也是形成冬令进补习俗的一个原因。”说到这里，钟老稍作停顿，喝口茶，再说下去。

“开膏滋方首先要考虑病人的消化吸收能力，能否接受。舌苔厚腻、脘痞腹胀、消化不良者，不宜用膏方。在膏滋方中用糖用胶都不宜过多。一料膏滋药大约服两个月，应该算一下，一天服多少，我看糖每天4～8g，胶每天也是4～8g，其它药物煎制后也有粘胶泄出，有些药多，如地黄、黄精，有些药少，如桂枝、牡蛎。这就是老药工所称的‘出膏率’。估计一下出膏率，决定用胶的多少，太少熬不成膏，太多膏极硬，难挑难溶，更难消化。草药不宜太多，因草药多渣，容易吸附其它药物的药汁，影响效果。”这是钟老开膏滋方的具体经验。稍停又说：

“至于补法，不限于膏滋药。各种剂型都可容纳补药。肾气丸、天雄散、獭肝散都是补药。补法是中医八种基本治疗大法——汗、吐、下、温、清、和、消、补之一，虽然位居第八，但很重要。用补法开补药，首先要考虑该不该补，也就是病人有没有虚证。别一听病人说精神不好，没有力气，按脉细弱，就以为是虚，具体病情并不那么简单，有真实假虚，有虚实夹杂，也有真虚假实，需要辨明。如面红烦躁，出血频频，脉来浮大，有似热证，实为气虚欲脱，急需用补；如头晕神疲，四肢乏力，不思饮食，脉来细软，有似气虚，却是湿热郁阻，不可用补；如虚实夹杂则应根据具体情况或先补后攻，或先攻后补，或攻补兼施。虚实夹杂临床常见，如我们治疗何先生与唐先生的心力衰竭，用的是攻补兼施的方法。”

“第二要考虑补什么。也就是要分气血、阴阳、五脏，原则上是哪里不足补哪里，要分辨清楚。具体运用时，气血、阴阳、五脏之间又有联系，如适当应用补气药可以促使血液的生成；适当应用补阳药可以促使阴液滋盛；补肾阴可以养肝，可以润肺；补肾阳可以健脾，也可以宁心，也可以暖肝，又可以摄纳肺气，等等。其中有不少具有指导意义的理论。”

“第三，补法要分缓急，这在救治危重病人时十分重要。如气虚与血虚同时存在应该以补气为先。阴虚与阳虚同时存在以温阳为急。在虚实夹杂的情况，何者为主，何者为先，只能根据具体情况而定。我们在治疗心力衰竭、呼吸衰竭的过程中体现了这个问题。”

“第四，具体的补方绝非全是补药的叠加，在补药中多少要加入一些健脾和胃理气流动之品。如四君子汤中有茯苓，六味地黄丸中有丹皮、泽泻等等。”

忽然杨医生的手机响了。说是他哥哥发热 3 天，现在体温达 39℃，可能是上呼吸道感染，想请钟老去看看，用中药治疗。应医生宣布讨论会结束。钟老带着小张医生立即动身。

这正是：方中有法宜详细，补中寓泻配合和。

要知钟老如何治疗高热，请听下回分解。

第42回 治高热大胆用补药 遇顽症精心选古方

杨医生的哥哥年约四十，面容瘦削，面色略显憔悴。但两颊微红，呼吸稍快。诉：发热三天，体温一天比一天高，今天39℃，吃过退热药片，汗出后热略退，旋又升高。头痛，头胀，颈项牵强。微微恶风，又感烦热。说话时有咳嗽一二声。痰少色白，咯痰不爽，有轻度咽痛。钟老按脉弦滑带数，肘部皮肤有汗。察舌色正常，苔薄黄腻满布。看咽部轻度充血。再问过去病史，答：有胃痛病多年，平时饭后常有不适，容易腹泻。钟老处方如下：

生黄芪 18g　青防风 12g　生苍术 10g　黄芩 18g　黄连 3g　藿梗 10g　连翘 10g　象贝母 10g　牛蒡子 10g　杏仁 10g　块滑石 12g　炙甘草 4.5g　2剂

抄方结束，小张正想提问，杨医生说，他妹妹也在发热，请钟老顺便也给看看。并且说一个多月前发热将近三周。近来又发热 10 天，现高热已退，但留有低热，目前体温 37.5～37.8℃。做过多种检查，排除了结核、肺炎，前天血常规：血白细胞 4.1×10^9/L，中性粒细胞 0.67，淋巴细胞 0.31，嗜酸性粒细胞 0.02，初步诊断是病毒性感染。发热日子太长，怕有变化，所以请钟老辨证施治。

钟老一看被叫过来的姑娘，是个中学生模样。杨医生介绍说，他妹妹今年 14 岁，刚进初中。观其面色微红，略见消瘦，无明显病容。诉：过去一直有恶寒，恶寒之后就发热。近几天不恶寒，反而感到烦热，有时出汗，有时无汗，有汗时热退，夜间大多汗出热退。有咽痛，不咳嗽，大便干结，数日一行，小便无异常。钟老按脉，弦滑带数，98 次/分。察舌色偏红，舌苔根腻微黄。看咽部充血（+），扁桃体轻度肿大。按耳后淋巴结如花生绿豆大小，约10枚。钟老处方如下：

柴胡30g　黄芩30g　赤芍24g　炙甘草10g　枳壳12g　制川军10g　连翘12g　飞滑石18g（包）　青黛6g（包）　白薇15g　3剂

对这个方剂，小张一边抄着，一边就看出是《伤寒论》的大柴胡汤，但还不清楚这个病为什么能用该方？这个汤证与杨医生哥哥的病怎样区别？

钟老把处方交给杨医生的母亲时说："服三剂可能热退，热退后还要适当调理。"小张感到有些惊奇。因为钟老从不预言病愈的具体日期，说病情受多种因素的影响而有变化，很难预测，又说这可能被人贬为江湖骗术。是否今天在杨医生家，是自己人，不避此嫌疑，故而直说，亦未可知。当时已晚，匆匆回家，只能以后有机会再提问了。

三天后，杨医生说，他哥哥和妹妹的发热都退了。哥哥是一剂热减，二剂尽退。目前仍有咳嗽咯痰。妹妹正如钟老说的，三剂后发热退了，想请钟老再去看看。

门诊结束去杨医生家。先看哥哥，寒热已退二天，面色更见憔悴，咽不痛，食欲增，仍有轻咳，咯白痰少许。脉弦滑不数，舌色正常，苔腻薄。改用清化痰热调理。再看妹妹，诉：昨日热退，热退前，一次鼻出血，量中等。服药以来大便通畅，日一行，软便。夜间仍有盗汗。钟老察舌色正常，苔薄白腻，咽部充血消退，扁桃体轻度肿大。按脉弦细，90次/分，耳后淋巴结为米粒绿豆大6枚。钟老嘱调理一周，处方如下：

银柴胡12g　白薇12g　地骨皮20g　玄参12g　象贝母10g　赤芍15g　炙甘草8g　焦山栀8g　小蓟草18g　太子参18g　7剂

这次复诊，比较顺利，有多余时间。回到诊室，小张赶紧向钟老提问，杨医生也在一旁聚精会神地听着。钟老说：

"他哥哥是虚人外感，虚就虚在平时有胃肠病，正气驱邪无力，在表之风寒尚未完全消失，一部分入里化为痰热，与内有之湿相结合。这是基本病机。治疗是李东垣的益气升阳法与后世清化湿热法相结合。虽有玉屏风散中的三味药，但整个方剂不是固表止汗，用生苍术、青防风与柴、葛等配合，仍以发散为主，益气为佐。”小张还有不理解之处，问道：“此人发热，恶风，有汗，头痛，项强，符合桂枝汤证，能不能用桂枝汤，要不要调和营卫？”钟老感到这个问题提得有一定深度，有理论水平，后生可畏啊！思想上稍稍清理了一下，慢慢地回答：

“患者咽红咽痛，咳嗽痰稠，里热明显，不宜用桂枝。但发热恶风，有汗，仍应调和营卫，方中柴胡配黄芩是公认的和法，名曰和解少阳，方中还有防风配知母这一药对，防风温散，通卫阳，知母苦降，清内热，也有调和营卫的作用。广义的调和营卫不限于桂枝汤。”说到这里，小张医生忽然想到一个病人，马上插说道：“前年钟老您看过一个病人，也是气虚感冒，用补中益气汤治疗（见本书第10回），方中防风与白芍两味药，当时您也说是调和营卫。”钟老听了，也回忆起来了，接着说：“对，有这么个病例，是我的老邻居赵师母，她没有痰热湿热，发热不高，用的是单纯的补中益气汤。但是高热也可以用益气升阳法，用补中益气汤原方。小杨哥哥就是一个证明。李东垣《脾胃论》原文也说补中益气汤用以治疗内伤热中，气高而喘，身热而烦，脉洪大而头痛，或渴不止，皮肤不任风寒而生寒热等症。”

“那杨医生妹妹发热许久不退，您怎么知道三天就可以退热呢？”这个问题小张放在心上好几天了，终于有机会提出，顾不上语气有点生硬。钟老并不在意，诙谐地回答：“正因为发热已经十天，高热转为低热，病可能快好了，所以我估计三天可能退热。”

“这是否在《伤寒论》中也有记载？”小张这个问题，提得有些唐突，钟老并不在乎，反而认真地回答：“《伤寒论》中有一些估计病程长短日期的记载，有人认为这些‘六日愈’、‘十三日愈’等原文毫无意义，我感到还有一定的临床意义。一般感受风寒发热，六七天能愈，张仲景把六天叫做一‘经’，就是一个阶段。病程长一些的二个阶段，叫做‘再经’。现在他妹妹发热十天，已进入第二阶段，再过三天，第二阶段结束，所以我估计病情可能好转。”钟老说得兴起，呷一口茶，又接下去讲：

“他妹妹的病，符合《伤寒论》中的少阳阳明并病。由寒热往来转变为但热不寒，舌红，苔黄，咽肿，大便干结，里热已经明显。但有时有汗，有时无汗，提示少阳尚未全罢。所以用大柴胡汤，果然有效，得衄血而解。《伤寒论》关于大柴胡汤的原方也讲‘伤寒十余日’，日期也相符。接下去的调理是养气阴、清虚热，属于基本方法。”

说来凑巧，接二连三地来了发热病人。今天来了个女病人，苍白消瘦，有人扶着慢慢走来，十分费力。病卡上写着姓荣名蓓丽，41岁，是陆老先生介绍的。说八年来多次反复发热，最近半年反复发热不退。小张一听，感到惊奇，竟有这样顽固的发热！看来应医生对此也有心探索，仔细翻阅病人带来的厚厚的病卡，详尽地询问病史。

八年前发热，主要是低热，有时高热，有胸闷，腹痛，部位不固定。血沉加快达120mm/h，轻度贫血，免疫球蛋白增高。住某中心医院三个多月，检查做得很多，没有发现其它异常。但对激素敏感，因而用强的松与阿司匹林治疗。拟诊为结缔组织疾病，风湿热。出院前两天，还有38℃发热。以后四年之内，又三次因高热不退而住院，一次诊断为尿路感染，一次诊断为病毒感染，一次诊断为风湿热。诊断均不明确，每次都用激素控制。

这次发热将近半年，或高热，或低热，最高达40℃。多汗，夜间大量盗汗，汗出后热暂退。恶风，全身乏力，肌肉消瘦，体重减轻15kg。肌肉痛，腹痛，深吸气时胸痛，心慌，短气。知饥不欲食，胃脘胀，隐痛，大便溏薄，小便频数，夜眠不安。血沉140～180mm/h，血红蛋白 80g/L，血压 120/80mmHg。心电图示：左心室肥厚。其它检查未发现明显异常。目前正在用一种进口的抗风湿药控制，但停服一次就有高热。

钟老看荣女士，显得衰老，与年龄不符。面色淡白，两颧微红，略有浮肿，口唇淡白，两目无神。说话无力，叹息连声。看舌色淡红，苔白腻，脉细带涩，重按无力，100 次/分。一个对现代医学来说诊断颇为烦难的疾病，一个多年顽疾，不仅给病人生理上、心理上带来了损害，对医生的心理也是一种考验。钟老对此并没有迟疑不决，而是很有信心地作出了决断，处方如下：

熟附块 20g　焦白术 20g　生、熟地各 18g　桂枝 15g　仙灵脾 15g　炙甘草 10g　赤、白芍各 25g　生黄芪 30g　肉苁蓉 18g　巴戟肉 15g　知母 24g　青防风 15g　羌、独活各 10g　米仁 30g　制川朴 12g　广木香 10g

将处方交给病人家属时，钟老却出言谨慎，说服此方如无副作用，可试服一个月，西药暂时不要停用。

病人一出诊室，小张就耐不住提出疑问，这个病人在中医看来是什么病？为何能迅速辨证施治？钟老微笑回答：

“中医理论体系与西医的不一样，西医对此病很难作出明确的诊断，但在中医看来并不困难，这是风湿病。从辨证角度来看，此证是风湿弥漫全身，气血阴阳俱虚。《伤寒论》太阳病下篇、《金匮要略》中风历节篇有近似的记载，‘风湿相搏，身体疼烦’，‘肢节疼痛’，‘汗出短气，恶风不欲去衣’，‘身微肿’，‘身体魁羸’，‘温温欲吐’等症状，不是与这个病人基本符合吗？因此，我就以《伤寒论》的甘草附子汤与《金匮要略》的桂枝芍药知母汤作为主方。久病及肾，所以加巴戟、肉苁蓉、仙灵脾。病情较重，剂量较大，病程已久，一时难以取效，所以连服一个月。我想，中医既然识得此病，便有可能治疗。”稍停，钟老放缓语调，若有所思地说：

“中医的这一种治病方法，对照古今，辨证施治，未必是优点，显得保守，缺少新意，但是如果对得上号，往往有效，所以经常应用，感到也很方便。近年也想在方法上有所改进，有所创新，但非易事，要靠你们青年一代。”

一个月后，荣女士来复诊。发热基本消退，有时傍晚或夜间发热，天明自退。汗出减少，肌肉痛减轻，能下床活动。食量虽少，较前已有增加。仍有下腹痛、胸痛、贫血等症。进口西药已减去2/3，小量维持，逐步递减。钟老认为证情大有好转，但阴虚较前明显，仍以前方为基础作较多修改，成为阴阳并调之法。处方如下：

大生地18g　熟附块15g　炒白芍15g　白术10g　巴戟肉12g　仙灵脾12g　炙鳖甲15g　青蒿12g　地骨皮15g　米仁30g　党参15g　川朴12g　枳壳12g　广木香10g　炙甘草10g　制香附15g

以第二个处方为基础，加减进退，服用两个月之后，发热退尽，肌肉不痛，进口西药已停用。体重增加5kg，能做轻的家务。钟老将第二个方略作变动，成为气血双补之剂。处方如下：

大生地24g　熟附块12g　炒白芍15g　生黄芪24g　当归10g　川芎10g　鸡血藤18g　怀牛膝12g　川朴12g　枳壳12g　党参18g　米仁30g　巴戟肉12g　仙灵脾12g　白术10g　菟丝子12g　炙鳖甲12g　炙甘草10g

以气血双补方为基础，加减进退，三个月后荣女士来钟老门诊，前后服药已半年，由冬至夏，面容已略见丰润，说体重共增加10kg，目前几无自觉症状，准备上班。这正是：

半年治愈非容易，一剂退烧并不难。

要知在此盛夏季节，是否还有发热病人，且听下回分解。

第43回 辨暑病分阳明少阴 用古方调寒热温凉

炎热的下午，钟老门诊室突然接到电话。小张医生病了，高热40℃，神志不清，说胡话。她母亲焦急地诉说，想请钟老等去看看。

一个电话，将病例讨论会移到了小张的家里。钟老到小张床前一看，面色通红，汗水湿润，正在大量喝水。看到钟老等人到来，想起身迎接，而身重无力，只是把肩部移动了一下。接着小张轻声对钟老说："我可能是中暑，昨晚吃了一些妈给我的退热药片，汗出很多，但发热不退。正巧今天月经来了，量较多，热度更高，汗出很多，人很疲乏，嗜睡。"

钟老一听，语言清亮，思路清晰，绝非神识昏迷。小张接着又说："有时烦热，有时嗜睡，刚才可能是说梦话，妈说我神志不清，急着请你们来。"钟老按脉滑数，察舌色偏红，苔薄白，舌面少津。又问，偶有恶风，进食有稀粥、牛奶、面条等。月经是应时而至，没有提早，无明显腹痛。大便干结，小便少。至此，钟老感到可以放心。处方如下：

肥知母60g　生石膏160g　炙甘草30g　党参30g

粳米少许煮汤去米，取汤煎药。

今天由杨医生抄方，他还没有见过药味这样少的处方，也没有见到剂量这样重的处方，感到新奇，正想提问，钟老先开口了：

"这病是中暑，又是'热入血室'。凡外感热病碰上月经期，都可称为'热入血室'。如月经有异常的应特别注意，可能出现'邪入血分'重症。月经无异常的可以仍按所发生的外感热病施治。不知陆老有何见解？"这个话既是征求陆老的意见，又是对各位医生说的，更是对小张和她妈妈说的，请她们放心。

“同意钟老的诊断与治疗。白虎加人参汤在《金匮要略》中就用以治疗中暑，确实有效。当时还没有中暑这个病名，称为‘中暍’。后人根据这个治法，提出了‘夏暑发自阳明’的理论。中暑热证临床表现为发高热，汗出热不退，恶热不恶寒，或背微恶寒，烦渴引饮，脉洪大或滑数，与阳明病经证的证候与治法基本相同。”陆老说明了理论渊源。

当晚体温降至38℃，钟老嘱第二天上午继续服原方一剂。下午热退，一夜安眠。第三天，小张就来上班了，其实她不是一定要来上班，而是要来问问，白虎加人参汤的退热效果为什么这样快?

杨医生马上回答：“因为你的病与古书上的记载对上号了，与《金匮要略》痉湿暍篇对上了，所以用白虎加人参汤，一服就好。这是钟老说的，有一定道理。”

“这个道理我早就知道了。我想问的是白虎加人参汤的配伍与药理。”小张是想进一步深入探讨。

“白虎汤中主要是知母与石膏相配，两味都是清热药，有协同作用，古代叫做‘相使’。而且，石膏味辛气轻，能发汗解肌，使邪外散；知母味苦润降，能滋阴泻火，使邪从下泄。这样使邪热无可容之地。再者，石膏只能清上焦与中焦之热，知母能泻三焦之火。二者配伍，对全身邪热的治疗作用更加全面。大量汗出不仅伤津，严重者伤气，此时应加人参，益气以生津。病情较轻者可用党参。甘草、粳米能和胃气，养胃阴，可以避免应用大剂量石膏、知母所产生的寒凉伤胃的副作用。”接着，钟老又对石膏、知母的用量提出了自己的看法：

“一定要用大剂量的石膏、知母，如此方能起退热作用，张仲景白虎汤原方用石膏一斤，合现在的250g，现在我用了160g，约为原方的2/3。原方用知母六两，合93.75g，现在我用60g，也是原方的2/3。这是因为小张的病情不太严重，所以未用足量。如果当晚发热不退，应该再服一剂。”稍停，钟老自言自语地说：

“白虎汤中的君药究竟是石膏，还是知母，历来有不同看法。为了这个问题，我院中药研究室还有过一次争论呢。让应医生来说说那次学术争鸣吧！”应医生微微点头，高兴地说起了那段往事：

“已经是两年前的事了。中药药化实验室对白虎汤的退热作用，做了动物（家兔）实验，发现石膏与知母这二味药都有退热作用，石膏的退热作用，开始起作用很快，但持续时间很短。知母的退热作用，开始起作用慢，但持续时间长。这两味药配合同用，那是天衣无缝。古方配伍之妙令人惊叹。二者比较，知母的退热作用明显强于石膏，如果二者合用则又强于单用知母。并且知母的有效成分已经明确是芒果甙，作用于体温调节中枢。而石膏的退热成分还不十分明确，并非是硫酸钙。因此，实验报告认为白虎汤的主药是知母，其次是石膏。但在内部成果鉴定会上，有些与会者认为，此说与中医传统理论不符，方剂教科书上说白虎汤的君药是石膏，最好重新验证，暂不发表。后来请钟老发表意见，钟老提出《伤寒论》中的白虎汤与白虎加人参汤方都是把知母放在首位。清代的《医方集解》也认为白虎汤以知母为君，石膏为臣。实验结果与中医传统理论相符合，证明了白虎汤配伍的科学性。论文顺利通过答辩，很快得以发表。”应医生说话刚结束，小张又提出了新问题：

“为什么有的病人发热无汗，得有汗出发热便退，而我汗出很多而发热仍不退？”大家正想进一步展开对发热的讨论，却被中药房的夏师傅所打断。

“我都低热二十多天了，吃过许多药，没有效果，钟老，您费心给看看。”夏师傅嚷嚷地走进门诊室，拿着本院职工的病卡，一直走到钟老跟前。钟老看她年约四十，面白形丰，说话略有短气，显然是阳气不足的体质。钟老示意请她坐下，注意听她诉说病情。

“二十多天来，低热38℃上下（当时体温37.8℃），奇怪的是这样的天气很少出汗，有时感到烦热，有时感到怕风，头痛，骨节酸痛，胸闷腹胀，不思饮食，神疲乏力。先是吃退热药片安乃近，吃少了不出汗，吃多了一身汗，体温降得很快，头昏眼花，人也瘫掉了。后来改吃头孢类抗生素，低热也没有退。有人说我身体虚，配了些中药，黄芪、党参、麦冬、五味子之类，吃了精神好一些，但发热还是不退。后来改吃青蒿、地骨皮也没用。更加胸闷、腹胀、无汗、头痛、骨节痛……”

“你家开不开空调？”应医生打断了她的话头。

“开啊，我儿子和先生都要开得很低，我也人胖怕热。上班，一天到晚吹电风扇，风量越大越好。”夏师傅爽快地回答，说出了发热的根源。

“你这个病可以叫做‘空调病’，空调开得室温太低了，走到马路上，气温很高，冷冷热热，人吃不消啊。”钟老一面按脉，察舌，一面轻轻地说。

“人处于忽冷忽热的环境中，难以适应。体温调节功能与汗腺分泌功能失调，因而出现一系列症状。”应医生在旁边插话。

钟老按得脉沉细，80次/分，前臂皮肤干燥无汗。舌色略淡，苔薄白而润。处方如下：

净麻黄10g　熟附块12g　北细辛10g　炙甘草8g　苏叶10g　制川朴10g　　2剂

钟老把药方给夏师傅时说：“药汁温一些吃，盖上毛巾，希望微微出汗。”

杨医生看了处方在想：都是夏天发热，一个用大苦大寒的知母、石膏，一个用大辛大热的附子、细辛，中医确实让人难以理解。小张知道这个方剂是《伤寒论》的麻黄细辛附子汤与麻黄附子甘草汤的合方再加苏叶、川朴。方药组成简单明了，但为什么要用这样辛温的药，她不理解。不理解就问，这在小张心理上已经形成定势。

“这个病人全身情况还好，难道是少阴病?”

“夏师傅确有阳虚，是全身性的轻度阳虚，可以说是属于少阴病。”钟老明确作答，稍停慢慢地作详细的解释，“原是阳气不足的体质，虽在盛夏，感受的却是风寒之邪，古人对暑天外感，早有阴暑、阳暑之分。阴暑者因暑而受寒者也，凡人之畏暑贪凉，不避寒气，或深居大厦，乍寒乍热，不谨衣被，成为阴暑。像小张那个证候便是阳暑。用伤寒六经辨证分析，阳暑属于阳明，阴暑或为太阴或为少阴，或兼有太阳。麻黄是发散太阳风寒的，附子、细辛是主治少阴的，苏叶、川朴是兼治太阴的。药虽少，各方面都照顾到了。”钟老的解释，理论联系实际，丝丝入扣，旁听的陆老先生也微微点头。

服药之后，自觉全身有温热的感觉，微微出汗，只是全身皮肤潮润，不是汗水淋漓。这是辛温药解表之后的最佳反应，提示阳气逐渐充足，驱使在表之风寒病邪从汗而解。药后热减症缓，两剂之后，发热恶寒，头痛骨楚消失。但仍觉疲乏，胸闷，腹胀，纳差，口干而饮水不多，尿少。夏师傅前来复诊，诊得脉沉已起，出现濡细脉，舌形仍胖，舌色正常，苔薄白腻。钟老认为外感已经解除，而内蕴之暑湿尚在，改方如下：

桂枝 15g　炙甘草 8g　猪、茯苓各 12g　泽泻 15g　白术 10g　滑石 15g　藿香 10g　佩兰 10g

此方服用 3 剂之后，症状消失，恢复正常工作。夏师傅家里仍用空调，但调得不再那么低，办公室仍用电风扇，但风量也没以前那么大了。直到秋凉，相安无事。表示阳气已经恢复，正气运行，体温调节功能已经正常。此是后话，先作交代。

小张对这个处方已经能够理解，这是《伤寒论》中的五苓散与桂枝甘草汤的结合，再加祛暑化湿的藿香、佩兰。桂枝、甘草温振阳气，温通阳气。五苓散通阳健脾，利水化湿。药虽九味，但包含了通阳利水、健脾化湿、淡渗利水与芳香化湿四种治湿的方法。

但是，小张还有一点不理解，为什么自己中暑服药两剂就完全好了，而夏师傅的治疗要分两步走，能否把她的前后两个处方合起来，一次完成？钟老感到小张考虑问题正在向深入细致方面提高，高兴地回答：

“夏师傅的病不仅外感风寒，并且内有暑湿。在表的风寒有可能一汗而散，而湿邪的性质粘腻，难以迅速祛除，所以要分两步走。你的病只有热邪，有可能大剂清凉泄热而解，如果有湿，湿热互结，如前年华明先生的病（参见第 6 回），那就要麻烦多了。”

发热辨证十分繁复，许多不同的疾病都有可能出现发热。两个暑热病人刚结束，却又来了两个低热病人。这真是：

熟读一部《伤寒论》，从头至尾解热方。

要知新来的发热病人是何等情形，且听下回分解。

第44回　解热药温凉皆有效　发热论中西各逞才

今天疑难病门诊来了两位老年病人，一进门钟老就向他们打招呼："呦，是昌老、黎老啊，二位快请坐。"坐下后，昌老先生首先诉述病史：可能因疲劳受凉导致旧病发作。高热39.8℃，咳嗽，咯痰不爽，气急，急诊住进病房。用了大剂量的抗生素，挂了三天吊针，高热退下去了，咳嗽也好转了。但是低热一星期不退，37.6～38.0℃，也有时不烧。稍微有点怕冷，热度就高一些，出些汗，热就退一些。精神有点软，胃口不太好，咳痰极为轻微。X线片检查肺部只有支气管影深，说已没有明显炎症，验血也已正常，看来只能找钟老调理的了。

小张听了，感到纳闷，炎症消失了，为什么发热还不退？钟老一边诊脉一边对昌老先生说："这种发热，中医叫'余热'，或称'复热'，多出现在大病之后。一般认为，其原因是饮食不慎，寒温不适，或过于劳累。其实，这种发热真正的病因，是人体的气血营卫不协调。用中药调和之剂，很快就会好的。"钟老按得脉缓，察舌色正常，苔薄白腻。处方如下：

桂枝 12g　白芍 12g　炙甘草 9g　制川朴 6g　杏仁 9g
生姜 12g　红枣 12 枚　　3 剂

小张完全理解这个方剂，是桂枝加厚朴杏子汤，用桂枝汤调和营卫，加厚朴、杏仁降气化痰止咳，所以没有提出问题。想不到钟老却提出了问题：

"这样的低热，不知西医是怎么诊断的？"显然这是向应医生提问的。

"这样的低热，西医诊断是感染后热，属于'功能性微热'。其发热的机理是高热之后，体温调节功能尚未恢复正常。

功能性微热也可能是体温调节功能较差，不能适应外界温度的变化，如小儿的夏季热，到秋天发热会自然消退。还有一些低热与自主神经系统功能紊乱有关。”应医生不能再详细说下去了，因为黎老先生等着诊脉呢。

“我也是高热之后低热，但时间比昌老还要长。我有胆囊炎，已多次发作，大约三个星期前，又发作。腹痛，高热，还有黄疸，用了大量抗生素，挂了一个多星期盐水，又加用中药，热度才下来。腹痛消失，黄疸消退，可以吃些东西了。就是低热不退，但自己并不感发热，只是口苦，胃口不好，大便干结，头昏眼花。”钟老诊脉弦细不数，舌色正常，苔薄腻微黄，按腹力偏软，胁下无抵抗。钟老自言自语地说，也应该用和法，和解少阳。处方如下：

柴胡 20g　黄芩 15g　太子参 18g　炙甘草 8g　姜半夏 8g　生姜 3 片　大枣 4 枚　玄明粉 15g（烊冲）（大便通后可减为 10g）　3 剂

小张原来猜想两个病人都是高热之后的低热，都用和法，大概都用桂枝汤吧，想不到用的是柴胡加芒硝汤，与桂枝汤主药相差甚远。门诊一结束正想提问，不料，应医生布置说：最近看了不少发热病人，用了许多方法，准备进行一次病例讨论会，可以联系过去的病例，时间还是周三下午，请大家做好准备。至于这两位先生的病，经中药和法调理，很快就热退康复出院，在此提前交代。

* * * *

“发热的最基本的病理是人体阳气亢盛。阳气亢盛有两种，一种是阳气确实多于阴气，一种是阴气不足，阳气相对地亢盛。二者均使阴阳失去平衡，导致发热。”

今天破例，钟老在讨论会上第一个发言，并且首先指出了基本理论。稍微停顿，又继续说下去：“阳气亢盛的原因很多，发热的性质也各不相同。近来我们用不同的方法，治疗了几例不同原因的发热病证，请大家对此发表意见。”

"钟老对发热的治疗可以说是得心应手，汗、吐、下、温、清、和、补多种治法都用上了，各有其效，各得其所。应用得最多的是《伤寒论》方，《伤寒论》原是治疗以发热为主症的外感病的中医经典。温病学家吴鞠通，一边说'另立门户'，一边又说'羽翼伤寒'，可见《伤寒论》是温病学说的基础。"陆老先生的发言，虽然有一点溢美之辞，但不失为对钟老诊治发热的简要总结。

"前天两位老先生的低热，钟老说都可以用和法，但一个用的是桂枝汤加味，一个用的是小柴胡汤加味，方药有很大差别，这是为什么?"还是小张医生引起了讨论会的小小的波澜。

"多数中医书，包括方剂学教科书，把桂枝汤归入解表法。这也没有错。但是，桂枝汤的更重要的作用是调和营卫，调和气血，从而又能调和阴阳，并且桂枝汤是通过调和营卫才能达到邪随汗解之目的的。因此，桂枝汤无疑也应属于和法。大家都把小柴胡汤称为和法的代表方，小柴胡汤之'和'，不是调和营卫气血，而是和解少阳的病邪，是用柴胡外透、黄芩清泄以祛除邪热，同时应用人参、甘草扶助正气，这与桂枝汤的和是有区别的。黎老先生是肝胆尚有余邪，同时连日高热之后，正气已虚，所以适用小柴胡汤。昌老先生微寒、微热、微微有汗，是营卫不和之象，适用桂枝汤。"陆老先生把二者的区别说得清清楚楚。稍停他忽然想到一个病人，又接着说下去：

"至于前年有一例大叶性肺炎高热消退之后，也用小柴胡汤，那是明显的余邪由太阳阶段向少阳阶段传变。小柴胡汤有两种不同的用法，发热较高，邪气较多时，要用大剂量的柴胡、黄芩，低热流连，病邪已少时则用小量，黎老先生当然属于后者。"

"知母、石膏是寒凉药，附子、麻黄是温热药，大黄是泻下药，人参、黄芪是补气药，性质相反，差别很大，为什么都可以用于治疗发热?"小张的问题为讨论会掀起了第二阵波澜。

"这是因为发热这个症状，可以出现在许多不同性质疾病的不同阶段，其发热的机制又各不相同，所以治疗发热也应该相应地采取不同的方法，不能一概地用寒凉药。”钟老立即作出了回应，缓一口气，喝一口茶，才又慢慢地说下去：

“杨医生的哥哥，外邪入里，痰热与湿邪阻遏阳气而发热，体虚正气无力祛邪，所以适当加用黄芪，用的是《伤寒论》痉湿暍篇用防己黄芪汤治湿病的方法。其目的还在于祛邪，如果调理他的肠胃病，要在热退之后。小张中暑，感受的是暑热阳邪，人体内阳气也亢盛，两种阳气合在一起，必须用大剂量寒凉药，抑制亢阳。同时人体津液、正气也受到一定损伤，这时喝水也不能很快吸收。可以补液，效果很好，用中药便用人参或党参，益气以生津。津液充沛，有利于退热，主要也不在于补。如发热而出现明显伤阴时，可以适当用些滋阴药。如《伤寒论》中有竹叶石膏汤，《温病条辨》中有青蒿鳖甲汤等。但滋阴药用得不当，会影响阳气的宣通，不利于祛除病邪，须要谨慎。”

讲过发热用补法之后，钟老稍停片刻，又说道：

“发热而应该用温药的机会也不少，一般有三类证候：一是外感寒湿等阴邪，阻遏人体阳气，阳气郁而发热。如老海员肺炎高热，用麻黄、桂枝辛温解表（参见第1回）。二是风寒湿邪外袭阻遏阳气，更兼人体正气不足，外邪深入，侵犯经络肌肉关节。如陈小凤的反应性组织细胞增多症（参见第5回），还有荣女士的结缔组织病变。我们都用了桂枝、附子温通阳气，温振阳气，驱散寒湿。此外，夏师傅的空调病是暑天感受阴寒之邪，阳气被遏，本来阳气不足，病情虽然轻浅，但性质相似，所以我们也用少量的麻黄、附子。第三类病情比较复杂，原有慢性的阳虚的疾病，或正在服用温阳药物，在此基础上，又感受热性病邪而发热。这时根据具体情况可以清凉药与适量的温热药同用，我们对一例风心病心衰继发感染的病人曾用过这样的方法（参见第16回）。”

钟老讲话长了一些，有点累了，停下来喝一口茶。大家也在回味着钟老讲的内容。小张想过之后又提出了新问题：

“为什么有些发热不能用寒凉清热药？”

见钟老还没有缓过气来，陆老先生回答说：“发热是体温升高，体温升高中医辨证并非都是热证。发热而中医辨证属于热证才适宜用寒凉药，如小张自己的中暑，如杨医生妹妹的病毒感染。不论高热或低热，如果中医辨证属于寒证，便要用温药，这一方面钟老讲过了。我要补充说明的是，发热体温升高不等于中医辨证的热证，能解热降低体温的药，其药性也不一定就是寒凉的。中医认为在温性的药物中，也有不少有解热作用，如麻黄、桂枝、细辛、荆芥、紫苏等。当然有更多的寒凉药具有解热功能。附带说一下，有抗菌、消炎作用的药物也未必都是清热解毒药，也有温性的药物。总之，中西医各有一个理论体系，可以通过分析、实验、临床而逐步结合，但不可简单、笼统地套用。”大家听得如醍醐灌顶，获益匪浅。钟老也听得一个劲儿点头，高兴地让应医生从西医角度来讲讲发热。

“发热这症状，太复杂了，许多疾病都可能出现发热，不知从何说起。”应医生有点为难，迟疑半晌才继续说下去：“发热的原因，首先要分清是感染性的发热，还是非感染性的发热。发热的临床表现要分急性发热、长期发热、慢性低热。掌握了这些就不至于发生太大的误治。”说到这里，应医生又感到难以进一步分析，稍作停顿之后，才说：“还是结合最近几个具体病人说说吧。老海员的大叶性肺炎是细菌感染，是急性发作，按西医治法应该用抗生素，适当用退热药，这种病现在单独用中药的机会不多，这次虽然有效，不要随便推广，要慎重。陈小凤、华明和荣女士都是非感染性的长期发热，用抗生素无效，西药用激素、用抗风湿药。这最适宜中医辨证用药，我们也取得了很好的效果。赵师母的感冒，杨医生的哥哥和妹妹的病毒性感染，属于急性发热，体温或高或不太高，西药抗病毒效果并不太好，主要也是对症治疗，中医辨证用药效果很好。小张的中暑是非感染性急性发热，中医有传统效方，中西医结合效果很好。两位老先生都是感染后低热，属于非感染性的功能性微热，适宜于中医调理。”讲到这里，应医生略缓一口气谦虚地说：“啰嗦地说这一段，水平有限……”话犹未尽，电话铃响了，是耳鼻喉科张主任来的电话，说有一个比较少见的耳科疾病，明天要请钟老会诊。应医生说话就此结束。

大家感到有点惊奇，小张说，中医有眼科专著《银海精微》，有喉科专著《重楼玉钥》，有没有耳科专著？陆老先生说，过去有专治耳病的民间医生，门口挂一个木材做的大耳朵，现在好像没有了。耳病治法，散见于中医外科书中，缺少整理，很可惜。这正是：

民间验方谁能集，大木耳朵何处寻？

要知明天钟老如何治疗耳科少见病，且听下回分解。

第45回 少见病仍按辨证治 起搏器难倒老中医

耳鼻喉科张主任亲自陪同病人来到钟老门诊，看来他对这个病人比较重视。患者申老先生，年近70，头发干枯稀疏，白多黑少，嘴巴歪着，眼红流泪，耳朵上涂了龙胆紫，有些脱皮，神情痛苦，面容十分难看。小张暗自忖度，是什么奇怪的病症，把人折磨得如此难堪。

张主任向钟老介绍病情：这是一种比较少见的病，中文叫做膝状神经节综合征，英文称为Hunt症，是由病毒侵袭人体，损伤膝状神经节以下的神经组织所致。这个病人两个月前发病，当时有发热、头痛，好像感冒。右侧外耳疼痛，发成串水疱疹，耳鸣，头晕，眼球震颤。收入病房，作出诊断后，用过许多西药，开始是解热，镇痛，用吗啉胍、地巴唑、辅酶A、三磷酸腺苷、维生素等。热退之后，由于症状不减，又用激素。目前急性期已过，激素、吗啉胍已停用，但症状依然严重，看来一时难以恢复，因此请钟老用中药治疗。

张主任说话直率爽快，还对中医治疗提出了要求：目前可能还有病毒残留，希望中药能够起抗病毒的作用；恢复已经受损的神经组织并非易事，需要一个长期的过程，希望能起良好的促进作用。钟老微微点头，表示同意，这是对对方的尊重，一边思忖着，这样的病我虽然没有看到过，但是我看到过许多病毒引起的面神经瘫痪，也看过不少病毒引起的带状疱疹，都是用辨证论治治愈的。今天还是用辨证论治，这是中医的特点，也是我自己的擅长。于是，仔细地向病人询问病情。

杨医生听了张主任的要求，很感兴趣，想知道中药怎样抗病毒，怎样恢复神经组织的功能，因此十分注意钟老如何诊断、治疗。小张也因少见病提高了注意力，更为患者痛苦的面容而增加了同情心，很想学到钟老辨治少见病的方法，门诊室显得很宁静。

钟老先问起病时的情况。由于申老先生听力减退，只能提高一点声音，凑近他一点儿发问。又因病人面歪发音欠清，要仔细听着。申老先生说，开始突然发热，热不高，38℃，不怕冷，耳朵痛头痛，但没有鼻塞咳嗽等，不像感冒。第二天早上，刷牙时发现面孔歪了。耳朵上发红，有水疱，耳鸣，听力减退。头眩，看东西天旋地转，甚至恶心呕吐，眼皮活动不灵活，眼睛流泪。症状一天天加重，住院吃药五六天之后，发热退了，疱疹消退了，但面瘫没有好转，头晕、耳鸣、耳痛如故。两个月来令人十分痛苦。

钟老再问其它病情，回答是吃东西没有味道，舌头似乎有些麻木，但是还能吃，消化没有问题，胃肠无不适，大便每天一次，小便也好。

钟老看患者，虽然面目歪斜，表情痛苦，但并无萎靡不振，语音虽然欠清，但发声并不低微，虽然年近古稀，宗气尚可。按脉弦迟，59次/分，舌色偏红，苔白腻。

钟老满怀同情地对申老说，“这是局部经络受伤的病证，老先生全身情况很好，不必着急，慢慢地可以恢复的。”为了安慰病人，把病情说得轻一些，但所说符合实际，病人听了确实放心不少。可钟老自己却反复思考，颇费周折：两个月前，肯定有外感，主要是风邪，舌象属热，脉象属寒，寒热难定。目前是否有外邪难说，进食无味，似乎有湿，但消化正常，又提示无湿。病变部位属于少阳与阳明经络，对内脏影响不大。沉思片刻，钟老心有所得，自言自语说出几句脉案。小张匆匆记录如下：外风入络，侵犯少阳阳明经络，气血受阻，郁久化热，引动内风。治以龙胆泻肝汤为主，佐以凉血活血，熄风通络。处方如下：

龙胆草12g　粉葛根24g　大生地20g　白蒺藜30g　僵蚕

12g 泽泻 30g 猪、茯苓各 15g 明天麻 12g 炙甘草 10g 赤、白芍各 20g 蝉衣 6g 丹皮 15g 石决明 30g 生牡蛎 30g 生姜 3 片 全蝎 1.5g 蜈蚣 1.5g 后二味研粉和匀，分 3 次，饭后吞服 14 剂

申老先生满意地走了，门诊室里的医生心中却留下了许多疑问。钟老也感到这是一个顽固的病证，用药量应该大一些，疗程将要长一些，但对这个药方是否有效没有把握。杨医生在想，这个病西医诊断很明确，中医辨证却不清楚。小张感到茫然，这个病中医算不算是中风？中风怎么用龙胆泻肝汤。连陆老先生也有些不解，但是没有时间提问讨论，下一个门诊病人已经进来了。

* * * *

进来一位五十多岁的女病人，面色淡白而虚浮，行动迟缓，已显老态，是应医生认识的。但今天应医生没有详细介绍病情，只是简单地说是心脏病，请钟老诊脉。病人与钟老打过招呼，就伸出手来放在脉枕上。钟老以三指按脉。初按感到脉细，重按力不足，但节律不快不慢，一呼一吸，脉来四至。细按感到脉律十分整齐，寸、关、尺三部力量均匀。再用手表核对，心律绝对整齐，每分钟 71 次。不禁感到惊奇，口中自言自语道："怎么会有这样的脉象？应医生笑着说："章女士安装了心脏起搏器，这是起搏器心律。"

钟老已经听说过心脏起搏器这种事，但亲自按到安装起搏器之后的脉搏，还是第一次，于是让小张、陆老先生都来按一下这种脉搏。同时钟老想起了一则江南民间的神话故事。竟然暂时放下病人，讲起神话来了："前清乾隆年间，苏州医生叶天士名声很大，神仙吕纯阳听到后有点不服气，就化妆成一个老人，请叶天士按脉。叶天士按到吕纯阳的脉与众不同，感到可能是故意戏弄他，就对着吕纯阳说：'六脉调和，犹如天生地造，此人非仙即妖。'吓得吕纯阳拔腿就跑。这个神话里包含着一定的古人对脉象的准确认识。即正常人的脉象，随着呼

吸起伏、情绪变动、周围环境、饮食起居而略有变动，不可能绝对整齐不变。所以我对章女士的脉象感到惊奇。原来她的脉律不是天生的而是人工机械的。”

应医生紧接说下去：“安装心脏起搏器解决了病人的主要问题，心率不会太慢，不会停搏，但并没有解决所有问题。”章女士接着自己诉说病情：“我三十多岁时就发现心跳缓慢，头昏眼花，神疲乏力，记忆力差，工作很累。经常吃药，时轻时重，坚持工作。去年两次昏倒，第一次送到急诊室就苏醒了，说是心跳太慢所造成的。第二次昏倒，心脏一度停跳，真是死里逃生。住院检查，诊断为病态窦房结综合征，阿斯氏综合征，冠心病，心肌梗死。半年前安装了起搏器。心跳太慢这个问题解决了，心率稳定，不再出现昏倒。可是好景不长，一个月之后，就出现头昏眼花，胸闷乏力，面目浮肿，连轻微的家务活也难以承担。但心率还是每分钟 71 次，说明起搏器功能正常。应医生说，还是请中医调理为上策。这可能是‘起搏器综合征’，即使更换一个起搏器，也未必能彻底解决。”

钟老再细看患者，病容明显，语言气短，声音低怯。再看唇舌紫黯，舌边小齿印，苔白腻满布。按腕部、尺部欠温。从中医辨证来看，主要是阳气虚衰，气血两亏。气虚容易感受外邪，所以咳嗽有痰，苔腻；年已五十，冲任虚亏，所以有烘热、汗出、形寒，月事延迟，这是比较次要的兼夹问题。但是钟老感到自己对心脏起搏器一无所知，安装上这个起搏器，对心脏究竟起什么作用，还有哪些问题不能解决？因此，未敢贸然用药，转而询问应医生。

应医生说：“心脏起搏器有许多类型，章女士安装的是 R 波抑制型心室起搏器（简称 VVI），它的起搏点在心室，有感知功能，属于抑制型。在病人心率低下时，能稳定地起搏，控制心室率为每分钟 71 次，如果病人的心室发生比起搏周期短的心律，起搏器感知而抑制下一个脉冲的发放，这样就可以避免起搏器心律与自身心律发生冲突，这对病态窦房结综合征是很适用的。但是这种VVI起搏器有个缺点，它单独起搏心室，有可能出现心房与心室不同步。房室瓣尚未开放，心房提前收缩，而心室尚未充盈，心室已经收缩，从而导致心脏搏出量下降，排血量减少，就会出现起搏器综合征。如果换房室同步收缩的起搏器（DDD），不仅需要再次手术，价格也昂贵，并且患者有冠心病，心肌损伤，仍需要药物治疗。所以考虑用中药治疗，虽不能立即解决房室同步问题，但有可能改善心肌收缩功能，增加输出量，改善全身症状。这是我的想法，仅供参考，还请钟老从中医辨证出发决定用药。”

钟老听了应医生的这一番解释，感到从中医来看，应以通阳益气为主，综合养血活血、健脾利水、调理冲任等多种方法，用药平稳一些，作为试探性治疗。处方如下：

桂枝 18g　炙甘草 10g　生黄芪 18g　当归 10g　川芎 10g　白术 10g　猪、茯苓各 10g　泽泻 15g　仙茅 12g　仙灵脾 12g　知母 12g　黄柏 12g　全瓜蒌 30g　山萸肉 10g　14剂

*　*　*　*

两周后，申老先生与章女士都来复诊。

申老先生面瘫有好转，头晕已减轻，耳鸣、流泪等症已消失，腻苔化薄，但脉象仍缓，60次/分。说明前方有效。前方继续服用，因夜眠欠安而加入酸枣仁 30g。

申老先生服用此方6周之后，病情显著好转。乃加入桂枝，使桂芍相配调和气血，再加川芎活血，同时将龙胆草用量由12g减为8g，泽泻用量由30g减为20g，以免大量久用而出现副作用。改方之后，又服药4周，面瘫基本消失，仅有轻微头晕而停药。这是后话，在此提前交代。

章女士来复诊时诉病情略有好转，面部浮肿、形寒烘热略减，仍有胸闷，四肢欠温。舌略黯，苔白腻满布，脉如前。钟老感到前方基本上有效，但温阳之力不足，决定加用附子，加大黄芪用量。改方如下：

熟附块 10g　生黄芪 30g　全瓜蒌 30g　炙甘草 10g　麦冬

肉 10g 肥玉竹 12g 仙茅 12g 仙灵脾 12g 山萸肉 10g 知母 10g 黄柏 10g 当归 10g 川芎 10g 茯苓 10g 泽泻 15g 党参 24g

乌鸡白凤丸，吞服，每天 2 次，每次 1 丸。

此方服两个月，病情明显好转，几乎没有自觉症。曾外出扫墓，体力尚能支持。这正是：

处理疑难要冷静，长期调理有耐心。

要知钟老他们如何分析这两个病例，且听下回分解。

第46回 求创新应掌握传统 解疑难凭中西结合

门诊结束之后，没有来得及等到开病例讨论会，在吃午饭时大家就对申老先生与章女士两个病例议论开了。小张首先问钟老，Hunt症究竟是内风还是外风？从用药来看，龙胆泻肝汤是清肝火的，不是治风的，为什么用它作为主方？

钟老坦然地回答："对此少见病，我也没有经验，按中医辨证来看，初发病时是外感风邪，这是基本病因。至于面歪、眩晕、耳鸣等症是外风侵袭所造成的病理变化，从现代的观点来看是果而不是因。但中医传统理论把这些病理变化称为内风，因此，我说这个病人是'外风引动内风'。从治疗角度来看，有些药物既可以治疗外风，也可以治疗内风，如白蒺藜、僵蚕、蝉衣，还有桑叶、菊花等等。可见外风与内风之间也可能有共通之处。就申老先生这个病例而言，引起内风的原因除了外感风邪之外，还有一个重要原因是肝经郁热，有热就容易生风，不一定要等到热极才会生风。来门诊时，外感风邪已经消失，所以，清肝火便成为主要治法了。至于适当配伍活血药，一是可以通经络，二是有利于熄内风，中医理论称为'血行风自灭'。"接着杨医生又问，今后遇到心脏起搏器综合征的病人，是不是也可以用温阳益气调理冲任的治法，如果无效，进一步还有什么方药可用？

钟老不假思索地回答："今天这个方法，在章女士身上取得了一定效果，有偶然性的成分，换个病人，未必有效，要因人而异，辨证施治。"略作思考，他进一步答道："如果要加强温阳力量，附子用量还可以加大，要加强补气的力量可以加人参，要加强滋阴作用可以加生地，要加强活血力量可以加参三七，总之，益气、温阳或通阳是基本方法，此外只能根据具体情况而定。”陆老先生亲眼看到这两个病人的治疗经过之后，虽然在一旁没有说话，心里却在想，目前中医在临床上面对着许多新问题，如何推陈出新，真不容易啊！

* * * *

今天门诊来了一个新病人，面色黧黑，面容憔悴，行动迟缓，显得苍老，难以估计其年龄。钟老拿起病历卡一看，姓鲍名懋杨，女性，50 岁。翻开首页，写着几行简要的病史：风湿性心脏病，二尖瓣狭窄。16 年前作二尖瓣分离手术。症状一度缓解，一年前又出现心力衰竭，且日渐加重……钟老想事有这样凑巧，接二连三的碰到新问题，老经验不管用了，一时陷入沉思。

应医生看到钟老沉思之状，就对这个病人作出了简明的解释：鲍女士的二尖瓣分离手术是成功的，所以症状缓解了十多年，但是风湿难以完全控制，二尖瓣又慢慢地增厚。最近心超显示二尖瓣增厚，开放受限，又有明显反流，既有狭窄又有闭锁不全，三尖瓣也有中量反流，心脏搏出功能严重减退，还有一定的心肌损伤，心力衰竭属于Ⅲ级。还有心房纤维颤动，心律不齐，已经应用了西药地高辛及氢氯噻嗪等利尿剂，仍难控制，所以要求中药调治。

应医生的解释使钟老心中有了数，原来二尖瓣分离手术也不能一劳永逸的。分离手术解决了十多年的病痛，是起了大作用的，但未能彻底，所以现在又有更进一步的人工瓣膜手术。对于目前这个病人的中药治疗，钟老有了信心，于是仔细地询问病情：

白天动则气急，几乎不能行动，头晕，心悸，脘痞腹胀，恶心，饮食量很少，尿少，早上面部浮肿，下午脚肿，夜间难以平卧，夜眠不安。一直在服用西药强心药，开始有效，近来效果不明显，病情略有加重。

钟老仔细按脉，沉细，脉律严重不齐，忽大忽小，乍疏乍数，每分钟约90次。钟老知道这是心房颤动的脉象，实际上心跳数要多于90次/分，这叫做‘缺脉’。再看口唇紫绀，舌黯红，苔薄腻微黄。腹诊：心下痞坚，腹部轻度膨隆，脐下不仁。钟老处方如下：

熟附块18g　桂枝18g　焦白术12g　猪、茯苓各15g　泽泻15g　五加皮12g　生龙、牡各30g　川椒目10g　木防己15g　赤、白芍各12g　川芎12g　生黄芪20g　制川朴10g　枳壳10g　姜半夏15g　代赭石18g　黄连6g　生晒参5g（另煎代茶）　14剂

小张对这个处方并不陌生，是钟老治疗心力衰竭常用的方，乃真武汤、五苓散、参附龙牡汤合方，还有《金匮要略》木防己汤中的主要药物。但小张仍有不解之处，这个病人是经过手术以后的，为什么用药没有大的改变。为什么不用抗风湿的药物？等到病人走后，小张就提出了疑问。

钟老心中有数，从容作答："患者虽经分离手术，但心脏瓣膜在风湿影响下，又慢慢增厚变性，形成狭窄与闭锁不全，进而造成心力衰竭，这与其他风湿性心脏病病人基本相同。再从中医辨证角度来看，也符合元阳虚衰，肺、脾、肾三脏俱病的辨证结论，所以仍用以前的方法。但有一点小小的区别，鲍女士除了阳气虚衰，水气停留之外，兼有中焦郁热，所以出现苔黄、脘痞、恶心、纳少等症，因此用了黄连、半夏、川朴、枳壳等药。至于治疗风湿乃是远水不能救近火，并且没有可靠的治法。当前的要务是治疗心力衰竭。方中用了五加皮、木防己、白术、桂枝，主要是为了化水气，对风湿也可能起一些作用。"

钟老对处方用药作了详尽的解释，但是他自己知道，辨证用药虽然颇费苦心，但是增厚的二尖瓣未必能复原，风湿更难控制，禁不住脸上浮现出一些茫然。中西医结合，难啊！医生的认识总是受时代的局限，中医的基本理论是古代中医的积累，怎样才能提高到现代的水平与现代医学接轨？自己个人的

力量太微小了，我们这一代人的知识结构也有明显的不足。想到这里，对着小张医生，轻轻地，又郑重地说："中医和西医将长期并存，但中西医结合并非容易，需要你们一代以至几代人的努力啊……"

钟老言犹未尽，电话铃声响亮，急诊科张主任说有一个肾功能衰竭病人，请钟老会诊。小张、小杨两位青年医生陪着钟老向急诊观察室走去。而我还得提前把鲍女士继续治疗的情况提前交代。服中药后病情逐渐减轻，地高辛等西药逐渐减量。可是全部停用西药后，浮肿又起，四肢明显不温。其它症状也逐渐加重。钟老认为治疗大法是对证的，可能是药量不够，应主要加强温阳药。修改处方如下：

熟附块 30g　桂枝 30g　肉桂 3g　生黄芪 30g　葶苈子 30g　川椒目 12g　木防己 12g　五加皮 12g　焦白术 12g　猪、茯苓各 12g　生龙、牡各 30g　泽泻 15g　制川朴 10g　炒白芍 20g　川芎 12g　生晒参 5g（另煎服）

服此方（略有增删）4 周后，浮肿消退，诸症轻微。脉平缓，68 次/分，舌色正常，苔前半薄白，根薄腻，微黄。但四肢仍欠温暖。心力衰竭，基本控制，继续用中药减量调理。

*　*　*　*

钟老到达急诊室。张主任介绍病史：忻达齐，男性，73 岁，因血尿而发现两肾均有结石，将近 20 年，两肾肾盂均有积水。逐渐出现肾功能衰竭，尿毒症。肌酐最高达 1060.8mmol/L，尿素氮 57.83mmol/L，在某区中心医院多次腹腔透析后，肌酐减为 707.2mmol/L，尿素氮 31.06mmol/L。从化验结果来看，透析是起了作用的，但是临床症状没有减轻。来我院要求中药治疗，但全身情况极差，几乎不能进食，全身高度浮肿，所以留在急诊室观察，请钟老会诊，用中药主治。

钟老看病人面色灰黄，毫无血色，面目浮肿，语声低微，神倦似睡非睡。全身浮肿，两下肢尤甚。儿子代为诉述病情：

几天来，进少许流质即恶心甚则呕吐，口干，多饮水也有恶心。胸闷短气，时有呃逆。小便极少，点滴而下。大便干结，几天才有少许。全身瘙痒，夜不成眠。按脉沉细带弦，腕掌不温。察舌淡胖，舌中少苔，根苔腻色淡黄，钟老深感病情严重。这样的重证，在旧社会是不敢处方用药的，如有不测，是承担不起责任的。在旧社会，也有一些医生以预言不治为能事。现在留医观察，就得千方百计想法医治。并且这个病人虽然邪盛正虚，湿毒泛滥，阳气衰竭，但还有一线挽回的可能，应该尽力而为。与急诊室张主任及患者家属说明情况之后，处方如下：

生川军 10g　熟附块 10g　生黄芪 30g　党参 15g　赤、白芍各 12g　猪、茯苓各 15g　泽泻 15g　白术 12g　川椒目 10g　生牡蛎 30g　琥珀粉 1.5g（吞服）

钟老嘱每天向他汇报情况后决定是否继续服此方。服药后一天腹泻 5～6 次，稀溏便，量不多，尿量略有增加。上方连续服用 4 天，每天大便稀溏 5～6 次，尿量明显增多，浮肿明显减退。患者能自己起床大小便，能进食流质。上方再服 3 天后，钟老复诊。病情确有好转，但食欲仍差，恶心、呃逆、胸闷气短仍有。白天神情萎顿，夜间难眠。改方如下：

制川军 12g　熟附块 15g　生黄芪 30g　党参 18g　猪、茯苓各 15g　泽泻 15g　白术 12g　生牡蛎 30g　姜半夏 12g　白豆蔻 6g　炒枣仁 12g　陈皮 8g　桃仁 10g　琥珀粉 1.5g（吞服）　7 剂

抄完这个方，小张医生产生了疑问，为什么不用生川军而用制川军？前方有效，也没有明显的毒副作用，为什么要减缓药力？钟老的回答简单明了："老年人用药要十分谨慎，要与小儿用药一样谨慎。特别是这个病人，正气虚衰，病邪粘滞难以迅速驱除，千万不可冒进。"

第二个方服用三周，小便时多时少，仍有全身浮肿。胃口有好转，能进半流质，恶心呕吐、胸闷减少，但未消失。夜眠

尚安。精神略有好转。大便溏薄，每天 1～2 次，畏寒，肢欠温，脉舌如前。钟老决定第二次改方，处方如下：

生川军 10g　熟附块 20g　生黄芪 30g　党参 18g　猪、茯苓各 15g　泽泻 15g　苍术 10g　川椒目 12g　赤、白芍各 12g　生牡蛎 30g　冬葵子 12g　海金沙 12g（包）　桃仁 10g　鸡内金 6g　广郁金 12g　石韦 12g　怀牛膝 12g　琥珀粉 1.5g（吞服）

这第三方显然比第二方变动较大，没有等到青年医生提问，钟老自己对此方作出了解释：第一方以祛邪排毒为主，连服一星期，达到了目的，但正气略有损伤。所以第二方比较缓和些。现在正气逐渐恢复，抓住这个时机，再次加重祛邪排毒，同时加用多味有利于排出尿路小结石的药物，如冬葵子、海金沙等，并且加重温振阳气的参附，希望能达到扶正祛邪之目的。是否真能达到此目的，还没有十分把握，有待继续观察。这正是：

钟老割股心一片，缓攻顽证计周全。

要知忻达齐老人服第三方之后效果如何，且听下回分解。

第47回 治中风慎选化瘀药 降血压重用活血剂

忻老先生服用钟老的第三个处方，即加重祛邪排毒，加强温振阳气，具有排石功效的处方之后，尿量明显增多，大便也增多。一天4～5次溏粪。浮肿减退。连续服用2周之后，出现排尿刺痛，尿液混浊，有泥沙样物排出。于是逐步减少生川军的用量，最少减为4.5g。4周后，证情明显好转，浮肿轻微，能吃干饭，能起床活动，以至能做轻微家务。复查肌酐353.6mmol/L，尿素氮10.7mmol/L，虽然仍高于正常，但已经由尿毒症期减轻为氮质血症期。于是再次停用生川军，改用制川军6g，熟附块减为10g，但黄芪剂量不减，以此作为长期调理之用。至此，钟老回顾整个疗程，有感而言道："在肌酐高达1060mmol/L时，饮食难进，中药也无能为力，还是靠透析改善症状。以后几个月的治疗，改善症状，降低肌酐、尿素氮，排出了一些结石，这是中药的效果。这样看来，还是中西医结合的好。"

钟老正在感叹之时，门诊来了一个病人，干部模样，年过花甲，颇显苍老，行动欠灵活。自诉高血压10年，两个月来心脏不好，有早搏。钟老看他形体略丰，面色尚可，但面颊略微向右歪，钟老随口问道："你有过小中风?"患者符士章先生回答：手脚不灵活已一年多，10个月前，诊断为脑血栓形成。走路不灵活，写字有困难，说话发音不准，血压稍稍偏高，160/90mmHg以上。最近雪上加霜，心脏病比较严重，胸闷、胸痛、心悸，甚至夜里不能平卧。心电图检查发现左心肥大，心肌劳损，还有房早三联律，说我是冠心病。也有说是高血压引起的。病人说得比较详细，钟老再仔细询问，说经常有头晕，夜卧不安，心烦，纳可，大小便无明显异常。按脉弦，来盛去衰，停搏频繁，脉率 80 次/分，舌色正常，苔薄白腻。

听了病人的诉述，小张感到这个病证比较复杂。过去钟老治过许多心律不齐，大多是心肌炎后遗症，大多是青年，没有高血压，更没有中风。也治过不少冠心病，但多不伴有高血压。回过头来一看，钟老也在沉思。钟老想，符老先生的病，中风已近一年，目前比较稳定。心脏病比较急，应该先按胸痹治，以枳实薤白桂枝汤为基础。处方如下：

全瓜蒌 40g　制川朴 12g　炒枳壳 12g　川芎 12g　丹参 30g　丹皮 12g　麦冬肉 15g　广郁金 12g　生龙、牡各 30g　杜仲 12g　炙甘草 6g　当归 10g　黄连 6g　炒枣仁 30g　茯苓 15g　生龙齿 30g

此方服两周，胸闷、胸痛有好转，四周之后消失。血压稳定 130/89mmHg。但早搏频繁，中风症状并无改善。舌脉如前。应医生在旁边说，从西医看来，高血压、冠心病、脑血栓形成密切相关，都是动脉硬化，血流不畅所致，三者可以综合治疗。于是钟老重新构思，认为从中医理论来看是高年气虚，气虚无力行血，导致瘀血阻滞，这是基本病机。于是改用《金匮要略》防己黄芪汤与王清任的补阳还五汤为基础，加重益气活血化瘀。改方如下：

生黄芪 50g　全瓜蒌 30g　当归 10g　川芎 12g　丹参 30g　炙水蛭 8g　杜仲 12g　桑寄生 15g　怀牛膝 12g　汉防己 12g　苦参 18g　炒枣仁 30g　茯苓、神各 10g　麦冬肉 15g　炙甘草 10g

处方结束，这个中风病人疗效如何尚未可知，接着又来了一个中风病人。由人扶着走路，左手左脚活动受限。走近看，形体略胖，面色微红，眼睑微肿。病卡上写着姓鲜名亚官，女性，52 岁。病卡上明确写着 CT 诊断右脑基底节出血。心电图提示心肌劳损，多个导联 ST 下降，T 波平坦。左眼底有小出血点。小张看了病卡，感到与符老先生的病情基本相似。

钟老仔细询问病情：5个月前，因中风经某著名医院诊治，出院以来血压在150/90mmHg上下波动，不太稳定。经常头晕。左手左足软瘫无力，只能有小的活动，不能举步，不能握物。右手右足麻木，舌麻木，发音不清楚，多活动便觉胸闷、短气、心悸。大便二三天一次，软便不成形，进食较少，消化欠佳，夜眠不安，多梦，腰痛，尿频。按脉沉细带弦紧，舌色略黯，有紫斑，苔白腻满布。病人还有一个一般不被人注意的症状，唇舌感到干燥，但不想喝水，用水滋润一下就可以了。钟老对此较重视，特别提出来对小张说："这可是内有瘀血的一种表现。"小张笑着回答："你在讲《金匮要略》课时讲过的，当时我不太相信，现在确实碰到了。"那么，鲜女士的瘀血辨证是肯定的了。钟老凝神片刻，处方如下：

生黄芪60g　汉防己15g　当归12g　赤、白芍各15g　川芎15g　桃仁12g　制川军6g　炙地龙12g　白术12g　黄芩18g　猪、茯苓各15g　泽泻15g　杜仲12g　鸡血藤18g　参三七粉2g（吞服）　14剂

小张抄完此方，感到这个方与符老先生的方，果然基本相同，也是益气活血，也是防己黄芪汤与补阳还五汤的合方，不出自己所料。但仔细一看，发现两个处方有两点明显的区别，一是符老先生的处方中用水蛭，鲜女士的处方中没有用水蛭，而用了大黄、参三七，这三味都是活血化瘀药，不知有何区别？二是符老先生方中用瓜蒌、丹参、苦参，鲜女士方中没有用这三味药，不知能用不能用？病人走后，小张就提出这些问题。

* * * *

钟老听到小张的提问，感到提得深入细致，很想以"轻重缓急不同"作答，再一想，这太简单了，要仔细说明。因而，停顿片刻，清理了一下思路后才说："活血化瘀是中医的一个治疗大法，常用的活血化瘀药不下四五十种。细分起来，各有不同特点。以作用强弱来分可分三等：活血、化瘀、破血。当

归、丹参作用轻，是活血药的代表；红花、桃仁作用较强，是化瘀药的代表；水蛭、虻虫作用最强，是破血药的代表。近年药理研究水蛭确有抗凝血的作用，但煎煮喝汤，作用已减。有些活血化瘀药，还有一个特点，它们既能活血又能止血，如大黄、参三七、茜草等。此外，还当注意活血药药性的寒温，因为凉血活血也是中药的一个独特的功能。”钟老简明扼要地对活血化瘀药加以分析之后，歇一口气，品了一口茶，又接着说下去：

“至于这两个病人，都用了些活血药。符老先生的第一方，主要治胸痹，以化痰软坚理气为主，活血药用得很轻。第二个方，接受应医生的意见，要治疗脑血栓形成。这脑血栓形成将近一年，中医称为久瘀血，这就要适当加强活血化瘀的力度，所以用了小量的水蛭。鲜女士主要治脑出血后遗症，根据王清任的补阳还五汤，多种活血化瘀药同用。脉搏沉细，病人体质较弱，脑出血中风至今不过两个月，所以我没有敢用强烈的破血药，而是用了一些既能活血化瘀又能止血的药物，如制大黄、参三七等。最近在杂志上也有脑出血应用水蛭注射液的报道。对此，我没有这方面的经验，我不敢用《伤寒论》的抵当汤，这可能是我的缺点。”

钟老坦率的讲话，大家都很理解、信服。应医生暗自忖度，这并不是缺点，可以说是优点，医生确实需要谨慎细心。

正说话间，又来一个高血压病人，高挑的个子，紫红的脸庞，有劲的步伐，看不到病态。钟老拿起病卡一看，闵世承，男性，46 岁，是郊区某中学的体育教师。已有 4 年高血压、心脏病史，但仍保留着运动员的模样。口齿爽利地说病史：高血压与室性早搏已有四年，高血压用复方降压片与消心痛不能完全控制，时高时低，早搏用过许多药物，时好时坏，最近做过 HOLTER，上午 11：04～12：33 室早 1537 次，24 小时达 24592 次。目前服用普罗帕酮与卡马西平，西医诊断为高血压、心肌炎后遗症、心律不齐。过去一直能带病工作，近来病情加重，难以工作。应医生介绍来接受中西医结合治疗。

钟老再问自觉症状：经常头晕，头痛，阵发性心悸，胸闷，劳累之后增多，有时轻微，一阵就过去，有时比较严重，几乎难以支持，这时早搏必然增多。再看口唇略显紫黯，舌色偏红，苔薄白而润。按右脉弦细，左脉沉细，仔细寻按，感到脉力不足。钟老一边按脉，一边考虑。处方如下：

生黄芪 30g　汉防己 15g　龙胆草 8g　黄芩 18g　丹参 30g　炒桃仁 12g　丹皮 12g　全瓜蒌 30g　广郁金 12g　茯苓 15g　川芎 10g　炙水蛭 8g　苦参 24g　生龙齿 30g　代赭石 18g　14 剂

小张抄过方，感到这个方与符老先生的第二个处方相似，也是益气活血的方剂。并且，小张知道钟老经常用大量的活血化瘀药与大量的苦寒泻火药治疗高血压病。因此，好提问的小张这次没有提问。这次是杨医生提出了尖锐的问题：

"钟老刚才说过，鲜女士脉搏沉细，体质较弱，所以在活血化瘀药中没有用水蛭，现在闵老师左脉沉细无力，却用了水蛭，这是什么缘故？还有，黄芪是益气升阳的，升阳气的功能对高血压会不会有影响？"这正是：

脉症不符难用药，升降有别要深思。

要知钟老如何回答，符老先生、鲜女士、闵老师三位病人服药后病情如何，且听下回分解。

第48回 升阳气并非升血压 用大黄在于泻痰火

钟老感到杨医生提出的问题，牵涉到中医辨证、诊断中的理论问题，更与病人服用某些西药之后脉症变化影响中医辨证有关，属于近年来临床上的新问题。自己虽然不能全面论述，但有点滴体会，不妨一谈。钟老说："闵老师的症状属于实证，而脉象是虚象，这在中医理论上叫做'脉症不符'。对于'脉症不符'的病人，可以根据具体情况，或者'舍脉从症'，或者'舍症从脉'，全在医生决断。我采取的是'舍脉从症'，基本上按实证用药，因为闵老师的沉细无力的脉象，我认为可能是一种假象。我遇到过几个高血压病人，服用了某些降压药之后，脉象可能变为沉细而弱。但从全身情况来看，并非虚证，所以还是用了水蛭等较强的破血药。有些西药服药时间较长，对人体的影响较大，如肾上腺糖皮质激素、甲状腺素等，我们辨证时要注意。其实中药也有这样的影响，所以《韩氏医通》问诊八问中就有'曾服何药'一问。只是近年不被人重视而已。"钟老动情地讲述到此，略作停顿，思考一番后，继续说下去：

"中医'升阳'这个概念源出《易经》，升是一个卦的名称，其含义是植物从泥土中往上生长，逐渐上升，所以与春天相对应。从《脾胃论》的内容来看，阳气具有抗御外来病邪的能力，还包括脾胃消化吸收的能力、水液输布流行的能力与气血正常运行的能力。正常的阳气是上升的，阳气不升或阳气过于上亢都是病理，高血压病人的临床表现从中医辨证来看，有阳气过亢，也有阳气不升的，如头昏，头胀，耳目不清，神疲乏力，往往是阳气不升的表现。总之，血压的高低与中医所说的阳气亢、阳气不升是两类不同性质的概念。二者之间是否有联系，要仔细研究之后才能说明。”说到这里思想上得到了澄清，同时也感到中西医结合并非容易，不可简单从事。

两星期后闵老师来复诊，早搏明显减少，劳累后又增加。脉症无明显变化，原方基本不变。持续服用 5 周后，早搏消失，血压 130/100mmHg。8 周后，血压 120/90mmHg。水蛭、苦参等药减量，观察 3 个月，血压稳定，早搏未发作。以后用补心丹调理。

回过头来再说符老先生服用加用水蛭的第二个处方之后，早搏逐渐减少，中风后遗症好转。6 周后，早搏消失，半年后中风后遗症基本消失。鲜女士服用益气活血的防己黄芪汤与补阳还五汤合方一个月之后，血压降至正常（仍服西药降压药），复查 CT，提示基底节出血已吸收。手足活动如常，但仍有麻木感。面部及下肢轻度浮肿，心电图示仍有轻度心肌劳损，正在继续调治中。

* * * *

今天钟老门诊上病人较多，有些病人的病卡送上来了，病人还得等候一段时间。杨医生看到一个病卡上的名字是甄灿婷，女，33 岁。这个名字似曾见过。打开病卡一看，来这里门诊已过半年，是老病人了。所患病证是原因不明确的心律不齐，自觉心悸，胸闷，胸痛，短气，头晕。令杨医生感到奇怪的是，钟老治疗心律不齐，各种心脏早搏效果较好。而这个病人半年来，时好时坏，一直未能控制。仔细翻阅门诊记录：第一次用的是养阴、清心、宁心的方法，主方是补心丹。开始效果很好，早搏极为罕见，胸闷等症已消失。不久因疲劳之后，又发作如前，改用养阴、益气、通阳并重的方法，主方改为炙甘草汤，改方后又有明显效果。一个月之后，因用力过猛，胸部受到撞击，早搏又发作，心悸、胸闷、头晕等症又出现。钟老在炙甘草汤的基础上加入柴胡、黄连、瓜蒌、郁金等药，多种方法复合治疗。其间做过二次 HOLTER 检查，一次早搏数在正常范围，另一次室性早搏 24 小时达 1500 多次。这次来门诊尚不知病情如何，对这样反复发作的病证不知钟老如何处方用药。

甄灿婷对钟老很信任，坐下来就对钟老说："您的药方效果很好，吃三五剂，早搏就好了。最近我经营不顺利，家庭又闹别扭，接连几天失眠，心脏病又发作了，还是老样子。"边说边伸出手来让钟老按脉。钟老按得脉细带弦，脉率 80 次/分，律齐，并无停搏。看面色黯滞，表情呆板。舌色正常，苔厚腻微黄。钟老翻阅病卡，也感到这个病人多次反复发作，可能过去两次方药，还没有完全对证。从这次发作来看，精神因素起了重要的作用。决定改变治法，处方如下：

柴胡 18g　黄芩 15g　黄连 4g（研粉吞服）　姜半夏 15g　胆南星 15g　制川军 6g　制川朴 10g　枳壳 12g　肉桂 6g　炙甘草 10g　党参 18g　炒枣仁 40g　生龙、牡各 30g　生龙齿 30g　广郁金 18g　茯苓、神各 10g　远志 8g　炙龟板 10g

小张一边抄方，一边惊奇，这个处方的主方是《伤寒论》中的柴胡加龙骨牡蛎汤，可钟老从来没有用这个方剂治过心律失常。就直率地问："前两个方有一定效果，为什么今天要改方?"

"我看应该改方，这个方改得好!"未等钟老开口，应医生首先表态，这是很难得的。应医生接下去说："这个病人第一次门诊时，钟老可能考虑到这种心悸与心主神明功能有关，所以用补心丹为主方。这是正确的选择。以后心悸反复发作，可能考虑到有病毒性心肌炎后遗症的可能，改用炙甘草汤为主方。虽然暂时有效，但未必完全对症，所以不久又有发作。这次发作的原因很清楚，与情绪抑郁有关。因此，应该改方。"未等应医生讲完，陆老先生接下去说：

"肝胆气郁，肝胆痰火可以引发心悸怔忡。这种病例虽然不多，但古人已经注意到了这一点。如《素问·金匮真言论》

就有'肝……其病发惊骇。'的记载。明代的《万病回春》一书颇多痰火扰心而发惊悸之论。"可小张医生对此还不太理解。自言自语，似问非问地说："内科教科书在理论上说，心悸怔忡如属实证，可用清热化痰法治疗，但没有具体的方药。《伤寒论》教科书上说柴胡加龙骨牡蛎汤是治疗外感少阳病，邪热弥漫全身的方剂。但在参考资料中有一个用此方治疗胸痛惊悸的医案，前后不统一，令人捉摸不定。希望编教科书的老师，相互之间，前后左右协调一下，避免不应有的矛盾。"钟老听了小张之言，深有感触地说：

"小张提出的问题确实存在，但中医学术观点中潜在的差异很多，要协调很困难。就心悸怔忡而言，因痰热而发病者并非少见。轻者可用黄连温胆汤，重者宜用柴胡加龙骨牡蛎汤。此方对肝胆气滞、痰热扰心的效果较好。曾有注家说此方杂乱无章，只能治'表里错杂之邪'，甚至说不敢应用此方，乃是缺乏临证经验之谈。"

小张还有问题想问，这个方剂，温凉补泻各种药物合在一起，究竟怎样理解？这时来了个新病人，40岁左右的女性，表情羞怯，没有言语，陪伴在旁的家属代诉：

两个月来，突然昏倒，伴有抽搐，已发作二次。目前夜眠不安，白天少言语，少活动，有小刺激就受惊而兴奋，声响、疲劳可能引起发作。钟老问病人自我感觉如何？答：自觉心悸，腹胀，不想进食，口苦。按脉细带弦，重按力不足。舌色略黯，苔薄黄腻。钟老对病人说，这是肝气郁结，夹有痰热，吃药之后，如果大便通畅，火气泻出，气血通畅，病就会好的。可以放心与人聊聊天，做些轻的家务。病人走后，钟老再问家属。答：数年前有类似发作史，目前饮食、大小便尚可。否认有家族史。钟老处方如下：

柴胡18g　黄芩18g　党参18g　法半夏12g　生南星12g　桂枝20g　生川军10g（后下）　枳壳12g　生龙、牡各30g　炙甘草8g　茯苓、神各10g　丹参18g　炒枣仁15g

制川朴 10g 红枣 8 只 绿萼梅 8g

小张明显感到两个病人的病情不同，但钟老却用了基本相同的处方。未及提问，接着又来一个病人。病卡上写着荣贵旺，男性，45 岁。可是向钟老诉说病情的是个中年妇女，仔细一听，知道患者得了精神分裂症，正在吃西药，病情虽有减轻，但仍然呆头呆脑，胡思乱想，闷闷不乐，半天没有一句话，夜眠不安，经常有幻听，说领导干部给他做报告，有幻听时呆坐无言，不想外出。钟老示意，请患者自己来诊脉。是个子高高的中年男性，面色淡黄虚浮，眼神呆滞。钟老问话，他回答说胸闷，额头出汗，家里没有人可以说话，他们不让我出门，饭菜有时好吃，有时没有味道，大便不通。按脉弦缓，舌形胖大，苔白腻。处方如下：

柴胡 15g 黄芩 18g 生川军 12g 制川军 10g 生半夏 15g 生南星 15g 桂枝 18g 肉桂 4.5g 生龙、牡各 30g 党参 18g 菖蒲 10g 远志 10g 炙甘草 10g 白豆蔻 3g 炒枣仁 30g 琥珀粉 1.5g（吞服） 7 剂

门诊结束，还有一些时间，小张抓住机会提问："今天三个不同的病人，都用了柴胡加龙骨牡蛎汤。我知道，这叫做'异病同治'，但异病为什么可以同治？"钟老立即表态："我们已经讨论过，所谓异病同治，其病绝非完全不同，必有共同之处，才有可能同治。今天三个病人都有肝胆痰火，痰火扰心所以发病，临床表现虽不同，但基本病机是相同的。"接着钟老又说：

"第一例痰火较轻，主要表现为心悸，属于惊悸证，所以用药也轻。第二例，痰火扰心引起晕厥，病情较重，属于痰厥证，所以用生川军、生南星，药力较重。第三例，痰蒙心窍，心主神明功能受影响较大，属于癫证。所以用药更重。"陆老先生意味深长地说："由此可见，中医辨证论治就是要辨别'同中之异'与'异中之同'。"应医生从西医角度作了一些说明："这三个病人都与精神疾病有关，不是专业医生很难作出

明确诊断。第一例可能属于心身疾病，早搏的发作与心理因素有关。第二例可能属于癔症，我们没有看到晕厥发作时的情况，难以确定。第三例已经专科医生诊断，病已多年，目前已基本控制，可能属于精神分裂症的残留型。”接着钟老特别指出：

“这个处方的柴胡、黄芩，不是为了祛除少阳病的外来邪热，而是用于疏理肝气，清肝胆之郁热。方中的桂枝不是用于祛风解表，而是用于通心阳，降逆气，如《伤寒论》中桂枝加桂汤、桂甘龙牡汤的用法。方中可以大胆一些用大黄，使病人大便通畅或有轻度腹泻，可以达到清火泻痰之目的。”这正是：

选药重轻遵仲景，遣方取舍法《伤寒》。

要知这三个病人服药之后效果如何，且听下回分解。

第49回 心绞痛辨因人之异 疑难病求可治之方

甄女士服用柴胡加龙骨牡蛎汤一周之后，胸痛消失，早搏偶有，夜眠已安，情绪好转。大便正常。此方续服一个月，早搏并无发作，偶而感到心悸，旋即消失。观察四个月，病症、情绪均稳定。晕厥病人服用柴胡加龙骨牡蛎汤之后，大便溏薄，每天1～3次，精神逐渐安定，一周后夜眠已安，继续用生大黄。两周后，大便溏薄，每天一次。面色红润，精神安定，眠安。观察一个月症情稳定无发作。荣先生服用柴胡加龙骨牡蛎汤之后，大便一天两次，并无腹泻。夜眠时好时不好，精神略有好转。原方加龙胆草10g、广郁金12g，生大黄加至15g，党参加至30g。续服一个月，幻听减少，有时消失，偶有自言自语，精神较前灵活。家属感到有明显进步，知道已属慢性疾病，准备继续中西医结合治疗。

三个中医辨证基本相同的证候，用了基本相同的中药方治疗，都取得了疗效。但医生们的观察与思考并未就此结束。三个病例毕竟是三个不同的疾病，中医分别诊为惊悸证、痰厥证与癫证。西医分别诊为心身疾病、癔症与精神分裂症。他们服药之后的远期效果不会一样，惊悸证最轻，可以说治愈了；痰厥证较长期地控制了发作，但今后难免不发作；癫证只是改善了症状，基本控制。如果要进一步治疗就得采取不同的办法，同中毕竟有异啊！

* * * *

病人未到，病卡先来。小张拿起第一张病卡一看，元才城，男性，60岁。新病例诊断栏内写着“心肌梗死”字样。心想，心肌梗死病人，怎么来看中医门诊了。打开病卡，看到出院小结，才明白是三个月前住院，诊断是心内膜下心肌梗死。病情稳定之后出院。病人到来，小张定睛一看，中等个子，形体略丰，面色黯红。坐下来第一句话是，心肌梗死救过来了，感谢医院。接着又说，但是出院一个多月来，仍有心绞痛，看来这条命，还保不住。钟老再问近来情况，答：心绞痛经常发作，稍一活动就发作，左臂、左拇指痛，左手活动不利索。用硝酸甘油片三四分钟就可以缓解。胸闷、呼吸不畅，手脚软，容易出汗，脚跟冷。饮食尚可，大便通畅。钟老按脉时，应医生翻出病卡，看到血压100/70mmHg。出院后多次心电图检查提示有心肌缺血的表现，但没有心肌梗死表现。就对病人说："你这是心肌梗死后心绞痛，与心肌梗死有区别，既要小心，又要放心，不要害怕。"钟老按得两手脉沉弦细，72次/分，律齐。尺部皮肤欠温。察舌色略为紫黯，苔根中等厚黄腻。处方如下：

全瓜蒌45g　薤白12g　桂枝15g　肉桂4.5g　枳壳12g　制川朴15g　川连8g　姜半夏12g　熟附块15g　党参18g　蒲黄10g（包）　五灵脂10g（包）　川芎10g　麦冬肉15g　米仁30g　姜黄12g　　7剂

钟老嘱：静心休养，饮食清淡，不要饱餐，目前活动宜少。

下面一个病人也是心绞痛。熊四煌，男性，70岁。年龄较高，但精神较元老先生好。主诉：心绞痛反复发作已近四年，住过两次医院。近来血压虽然不高，但心绞痛加重，发作无定，或连续几天不发作，或一天发几次，有半夜发作，不能平卧，不能入睡，持续时间有长有短，痛引左臂，左手指麻木。活动则气短。钟老看其人面容略瘦，面色黝黑。再问是否还有其它病证。答：有胃出血，多年没有发作，但仍有胃脘痞胀，不欲饮水。大便干结，有痔疮，已经手术，仍时有出血。钟老按得脉弦，尺肤欠温。察舌色略黯，边有齿痕，苔灰腻。处方如下：

全瓜蒌 30g 枳壳 15g 制川朴 12g 蒲黄 12g（包） 五灵脂 12g（包） 熟附块 8g 川芎 8g 广郁金 12g 片姜黄 12g 姜半夏 12g 麦冬肉 15g 炙黄芪 15g 制川军 6g 焦山栀 10g 更衣胶囊 2 粒（睡前吞服） 7 剂

钟老嘱：禁烟酒，避刺激性食物，保持大便通畅，静心休养，不可疲劳。应医生补充叮嘱：心绞痛如用硝酸甘油片不能缓解，持续时间超过 15 分钟，就来医院急诊。

说也凑巧，今天接二连三来了三个冠心病、心绞痛病人。第三个病人姓俞名光军，男性，53 岁。两年来，发现血压偏高（135～158/83～98mmHg），血粘度偏高。半年来出现心绞痛，胸痛引背，用麝香保心丸能缓解，反复出现，两三天一次，发作与疲劳有关，与失眠也有关。做过几次心电图（不发作时），没有发现心肌缺血现象，偶有房性早搏。钟老再问其它症状，答：平时常有胸闷，心悸，有时头痛，口干舌燥，纳便尚可。按脉弦细带沉，脉率 72 次/分，舌色略黯，苔薄腻微黄。处方如下：

全瓜蒌 30g 薤白 15g 桂枝 15g 炙甘草 6g 五灵脂 10g（包） 蒲黄 10g（包） 姜黄 12g 广郁金 12g 川芎 10g 当归 10g 丹参 20g 川朴 10g 枳壳 12g 炒枣仁 30g 茯苓、神各 10g 麦冬肉 10g 粉葛根 18g 7 剂

钟老嘱不要过于操劳，注意休息，低盐低糖，多吃蔬菜水果。应医生嘱继续服用小量倍他乐克，注意控制血压。

小张抄方结束，自己感到有所体会，好奇地说："今天不是异病同治，而是同病同治，同是心绞痛，同用枳实薤白桂枝汤合失笑散。"

"这也未必。"陆老先生心直口快，说出自己的观点。"三个处方基本相同，但也有区别。第一个病人病情较重，剂量较大，病情比较复杂，既用党参、附子温阳益气，又用黄连、川朴化中焦湿热。第二个病人有痔疮出血与胃出血史，所以不用动血的桂枝，而加用既能止血又能活血的参三七，更因便秘而

用小量大黄与更衣胶囊。第三个病人病情较为稳定，所以不用附子，因口干而加用葛根。应该说是同中有异，大同小异。”应医生听了点头表示同意，并且从西医的角度简单说明：“三个病人都是冠心病心绞痛。细分起来，第一个病人是心肌梗死后心绞痛，应该十分慎重。第二个病人是不稳定心绞痛，可能出现心肌梗死，所以嘱其注意。第三个病人属于稳定型心绞痛，比较轻一些。三者也是同中有异，但这是西医诊断分型之异，与中医辨证论治之异不一样，对病人的治疗来说都是有意义的。”诊疗之余的议论可长可短，应医生的发言被院长办公室小何所打断。

小何来找钟老，说有一个病人生了一种十分少见的疑难病，椎管里长了一个血管瘤，压迫脊髓，西医、中医、针灸、推拿都用过，病情不断加重，造成下肢瘫痪，大小便失禁。患者写信给院长，说慕名钟老，想请钟老去诊治。附有一封给钟老的信，详述病情。患者是某大学的教授，院长说信写得很动人。但医院一般不安排老中医出诊，所以叫我来面交病人的信函，请钟老了解病情后，自己决定。来信长达五页，钟老一边凝神细看一边传给应医生等人阅读。看过信，钟老的同情心油然而生，感到做一个医生，该知难而进，来门诊路太远，多振动，对病人不利。略加思索，对小何说，安排时间吧，我去出诊。

在钟老出诊之前，容把三个心绞痛病人服药后的效果提前交代。元先生服药七周后复查 HOLTER，24 小时之内，房早 20 次，室早 3 次，未见缺血性 ST 段变化，症状基本消失，心绞痛四周未发。熊先生服药四周，心绞痛发一次，2 分钟即止，第二个月未发。俞先生服药四周之后，心绞痛消失，观察两个月未复发。均在继续治疗中。

且说写这信的病人姓智名甬城，男性，62 岁。他在信中详细地有条理地叙述了自己的病史：7 年前感冒发热之后，感到左下肢酸疼无力，走路微跛。多方就医，多种诊断，多样治疗。两年奔波，非但无效，而且日渐加重。左下肢麻木胀痛，跛行明显，出现肌萎缩，出现大小便难以控制。5年前经某医院磁共振（MRI）检查，诊断为脊髓血管畸形。部位在 $T_{2\sim10}$。脊髓受畸形生长的血管压迫而严重影响其功能。这年夏天，劳累之后，早晨醒来竟无法下床。自此之后，肌力锐减，无法行走，成为截瘫。不得已，于次年3月接受介入法治疗，即经外科手术将某种药剂注入血管畸形的部位，使其栓塞。可是手术后，各种症状并无缓解，反而加重。术后MRI复查，惊异地发现畸形血管的范围明显扩大，向上扩展到 C_4，向下扩展到 T_{11}。西医外科别无方法可图，只能用中西药物、针刺、推拿、气功等保守方法治疗。一年后，再次复查MRI，畸形血管又有扩展，从 T_{12} 直到 C_3，病情明显加剧，双腿瘫痪，时时痉挛，僵硬，皮肤不温。小便失禁，大便困难，无便意。一年半来未继续保守治疗。总之，发病以来，将近7年，病情在逐渐加重。

小张陪同钟老去出诊。钟老在车上闭目深思，想不起过去有与此相同的病证。其它部位的血管瘤，也没有疗效可言，感到茫然。小张正在回忆瘫痪曾经用马钱子有效，痉挛症曾经用补肾养肝有效，舞蹈病曾经用熄风化痰治愈。因此，两人静默无言。

小张随钟老走进病人的卧室，保姆将平卧的智教授扶起，帮助其转身，搬动双腿，坐在床边，两足下垂，手扶小桌子。钟老看患者面色淡白虚浮，精神尚可，说话清楚。钟老细问近日的病情，回答十分详细：下肢皮肤欠温，无力活动，左腿肌力2度，右3度，仍有痉挛，有麻胀僵硬的感觉。只有足趾能活动。膀胱缺少约束力，如不及时排尿，便有遗尿。因而夜尿每日7～8次，大便干结，排便力差，需用力按摩肛门周围，方能排出。血压有时偏高，当时测血压130/90mmHg。钟老再问有无其它不适？答：有鼻炎，时有黄稠鼻涕，时有咽痒咳嗽，有牙周炎及痔疮。再问过去有何种不适？答，年轻时不能快跑，快跑常有跌跤，100米比赛不能跑完全程，常半途摔倒。

钟老按脉沉细带滑，舌色略黯，苔薄腻微黄。查体：左下肢肌肉轻度萎缩，双下肢皮温较低，皮肤较薄，干燥无汗。皮肤感觉尚可，深部感觉（针刺入深部）减退，能屈髋、屈膝，伸展有困难，踝关节屈伸均有困难。足拇趾能屈不能伸。左下肢所有神经反射均消失。钟老退到客厅坐下，经一番思考之后，处方如下：

药粉方：炒槐花粉2g，参三七粉2g，鹿茸粉0.25g（冬季0.5g）。三味和匀，分3次吞服。

煎药方：赤白芍24g，炙甘草10g，木瓜15g，当归12g，五味子10g，山萸肉10g，白术15g，生槐花15g，肉苁蓉15g，茜草15g，怀牛膝15g，炙龟板15g，菟丝子12g，旱莲草12g，金樱子18g，覆盆子12g，枳壳10g，泽泻10g。

小张还没见到过钟老开这样复杂的处方。在返回医院的车上就问钟老今天用药为什么这样复杂？“病证疑难复杂，不知从何下手，今天这个处方是有一点东拼西凑。回到医院再说吧！”钟老低声回答，轻轻叹了一口气，小张也就不再问下去。这正是：

始初行医，似乎世上无不可愈之病；面对疑难，才觉胸中少可以用之方。

要知钟老处方的用意如何，智教授服药后是否有效，且听下回分解。

第50回　遇急诊岗村风急夜
采草药浮溪迎朝阳

钟老与小张医生回到医院，门诊室的医生们围坐在一起，看病卡记录与钟老的处方，一起议论这个脊髓血管畸形的病例。还是钟老先开口，谦虚地说：

“今天这个处方是勉强凑合的。我首先想到的是要补督脉，督脉相当于脊髓，所以要用鹿茸。第二，想到要补肝肾，因为肝主筋，肾主大小便。又想到病人经常有痉挛，不能单纯加强筋肉的力量，又用上了柔肝缓急的芍药、甘草与木瓜。对于血管瘤，采用了既能止血又能活血的药物，如参三七、槐花、茜草等药。主观上想达到改善气血流行之目的。希望各位能提出更好的方药。”应医生从西医的角度接着说：

“目前既不能手术切除，也不能再做介入疗法，我看中药、针刺、推拿综合的保守疗法可能有效。”还是陆老先生提出了中肯的补充意见：

“我同意钟老的设想，补充一味既能活血化瘀又能止血的血竭，供钟老选用。再补充一点治法，是否可以加入益气通阳的方法，因为‘气为血之帅’，阳气可以调整阴血流行。”钟老连连点头说：“此说有理，此药有效，复诊时一定采用。”

智教授服用钟老药方两个月，症状有所改善：双下肢皮肤温度略增，肌力略有增加，痉挛次数略有减少，遗尿次数减少。钟老将炒槐花粉的剂量加至每天3g，其它药物无明显变化。再服一个月之后，感到胃脘及胸骨后胀痛，特别是吞服槐花粉，恶心不适，经胃镜检查诊断为全胃炎，胃窦充血、水肿、糜烂，反流性食道炎，幽门螺杆菌（+）。西药用洛赛克等治疗。钟老复诊时改方如下：

药粉方：血竭 1g，茯苓 3g，共研粉，分 2 次吞服；参三七 2g 吞服，鹿茸胶囊 0.25g 吞服。

煎药方：党参 18g，生黄芪 24g，当归 8g，肉桂 4.5g，桂枝 10g，茯苓 12g，炙甘草 8g，龙葵 24g，赤、白芍各 15g，炙鸡内金 8g，肉苁蓉 30g，枸杞子 15g，广郁金 10g，炒枳壳 18g，苍、白术各 10g，山萸肉 10g，补骨脂 10g，制川朴 6g。

中西医结合、针刺、推拿综合治疗 10 个月，脊髓血管畸形稳定，不再扩张。临床症状有明显好转，两下肢痉挛减轻，肌力有所增加。在扶手架支持下，可以在床边站立 2～3 分钟锻炼肌力，在两人扶持下能在室内举步 5～8 步，前行 10 米左右。遗尿减少，用润肠药后大便通畅，胃痛基本缓解，精神面貌大有好转，正在撰写学术论文。

* * * *

智教授站起来了，钟老却病倒了。经过手术治疗，在家休养康复。疑难病门诊由陆老先生与应医生主持。小张、小杨经常去看望钟老。钟老高兴的时候，为小张他们讲讲三十多年前在山区巡回医疗时的故事，选录几则简述于下：

钟老当时是抱着向贫下中农学习，改善农村缺医少药的情况，同时改造自己的目的，参加医疗小分队的。目的地是皖南山区，在经过浙皖边界时，写有一首小诗，表达当时的襟怀。

满怀东海浪，轻度昱山关。穷溯新安水，枫香叶叶丹。

钟老所在的人民公社正是新安江的源头，山北的水汇入长江，山南的水流入钱塘江。钟老等五人为一个小组，又分配到地势最高的村子，名叫岗村。到达之后，除了背着小药箱巡回医疗之外，最新鲜的事就是上山采集药草，制成标本，回来认识草药的形态，学习掌握草药的功能，还把一部分草药移栽到住宅附近。草药的绝大多数在中医药书上有记载，有些是未被重视的，有些是利用了它的某一种作用而忽略了另一种作用。在山区巡回医疗中，草药不仅起了很重要的作用，并且有些是过去未知的新的作用。如新鲜仙鹤草捣烂外敷治疗火烫伤效果很好，2 度烫伤三五天就能痊愈。新鲜鸭跖草（60g）煎汤服有很好的退热效果。一点红治疗腹泻，鲜酢浆草、鲜茜草根捣烂外敷，治疗软组织损伤，一天就能消肿止痛。新鲜山海螺根（一称羊乳参）外敷治炎性肿块，亦有良好效果。

一次钟老巡回到深山农家，见一老年妇女（54 岁），面目及全身浮肿，口唇明显紫绀，轻度黄疸。自诉哮喘反复发作将近四十年，咳嗽、咯痰多年，紫绀，浮肿，丧失劳动力已一年。查体：两肺满布干湿啰音，腹部略为膨大，腹部移动性浊音（＋），肝肋下 2cm，剑突下 4cm，下肢明显可凹性水肿。显然属于肺源性心脏病，郁血性肝肿大。诊脉细数，舌色紫黯，舌形胖大，舌苔厚腻。当时药箱里除了氨茶碱药片之外，没有适用的药物。时值初春，向阳处已经百草青青。就地采集鱼腥草嫩芽、蒲公英嫩芽与黄花地丁草、车前草嫩叶各一把，总量约半斤，嘱其煎浓汁服用，嫩叶亦可嚼服。当时感到未必有效，舍此别无良方。要付给她氨茶碱药片，得记下她的姓名、地址：余小奶，梅村大队。他们村里的梅花，至今留在医疗队员的脑海里。想不到一周后，再次巡回到梅村时，她的症状明显好转。全身水肿消退，黄疸消失，紫绀减轻，肝肿大缩小，肺部啰音明显减少，更想不到的是两个月之后，余小奶竟然能步行四五公里到医疗队住处来，表示感谢。说她已经能够参加采茶劳动，拿到了不少工分。这样的重病，为什么仅用几味草药就能很快见效？可能是新鲜药草，特别是春天刚发芽的药草效果更强一些。采药要讲究季节，讲究采集药用植物哪一部分，看来这是个很重要的问题，可惜以后没有进一步研究的机会。

钟老说：草药新鲜，捣烂外敷，对骨折的止痛、愈合、消肿，也能起很好的作用。他在小岭下村曾遇到一老农民，年已 65 岁，受钝器重伤，左足背肿胀疼痛不能行走，皮肤已有擦破，经触诊检查，诊断为第三跖骨骨折，就用当时当地新鲜挖到的茜草根、天葵根与酢浆草三种草药，加白糖少许，一起捣烂，敷在肿痛处，再加小夹板固定。三天后，疼痛消失，肿胀减轻，七天后能够走路，参加采茶劳动，两周后基本愈合。

他们经常去采药的一个山谷，有一条小溪顺高山流下，蜿蜒曲折，绿树掩映，山石突兀。高山深处不过二三人家，山路崎岖，而风景极佳。小地名叫做浮溪。钟老当时曾有清平乐一首，以记其事。

阳光前导，曲曲清溪笑。明灭群山云轻绕，有勇何嫌路峭。

丛林偏爱清幽，青山踏遍方酬。壮士、险峰、奇药，互相辉映争遒。

钟老说，巡回医疗中最紧张、最激动的是用当地草药治疗蛇咬伤。在当地我们已经治疗过好几个蛇咬伤病人，效果很好。一个深秋的夜晚，刚刚入睡，突然来叫看病，说是相邻的直午村一个青年余大力给土必溜（蝮蛇）咬了。贫下中农的召唤就是命令。立即起身，挖出几枚移栽在院子里的七叶一枝花根，背上小药箱马上出发。尽是山间小路，上陡坡时要用手攀爬，下陡坡更加惊险，往往是相伴同行的青年医生小时先下去，站在一个比较平缓的地方保护着，钟老才敢冲下去。

也不知走了多少路，到达直午村已近半夜，被咬已经超过16小时，咬在右踇趾，趾跖关节背侧，局部肿痛明显，肿胀已蔓延到膝关节以上约15cm，腹股沟淋巴结肿大有触痛，病人轻度烦躁不安，小便颜色无明显变化（提示无尿血），无复视，无眼睑下垂，不思饮食。看过病人，马上打着手电筒出去采集草药，乌桕嫩叶一小筐，半边莲一小筐，生南星根一大个，备用。回到病榻旁作三项处理：先在咬伤处，小腿肿胀严重处作十字形切开，宽约5mm，深约3mm，口含半边莲嫩叶，一边咀嚼，一边用口吮吸创口，吸出血液及淋巴液约10～15ml。不加压迫，使其继续有少量淋巴液流出。第二，将乌桕叶、半边莲、生南星加食盐、食油少许捣烂，敷于肿处，自足背一直敷到膝关节以上。第三，将七叶一枝花根 4 枚切片，与半边莲约 60g，一起煎汤，频频内服。当时就睡在病榻的旁边，只隔一层竹帘，病人的一动一静、一叹一息听得清清楚楚。第一次治疗比较严重的蛇咬病人，心中总是有些放心不下，怎能安睡。不久便晨光透窗，与小时医生急急起身，匆匆洗刷之后，去看病人。病人看到他们微微一笑，说自己感到好多了。他们这才放下了心。看病人右下肢肿胀已开始明显消退，神清气爽。估计不会再有问题，才背起药箱返回住处。钟老当年也有一首清平乐词记此难忘的一次星夜出诊。

夜山壁立，新月透山隙。肩背药囊神奕奕，足下浑忘跛躃。

为了贫下中农，一宵鏖战从容。赢得病人一笑，归来旭日彤彤。

他还说，一年多的山区巡回医疗，也不是天天紧张、激动，时时豪情满怀，也有柔情绵绵之时。那年春节，他一个人留驻山区，虽然仍有夜间急诊，除夕夜出诊等等，但是多数农民忙着过年，病人减少，新年喜庆之日，也不便背着药箱上门，但巡回仍然要坚持。一个人走在山路上，山高云淡，林深泉远，禁不住怀念起亲友故旧，默默地吟成一首七律诗。

现在就把这首诗作为 50 回章回体医案小说的尾声，奉献给读者。

七律

巡回医疗途中怀念亲友

山高云幻日悠悠，举酒赠诗几度秋。
曲曲羊肠常独往，娟娟兔魄曷能留。
泉声汩汩传新谱，岚影幢幢记旧游。
莫道山深林密处，一花一叶向东流。

下篇评释

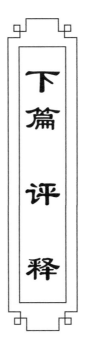

下篇平释

评释第 1　麻黄汤发汗解热古今谈

由 X 线确诊的大叶性肺炎，用《伤寒论》六经辨证的方法施治，采用麻黄汤作为主方发汗解热，再用小柴胡汤和解而治愈。这样的病例在古代想必是很多的。所以张仲景能总结出六经辨证论治的规律。但是，近年来临床用麻黄汤解热的报道已经不多，将麻黄汤用于肺炎的实属罕见。试对此问题简析如下：

大叶性肺炎能不能用麻黄汤？大叶性肺炎早期表现为恶寒、发热、无汗的阶段时，中医药适宜用辛温解表法治疗，可以选用麻黄汤。再根据不同证情而适当加味。在这一阶段西医也会适当使用发汗解热药，对高热作对症治疗。当然，这种辛温解表法只能用于早期（太阳病），并且是对症性的治疗，不是根本性的治疗。病情发生传变，必须应用其它方药。如病属大叶性肺炎而不是一般的感冒（感冒也有传变的可能），则传变几乎不可避免。现在已经有多种抗生素可供选用，作为根本性的治疗。但是在抗生素及磺胺类药发明之前，无论中医西医，只能对症施治。现在虽有了抗菌药物，但中医药发汗解热、宣肺祛痰仍有辅助治疗的作用。因此，我感到大叶性肺炎早期用麻黄汤发汗解热的可能性是存在的，也是合理的。

麻黄汤的发汗解热、宣肺祛痰作用是否可靠？回答是肯定的。近年药理研究证明，绝大多数解表药，无论辛温解表还是辛凉解表，多具有一定的解热作用，但同时能通过发汗而迅速解热的只有麻黄。因此，要达到《内经》所说的“体若燔炭，汗出而散”的目的，用麻黄的解表方肯定优于不用麻黄的。再从方剂配伍来看，麻黄汤中麻黄与桂枝配伍，可以说是发汗解表的最佳配伍。麻黄能发汗、解热、平喘。桂枝单独使用没有发汗作用，所以张仲景在《伤寒论》中千叮万嘱：“桂枝本为解肌，若其人脉浮紧，发热汗不出者，不可与之也。常须识此，勿令误也。”（《伤寒论·太阳病上篇》第16条）张锡纯深知此理。在《医学衷中参西录·治伤寒方》中明确指出：“凡服桂枝汤原方，欲其出汗者，非啜粥不效。”并引吴鞠通用桂枝汤啜粥验案为证。在同书《桂枝解》中又指出：“桂枝非发汗之品，亦非止汗之品……其不能发汗可知。”但桂枝有一定解热功能，因此可用于发热而有汗者。桂枝虽无发汗作用，但有通阳活血之功，也就是能扩张血管，特别能扩张浅表的血管，令人有温热感，这可以加强麻黄的发汗作用。所以一般将麻黄汤看作是发汗峻剂。桂枝还能温振心阳，有镇静、镇痛与安眠作用，这些作用不但对发汗病人是有利的，而且能适当减轻麻黄的中枢兴奋这一副作用。麻黄的兴奋中枢、收缩血管、升高血压的作用是很明显的，大剂量使用时尤为突出，这也是近代有些中医用麻黄的剂量愈来愈小的原因之一。也可以说是对《伤寒论》中麻黄配桂枝的意义了解得不够透彻所致。总之，麻黄桂枝这一对配伍是十分巧妙的，对发汗解热作用有协同作用，对中枢兴奋、升高血压等副作用有拮抗作用。《伤寒论》方配伍之巧妙，值得我们深入研究，继承发扬。

在《伤寒论》原文中，麻黄汤中麻黄用3两，桂枝用2两，麻黄大于桂枝，其意是以发汗解热为主。本书所引刘鹗一老师的医案中（第1回），麻黄用6g，桂枝用9g，桂枝用量超过了麻黄。刘老师过世多年，已无法再聆听他当时选方用药的原意。现在我推测，可能是因为病人年事较高，容易出现虚阳上亢，为了预防汗多亡阳，甚则阳亢痉厥等副反应，所以改变麻黄汤原方中的麻桂用量比例。这个病例1965年在《上海中医药杂志》发表之后，曾有读者致函杂志编辑部，指出医案中的麻桂比例不符合《伤寒论》原方的比例。当时我未予答复，至今感歉疚。现在有此机会，对此作一简单分析。同时对这位读者的认真细密的学风表示敬意。不知这位读者能否读到此文。

自张仲景《伤寒论》记载麻黄汤以来，迄今1800多年。麻黄汤的临床应用如何？历代医家有哪些不同认识？我对这一问题虽然颇有兴趣，但学识不高，资料不丰，只能作一简单的概述。

《伤寒论》行世之后，被推崇为医方之祖。虽然有少数医家拘守成法，过用辛温，有药不对证之弊，亦有忌用辛温，视麻黄为畏途者，但中医界有识之士，大多在《伤寒论》的基础上，结合其当时的病种，不断有所改进，有新的理论、新的方药出现。如唐·孙思邈著《备急千金要方》与《千金翼方》，收集方剂5000余首。对伤寒（实即为外感病初期表寒证）治法，认为“大意不过三种，一则桂枝，二则麻黄，三则青龙，此之三方，凡疗伤寒不出之也。其柴胡等诸方，皆是吐下发汗后不解之事，非正对之法”（《千金翼方·伤寒》）。如伤寒时气三四日不解，则用大量寒凉药；如“腠理凝闭”者，又在凉药中加入麻黄祛寒发汗。后人言千金方剂庞杂，实则此类方是仲景大青龙汤的发展。清·徐灵胎评千金方剂，“药品有多至数十味者……此医道之大变也，然其用意之奇，用药之巧，亦自成一家，有不可磨灭之处。”（《医学源流论·千金外台论》）金·刘河间提出“六气皆从火化”，“六经传受皆是热证”的理论，自称“制双解、通圣之剂，不遵仲景法桂枝麻黄之药”（《素问病机气宜保命集·伤寒论》），但是他对发热、恶寒、无汗的病证力主发汗，认为“寒伤皮毛则腠理闭密，阳气怫郁不通而为热也。故伤寒身表热者，热在表也，宜以麻黄汤类甘辛热药发散，以使腠理开通，汗泄热退即愈也。”（《素问玄机原病式·热类》）以寒凉学派著称的刘河间尚且不弃麻黄辛温发汗，可见麻黄汤应用于表寒证阶段的重要性。河间的防风通圣散中，辛温解表药与清热泻火药同用，也是大青龙汤的变法，其中发汗解热的主药仍为麻黄。河间主张早用清热泻火药，敢于温清并用、表里双解，对外感病的治疗作出了一定的贡献，是在《伤寒论》基础上的发展。以内伤脾胃学说著称的李东垣，也没有放弃麻黄发汗解表之法，他制有麻黄人参芍药汤，将仲景辛温解表法与益气健脾法合于一方之中。

宋金时代，在河间、东垣、子和等学派创立的同时，对《伤寒论》的研究也得到了发展。从成无己的《注解伤寒论》、《伤寒明理论》刊行开始，历元、明、清三代，这一研究工作长盛不衰。伤寒六经辨证始终为治疗外感病的纲领。

伤寒表证阶段无不以发汗解热为主要治法，离不开辛温之药，姑不待言。即使以温病学派而论，他们对辛温解表、对麻黄，也有精妙的应用，试举一二于下。

清代叶桂以创立温热病卫气营血辨证而名垂医林，后世皆目之为温病学派。殊不知此老善用前贤方法，对仲景方的运用尤为精妙。即使是麻黄辛温，亦属其临证常用之药，并无违忌之意。细读《临证指南医案》，在咳嗽、哮喘、痰饮等5个病证中，单用桂枝者55例，单用麻黄者5例，麻桂同用者10例。特别在8例哮证中，3例用小青龙汤。在72例痰饮病证中，6例用小青龙汤，40例用桂枝（用肉桂者未计在内）。特别值得注意的是，在斑疹、风温与温热3种温热性病证（3种病证共计57个病例）中，竟有4例用桂枝，1例用麻黄。这可能出乎许多人意料之外，谁能相信，叶天士在温热病中也使用麻黄、桂枝，其使用频率接近9%，并非偶然。若细读其医案，自有应该使用之理，兹不评论。

清·吴瑭在《温病条辨·杂说》中主张“伤寒（早期）不可不发汗，伤寒传变便不宜汗”，这与《伤寒论》先表后里的观点完全吻合。《温病条辨》手太阴温病初起，恶寒者用桂枝汤。桂枝汤无疑为辛温之剂。对此，拘于温病学说而不化者颇多微辞。如果了解叶天士在温热病证中使用桂枝之后，便不会感到奇怪了。温病初起不恶寒才用银翘散。银翘散一般认为是辛凉解表之剂，但方中的荆芥为辛温之品。再读《吴鞠通医案》，可知此公虽以温病学家名于世，然而在临床上如遇伤寒病证，绝不忌用麻黄、桂枝，且用量颇大。有一病例先用桂枝汤加麻黄、羌活，服药不知；次日，重用麻黄 24g、桂枝 15g、杏仁 9g、炙甘草 9g，不再与芍药、羌活，而加白术 9g、熟附子 9g。一剂，汗出而愈。在《吴鞠通医案》伤寒类，共收医案 13 例，用桂枝汤者 5 例，用麻黄汤者 3 例（另有 1 例大青龙汤变法），运用麻黄得心应手。我建议：研究《伤寒论》者应该向温病学家学习。吴鞠通用麻黄、用承气、用复脉，吴又可用承气急下，皆有独到的经验与心得，有所发展，有所创造。与吴鞠通同时的俞根初，由于祖上世代业医，故在外感病治疗方面积累了丰富的经验，融通寒温两派，制订了许多新的方剂。他的著作《通俗伤寒论》评论发汗诸法，共列 12 种发汗方剂，其中用麻黄者 4 种，即新加三拗汤、麻附五皮饮、小青龙汤与越婢加半夏汤，可见麻黄在发汗方中的重要性。由此可见，从宋金至明清，不仅伤寒学派推崇辛温解表，温病学派在实际应用中，对辛温解表与辛凉解表，也灵活应用，因人因证而异，并无偏颇。

及至现代，首先在理论问题上发生了偏颇。在温病学教材中，将以下几点列为伤寒与温病的鉴别点：伤寒必须发热轻、恶寒重，脉紧而不数，凡发热较高而脉数者皆归入温病。这样一来，只有恶寒明显的轻微感冒才是伤寒，绝大多数发热病证尽归于温病范围，临床上能用麻黄辛温解表的机会就极少了。殊不知《伤寒论》中早有明文："脉浮而数者，可发汗，宜麻黄汤。"（《太阳病上篇》第 52 条）而麻黄汤八症（见太阳病中篇第 35 条）之中只有恶风而未言恶寒。可见恶寒轻与脉数绝非用麻黄的禁忌证。治温病学而不读《伤寒论》，不深入临床实际，难免造成误导。

现代中医界对辛温解表，对麻桂发汗解热，是如何认识的呢？临床上如何应用的呢？对此作一粗浅的考察：先看蒲辅周，"蒲老认为，外感六淫，皆是能致病发热，治当辨为何邪而祛之。湿为阴邪，寒湿同体，非温不通，非辛不散，非淡不渗。"（《蒲辅周医案·内科治验·寒湿》）可见蒲老是不忌辛温的。蒲老在儿科肺炎的治疗中，也不忌辛温。一例先用桂枝加厚朴杏子汤，继用射干麻黄汤。由于所有病例均在发病三天之后，初期表寒证阶段已过，因而没有用麻黄汤，没有麻桂同用，但足以说明蒲老在小儿肺炎的治疗中是不忌辛温的。再看章次公。在《章次公医案》中，诊断为感冒而用麻黄汤加味者5例，单用麻黄（如三拗汤、麻黄细辛附子汤）者3例，单用大青龙汤加味者1例，用射干麻黄汤者3例。可见章氏也不忌辛温。三看万友生。万氏提出，流行性感冒颇多寒证，因此自制麻黄汤冲剂，广泛用于流感或上呼吸道感染之辨为表寒证者。在《万友生医案》中，诊断为急性支气管炎者仅有1例用麻黄汤，而诊断为急性扁桃体炎或肺炎者无1例用辛温之剂（8例肺炎中6例用麻杏石甘汤）。四看张伯臾。在《张伯臾医案》中，对所有外感病的治疗，只有2例诊断为虚人外感者用桂枝汤加味，方中芍药用量倍于桂枝，已变为桂枝加芍药汤。此外未见辛温之剂。由此可见，在现代中医内科名家中，辛温解表方药的应用的程度与范围，有明显的差异。五看近年在中医药杂志上发表的关于辛温发汗的论文。就手头所找到的47篇而论，其中属于文献综述者2篇，理论探讨者1篇，属于麻黄汤药理实验研究者10篇，属于麻黄汤临床应用者34篇。在这34篇中：用麻黄汤治疗外感病发热者12篇（其中有100例以上病例的总结仅3篇，治疗肺炎的仅1篇，只有1个病例），而用麻黄汤治疗杂病者有22篇（少数有将麻黄汤用于冠心病、高血压、习惯性便秘、慢性肾炎等病症）。这些数字，这种现象，既反映了中药方剂临床应用的新途径，似属可喜，也反映了中药方剂临床应用的杂乱，令人忧虑，更反映了近年中医界对辛温解表及其代表方存在着认识误区。

在上述34篇论文中，有一篇特别引起我的重视。这是内蒙古李凤林医师所报道的《麻黄汤治小儿发热167例疗效观察》（发表于1985年第9期《新中医》）。这篇报道不仅是同样性质论文中病例数最多的，并且提出了古书上没有记载的，现代临床应用麻黄汤的几个重要指标：①血白细胞计数、中性粒细胞计数高于正常仍可使用；②体温超过 40℃也可使用；③咽部充血也可使用。小儿一般没有恶寒这个主诉，李氏以观察患儿是否紧靠母怀来判断是否恶寒。这就与有些人认为，血白细胞计数升高的感染不宜辛温，发热高、恶寒轻的病证不可用辛温，小儿是纯阳之体不宜辛温等看法不同。而李氏的临床实践及其论述是有充足的根据的，是可靠的。

临床上不敢使用辛温发汗解热。上文已经提到，其原因之一是近年对伤寒与温病的概念与辨证，在理论上有误导。除此之外，还有一个认识误区是：中西医概念的混淆。凡是西医诊断为炎症，特别是急性炎症的，往往就误认为是中医辨证的热证。因此，肺炎、上呼吸道感染、肾盂炎等病，一开始便用大量苦寒凉药，认为可以消炎，而不能用温药。其实中药理论所说的泻火、降火并不等于消炎，温性的中药未必都不能抗菌消炎。而西医诊断的一种疾病，在其发展过程中，有多种多样的变化，可能出现表里寒热虚实种种不同的证候。中医应该根据辨证论治用药，西医的诊断可以作为参考，但不应该受其拘束。对中西医药的概念，其相近相关者，可以进行多方面的研讨，切忌随意套用。

最后说一说麻黄汤的禁忌。麻黄汤中有麻黄、桂枝、杏仁、炙甘草四味药。杏仁去皮尖之后已无毒性。甘草小量短期使用亦无明显副反应。麻黄汤的禁忌实际是指麻黄与桂枝二味药的禁忌。不了解此方的禁忌便不敢使用此方，只敢用小量麻桂，达不到发汗解热之目的。必须明确禁忌，才能果断用药。

麻黄汤适用于表寒证。里热证适与之相反，是第一个禁忌。但体温升高不完全等于中医所说的热证。疾病影响到肺脏、肾脏、肠胃等内脏不完全等于里证，病在皮肤也并不全是表证。因此，体温升高，西医诊断为肾盂炎或肺炎，并非完全是麻黄汤的禁忌。《伤寒论》对辛温发汗的禁忌有详细说明，不再赘述。结合个人经验，将麻黄汤的禁忌归纳为以下几点：①阳亢，平时有头晕头痛（不是外感头痛）、面红升火、目赤、心烦、失眠、易怒等症者；②阳气虚，平时有声低息短、神疲乏力、心悸怔忡、心律不齐、脉细沉、自汗盗汗、畏寒怯冷（不是外感恶寒恶风）者；③有出血倾向者；④老年前列腺肥大，排尿不畅者（《伤寒论》所说的“淋家不可发汗”可能即指此症）；⑤手术后恢复期病人；⑥高血压患者；⑦妇女月经期而经量明显多者。

评释第2 心力衰竭辨证论治纵横谈之一——基本概念

西医已经明确诊断为风湿性心脏病慢性心力衰竭的病人，钟老的中医辨证却是“肾脏元阳虚衰”、“肺脾肾三脏同病”，五脏中提到了三个，就是没有提到心，治疗过程中，主要是温肾、健脾，也没有提到心。对此，前面的章回小说中作了一些说明，没有展开讨论。要具体地了解中西医在这个问题上的不同，还得从中医的藏象、气血、津液等谈起。

中医对心脏的解剖早有认识。《难经·四十二难》就有“心重十二两，中有七孔三毛，盛精汁三合”的记载。后人又说，心形如未开莲花，位于肝之上、肺之下。但是对心脏的功能，却认为主要是精神思维方面的作用，如《素问·灵兰秘典论》有“心者君主之官，神明出焉”之论，把心比作君主。由于封建社会对君主地位的崇拜，也影响了对心脏疾病的认识，可以有“痰蒙心窍”、“水饮凌心”的病机，不可能提出“心力衰竭”的诊断。《灵枢·本神》对心的思维作用，作了详尽的描述：“所以任物者谓之心，心之所忆谓之意，意之所存谓之志，因志而存变谓之思，因思而远慕谓之虑，因虑而处物谓之智”。这一观念在中医领域里得到了巩固。当然，中医对心与脉管、血液的联系并非一无所知，《素问·五脏生成论》已经提出“心之合脉也”，“诸血者皆属于心”，《素问·痿论》说：“心主身之血脉”。但仍离不开神，认为心主血脉是通过神的作用才能实现的。古代中医已经有气血津液在全身循环的概念，循环是多途径的，《灵枢·营气》说：“精专者行于经隧，常营无已，终而复始”。同书《营卫生会》篇说：“营周不休五十而复大会，阴阳相贯，如环无端。”可见古人的循环概念是十分明确的。主要的循环通路是以十二经脉为主的经络系统（包括经脉及奇经八脉）。此外，在《经脉别论》篇中还有三条通路。一是“食气入胃，散精于肝，淫气于筋”，这是食物营养，由肠至肝，近似于现代解剖的门静脉。二是“食气入胃，浊气归心，淫精于脉，脉气流经，经气归于肺，肺朝百脉，输精于皮毛……气口成寸，以决死生”，这近似于现代解剖的肺循环与体循环。心与肺在这个通路中起了较大的作用。三是“饮入于胃，游溢精气，上输于脾，脾气散精，上归于肺，通调水道，下输膀胱，水精四布，五经并行”这一水液通道，在现代解剖上找不到近似之处，看来这是古人的想象。但前两个通道在临床上极少应用，而这后一条在现代解剖上没有着落的通道却在临床上广泛被应用，对水液流行不利的多种疾病，常用此理论指导施治，并且有效。可见，我们对中医理论不能单纯从生理解剖学方面去认识，还应从临床治疗的观点去认识某些粗看难以理解的中医理论。上面四条通路，后三条只是通路，没有循环，第一条经络系统是有循环的，但在这个系统中，心只是脏腑之一，不占主要地位。

古人是否有心脏搏动推动血液流行的想法呢？《素问·五脏生成论》说“诸血者皆属于心”，又如王冰在注解《素问·宣明五气》“心主脉”一句时写道：“壅遏荣气，应息而动也。”我看这两句话有一点心脏推动血液流动的意思。以后一直到清末民初，才有明确的心脏推动血液之说。如张锡纯（1860—1933）《医学衷中参西录·医论》中说：“心者，血脉循环之枢机也。心房一动则周身之脉一动。”又说“心能运血流一身，无一息之停，即时接入，即时发出”。我看这表明张氏受了近代生理学的影响。张氏是中西医汇通派的代表人物。唐·王冰之后，张锡纯之前的一千多年间，为什么中医对心脏搏动推动血液循环的认识没有发展？这是由多种原因造成的。一是人体解剖的实践太少，没有实践便没有认识的提高；二是思想保守，把《内经》、《难经》等古医籍看作经文，不能越经文雷池一步。清·王清任著《医林改错》时，就“惟恐后人未见脏腑，议余故叛经文”而迟迟刊行该书。

但是，古代中医认为，人体气血津液流行是有原动力的，这个动力便是气。并且认为气本身就是不断地运动着的。“气之不得无行也，如水之流，如日月之行不休。”（《灵枢·脉度第十七》）《难经》也有同样的论述：“夫气之所行也，如水之流，不得息也。”（第三十七难）这是受了中国古代哲学的影响，如《易经》就有“天行健，君子以自强不息”的记载。因此人体之气当然是常运不息的。再把“气”这个比较笼统的概念，与人体的组织、功能结合起来，命名各种不同的气。如行于脉外的卫气，行于脉中的营气，聚于胸中主呼吸与心跳的宗气。古代医生根据左乳下的心尖搏动诊察宗气的盛衰。而人身最基本的气则称为“元气”，“元气者，太虚之气也，人得之则藏乎肾，为先天之气，即所谓生气之原，肾间动气者是也。”（《医宗金鉴·删补名医方论》）俞根初在《通俗伤寒论·气血虚实》中明确指出：“肾中命门主藏元阳而主一身之元气。”更有人明确指出：“元气在外则卫护皮毛，充实腠理；在内则导引血脉，调和阴阳。”（明·皇甫中《明医指掌·诸气》）

引了这许多古典医籍，无非证明，钟老医生把心力衰竭辨证为“肾脏元阳虚衰”是依据中医传统理论所作出的诊断。当然，中医很少把心力衰竭称为“宗气虚衰”。因为宗气积于胸中，主管呼吸，兼通心脉。虽有“运气周身之说”，但对全身各个脏腑的影响较少于元气。再进一步说，肾脏元阳虚衰与宗气虚衰两个辨证结论的区别主要不在于名称不同，也不在于理论有区别，而在于“宗气虚衰”无法与治法方药联系，而“肾脏元阳虚衰”，可与治法方药直接联系，有一整套治疗方法，有许多方剂与药物可供选用，如肾气丸、补肾丸、大补元煎、真武汤等。

心力衰竭与肾脏元阳虚衰之间的关系清楚了。为什么钟老还要加上“肺脾肾三脏俱虚”的辨证呢？这是因为肾气虚、肾阳虚在临床上有许多不同表现，或单独表现于某一方面，而心力衰竭则表现为多个脏腑有病变，不仅肺的呼吸功能和脾的运化功能衰退，心主神明功能也受影响，治疗上都要照顾到的。通过这样对中医基础理论的分析，能否将中西医两套理论的距离拉近一些，又不是硬拉在一起，使我们对中医传统理论易于理解。

下面谈谈中医对慢性心力衰竭的辨证方法。目前在临床上风行分型辨证。但各有各的辨法，有些杂乱无章，往往顾此失彼。试举一例：上个世纪 80 年代中期有一篇报道将心力衰竭分为五个证型：①心气不足，心阴亏损；②脾肾阳虚，水湿不化；③气虚血瘀，痰湿阻滞；④痰饮阻肺，气道不利；⑤阴阳俱衰，阳气虚脱。第一型只有心的虚证，没有其他脏腑的证候，也没有实证。第二型只有水湿，一种病邪，有脾肾而没有考虑肺。第三型有血瘀、痰湿等邪，有气虚，但未说明脏腑功能的变化。第四型，单独强调痰饮阻肺，容易误认为呼吸道病证。还有第二型的水湿，第三型的痰湿，第四型的痰饮，三者难以分清楚。中医的水、湿、痰、饮四种病邪不容易区分，再给它三种不同组合，就更加混糊难辨了。也有将冠心病导致的心力衰竭分为 7 个证型；将风心病导致的心力衰竭分为 4 个证型；而将肺心病导致的心衰只分为心肺肾俱虚与痰热阻肺二个证型。分得太多，或重复或散漫，主要病机，无法明确，治疗抓不住关键。证型分得太少，如肺心病心衰只分虚实二型，只反映了肺心心衰病人继发感染是否严重这一个方面，实际上肺心心衰病人始终存在着痰、饮、瘀血等病邪，也始终存在着肺脾肾等脏腑的虚证，只是轻重起伏时有变动而已，简单分成虚实二型，难以反映复杂的多脏腑的证情。

以我之见，中医的辨证分型，有些场合可用，有些场合不适用。用得好，对某些病证形成一个辨证论治的大纲，可以引导医生的思路；用得不好影响中医辨证的灵活、细致、随病情发展而变动等优点，反而形成一个框框，阻碍医生的思路。如对衄血、咽下困难（膈气）等比较简明的症状进行分型，还是可行的。对于发热、腹痛等复杂的症状就难以用分型来辨证了。更何况像心力衰竭这样一个可以由多种疾病导致的，牵涉到多脏腑的、临床变化较多的综合征，只用几个证型概括是十分困难的，甚至可以说是不合适的。

中医辨证分型应该对所辨之证有个基本看法，在此基础上加以分析分型，以免离散。如前述对心力衰竭的 5 个分型中：第一型心气不足、心阴亏损，全是心的气阴两虚证；第四型痰饮阻肺、气道不利，全是肺的痰饮实证；第五型阴阳俱衰、阳气虚脱，又全是虚证。这样辨证分型显然不符合心力衰竭的基本证情。作为暂时的治疗，可以先急救阳气之虚脱，或可以暂时以调补气阴为主。作为辨证，既要全面反映证情，又要掌握此病证的基本点。中医辨证分型由来已久。试看《素问·痹论》，先要明确痹的基本病因，是“风、寒、湿三气杂至”，然后才能分别行痹、痛痹、着痹。先要掌握皮、脉、肌、筋、骨与内脏的联系，然后才能区别骨痹、筋痹、脉痹、肌痹、皮痹，再进一步分析疾病的预后，外邪与人体气血流行的关系及疼痛、麻木、寒热、屈伸等症状。再有《素问》痿论、厥论等篇都是辨证分型的萌芽，可供后人学习。学习其长处，撷取其特点，而不是照搬原文。再看《金匮要略》痰饮咳嗽篇，仲景将痰饮分为痰饮、悬饮、溢饮、支饮四种，这种分类是以痰饮的基本病机，水液停留于人体某一部分为基础的，停留的部位不同，形成不同的痰饮证候。一种痰饮并非只有一种治法，苓桂术甘汤与肾气丸都可以治疗痰饮，大青龙汤与小青龙汤都可以治溢饮，治支饮的方药更多。再看《金匮要略》水气病篇，水气病是全身性的水气泛滥，虽然可能起始于局部，或凸现于局部，但终将波及全身。在此基本病机的基础上，分为风水、皮水、正水、石水、黄汗五种病，多有明显的特点。五个病证各有多种治法。从以上古代中医经典对痹证、痰饮与水气病的辨证论治可以看出，中医辨证论治，在基本病机上要有原则性，在证候分析上要层次分明（多层次），在具体治疗上要有灵活性。

下面我们再看看《金匮要略》问世1500年之后的徐大椿（1693—1771）在《杂病证治·水肿辨证》中，将水气病，先分为阳水、阴水两大类，然后细分为气肿、水肿、风肿、风水、正水、石水、血阻及妊娠浮肿。继承经典，有所增益，层次分明，惜乎缺乏新的发展。这是历史条件所限，非关个人学术水平。再过一百多年，西方的生理解剖学说开始传入我国，中医开始受其影响。前文已经引用，张锡纯已有心脏是循环之枢机的基本认识，但进一步将现代医学与中医辨证相结合就出现阻滞。张氏对心病只能分心机亢进与心机麻痹二大类。其分类依据主要是脉搏之有力无力、脉率之快慢以及患者精神状态的兴奋与萎靡。张氏认为“人之元神藏于脑，人之识神发于心”（《医学衷中参西录·论心病治法》），元神是指基本的精神活动，识神是指认识功能。这是当时对心脑与精神思维活动的关系的认识。因此，对一些兴奋型的精神病症认为是心机亢进，心有热。张氏对喘证仍以在肾在肺为辨证大纲，联系肝气上逆及胃中积痰，没有提及心病引起的气喘。对水肿的辨证论治，强调分凉与热，主要治法是发汗利尿，也没有论及心病引起的水肿。指出这些，绝非苛责前贤，只是说明中西医结合有一个长期的发展过程。

20世纪50年代开始，西医学中医，中西医结合的活动在全国范围内开展。中医辨证论治的指导思想有了明显的新的进展。从心病辨证这一小小的局部，也可以清楚看出它的发展轨迹。1972年上海中医药大学编写的第一本《中医学基础》，将心气虚的证候描述为“眩晕、心悸、怔忡、气短、胸闷、气喘、不得平卧、脉结代等”，心阳虚则更见“四肢厥冷、面色晦黯、青紫、大汗淋漓、面浮肢肿、神识昏糊、脉微欲绝”等症，并且把二者看作是前后连续发展的过程，而将一些心脏官能症、阵发性心动过速、贫血、甲亢等症归入心血虚与心阴虚证。这已凸现出中医传统理论与现代医学在辨证理论上的进一步结合。这些理论现在看来好像完全是中医的理论，不属于中西医结合。但如果与数十年前的中医著作作一对照，就可以感到，中西医结合正在发展，中医基本理论正在发生着新陈代谢的变化。

新中国成立以来，除了中西医结合这个重要因素之外，还有一个十分重要的因素，对中医辨证论治起了推动作用，这就是广大中医学者学习了唯物辩证法，用于提高中医的理论水平。这里举出上海中医药大学刘树农教授的论述，可见一斑。刘氏认为："如果在熟悉本身（指中医药学）技术的前提下，接受新的一切从器械或从化学上取得的感性认识，不是就可以融合自己的理论，上升到理性认识，做出正确的处理吗？"（《刘树农医论选·辨证论治的今昔》）他还认为过去中医"限于历史条件，能够反映到感官直觉的东西，就很不够……在当前有利条件下，现代医学首先为我们提供了很多有益的感性认识，从而扩大了我们的理性认识……"（《刘树农医论选·辨证论治的今昔》）。总之，刘氏在批评"纯中医论"的文章中，提出了中医辨证应该汲取西医诊断疾病的多种检验检查的材料，经过思考，经过临床实践，可以逐步提高到理论水平。这在思想方法上是有重要指导意义的。如果再与近年用生物化学、分子生物学等方法研究中医证的科研成果相结合，则中医辨证论治的理论将有更大的创新发展。

本文主要评释了中医"心"的基本概念以及心病辨证的发展过程。限于篇幅，本文至此打住。关于钟老对心力衰竭的具体的辨证论治将在下文分析。

评释第3　心力衰竭辨证论治纵横谈之二——辨证内容

“心力衰竭辨证论治纵横谈之一”主要讨论了中医的“心”的概念以及对慢性心力衰竭的辨证方法。都从中医历史的回顾与展望的角度进行了分析。本文再对慢性心力衰竭辨证的具体内容作比较系统的陈述与分析。

中医临诊时，首先是对病人当前的临床表现加以辨析，也就是一般所说的辨证。但是中医临床也重视病史，也要了解病人过去的病情，也就是陈修园提出的问诊“十问”中的“九问旧病十问因”。也可以说，中医辨证中包含着辨病的内容。心力衰竭病人的临床表现包括：水肿、尿少等全身性症状，呼吸困难、咳嗽、咯痰等呼吸系统症状，腹胀、纳呆、恶心等消化系统症状，失眠、嗜睡等精神症状，心悸、怔忡、胸闷等心胸症状，脉诊、舌诊、腹诊所得，以及紫绀、颈静脉怒张等体征。既往病史包括：心力衰竭发作史、发热、关节痛、咳嗽咯痰、胸闷胸痛、高血压等病史。只能择其要者分析如下：

一、辨　水　肿

我国在秦汉时代对水肿就有丰富的认识。《灵枢》有“水胀”专篇，《金匮要略》有水气病篇。自元·朱丹溪开始，辨阴水、阳水便成为水肿辨证的大纲。心力衰竭的水肿来势缓慢，有些病人长期有轻度浮肿，其水肿大多先起于足跗，渐及身半以上。或早上面浮，下午足肿。卧床者主要肿在腰骶部，水肿按之凹而不起。按阴阳理论分析：水肿来势迅速为阳，缓慢为阴；肿于人体上部为阳，肿于下部为阴；肿处皮肤紧张，按之皮肤即起为阳，按之如泥，凹而不起为阴。由此可见，心力衰竭的水肿属于阴水。但是心力衰竭病人如患有感冒发热，可能出现浮肿突然加重并且面部浮肿突出。这就伴有阳水的性质，但基本性质仍属阴水。《金匮要略》分“五水”（风水、皮水、正水、石水、黄汗），接近于现代医学的鉴别诊断。分析如下：心力衰竭的水肿一般无表证，也罕见浮脉，因而基本上不属于风水。但是《金匮要略》水气病篇第3条说：“寸口脉沉滑者，中有水气，面目肿大，有热，名曰风水。视人目窠上微拥，如蚕新卧起状，其颈脉动，时时咳，按其手足上，陷而不起者风水。”这描述的是心力衰竭伴有发热的症状与体征。因此，心力衰竭在一定条件下可以属于风水。慢性心力衰竭罕见浮脉，也罕见腹大如鼓，虽然出现“跗肿按之没指”，仍不属皮水。心力衰竭大多既有水肿又有短气或气喘，甚则不能平卧，脉象也多见沉迟。并且张仲景论脉，不仅指临床脉象，又指病机。沉迟指示证属虚寒，这与心力衰竭是完全符合的。因此，我们认为心力衰竭水肿基本上属于正水范畴。石水腹满而不喘，与心力衰竭不符。《金匮要略》水气病篇论黄汗：“其脉沉迟，身发热，胸满（满同闷）四肢头面肿，久不愈必致痈脓。身肿而冷，状如周痹，胸中窒，不能食，反聚痛，暮躁不得眠，此为黄汗。”其中有不少症状、体征，如脉沉迟、胸闷、胸中窒、四肢头面肿、身肿而冷、不能食等，均与心力衰竭相符。可以认为黄汗与心力衰竭颇为相似。但黄汗以汗出黄色较深为特征，这不是常见之症。因而又不能认为黄汗即心力衰竭。我曾在山区见一例风湿性心脏病心力衰竭，导致心源性肝硬化而出现黄疸的病人，病程长达20年，面色黧黑，汗出沾衣色深黄，这既是心衰又是黄汗，但这种病人极为少见。总之，以《金匮要略》“五水”理论来分析，心力衰竭水肿主要属于正水，而与风水、黄汗有密切联系。

中医识病不仅要辨证，还要分析病机。也有人认为证就是病机。实际上，证与病机相近而略异。上述辨阴水、阳水，辨五水，主要是辨证型也涉及病机。为更准确地选择治疗方法，应该进一步分析病机。

水肿的病机较为复杂。《素问·水热穴论》首先提出了肺肾相关的理论，它说："故其本在肾，其末在肺，皆积水也。……肾者胃之关也，关门不利，故聚水而从其类也。上下溢于皮肤，故为跗肿。"这个基本理论一直影响到现在。《金匮要略》水气病篇以五脏来区分不同性质的水肿，但影响不大。直至元明两代，论水肿机理者甚多。主要是在肾脏、肺脏病机之外，又提出了脾虚不能制水的理论。其中以张介宾的理论最为精细。他在《景岳全书·杂证谟·肿胀》中说："凡水肿等证，乃肺、脾、肾三脏相干之病。盖水为至阴，故其本在肾；水化于气，故其标在肺；水惟畏土，故其制在脾。……虽分而言之，三脏各有所主，然合而言之，总由阴胜之害，而病本皆归于肾。经曰：'膀胱者州都之官，津液藏焉，气化则能出矣。'夫所谓气化者，肾中之气也，即阴中之火也。阴中无阳则气不能化，所以水道不通，溢而为肿……盖肾为先天生气之源，若先天元气亏于下，则后天胃气失其本，而由脾及肺，治节以不行。是以水积于下，则气壅于上，而喘胀由生"。张氏的这一段分析比较符合心力衰竭水肿的发生机理。因为心力衰竭患者可见四肢厥冷、面赤戴阳等肾阳衰脱的症状，不思饮食、泛吐呕恶等脾胃失运的症状，短气喘息、咳嗽多痰等肺失宣肃的症状，以及小便短少等膀胱气化失司症状。

但是，张氏的分析中何以没有提及心脏？这一点在《心力衰竭辨证论治纵横谈之一》一文已经提到。中医传统理论认为心的功能是主管神明，主血脉是第二位的。推动气血津液循环流行的动力是元气，而元气主要在肾。所以张氏之论中强调肾的元气的作用。钟老对心力衰竭的中医辨证也认为主要是肾脏元阳虚衰。如果心力衰竭病人出现心悸、怔忡、心烦失眠或嗜睡神昏等时，则中医辨证就归属于心主神明功能衰退了。

二、辨 气 喘

辨气喘首先要辨其虚实。《素问·调经论》开始提出：“气有余则喘咳上气，不足则息不（据王冰注加“不”字）利少气。”后世对虚喘、实喘之辨逐步精细。其中以张介宾的描述最为详实。他在《景岳全书·杂证谟·喘促》中说：“实喘者有邪，邪气实也；虚喘者无邪，元气虚也。实喘者长而有余，虚喘者气短而不续。实喘者胸胀气粗，声高息涌，膨膨然若不能容，惟呼出为快也；虚喘者慌张气怯，声低息短，皇皇然若气欲断，提之若不能升，吞之若不相及，劳动则甚，而惟急促似喘，但得引长一息为快也。”叶桂则对虚喘实喘做了最简明的归纳：“喘病之因，在肺为实，在肾为虚。”（《临证指南医案·喘》）心力衰竭的气喘有三个临床特点：①平时较安，劳动则甚；②呼气吸气都感不足，慌张气怯，若气欲断；③一般情况下，咳嗽不多，咯痰甚少。从这三个特点来看，心力衰竭的气喘基本上属于虚喘。如心力衰竭患者或有痰饮宿疾，或兼有外邪新感，因而肺失宣肃，甚至酿成寒饮或痰热，亦可出现咳嗽痰多、胸胀腹满等实喘的临床表现。其辨证或为本虚标实，或为虚体感邪，或为虚实夹杂。

喘证的病机总以肺肾两脏为主。“肺为气之统，肾为气之根。肺主出气，肾主纳气，阴阳相交，呼吸乃和。若出纳升降失常，斯喘作矣。实喘责在肺，虚喘责在肾。……实喘有水邪射肺，有痰饮遏肺，有六淫之邪干肺……虚喘为肾不纳气，孤阳无根。”（石芾南《医原》）近人秦伯未简单概括为“实喘以痰为主”、“虚喘以气为主”（《中医临证备要·喘促》），对临床颇有指导意义。惟有清末民初的张锡纯提出“心病可以累肺作喘，此说诚信而有征”，又认为“心累肺作喘之证，亦即肾虚不纳气之证也”（《医学衷中参西录·治喘息方》），这是中医引进西医学说的起始。

心力衰竭气喘往往与水肿同时存在，或先后发生，然后同时存在。这一点在古代已有明确论述。如《素问·水热穴论》说："水病下为跗肿大腹，上为喘呼不得卧者，标本俱病，故肺为喘呼，肾为水肿，肺为逆不得卧。"《素问·逆调论》说："夫不得卧者，是水气之客也。……肾者水脏，主卧与喘也。"《灵枢》亦有类似描述。《金匮要略》水气病篇中有"心水者，其身重而少气，不得卧，烦而躁……"、"正水其脉沉迟，外证自喘"的记载。后人更多类似记载，如《景岳全书·杂证谟·肿胀》曾明确提出："水渍于下而气竭于上，所以下为肿满，上为喘急，标本俱病，危斯亟矣。"可见，中医虽无心力衰竭之名，而具有丰富的心力衰竭病证的临床经验。

三、辨 怔 忡

怔忡即心悸，但也有认为二者有区别。或认为心悸轻而怔忡重；或认为心悸由外因所致，病来速、病情浅，怔忡由内因所致，病来渐、病根深。因此，我们在讨论心力衰竭时称为怔忡。

怔忡的临床表现十分复杂。有偶尔出现者，有持续数载者，有轻微易被忽略者，有令人十分不安慌张欲死者，有在安静时夜睡间发生者，有在紧张劳累时发生者，有心动时断时续者，有心动十分急促者。此时进行脉诊，则其表现也相应复杂，将在辨脉一节论及。

怔忡可以在许多不同的疾病中出现。即使出现在一种疾病中，其产生的病机也比较复杂。因此，历代对怔忡的认识，众说纷纭，差别很大。因此，张璐深感到心悸辨证难以掌握，他叹道："夫悸之症状不齐……若夫虚实之分，气血之辨，痰与饮，寒与热，外感六淫，内伤七情，在临证辨之。"（《张氏医通·神志门》）我们从辨证论治出发，从临床实用角度，将缤纷多彩的关于心悸怔忡的各家学说归纳为以下几个方面：

1. 心主神明功能减退　提到心悸怔忡，历代医家无不首先考虑心神不安、神不守舍。大都将心悸怔忡归入神志门。

《灵枢·经脉》首先将“心中憺憺大动”列入“心主手厥阴心包经”的是动病。清·林珮琴更直截了当地说：“怔忡惊恐与悲思忧怒皆情志之病。”（《类证治裁·惊悸恐总论》）此外，刘河间主心火旺。朱丹溪认为瘦人多因是血少，肥人多因是痰。王肯堂认为：“心血一虚，神气失守矣……此惊悸之所由发也。”（《杂病证治准绳·怔忡惊悸》）他们虽然通过痰、火、心血，最后仍归到心神。直到清代张锡纯才明确提出心悸有真有假。他所说的“假心跳”是指功能性的心悸，属于心神不安。心力衰竭病人往往伴有心主神明方面的证候，应予以重视。

2. 外邪内舍于心　这个观点主要在《伤寒论》中，如“伤寒，脉结代，心动悸，炙甘草汤主之”（第 177 条），“伤寒二三日，心中悸而烦者，小建中汤主之。”（第 102 条）这伤寒二字绝非受凉之意，而是表示外邪入侵。还有“发汗过多，其人叉手自冒心，心下悸，欲得按者，桂枝甘草汤主之”（第 64 条）。太阳病发汗也提示外邪入侵，且有发热，所以发汗，欲使其退热，不料邪已入里。到宋代对此亦颇重视，在《圣济总录》中专列一证“伤寒后惊悸”，明确指出“伤寒病后，心气不足，风邪乘之，则令精神不宁，恍惚惊悸”。《严氏济生方·论治·惊悸怔忡健忘门》也曾指出：“冒风寒暑湿，闭塞诸经，令人怔忡。”而近年的教科书却把外邪引起的心悸怔忡忽略了。直到现代医学病毒性心肌炎心律失常的概念的引入，才引起注意。可见要学好中医，不得不认真读一些古典医著，至少要把《伤寒论》学到手。

3. 水饮凌心　水肿、气喘与怔忡心悸同时出现是心力衰竭的重要临床证候，所以我将水饮作为心悸的病因列一项。古人早已有见于此，《金匮要略》痰饮篇就提出过“水在肾，心下悸”，并且提出苓桂术甘汤纳气宁心的治法。《伤寒论》中的真武汤证，既有外邪导致的身热，又有水气导致的小便不利、四肢沉重（可能有水肿）、腹痛呕吐，更有心下悸，与心力衰竭的临床表现颇为符合。无怪近年中医常用此方治疗心力衰竭，但着眼点在于水肿而往往不在于心悸。而《严氏济生方》在惊悸怔忡健忘门中指出：“五饮停蓄，堙塞中脘亦令人怔忡”。《圣济总录·虚劳惊悸门》也指出：“水停心下，水气乘心，亦令悸也。”历代文献与今日临床足可相互印证。

4. 瘀血阻滞，心脉不通 这一心悸怔忡的病因说起源很早，《素问·痹论》便有“心痹者，脉不通，烦则心下鼓，暴上气而喘”的记载。但后世论者极少。只有李中梓在《医宗必读》中曾指出，这段经文所述属心悸之一种，但未作评论。作者近年在治疗病毒性心肌炎后遗症、心律失常、心脏传导阻滞时，常根据心脉痹阻的理论，应用化瘀通络和虫类药物而取得疗效，深感《素问》心痹这一理论有应用发扬的价值。

5. 宗气无根，气不归元 这一心悸怔忡的病因说也导源于《素问》，其中的《平人气象论》篇有“乳之下，其动应衣，宗气泄也”的记载。惜后人注意者不多。张景岳在《景岳全书·杂证谟·怔忡惊恐》中曾强调“宗气无根而气不归源”是发生怔忡的主要病因之一，对其治疗亦主张“专扶元气为主”。《神农本草经》也指出过，大补元气的人参功能“安精神，定魂魄”。这样，辨证论治用药就一脉贯通了，钟老先生对心力衰竭病人用人参的意义就十分明白了。

心悸与头眩同时出现，往往提示心脏功能欠佳。《伤寒论》第82条真武汤证有心下悸与头眩同时存在，属阳虚水泛。《金匮要略》痰饮篇第31条是脐下悸与头眩同见，用五苓散化水。因此，对眩与悸同时出现应予重视。

四、辨　脉

心力衰竭的脉象复杂而多变，不同的心衰病人有不同的脉象，同一心衰病人的脉象前后也多变化，掌握脉象对心力衰竭的辨证意义绝非容易。这里只能肤浅地讲一些心力衰竭病人脉象的特点。

心力衰竭病人的脉象，有微细沉伏几乎不能按得的，提示气虚血少，多见于心输出量减少，血压较低的病人；有弦搏长大按之弹指的，提示阳亢风动，多见于老年血管硬化或血压长期偏高的病人；有脉来迟缓，甚至一息不足三至或有固定至数的停搏（代脉），提示阳气衰竭，多见于心脏传导阻滞的病人；有脉来疾，几乎难以计数的，对心力衰竭来说多属阳虚气虚，可见于心房纤颤或心动过速的病人。这里要特别注意的是，对心力衰竭病人来说，不能拘泥于脉数为热、脉迟为寒的一般认识。脉迟固然属寒，但也有出现热性证候而脉象仍迟而并不变数的，如完全性房室传导阻滞病人。而数脉也可能是虚寒之象，并且愈加数疾，虚寒愈严重。脉率由数疾减慢则提示阳气恢复，病情有好转。脉率由快速趋于正常，是心力衰竭好转的标志之一。心力衰竭病人出现脉率不齐者颇多，促、结、代均可出现，更有乍疏乍数，乍大乍小，三五不调者，多见于心房纤维颤动。二度房室传导阻滞可见典型的代脉。这种不整脉，病程较短、病情较轻者，服用中药之后可以恢复，病程较长者用药也难以恢复。不整脉虽未恢复，但全身情况仍可好转，甚至恢复工作。

心力衰竭的脉象与其原发的心脏病有密切的关联。如高血压性心脏病多见弦脉、紧脉、革脉，即使血压已不高，已有阳虚症象出现，而弦脉之象依然存在。这也说明《金匮要略》虚劳篇“弦则为减，减则为寒”与“虚寒相搏，此名为革”的记载，是有可靠的临床基础的。肺源性心脏病多见弦滑而数的脉象，这种数脉在肺肾阳虚时可见，在肺有痰热、肺肾阴虚时亦可见，须要仔细鉴别，也可能两种病机同时存在，肺肾已虚，痰热尚盛。风湿性心脏病二尖瓣狭窄者多见微细脉。主动脉瓣闭锁不全者多见来盛去衰脉。老年冠心病人脉象多弦，大多弦而无力（血压偏高者可能例外），可见《金匮要略》胸痹篇所说的“阳微阴弦”，如作脉象解释（也有作病机解释的），也是符合临床实际的。

心力衰竭还可以出现一些怪脉。如脉率很快而力量不足的，可见“釜沸”脉；舒张压很高、血管较硬、血管比较粗大时，可见“弹石”脉；血压很高、血管壁坚硬而细者，可见“偃刀”脉；心房纤颤病人，脉率较慢的，形如“解索”脉；心房纤颤病人，脉率很快而细小的，形如“麻促”脉；脉率较慢，脉律有较长间歇者，可见“鱼翔”脉或“虾游”脉；脉律不齐、脉率较快、力量较强者，形如“雀啄”脉。以上十怪脉已见其八。至于“屋漏”脉，与“虾游”脉相似，可见于三度房室传导阻滞；“转豆”脉与“釜沸”脉相似，可见于心动过速。可见十怪脉并不十分罕见，辨治心脏病时值得重视。

心力衰竭的脉诊中，还有一种诊法容易被人忽视，而对心力衰竭的辨证颇为重要。这就是寸口脉与人迎脉的联系比较。《素问·六节藏象论》载：“人迎一盛病在少阳，二盛病在太阳，三盛病在阳明，四盛以上为格阳。”格阳为危重证候。心力衰竭病人如见人迎脉明显盛大，而寸口脉却很细弱，二者差别很大，达四倍以上者，确实为危重病证，必须及时抢救。三部诊法目前已经不用，但是，寸口与人迎的比较诊法，对心力衰竭来说颇有应用价值。

五、辨　舌

心力衰竭病人的舌象变化较慢，难以反映迅速变化的病情，但仍有一定的辨证意义，略述如下。舌形大多胖大，或有齿印，这反映了心力衰竭多有水气停留，气虚阳衰。舌面大多润滑，亦为水气停留之象，如兼有热象或损伤津液者，可见舌面干燥，但这并不否定其气虚阳衰之依然存在。舌色大多紫黯，或偏淡，这是阳气虚衰、血行瘀阻的表现。如兼有热象，舌色可呈紫红色。舌苔一般为薄白苔，兼有痰饮者多为白腻或黄腻苔，肺有痰热者可见白腻苔，痰湿重者可见灰腻苔。心力衰竭已经控制，但是其气血运行不易恢复，腻苔也难化，舌象不能很快改善。

六、心力衰竭病人的腹诊

中医腹诊对心力衰竭的辨证有重要的意义。过去对腹诊不够重视，认为可以为西医的腹壁触诊所代替。近年通过临床实践，体会到中医腹诊与西医的腹部触诊不同，二者不能相互代替，各有不同的诊断意义。

心力衰竭病人的腹候，其腹力大多为“软”，这反映了正气不足，基本上属虚证。也有部分心力衰竭病人的腹力出现“偏实”，甚至为“实”，这反映了病证的本虚标实。这对治疗有重要的指导意义。心力衰竭病人较多出现“心下痞坚”这一腹候。这一中医腹候不是自觉症，与西医触诊的腹肌强直也有差别，而是在鸠尾（剑突下）至中脘处，按之较硬，有抵抗与压痛。这一腹候在《金匮要略》痰饮咳嗽病篇中有记载：“膈间支饮，其人喘满，心下痞坚，面色黧黑……木防己汤主之。”出现这一腹候表示本虚标实，标证较急。心力衰竭病人的腹诊，如出现“腹胀大”、腹力“偏实”，往往提示较快增长的腹水，亦属标证较急。如出现“脐下不仁”的腹候，则提示肾阳虚衰严重，病情可能会有发展。有明显水气停留的心力衰竭病人，往往出现“腹满”或“腹胀满”的腹候。《金匮要略》痰饮咳嗽病篇载：“腹满，口舌干燥，此肠间有水气，已椒苈黄丸主之。”这条条文与心力衰竭密切相关。心力衰竭病人颇多出现虚里跳动过甚（心尖搏动范围扩大）这一体征，亦属中医腹诊范围。已见上文“辨怔忡”一节。

七、其他症状、体征的辨析

心力衰竭病人出现恶心呕吐，切勿轻易认为是胃气不和的小症而忽视。这可能是阳气严重虚衰，中焦气机无力运转，阳不制阴，阴邪上逆所致。或为水饮、瘀血严重阻滞、中焦气阻，均属于危重之象。如服用毛地黄药物者，出现恶心呕吐还应注意毛地黄中毒之可能。

心力衰竭病人出现烦躁，亦须重视，勿轻易认为是病人情绪不安，用些宁心重镇之药便能了事。须知心衰病人出现烦躁，可能是真阳衰败，阴邪内盛，虚阳浮越的表现，是十分危重的证候。《伤寒论》少阴病篇有许多关于烦躁的记载。如第282条："少阴病，欲吐不吐，心烦，但欲寐，五六日自利而渴者，少阴也。"第296条："少阴病，吐利，烦躁，四逆者死。"细读这些条文，当使我们对烦躁一症加以警惕。

心力衰竭病人口唇多见紫绀，这是阳气虚衰，气滞血瘀的表现。肺源性心脏病见紫绀者最多，并不表示病情十分危重。对原来紫绀不明显者突然紫绀加重，则必须重视。心力衰竭病人的面色大多淡白或苍白，苍白者病情较重。风湿性心脏病二尖瓣病变患者多见两颧殷红，病情加重时其红色加深，切勿误认为病情好转。危重病人临终前面红如妆，额汗如油，并非心力衰竭病人所独有。但是，心力衰竭病人出现这种现象，发现得早，及时抢救，也有抢救成功的。服用大量西药扩血管药物的病人，往往面色潮红，这不能作为中医辨证的依据。可通过问诊加以区别。

心力衰竭中医辨证的主要内容略述如上。下文将评述中医对心力衰竭的治法方药。

评释第4 心力衰竭辨证论治纵横谈之三——治法方药

我们已经讨论了中医的“心”的概念、中医对慢性心力衰竭的辨证方法以及慢性心力衰竭中医辨证的具体内容。在此基础上我们就可以讨论中医治疗慢性心力衰竭的方法与药物了。由于古代中医没有心力衰竭这个概念，因此治疗心力衰竭的方药只能从古代文献中与心力衰竭相近的病证（虚劳、水气、痰饮、气喘等）中去寻找，也就是说目前中医治疗心衰，主要还得用传统的辨证论治的基本方法。

慢性心力衰竭是一个全身性的疾病，其病因病机十分复杂，影响全身各个脏腑。因此，各家报道虽有一些共同之点，但是差异还是很多，难以一一评说。本文主要陈述作者本人治疗慢性心衰的方法与经验，偶尔与其它治法略作比较。为了叙述方便，分成基本治法、辅助用药、含强心苷成分中草药的选用及多种治法综合应用四个部分。

一、基本治法

我们认为慢性心力衰竭最基本的病机是真阳虚衰、元气不足、水饮停留。因此，其基本治法也相应地是：温阳、益气与利水化饮。

(一) 温阳

治疗心力衰竭的温阳法，需要达到温振元阳之目的，不是一般的温肺、温脾胃、暖肝，不是任何温药都能胜任的，须用附子作主药。就个人经验，还没有其它中药能代替附子温振元阳的作用。干姜、肉桂或桂枝只能作为附子的佐使应用。作者不用生附子，因为生附子有毒，曾有中毒的报道。作者都用制附子，有效，无毒。全国各地医家使用附子的剂量差别很大，有仅用1～2g者，有用100～200g者。作者根据《伤寒论》中四逆汤的用量，即用附子一枚或大者一枚。根据实测，中等大小的附子重量为10～20g，10g以下为小附子，20g以上为大附子，30g以上较为少见。李时珍曾叹，附子满一两者罕见。因此，作者用附子治疗慢性心衰的常用量为10～20g。至于治疗其他疾病另有不同剂量，如治疗关节炎，附子用量宜大；如治寒热错杂之证，附子用量宜轻。

用附子温阳，大多与干姜配伍同用。有“附子无姜不热”之说。但干姜的作用主要在于温肺、温脾胃，对心动过速、阴虚有热者，不甚相宜。因而我常常改用生姜，附子与生姜相配，是真武汤的配伍法，主要作用在于温阳化水，与慢性心衰的证情十分相合。附子温阳之性很强，对温阳来说是很需要的。但是，附子药性走散，古人有“通行十二经”之说，虽对于散寒湿、通经络、利关节来说是有利的，但对阳虚十分严重的心力衰竭来说，便是一个缺点，因此，须与甘平守中的炙甘草配伍，这是《伤寒论》四逆汤的配伍方法。但是，如果心力衰竭病人有严重的水气停留，甘草又不利于化水气。《伤寒论》中以利水为主的方剂如五苓散、真武汤多不用甘草。我也遵守这一法则，用附子温阳治疗心力衰竭时，水肿严重则不配甘草。这种情况下，适用附子与桂枝同用，桂枝可以宣通阳气，有利于化水气；也可以附子与咸寒的牡蛎同用。牡蛎可以减少附子辛散的副作用，有轻度利水功能，不足之处是使附子的温性略减。如果出现虚阳上越，则牡蛎最为适用。

对于心力衰竭阳虚病人，我很少用肉桂，只是在出现虚阳上越，面色潮红，喘急欲脱时，附子与肉桂同用。肉桂可以引火归元，使虚阳下潜。古人对肉桂温振肾阳的作用是极为重视的。著名的回阳救急汤就是附子、肉桂同用之方。并不因我之少用而降低肉桂温阳的重要性。桂枝是肉桂树的嫩枝，温阳的功力不足，对心力衰竭病人来说，上文已提出可用于通阳利水，亦可用于温通心脏阳气以治疗心律不齐、心悸怔忡及胸闷胸痛，是治疗心脏病证的常用药而不是温振元阳的主药。

此外，还有一些温阳益肾药，其作用各有专属。如前述干姜主要温肺、温脾，吴茱萸主要暖肝温胃，仙茅、仙灵脾主要作用于内分泌，补骨脂、菟丝子主要作用于性功能，山萸肉、枸杞子宜于一般虚衰，均非心力衰竭的主要药物，但在平时调理则足可选用。

（二）益气

治疗心力衰竭的益气，需要大补元气，用药首推人参。红参或白参随宜使用。剂量根据具体情况而定，平时调理，每天3～5g，症情明显者8～10g，严重时15～20g，危重病人可用30g。西洋参作用有限，对心衰病人的治疗来说难当重任。可作为轻证调理之用。党参健脾益气，可以作为益气法的辅助药，与白术同用颇为相得。

人参与附子同用，温阳益气是治疗心力衰竭的基本方法与核心药物。气脱是心力衰竭病人致死的主要原因，温阳益气法应及早应用，以防气脱，可提高疗效。平时调理亦可小量维持。曾有一风心病心衰病人，连续用附子配党参达5年之久，累计服用达15 000g以上，并无中毒现象出现。如果出现虚阳外越之证，可用参附龙牡汤，益气温阳再与固脱合用。如兼见阴虚之象，口干、舌红、苔光、羸瘦者，或兼见咳嗽、气逆、汗多者，人参宜与五味子、麦冬同用，合成生脉散，也是治心力衰竭之一法。个人经验，心力衰竭病人即使出现一定的阴虚之象，但其基本病机仍属阳虚，用生脉散的同时仍可应用适量附子，不会加重阴虚。按阳生阴长之理论，适量附子与养阴药同用，有利于阴液之恢复。

黄芪亦能益气，可以补肺气、益卫气、升阳气，但没有大补元气之功，对心力衰竭来说，其功远逊于人参。但是，心力衰竭病人应用黄芪的机会仍多。一是水肿明显时，取黄芪有益气行水之功，与利水药同用，增强利水作用，如防己黄芪汤；

二是有气虚血瘀时，取黄芪有益气行血之功，与活血药同用，达到活血而不致伤血，并可养血的作用，如黄芪桂枝五物汤、补阳还五汤；三是对心衰病人平时容易感受外邪者，取黄芪有益气固表之功，用于预防外感，如玉屏风散。

白术有健脾益气之功，间接能化痰、燥湿、行水，因而成为治疗心力衰竭益气法的常用的辅助药。对水肿、咯痰、消化不良、肌肉关节酸痛等症明显者尤为适宜。在五苓散、真武汤、甘草附子汤等方中均为重要药物。值得附带提出的是，古代我国统称“术”，不分苍术、白术，日本汉方医赏用苍术，认为效力优于白术。清代以来，受温病学派畏用苍术的影响，目前临床上亦多畏忌苍术。本人认为，痰湿水气明显者不必忌苍术，以脾虚为主者宜用白术，亦可苍术与白术同时等量应用。此外，炙甘草无疑是益气方中常用药，上文已经述及，水肿明显时少量应用或不用。如果心衰患者有明显的心律不齐，并且其证情适宜于争取纠正心律不齐者，则宜用大剂量甘草以纠正心律。如炙甘草汤或桂枝甘草汤的用法，此时炙甘草的用量至少 15g，一般 20g，重者可用到 30g。如属一般调理则无须大量应用。此外，黄精、玉竹亦有一定补气作用，可以作为佐使之药选用。

(三) 利水

治疗心力衰竭的利水法，根据病情的轻重缓急，可分两类：一是比较缓和的为通阳利水和温阳利水，二是比较峻猛的为泻水逐饮。

心力衰竭出现水肿的基本病机是阳气虚衰不能化水，故而通阳利水是基本的、常用的利水法，即使在需要用泻水逐饮法时，通阳利水仍宜配合同用，无须放弃。通阳利水的通阳药首推桂枝。桂枝不仅能宣通阳气而利水，桂枝通阳也不限于肾阳，对心、肺、脾、胃、膀胱的阳气均可宣通，其作用是全身性的。桂枝还具有平降逆气（缓解气喘）与活血的功能，对心力衰竭来说是一味十分重要的药物，其重要性可与附子、人参并列。桂枝用于利水通阳时，只需使用一般剂量 10～15g 为宜，如用于平冲降逆，或用于治疗心律不齐，便需大量，可用 15～30g。桂枝用于通阳利水的主要配伍药是茯苓，代表方是五苓散。五苓散中茯苓、猪苓、白术、泽泻四味药均有明显的利尿作用，而桂枝在方中剂量也不大（仅为全方的 12.5%），但是实验证明如果五苓散不用桂枝则全方的利水作用明显减弱。可见，桂枝的宣通阳气，改善血液循环，能明显加强五苓散的利水作用，这就是通阳利水理论的实际意义。由此可见，将五苓散去掉桂枝，改为四苓散，不是优化，并非上策。含有桂苓相配，能通阳利水的方剂还有不少。如苓桂术甘汤能健脾通阳，化肺与脾胃的痰饮，心衰病人平时调理可用本方。苓桂味甘汤能纳气通阳，适用于心衰病人证情已经稳定，而短气、气喘比较明显者。防己茯苓汤能通肺卫之阳，益肺卫之气，导水下行，适用心衰病人容易因感受外邪而引发浮肿者。此外，春泽汤是五苓散加人参，属于通阳利水与益气合用之方。桂枝茯苓丸是通阳利水与活血化瘀合用之方。以上多方均可随证选用。

真武汤属于温阳利水法，方中用附子，温性强于五苓散，利水用白术、茯苓、芍药、生姜，其作用与五苓散相当。方中芍药亦能利水，《神农本草经》有记载，而一般常忽略芍药的这一功能。芍药与附子同用可以减缓附子过于刚燥之性。五苓散中，泽泻利水而不伤阴。真武汤中有了芍药也是利水而不伤阴。可见古方配伍十分精妙，临床用药应熟悉古方，临时凑合难以达到这种灵巧合拍的水平。利水最怕伤阴，所以在治疗心力衰竭时，经常将五苓散与真武汤二方合用以加强利水功效而又不致伤阴。

泻水逐饮法适用于水肿严重或痰涎壅盛之时，是急则治标之法。主方为己椒苈黄丸，主药当推葶苈子。此药化痰、利水、平喘，功效显著。过去恐其有损正气，不敢应用或不敢大量应用，因而未被重视。近年已有较多应用于心力衰竭，特别是肺源性心脏病的报道，本人应用不限于肺心病心衰，用量以20g左右为宜，可以适当增加。都与温阳益气药同用，未见明显副作用。近代研究葶苈子确有强心作用。泻水逐饮法中，大黄当属重要药物。大黄不仅能泻下，清实热、降火，还有直接的利水作用。如果用制大黄，初用有轻微的导泻作用，多用几天导泻作用减弱，而清热、利水、调肠胃气机之功能仍在。因此，对大黄不必过于畏忌。当然，一般的心力衰竭无须用大黄，如见水肿明显、痰涎涌盛、胸腹胀满、舌苔厚腻时可用制大黄，剂量以8～12g为宜，逐步调整剂量，使大便日行一二次而质软最为满意。防己有显著的利水作用，并且能扩张冠状动脉，对心脏有利，又有降压作用，如为高血压性心脏病可首选利水药。然而，《本草求真》认为“防己辛苦大寒，性险而健”。因此在应用防己时常存戒心，剂量不宜过大，疗程不宜过长。近年实验研究发现防己对肾脏有毒性，应该慎用。至于川椒目、茯苓皮、冬瓜皮、葫芦壳、茶树根等均为佐使之品。

二、辅助用药

近年临床报道，治疗心力衰竭颇多推崇活血化瘀法。余则认为瘀血不是心衰的基本病机，瘀血是由阳虚所致，阳气恢复，心衰之瘀血自行。活血化瘀虽不是主要治法，但适当使用仍有意义。在一般活血药中，我喜欢用川芎、当归、赤芍、桃仁，尤以川芎、桃仁为佳。值得一提的是丹参这味药，近年对此研究颇多，认为丹参能改善心功能不良，加强心肌收缩力而不增加心肌耗氧量。但从中药基本理论来认识，丹参有活血、养血、宁心的功能，属于阴药的范围，用于阳气虚衰严重的心力衰竭病证，不太合适。上海市第一人民医院曾报道，心源性休克（中医辨证可能属亡阳）病人，静脉大量滴注丹参有可能加重休克。因此，本人对冠心病、心绞痛、心脏神经官能症及阵发性心动过速病人常用丹参，而用于心力衰竭病人则十分慎重。

宁心安神是治疗心力衰竭最常用的辅助疗法。其中琥珀一味，既可宁心安神，又能活血，还能利水，最为合适。此外，丹参、酸枣仁、柏子仁、远志、珍珠母、龙齿、龙骨等均可选用。

化痰对治疗心力衰竭来说，虽非主要治法，却有多方面的辅助作用。第一，通过化痰可以宁心，可以开心窍，心烦不安者可用，精神迷蒙者亦可用。第二，化痰可以宣肃肺气，痰热、痰湿壅盛者可用。肺气宣通，有助于心气、心血的运行。第三，化痰可以和胃，肠胃运化正常亦有助于心气、心血的运行。常用化痰药如瓜蒌、贝母、竹沥、天竺黄、半夏、茯苓等均可选用。痰壅于肺者还可选用苏子、桑白皮、海浮石、紫菀等药。

此外，柴胡、枳壳之疏肝理气，五味子之纳气，麻子仁之宽肠通便，亦可作为辅助药使用。

三、含强心苷成分的中草药的选用

近年研究报道：黄花夹竹桃、北五加皮、万年青、葶苈子、福寿草、铃兰等具有相似于强心苷的成分，且有一些临床应用的报道。我用过其中三种。多次应用葶苈子，作为泻水逐饮药，按传统辨证论治的方法使用，确实有效，前文已经述及。用我的常用剂量，未发现明显的毒副反应。试用过几次五加皮，小剂量无明显效果，加大剂量，会出现恶心呕吐、头晕眼花等副反应，但并无明显的强心利水效果。试用过两次万年青根，情况与五加皮相同，没有组织专门的研究性试用，没有经验可言。本人从临床治疗角度看，既然从强心苷角度用药，不如就用毛地黄类药物。新药待实验研究成熟之后再用之于临床。

四、多种治法综合应用

心力衰竭的基本病机是阳气虚衰，是虚证，基本治法是补虚，即温阳、益气。但是，心力衰竭也存在一些实邪，如水气停留、瘀血郁结，外邪侵袭，痰热、痰湿蕴肺，脾胃气滞湿阻，等等。这些是实证，需要祛邪泻实，如利水、活血、清热、祛痰、化湿、理气等等。虚与实、补与泻是相反的，虚证与实证不能误辨，补法与泻法不能误用。但是，心力衰竭病人往往病情复杂，或因虚致实，或实邪伤正而致虚，导致虚实同时存在，治疗上便有必要补泻兼施。然而，何时以补为主，何时以泻为主，又当根据具体证情灵活应用。

从中医“标本”理论来分析，心力衰竭病人阳气虚衰是本，多种实邪是由阳气虚衰所致的，是标。在一般情况下，可以标本同治，也就是补泻同用。病情缓和时可以温阳益气为主，酌量配用利水、化痰、活血等，这就是“缓则治本”的道理。病情急重时应该以泻水逐饮为主，这就是“急则治标”的道理。但是，必须注意，此时阳气虚衰也很严重，绝对不能舍本逐末。此时除泻水逐饮之外，温阳益气仍需重用。由此可见，对心力衰竭的治疗来说，在多种治法综合应用中，应该注意三点：一是重点突出，这个重点就是温阳、益气。二是主次分明，就是何时以补为主，何时以祛邪为主，何时补泻并重。三是灵活配伍，即根据具体病情灵活应用多种治法方药，根据病情进展，及时加减变化。

评释第5　承气汤类方攻下的古典与新探

中医用承气汤及其类方攻下的治疗方法，导源于《伤寒论》与《金匮要略》。这两本书中关于攻下法的内容，丰富、具体、精细、全面，后世的中医著作也曾做出过一定的发展，但基本观点、基本方法无出其右。直到20世纪中叶，开展中西医结合的研究工作，其中包括对承气汤类方攻下的研究，才出现了新的进展。本人并没有丰富的应用攻下法的临床经验，但是对《伤寒论》与《金匮要略》两书曾有长期的研究，对近年中医临床上应用攻下法的情况有所了解，因此在记述一例呼吸衰竭病人应用大承气汤急下之后，再写一篇评释，对有关承气汤攻下的问题作进一步的探讨。

一、关于承气汤类方攻下的适应范围

这里我没有用“适应症”这个词，而用了“适应范围”这个外延比较广，在中医著作中不太常用的词。因为我感到可以用承气汤类方治疗的病证很多，能否用承气汤攻下是个辨证论治问题，绝非几个症状（所谓适应症）所能概括。但是，一些教科书上却具体指明了大承气汤的主证（症）是“痞、满、燥、实、坚”，如上海中医学院基础理论系列教材《方剂学》与高等医药院校教材《伤寒论讲义》(1985)。此说起始于《医宗金鉴》对大承气汤方义的解释，枳实消痞，厚朴除满，芒硝润燥，大黄泻实。这种提法简单明白，许多青年教师便不假思索地接受下来。1996年，本人主编中医药类规划教材《伤寒论选读》首次将大承气汤的主症修改为：“潮热，手足濈然汗出，心烦或谵语，腹胀满痛，喘冒不得卧，便秘或热结旁流。”

但是，在大承气汤证的病机一栏中保留了“实热结甚，痞满燥热均明显”等字样。我认为“痞满燥实”作为病机有一定的指导意义，作为适应症就显得含意不明、范围太小，难以指导临床应用。

应该怎样才能较好地认识承气汤类方的适应范围？从临床实际出发可以从以下几个方面进行辨证分析：

首先要观察发热的热型。不同的热型代表了外感病的不同发展阶段，发热恶寒同时出现，表示表证，是外感病的早期，此时一般不宜用承气汤攻下。从现代医学的角度来看，这是大多数传染病或感染性疾病的前驱期，或仅仅是上呼吸道的卡他性病变，不宜应用承气汤一类药物是容易理解的。因此，张仲景提出的先表后里的治法，毫无疑义地为后人所接受。但是特别要注意的是，有些病证一开始就有明显的腹部胀痛等症，同时也有发热恶寒，便不能认为主要是表证而用先表后里的治法。经过仔细辨证，确有里实证者，可以早用承气汤类攻下法。在《伤寒论》中有原文“发汗不解，腹满痛者，急下之，宜大承气汤”（第 254 条），“伤寒吐后，腹胀满者，与调胃承气汤”（第 249 条）。如果结合现代医学诊断，拟诊为急性胆囊炎或胰腺炎，则更应早用承气汤类攻下。再如，严重的蓄血证（可见于重证肝炎），即使“表证仍在”，也宜应用抵当汤下瘀血（《伤寒论》第 124 条）。

病情发展，热型改变，恶寒消失，提示病已由表入里，但是并非所有里证都可以用攻下法，还要再进一步观察。如出现寒热往来，即先恶寒，后发热，再汗出热稍退，过一段时间又恶寒发热。这样的热型属于六经辨证中的少阳病，《伤寒论》对此是禁用攻下法的。从现代医学角度来看，这种发热，轻浅的可能是感冒、病毒性感染，隔天或每天发作一次的可能是疟疾，也可能是结核等比较严重的疾病，但都不宜用攻下法。病情发展成里证之后，还可出现一种热型，持续高热，汗出很多而发热不退，不恶寒，反恶热。对此，伤寒六经辨证已属阳明病，《伤寒论》阳明病篇第182条称之为“阳明病外证”，按叶天士的温病四分辨证属于“气分”，后人把它称为“阳明病经证”。这三种提法都表示未必便能轻用攻下法。病情发展再进一步，发热不恶寒，汗出热不退，体温略有起伏，下午升高。这种热型中医称为“日晡潮热”，是应用承气汤攻下的重要标志之一。《伤寒论》原文有“其热不潮未可与承气汤”（第208条）之论。后人认为这是“阳明病腑证”的主症之一。但并不具有特异性，单纯出现潮热，未必便可用承气汤攻下，也有用小柴胡汤和解的。对于肠梗阻等非外感病来说，是否可用攻下法的辨证主要不在于热型，而在于腹部见症。

第二要观察腹部的见症。实热结聚中焦气机阻滞所引起的腹满痛，是应用承气汤攻下的一个重要标志。对此，还要进一步辨证分析：腹满痛是持续性的还是间歇性的，持续性的才能用攻下法。这就是《伤寒论》所说的“腹满不减，减不足言，当下之，宜大承气汤”（第255条）。如果发作时疼痛明显而间歇时完全不痛，《伤寒论》中称之谓“时腹自痛”，属于虚寒性的太阴病，是不可攻下的。如果病人主诉腹痛，但痛处喜按喜温，这很可能是虚寒性的腹痛，也是不可攻下的。如果病人主诉中并无腹痛，而医生检查按压时有腹痛，这有攻下的可能。正如《金匮要略》所说：“病者腹满，按之不痛为虚，痛者为实，可下之。”（腹满寒疝篇）由此可见，腹满与痛持续性地同时出现才是应用承气汤攻下的一个主症。《伤寒论》阳明病承气汤证原文中有二处提到腹胀，分别用调胃承气汤与大承气汤。因为古代所说的腹胀，是指腹部膨隆胀大，病情较重，或为虚寒证或气滞证，不可贸然用攻下法。而现在临床上所说的腹胀是指病人的自觉症，病情较轻，相当于古代所说的腹满，满就是指自觉胀闷。古今用字有异，须加注意。

还有一种病证前人较少论及，即严重的肺部疾病可以影响到肠道而出现腹部胀满、大便干结，类似阳明腑实证。如成人呼吸窘迫综合征。近年对此进行了临床实验研究。证明在中西医结合治疗严重创伤后呼吸窘迫综合征中应用大承气汤，能取得较好的疗效。证明大承气汤的作用实际上是全身性的，在《伤寒论》阳明病中多次提到“腹满而喘”、“喘冒不能卧”，或为死证，或用大承气汤攻下（第 189 条、第 208 条、第 210 条、第 218 条、第 221 条与第 242 条），显然是肺与大肠相表里而病变相互影响。张子和曾用攻下法治疗“车碾大伤”、“打扑闪肭损折”、“杖疮发作肿痛”多例，疗效较好（《儒门事亲·凡在下者皆可下式十六》），与近年之治严重外伤后呼吸窘迫综合征之用大承气汤颇为相似。

此外，对腹满的部位应予注意。脐周围（大腹）满痛最适宜用承气汤类攻下。对心下（剑突下）胀满疼痛是否可用攻下，应特别谨慎。要与气痞、中焦瘀血、结胸危重证等鉴别。《伤寒论》有“阳明病，心下硬满者不可攻之”（第 205 条）之诫。近人也有“邪在上者不可下，胃气虚者不可下”（郑显理《急腹症方药新解》，1981）之见解。小腹及少腹胀满痛应用承气汤类攻下法的可能性较心下胀满疼痛为大，但应该多考虑瘀血与妇科疾病。

第三要观察病人的精神状态。心烦、谵语、发狂等心神不安、神识不清症状如属邪热熏心所致者，无论兼有瘀血、痰湿或兼有肠胃燥屎，均为应用承气汤类方攻下的主要标志，《伤寒论》中有 27 条原文讲到谵语。其中 10 条用承气汤，另有 10 条虽未用承气汤，但属实热证，可以考虑用下法。此外，有 6 条用针刺法，有 1 条用白虎汤。《伤寒论》中有 5 条讲到发狂或如狂，其中 3 条用承气汤类方攻下。近年颇多用承气汤治疗精神分裂症或情感性障碍躁狂发作（中医诊断属于狂证者）的报道，可能与受《伤寒论》的提示有关。神经精神的改变对使用承气汤类方攻下有十分重要的意义。精神疾病之属于狂躁型者，即使没有其它可下之症，亦可用攻下法治疗，一般多用桃核承气汤，短期疗效在 70%以上。传染病及感染性疾病出现神经精神症状，可能是毒血症的表现，提示表证已罢，里热证已重，可以使用攻下法，不必等待腹满、便秘的出现，《伤寒论》中就有“不吐、不下，心烦者，可与调胃承气汤”（第207条）、“下利谵语者，有燥屎也，宜小承气汤”（第374条）的记载。上文提及的虽有表证仍用抵当汤之病证，就在于其有发狂这一个严重的神经精神症状。

第四是观察大便的异常。肠胃有实热病邪结聚，必然影响到大便，比较多见的是便秘。便秘虽是使用大承气汤类方攻下的重要标志之一，但千万不要认为，用大承气汤攻下一定要大便闭结干硬。《伤寒论》中既有“屎定硬乃可攻之”的记载，同时也有“大便乍难乍易”（第242条）、“自利清水”（第321条）以及“下利谵语”（第374条）而仍用大承气汤或小承气汤攻下的记载。吴又可曾在《瘟疫论·注意逐邪勿拘结粪》中明确指出：“承气本为逐邪而设，非专为结粪而设也。其人平素大便不实，虽胃家热甚。但蒸作极臭，状如黏胶，至死不结。应下之证，设引经论（指《伤寒论》）初硬后必溏不可攻之句，诚为千古之弊。”即使大便干结或大便多日不通，未必就是可下之征。热病汗出热退之后，津液耗损而造成的便秘，只须润肠，毋须攻下。痢疾在一定条件下适用承气汤，《伤寒论》第374条所说的“下利谵语者，有燥屎也，宜小承气汤”，近人认为所指可能是中毒性菌痢，已有用承气汤攻下法治疗小儿中毒性菌痢的临床报道（《中医杂志》1980，〈10〉：52）。还有大便臭秽稀水的同时具有腹满痛、潮热等阳明腑证，可以用承气汤类方攻下，排出粪块之后，病情好转，如《伤寒论》第321条所述的证候，古人称为“热结旁流”。《蒲辅周医案》也有乙脑病人出现“热结旁流”用小承气汤攻下的记载。但是使用这种方法必须十分慎重，因为大便排出少量臭秽稀水而伴有腹满痛，也可能是热毒内结、正气虚衰的内闭外脱证，如现代医学诊断的肠坏死、肠穿孔等，是禁忌攻下的。如果，非但大便秘结、腹满胀痛，甚至矢气全无，腹部听诊肠鸣音消失，此时用承气汤类方攻下要十分慎重。如属老年体虚的肠梗阻，或癌性肠梗阻，则不可攻下，《伤寒论》阳明病篇第 209 条有“不转矢气者，慎不可攻也”之诫，是值得我们重视的。

第五是脉诊。通过诊脉可以了解病人的全身情况，决定能否耐受攻下。脉象必须比较有力，脉率不可太快也不可太慢。阳明病腑证的典型脉象是沉实。此外，或滑或弦或数或比较缓慢，均为可以耐受攻下的脉象。《伤寒论》原文有脉迟用大承气汤的记载。这个迟脉不是指虚寒证，是指略为缓慢。心动过速（疾脉）是禁用大承气汤的。如出现微、虚、弱、疾等表示正气虚衰的脉象，便不可用大承气汤攻下，但可以减少剂量，或与扶助正气的药物同用。近年，在中西医结合的条件下，输液、纠正电解质紊乱、输血、升压等从中医看来都是扶助正气的治法，因此，过去认为正虚不耐攻下的病人，现在也有可能在上述治法的配合下承受适当的攻下。本书所载呼吸衰竭用大承气汤急下（第 3 回），肾功能衰竭用附子大黄汤温下（第 40 回）都是在中西医结合的条件下进行的。最近，我们对一例晚期结肠癌病人，肺部与腹部广泛转移，出现癌性肠梗阻，手术后再次梗阻，用大承气汤灌肠，得暂时缓解，延长了几个月寿命。可见中西医结合以来，中医攻下的应用范围较前扩大了，对正虚不能耐受攻下这个概念也有了新的认识。

以上五个方面不等于大承气汤的五个适应症，也不是出现其中几个症状便可应用大承气汤，而是中医对大承气汤证进行辨证论治的五个方面。

二、中医应用承气汤等攻下的简单的历史回顾

张仲景的《伤寒论》与《金匮要略》两书为中医攻下治法建立了坚实的基础，其中的基本理论与方药至今仍在临床应用，并通过研究证实了它包含着许多科学的内涵。在《伤寒论》阳明病篇主要记载外感热病中应用攻下法的内容。对承气汤类方攻下法的主要见症，如潮热、心烦与谵语、腹满痛、便秘或下利等进行了分析。在阳明病之外，太阳病发生变证，邪

热与瘀血结聚可以用桃核承气汤或抵当汤下瘀血，这一方法近年应用于流行性出血热等病症。邪热与水液互结可用大陷胸汤攻下水热，这一方法近年应用于急性胆囊炎或胰腺炎。少阴病兼阳明实热可以用大承气汤急下，厥阴病亦可应用下法，应用范围极广。在古代应用攻下法，肯定会出现许多副反应，甚至变成坏证，因此张仲景又在书中提出了许多应用攻下法的禁忌与辨误。如表证未罢的不宜攻下法，热退津伤的便秘不宜用攻下法，消化不良引起的心下痞（急性胃炎）不宜用攻下法，饮食不洁引起剧烈呕吐不宜用攻下法，不转矢气的不宜用攻下法，热在全身气分（面合色赤），尚未结聚于胃肠的不宜用攻下法，正气虚弱的不宜用攻下法，《伤寒论》中不可攻下的条文有 21 条之多。可见张仲景之用攻下法，既大胆又谨慎，值得后人学习。

在《金匮要略》一书中论述攻下法的内容也很丰富，主要用于多种杂病，也有关于外感病的，少数与《伤寒论》重复。如痉病之用大承气汤，原文过于简单，结合近年的临床报道，此证可能与外感热病有关，类似于现代医学诊断的乙脑或流脑。痰饮病用厚朴大黄汤，大黄、厚朴的用量大于大承气汤，显然与外感病有关，可能是慢性支气管炎急性发作。痰饮病（悬饮）用十枣汤泻下，《伤寒论》与《金匮要略》均有记载，显然是胸腔积液，近年临床上仍有少数应用的报道。腹满寒疝宿食病与肠梗阻颇为相似，主要是单纯性肠梗阻，与饮食有密切关系，其治包含有厚朴七物汤、厚朴三物汤、大柴胡汤、大黄附子汤与大承气汤 5 个攻下方剂。治疗黄疸用下法，有大黄硝石汤，近年在胆囊炎、重症肝炎中均有应用。上个世纪六七十年代阑尾炎用中医保守疗法的临床报道很多，本书也记载了 1 例阑尾穿孔形成包块的中草药治疗（第 4 回），主要继承发扬了《金匮要略》的基本方法。妇科疾病用下瘀血之法有大黄甘遂汤与抵当汤。《伤寒论》中的白散（用巴豆攻下）与《金匮要略》中的大黄附子汤，是温下法的起源，目前临床上仍有应用。

仲景之后善用攻下法者当推金代的张子和。但从《儒门事亲》一书的内容来看，在理论体系上没有创新，只在方药上有所增益，制订了导水丸、泄水丸。用牵牛子、续随子泻水；认为巴豆毒性很强，属禁用之品。这两点对后世并无良好指导意义。惟有用攻下治疗打仆损折、车碾大伤，在临床上属首创，扩大了攻下法的应用范围，值得称道。此外，以治伤寒有名的许叔微、成无已诸家均未越出《伤寒论》的范围。在中医历史上对攻下法有新贡献的当推明代的吴又可与清代的吴鞠通。吴又可用承气汤类方治疗瘟疫取得较好效果，提出了不少新的理论，略举数例于下：①急证急攻：认为瘟疫一二日，舌变黄色，胸膈满痛，烦渴，即可用大黄攻下。②因证数攻：认为只要临床有实热见症，可以反复多次攻下。③注意逐邪勿拘结粪：认为不要拘泥于大便干结，只要邪热结于胃肠，便可选用适当的方剂攻下。④提出了19种“可下诸症”，其中提出了6种可下的舌象，有明显进展；提出小便闭或涓滴作痛亦为可下之症，“大便行，小便立解，误服行气利水药无益”的看法；提出厥逆为可下症之一，而下后出现厥是虚脱；发狂为可下症之一，而虚烦似狂忌下。吴鞠通在其所著的《温病条辨》中除应用《伤寒论》中的大承气汤、小承气汤与调胃承气汤之外，增加了承气合小陷胸汤、新加黄龙汤、宣白承气汤、导赤承气汤、牛黄承气汤、增液承气汤与护胃承气汤。实际上是将攻下法与清热、养阴、益气、宣肺、开窍等方法结合起来，明显丰富了外感热病应用攻下法，拓展了攻下法的应用范围。

新中国成立以来，中医传统得到继承与发扬，用中西医结合的方法进行研究，承气汤类方攻下法，在临床各个领域广泛应用，同时进行了实验研究，从二千多年来，狭隘的个人经验、师弟相传，转变为社会性的协作性的学术研究，进入了广泛的现代化的新天地。其丰富多彩的内容非拙文所能及，当留待后之来者。

评释第6　浅论中医治则中的正治反治标本缓急

中医关于治疗原则的理论主要记载在《黄帝内经·素问》中。明·张介宾著《类经》，将《黄帝内经》的内容分类编排，其中有“论治”一类。清·李念莪著《内经知要》，选择《黄帝内经》中的最主要的内容分为8类，其中有“治则”一类，仅选取《黄帝内经·素问》原文773字，加上简明的注解1800字，内容精简而符合临床实用，后人对此十分重视。近十多年来编写的《中医学基础》或《中医基础理论》均有治则这一章，但字数较少，仅占全书的1/20～1/30，所选内容颇为简单，解释浅近，没有展开分析讨论。但是，作为初学中医的学生用的教科书，如果联系临床作深入的分析，学生也难以理解，而深入探讨治疗法则的著作又很少。人们大多努力寻求一病一症的单方验方，而忽略了对诊病用药的思想方法的研究。

中医的治则就是中医治疗疾病的方法论。治则蕴含在治法方药之中。一个医生对病人的整个治疗过程，以及每一次的处方用药，都是治则的体现。也可以说治则是从具体的治法方药中抽象、提高所得的。我们学习前人的医疗经验，不仅要记住其处方用药，更要领会其思想方法。回顾自己的临床经历，深感到治则的重要性，兹就中医治则的正治反治与标本缓急两个问题作些初浅的探索。

一、正治反治

正治与反治这一对具有对立统一性质的概念出自《素问·至真要大论》。原文是：“帝曰：请言其制。岐伯曰：君一臣二制之小也，君一臣三佐五制之中也，君一臣三佐九，制之大也。寒者热之，热者寒之。微者逆之，甚者从之。坚者削之，客者除之，劳者温之，结者散之……适事为故。帝曰：何谓逆从？岐伯曰：热因寒（热）用，寒因热（寒）用，塞因塞用，通因通用。必伏其所主而先其所因。其始则同，其终则异，可使破积，可使溃坚，可使气和，可使必已。”为了能全面理解正治的涵义，不得不多引一些原文。

对反治的涵义历来有不同的看法。王冰注《内经》，根据原文“热因寒用，寒因热用”这八个字，理解为热药冷服，寒药热服。李中梓《内经知要》亦从此说，《雷公炮炙论》提出了“反佐”之说，后人将反佐与反治混为一谈。张仲景首先提出反治是对假象而言的，即真寒假热用热药，真热假寒用寒药，实质上还是正治。何梦瑶《医碥·反治论》提出反治有真有假。假反治就是治假象。对真反治，只提了一个例子，即风火痰涌，闭塞咽喉“不得已暂用”辛温祛痰。并且将反治与反佐相区别。何氏又提出寒热夹杂之病“不得不用”寒热夹杂之剂，但没有指明这是否也属于反治。近年编著的中医基础理论书籍，都从张景岳之说，并且将反治就说成是“寒因寒用，热因热用，塞因塞用，通因通用”四种，与《至真要大论》原文有别。

我认为反治是一个外延较广的概念。凡是寒热夹杂、补泻并施的治法与方剂，包括反佐在内，都属于反治的范围。热药冷服、寒药热服是减少药汁对胃的刺激，不属于反治。至于严重病证出现“假象”时的治法，既有正治，也有反治，须要进一步分析。何梦瑶提出“假反治”之说是有意义的。总之，我认为凡是针对病证的正确的治法方药都是正治。《至真要大论》提出反治的真正意图就在于提示医者要仔细地看到病情的复杂性，善于应用复杂的方剂进行治疗。原文不是说“微者逆之，甚者从之”吗。一个方剂中，不同作用的药物，未必是一半对一半，根据具体病情可多可少。原文不是说“从少从多，观其事也”吗。正治反治不仅指治法，主要指方剂。原文就是从方剂的配制法则（君臣佐使）谈起的。

我们再从几个常用方剂进行分析。左金丸（黄连6份，吴茱萸1份）治疗肝热犯胃呕吐。黄连苦寒对肝热来说是正治，但并无止呕吐作用。吴茱萸辛温对肝热来说是反治，但对呕吐吞酸来说是效果最好的正治。麻黄杏仁甘草石膏汤常用于肺热喘咳。麻黄辛温、杏仁苦温，对肺热来说是反治，但对喘咳来说无疑是首选药物，是正治。石膏辛寒对肺热来说是正治，但对喘咳并无直接的治疗作用。因此，近年临床用此方时加进许多清热解毒药物。由此可见，复杂的方剂中就含有正治反治的治疗原则。

再从本书记载的一些病证来分析。第2回赵师母患心力衰竭，主证是元阳虚衰水气停留，用大剂人参、附子是正治，用真武汤、五苓散温阳、通阳利水也是正治。患者同时出现两颧殷红，是虚阳外越之象，因而加用龙骨、牡蛎，重镇收敛，对虚阳外越来说也是正治，但是牡蛎咸寒，对元阳虚衰来说却是反治。两颧殷红近似于热象，可以说是假热，却是虚阳外越的真实反映，附、桂辛温，对假热来说也可以看作是反治。

再看第3回呼吸衰竭病人，既有皮肤湿冷、四肢不温、口唇青紫等虚寒之象，又有痰多黄稠、尿少色深、舌红苔黄等痰热之象，其昏迷是痰热蒙蔽心包，也是阳气虚衰，心神失养，或二者兼有。这是一个典型的寒热虚实错杂的病证。中医治疗用大承气汤加紫雪丹完全是针对痰热的正治。这是不是放弃了虚寒之证的治疗呢？并没有放弃，这个病人的虚寒不是假象，也不能放弃。这个病人是中西医结合治疗，西医的许多治疗措施，人工呼吸、保持血压稳定、补充血容量等等，都是扶助正气的，是针对虚寒的正治。这个病人有虚寒见症而仍用大承气汤，我并不认为这是反治。中西医结合，两方面都是正治。

再看第43回，中暑高热病人，烦热汗多、谵语、脉滑数、舌红，都是热象；但偶有恶风，这是轻微的寒象。治疗在清热的白虎汤中加大剂量党参。党参是甘平的补气药，对暑热证来说不是正治。但中医传统理论，不说这种用药法是反治，而说恶风是汗出过多导致的气虚，加用党参补气，便属于正治。

通过以上分析，可以看出，将反治理解为针对假象的治疗，只适用于少数病例。如将反治理解为针对复杂病情，则其适用面就广泛得多，促使医生对复杂病情进行深入的分析，敢于应用综合性的治疗。进行这种分析的基本方法是"必伏其所主而先其所因"，用现代的话来说，就是抓住主症，探求其发生的原由。这样的理解也符合《黄帝内经》这一大段原文的全部涵义。

二、标本缓急

中医的标本理论起源于《黄帝内经》。《素问》与《灵枢经》两本书中所论的标本有三个不同的概念。一指六气的标本。见于《至真要大论》与《六微旨大论》，用于解释一年之中，六个时段的气候变化，并与发病、治疗相联系。如春分到立夏这个时段，其本是火（气候逐渐温暖），其标是少阴（气候乍暖乍寒）。当代学者刘渡舟等仍用这一学说解释《伤寒论》，但近年来未见有六气标本的理论文章或临床报道。二指疾病的根本，如《阴阳应象大论》所说的"阴阳者天地之道也，万物之纲纪，变化之父母，生杀之本始，神明之府也。治病必求于本"，表示人体的病变与万物的变化一样，其根源是阴阳的失衡。后人推广其义，解释为寻求病变的根本。第三是指对复杂疾病的多种症状体征进行分析，确定其本末的关系，并用以指导治疗。源出《素问·标本病传论》与《灵枢经·病本》。《黄帝内经》原文比较简单，后世医家对这个理论加以深化。特别是"急则治其标，缓则治其本"（不知出自何人）两句十分精当。《景岳全书·求本论》对此加以推崇，认为"缓急二字，诚所当辨"，又强调治病求本的重要性说："明者独知所因，而直取其本，则所生诸病无不随本皆退矣。"

标是疾病的主要症状，病人能感知，医生能观察到。本是什么？如何求本？对此便有不同的看法。有人认为本于病因的，有人认为本于病机的，有人认为本于表里寒热虚实的，有人认为本于脾胃的等。我认为，从方法论角度来看，中医的标本缓急理论有三层意义：一是分析疾病的现象与本质；二是分析疾病发生发展过程中的因果链条；三是分析同时发生在一个病人身上的多种证候的主次关系。由此可知，表现于体表的症状、体征是标，存在于人体内部的病理变化是本。发病的原因是本，由此原因产生的病变是标。原始出现的病变是本，进而派生出的病变是标。除了分析标本之外，同时还要辨明缓急，急者先治。《素问·标本病传论》在议论过标本之后，接着说："谨察间甚，以意调之，间者并行，甚者独行。"间者是指比较多的而轻的症状体征，甚者是指比较少而严重的症状体征。并行就是照顾各个方面，同时进行治疗；独行就是对此先进行重点治疗。

有些疾病的真正病因不是轻易便能求得的，有些疾病的深层次病理变化不是轻易便能了解的。辨析标本，包括对病因病理的研究、预防、治疗、康复等全过程，包括有关医学的各个领域，而对于出现在当前病人身上的多种多样症状体征，是应该立即分清主次，马上给以正确处理的。对一个临床医生来说，"谨察间甚"，分清主次，是十分重要的。兹结合本书的几个病例简单说明如下：

本书第 5 回的青年女病人既有颈部痰核，又有关节痹痛，还有皮肤红疹，肝脾肿大（痞块），发热 50 多天不退。经过分析，首先着重治疗风寒湿痹，病情好转后，多方面同时治疗（间者并行），效果很好。第 7 回的病毒性脊髓炎，病因是湿热，这应该是本，病程已经三年，按照"缓则治本"的理论，湿热是必须治疗的。但是，湿热病邪已经造成了严重的后果——损伤脊髓而出现瘫痪，这是个主要矛盾。即使驱尽湿热，也要促使脊髓功能恢复，按照"甚者独行"的理论，也应作为重点治疗。最后是二者兼顾，综合治疗。第10回赵师母气虚外感，发热等症状是标，正气不足是本，而风寒外感是病因也属于本，发热不高，病情不急，应该治本。补中益气汤加味这个方剂中，党参、黄芪、白术、甘草益气是本，防风、辛夷祛散风寒也是治本，柴胡、升麻解热清热是治标。以治本为主，标本兼顾。再看第29回小学生小傅患哮喘，在发作频繁阶段用大剂量清热宣肺平喘治疗是急则治标，发作明显减少时加入益肺气、养肺阴药物，是以治标为主，兼顾治本；当哮喘得到基本控制时，以益肺气、补肾气为主，只用少量清肺平喘药，是以治本为主，兼顾治标；最后用一年时间巩固疗效，预防复发，则完全是治本，但所用药物仍具有一定的平喘作用，仍未完全放弃治标。进一步看，小傅如果外感风寒而发高热，往往用西药抗生素控制，则是治"标中之标"。小傅的发生哮喘的体质因素或遗传因素，才是"本中之本"。古代医家曾提出过"标中之标，本中之本"这个问题（明·盛启东《医经秘旨·治病必求其本》），这些睿智之思，值得我们继承而光大之。

评释第7 “水湿痰饮”究属何物？

中医讲的“水湿痰饮”究竟是什么？这个问题用中医基础理论来回答，很简单。水湿痰饮是人体津液输布或排泄失常所导致的病理产物，“分之为四，合之为一”。形成之后，又成为致病的因素。而“湿”又是外感病因中六淫之一，与气候、环境潮湿有关。这种湿邪称为外湿，相对而言，“水湿痰饮”中之湿便称为内湿。这些基本概念，从《黄帝内经》、《伤寒论》、《金匮要略》开始讲起，到现在大约有2000年了。历代都讲，没有间断过。水气、痰饮、湿温都是病名，也是病邪，又是病机，与内伤、外感都有关联，内容很广，论点不一。近年编写的中医基础理论书关于“水湿痰饮”的介绍不过三千字，又太简单。现在想从中西医结合的角度，就本书50回中的病例，对“水湿痰饮”作尝试性的探索。

粗粗归纳一下，本书50回中有29回43个病例牵涉到水湿痰饮，并出方治疗，取得一定效果。这43个病例分属于现代医学诊断的23个病种。以上这组数字反映了“水湿痰饮”牵涉面极广。同时也发现对“水湿痰饮”来讲，这23个病种有重要遗漏，如传染病中病毒性肝炎、皮肤病中的湿疹（有渗出者）、流火、妇科病中的白带等疾病本书均未涉及。因而这次探索是不完整的，我只能勉力为之。

本书共载慢性心力衰竭9例，分别由风心病、高心病、扩张性心肌病引起，轻重程度不一。临床上均有水肿，水肿的轻重与病情轻重相对应。对这9例慢性心力衰竭引起的水肿，中医均辨证为“阳虚水泛”，与《金匮要略》水气病篇所说的“正水”相符合，用温阳、通阳利水法治疗。西医把这种水肿称为重力性水肿，由右心衰竭，静脉回流受阻，钠水潴留所导致，治疗在强心的同时也用利水药。中西医之间可以对应。中医把慢性心力衰竭的水肿称为“水”或“水气”，在一定条件下也称为“饮”。如水肿严重出现胸水，称为“膈间有留饮”。又如水肿伴有明显的心悸，称为“水饮凌心”。为了文字修饰，有时也把阳虚水泛，写成阳气虚衰水饮泛滥。但是，中医对全身性的水肿不称为“痰”或“湿”。如进一步分析，在慢性心力衰竭病人身上，在以下几种情况下可以产生“痰”与“湿”。第一在伴有肺部感染，出现咳嗽、咯痰时，称为“痰”或“痰饮”。如本书第16回风心病心衰，“热邪犯肺，肺有痰热”。第二在慢性心力衰竭伴有肺瘀血，出现咳嗽、气急、痰多时，称为“痰饮”。如本书第39、40回的高心病心衰伴慢性支气管炎继发感染。在上述这两种情况下，可以把咯痰清稀的称为“饮”，咯痰稠厚的称为痰，大多统称为痰饮。第三在慢性心力衰竭伴有胃肠道瘀血，出现腹胀，恶心、纳呆时，大多称为“湿”。如本书第37回扩张性心肌病心力衰竭，辨证有湿停留脾胃，用川朴、苍术等药。但也有医者把心衰所出现的肠胃症状，辨证为“痰饮”，而用苓桂术甘汤治疗的。苓桂术甘汤证的痰饮，其中有一部分可以转化为真武汤主治的阳虚水泛，临床可见，《伤寒论》也有1条条文记载了这种转化，如太阳病中篇第67条指出，苓桂术甘汤证误用发汗，则可能出现“身为振振摇”这个真武汤证的主症。本书载有感染性疾病9例，包括大叶性肺炎与其它细菌性肺炎，有支气管炎，有上呼吸道感染，有小儿哮喘，有慢支继发感染导致心力衰竭。有老年，有小儿。临床上均有咳嗽、咯痰症状，有肉眼能看到的痰液，虽然均称为“痰”，但有寒热虚实的区别。上呼吸道感染4例与细菌性肺炎1例中医辨证均为痰热。哮喘有寒热之分，本书所载1例小儿哮喘属痰热。支气管炎早期外感风寒尚未化热，也可能是寒痰。本书所载1例大叶性肺炎比较特殊，发热已经6天尚未化热，仍为风寒湿邪由表袭肺，基本上属寒痰，用麻黄加术汤治疗，高热退后，余留痰湿略有化热，改用小柴胡汤合二陈汤善后（参见第 1 回）。老年慢性支气管炎缓解期咯痰清稀，中医辨证多属痰饮，本书未有载录。

本书载有 4 例风湿性疾病。2 例为风湿性关节炎，1 例为结缔组织疾病，这 3 例中医辨证为“风寒湿三气合而为痹”或略有化热，而成为“风湿历节”。用甘草附子汤、桂枝芍药知母汤治疗。其发病与环境气候有关，其辨证可能与关节有渗出性炎症有关。肉眼虽看不见，用 X 线已能察觉其病理产物之存在。还有 1 例为白塞病，中医辨证为湿热，其相似证候早已在《金匮要略》狐惑篇中有记载，用甘草泻心汤清热化湿有效。白塞病病变肉眼可见红斑、小脓疮、小溃疡、眼内积脓等症，这是中医辨证为湿热的主要依据。附带说一下，皮肤病中的湿疹（渗出性而非干燥性的）有水疱、流滓水，再有充血、水肿，属于典型的肉眼可见的湿热。本书未载，作一补充。但西医称为风湿性疾病的，中医辨证未必属湿。如西医的干燥综合征，中医辨证属于阴虚，津液不足，正好与湿相反。

本书记载了病毒性感染 2 例。病毒感染可以导致许多疾病，中医辨证也各有不同。本书所载 2 例中医辨证均为湿热。一例为病毒性横断性脊髓炎（第 7 回），出现截瘫，中医称为痿证。痿未必都由湿热所致，是根据舌形胖、舌苔黄腻、脉细滑、尿少而色黄、烦热有汗等临床表现，以及居住环境的潮湿，又排除了其它因素之后，才确定湿热辨证的。从现代医学病理学来看，脊髓炎症可能有神经细胞肿胀等变化，但还难以与中医的湿热挂钩。另一例是病毒感染引起的反应性组织细胞增多症（第 6 回），完全是根据临床表现而确定湿热辨证的，与清代薛生白《湿热病篇》记述的证候十分相似，但与现代医学的病理之间难以作出任何联系。

本书载有消化道疾病 2 例。一例是球溃疡并发不完全性幽门梗阻，主症是朝食暮吐、便秘、口苦、纳少，形瘦、舌胖、苔腻黄白相兼，中医辨证为脾胃虚寒兼有湿热，用半夏泻心汤、附子泻心汤与旋覆代赭汤合方，温凉补泻并用（第 19

回）。另一例为萎缩性胃炎伴十二指肠球部溃疡，症见胃脘胀痛、纳差、嗳气、口苦，偶有呕吐，舌黯红，苔腻微黄，脉弦细，中医辨证为湿热内郁，寒热虚实夹杂，用半夏泻心汤为主方加化湿药（第 19 回）。这两例都是脾胃运化水液功能减退所致的内湿郁热。这类病人如只有水湿停留兼有寒象而不兼热象，辨证多为痰饮。无论湿热或痰饮，均可与现代医学诊断中的胃黏膜的炎症，胃内积液等相印证。但是，溃疡病、慢性胃炎中医辨证亦有属中焦阳气虚寒或胃阴虚并无湿热痰饮者。此外，其它疾病影响到肠胃亦可产生湿热痰饮。本书记载的病例中，出现这种影响的不少。如大叶性肺炎恢复期（第 1 回），肺部炎症出现湿困脾胃（第 3 回），上呼吸道感染兼有脾胃湿热（第 42 回）以及多例慢性心力衰竭病人伴有脾胃水湿停留（第 37 回）。由此可见，要想对中西医结合作深入一步的中医病因病机与西医病理之间的探索，是十分复杂、困难的。

中医对冠心病人的辨证中，认为有痰湿的颇多。本书所载有 3 例，一例是冠心病心肌缺血，主症是胸闷、眩晕，辨证为湿热弥漫，胸阳失展（第 14 回）。一例是冠心病心律不齐，主症是胸闷、短气、心悸，辨证为气阳俱虚，痰浊内阻（第 25 回）。还有一例是冠心病心房纤维颤动、二度房室传导阻滞，主症是胸闷短气、心悸，辨证为阳气虚衰，瘀血与痰浊凝聚（第 35 回）。（冠心病已发展为心力衰竭者见上文。）这种痰湿肉眼是看不见的，中医是凭临床症状推论出来的，但用了化痰化湿的药有一定的效果。从西医病理学角度来看是否与心肌缺血、传导阻滞、冠状动脉硬化有关，还无从说起。

本书所载心律失常的病较多，其中有 2 例西医诊断为心脏神经官能症（第 36 回与第 48 回），有 1 例诊断为阵发性室上性心动过速（第 32 回）。这 3 例病人中医均辨证为痰火扰心。前两例用柴胡加龙骨牡蛎汤，后一例用专门配制的丸方治疗，均有较好的疗效。这个所谓“痰”，非但肉眼无法看到，即使用显微镜也无法观察到，为历代中医的经验积累，起源于《伤寒论》与《金匮要略》，后世有所增益，但仍无法解释清楚，无可奈何，只能叹息地说："痰之为病变化百出"（秦景明《症因脉治·痰症论》）。

本书载有 2 例神经系统的病变，中医辨证均为"痰"。一例为肺部感染呼吸衰竭导致的昏迷，中医辨证为痰热阻肺，痰热蒙蔽心包。肺部的痰从气管中抽出，可以看到；蒙蔽心包之痰，肉眼虽不能直接看到，但结合临床见症与西医的病理分析，可以推知患者有脑水肿，可以与中医辨证的痰湿相对应。另一例为小舞蹈病，中医辨证为"风痰入络"，用中药治疗有效。风痰是中医痰病中的一个特殊类型，寒热虚实不明显，与脏腑联系不紧密。用药常有一定的特异性，有一类具有祛风化痰功能的药物，如白附子、南星、半夏、全蝎、蜈蚣等等。西医认为小舞蹈病的病理是一种弥散性脑病，有神经细胞变性、小动脉炎及血管周围炎性细胞浸润等变化。可以说，这个病人的痰，肉眼虽看不见，而在显微镜下是可以观察到的。

本书载有 2 例精神疾病，一例西医诊断为癔病性晕厥，一例诊断为精神分裂症，中医辨证均为痰火扰心，用柴胡加龙骨牡蛎汤治疗，有一定的疗效（第 48 回）。对于这一类疾病的病因，在《内经》中还没有"痰"这个概念；在《伤寒论》中，虽已开始应用化痰药治疗，但并没有把其病因称为"痰"；直到 800 多年之后的《丹溪心法》的癫狂篇与痫证篇才明确提出"痰迷心窍"，明清两代大多沿用此说，几乎没有异义。中医对这种临床很难捉摸的疾病病因，所以称之为"痰"，可能是由于应用化痰药治疗有效，多年经验积累之后提出的。这种"痰"，当然无法用肉眼看到，是通过推论、想象所得的。但是，这种"痰"与药物的功效紧密相联，不可分割。二千年前的《灵枢经》邪客篇已经应用化痰药半夏治疗失眠（半夏秫米汤），从而开始了"痰"与大脑皮层的联系。对中医来说，这个联系一直延续到现在，仍然是清晰而可靠的。

本书记载了 1 例五官科疾病，迷路水肿所引起的眩晕（第

13回)。中医辨证为痰饮，痰饮阻遏，清阳不能上升而出现眩晕。用泽泻汤合五苓散治愈。对这个疾病，早在《金匮要略》痰饮病篇就有记载曰："心下有支饮，其人苦冒眩(冒，眼前发黑。眩，旋转性眩晕)，泽泻汤主之。""假令瘦人脐下悸，吐涎沫而颠眩(即头眩)，此水也。五苓散主之。"本人多次应用此方，杂志上也有报道，确实有效。但泽泻需要用大量。很难想象700多年前怎么能知道这种眩晕是由水饮停留所致的。只是古人估计水饮是停在心下，影响阳气上升到头部而发生眩晕。我们现在根据西医的病理，才知道，这个"水饮"就在头颅深处，内耳的迷路发生水肿。用泽泻、白术这些副作用小、利水效果好的药物，当然有效。

本书记载了1例夏季使用空调降温太低，持续数天之后，患者出现低热、头痛、胸闷、腹胀、纳呆等症。西医认为是体温调节功能与汗腺分泌功能失调。中医辨证为外感暑湿，其性质为寒湿，又称阴暑，是湿病中与气候环境直接相关的一种类型。治疗用辛温发散寒湿，通阳化水湿而收效。在病因病机方面有一定的特异性，在治疗方面外散寒湿、下渗水湿是治疗湿病的常规，并无特异之处。本书记载了2例骨质增生，其中一例是颈椎病颈性眩晕(第31回)，中医辨证为风寒湿邪侵入经络关节。另一例是腰椎增生，中医辨证为寒湿凝聚骨节。用中药对症治疗，可以缓解症状。在这一类疾病中湿这一致病因素并不十分重要，仅仅因为病变部位比较固定而认为有"湿"。更重要的致病因素是风寒、瘀血与阳气亏虚。但与湿有关，故列入略作议论。

本书记载了1例地方性甲状腺肿。中医的病名叫"气瘿"，而其病机是痰气交结。这个"痰"的性质当与其它病证的"痰"有区别，但是对这个疾病有特效的中药海藻、昆布，中医认为其功能是化痰散结，不仅能治地方性甲状腺肿，对其它肿块也有一定的治疗作用，近年还被列入有抗癌作用的中药。可见，"水湿痰饮"问题不仅是一个中医辨证问题，与十分复杂的中药功效、中药成分的研究也有密切的关联。在此特意写下一笔。

以上共13个病种，42例病人，其中医的辨证治疗均与“水湿痰饮”有关。尽我所能，从中西医结合的角度作了一些浅近的分析。我无法预知读者读后感觉如何。而我自己感到，中医关于“水湿痰饮”的学说，是千年传统医学的理论，并非荒谬的悖论；内容比较复杂，但并非杂乱无章；这一学说贯彻到诊病、辨证、治法、药物等各个方面而成为一个体系，并非仅仅是零星点滴的个别经验，是必须继承、研究、发扬的宝贵遗产的一部分。

评释第8 "药对"举要

"药对"是两味中药同时应用之后能够产生新的效用，这两味药就称为一个"药对"，也称"对药"。药对是组成中医方剂的主要构件，一般的方剂由若干个药对所组成，最主要的药对便是这个方剂的核心。如桂枝汤由桂枝配芍药、桂枝配甘草、芍药配甘草、生姜配大枣4个药对所组成，桂枝配芍药是其核心。通过药对理论的分析，才能对一个成方组成的药理了然于心。如不用前人的成方，要为病人制定一个新方，就得应用药对理论，才能定出一个合理的方剂，达到预定的效果。我个人认为，从临床角度看，掌握药对比掌握方剂更具有实用性与灵活性。

"药对"的理论起始于《神农本草经》的"七情合和"说。书中说："药有阴阳配伍，子母兄弟，根茎花实，草石骨肉。有单行者，有相须者，有相畏者，有相恶者，有相反者，有相杀者。凡如七情和合视之，当用相须、相使者良，勿用相恶、相反者。若有毒有制，可用相畏、相杀者，不尔勿合用也。"在其稍后的《伤寒杂病论》中的方剂组成，充分体现了这种药物相配的理论。其中有许多相配巧妙的药对，成为许多经方的核心，一直流传至今。之后，大多重视方剂而较少研究药对。大约在《伤寒杂病论》成书360年之后，徐之才曾著有《雷公药对》一书（惜已散佚）。到了18世纪中叶（清·乾隆二十六年）才有《得配本草》问世，使药物配伍的学说与实践均有了明显的提高。

药对的数量很多，本书作为一篇评释，不能尽述。主要选取《伤寒论》与《金匮要略》中的药对26组，这是中医方剂的基础，又是本人研究的主要对象。至于后世的药对，只能选一些有代表性的临床常用的略加以阐述。幸读者谅之。

一、桂枝配甘草

【配伍意义】

桂枝辛温，甘草甘平，桂甘相配体现了《素问·阴阳应象大论》"气味辛甘发散为阳"的意义。桂枝味辛气薄能通能散；甘草味甘，有益气内守之功。桂甘相配，既可温通阳气，又可温振阳气。其作用是多方面的、全身性的。

【处方应用】

①麻黄汤、桂枝汤中的桂枝、甘草能宣通卫阳、宣通肺气、发散风寒，主要作用于体表，用以治疗风寒阻遏卫气、阻遏肺气的表证初起。此外，《宣明论方》中的桂苓甘露饮与大顺散中的桂枝、甘草用以祛暑化湿，亦属解表范围。②桂枝附子汤、甘草附子汤中的桂枝、甘草的作用是温通经络，治疗风湿痹证，主要作用于肌肉关节。《备急千金要方》独活寄生汤、《妇人良方》三痹汤中桂心、甘草，其作用也在肌肉关节，但方中用药繁杂，已非主药。③小青龙汤与泽漆汤中的桂枝、甘草主通肺气，温化肺中之痰饮。后世治疗肺中痰饮鲜见甘温性质的新方剂，可能与疾病谱变化，结核病增多有关，而小青龙汤则沿用至今，用之者极广。④苓桂术甘汤中的桂枝、甘草主要作用于脾，茯苓甘草汤中的桂枝、甘草主要作用于胃，温通脾胃阳气，以化水饮。⑤小建中汤中的桂枝、甘草主要用于中焦，故称"建中"，其功能为温阳益气。⑥桃核承气汤与温经汤中的桂枝、甘草主要作用于血脉，宣通阳气以活血化瘀。后世活血化瘀方剂中较少应用桂枝、甘草这一药对。吴鞠通《温病条辨》中的桃仁承气汤不用桂枝、甘草。王清任《医林改错》制订了一系列活血化瘀方剂，有单用桂枝或单用甘草，没有二药合用的。但是刘河间的芍药汤与《太平惠民和剂局方》（简称《和剂局方》）黑神散中均有桂甘这一药对。⑦炙甘草汤中的桂枝、甘草与生地、麦冬同用，是阴阳气血并调共补的方

剂，是后世补益方剂的基础。如《和剂局方》的十全大补汤与人参养荣汤中均有桂甘二药，但后世补气方剂多重用参芪益气，只用少量桂心通阳。

【近代研究】

近代研究证明桂枝有扩张血管，促进发汗，解热、镇痛、抗菌抗病毒等功能，可见桂枝通阳解表的作用是十分可靠的。后世解表方中何以少用桂枝难以理解。后世活血化瘀方中少用桂枝，可能是瘀血病人多有出血，桂枝能扩张体表血管，故而畏忌，当可理解。

【在本书中的应用】*

在本书所有处方中用桂枝、甘草这个药对 40 次，是使用最多的一个药对，其基本作用都是温振阳气、温通阳气。分别应用于以下 6 个方面：①最多应用于宣通心脏阳气，如用炙甘草汤治疗病毒性心肌炎后遗症心律不齐，用枳实薤白桂枝汤加味治疗冠心病，对心力衰竭水肿不明显者用桂枝、甘草与其它益气温阳药同用。②应用于通心阳、宁心神，如用桂枝龙骨牡蛎汤或柴胡加龙骨牡蛎汤治疗神经官能症、精神分裂症等。③应用于宣通经络筋肉中的气血，如用桂枝附子汤、甘草附子汤、桂枝芍药知母汤等治疗风湿痹证、颈性眩晕等。④应用于温通肺气、降逆平冲，与宣肃肺气、化痰止咳药同用，治疗哮喘及支气管炎。⑤温通卫气，辛温解表，以麻黄加术汤治疗大叶性肺炎，仅此 1 例。⑥与芍药相配，合成桂枝汤，治疗余热或无汗症。

二、桂枝配芍药

【配伍意义】

桂枝辛甘温属阳，芍药苦平微寒属阴，桂枝与芍药相配是相反相成的配伍方法。桂枝善通阳气，能升能散，也能平冲逆

* 以下未出此项的药对，系因本书中未用到此药对。

之气，主要入气分，兼入血分。芍药善于和营益阴，能收能敛，能平肝阳，利水气，主要入血分，兼入气分。可见二药有许多功能是对立的，但也不是完全对立，也有共同之处。因此，桂、芍这二味同用，对人体的营卫、气血、阴阳起调节作用，即调和营卫，调理气血，调整阴阳。在此要附带说明的是，古代桂枝、肉桂不分，赤芍、白芍不分。这里所说的桂、芍的功能，也是就不分而言的。

【处方应用】

①桂枝汤、葛根汤、桂枝加厚朴杏子汤等桂枝汤为基础的加味诸方中的桂芍相配，主要取其调和营卫的作用，营卫和谐则风寒无地可容，从而能达到祛风、解肌、退热之功。②桂枝茯苓丸和温经汤中的桂芍相配，是取其调理气血的作用，气血调和则癥块能消，瘀血能化。上文提到的独活寄生汤、人参养营汤等方中的桂芍相配，亦为调理气血。③小建中汤中的桂芍相配，不仅能调理气血，并且能调整阴阳。《金匮要略》虚劳篇所描述的小建中汤证是阴阳两虚的见症，用本方建立中气，调整阴阳。黄芪建中汤与《千金翼方》的当归建中汤为本方的加味。至于后世的十四味建中汤等方用药虽然复杂，尚能保持调整阴阳的基本意义。

【近代研究】

近代研究证明，以桂芍相配为核心的桂枝汤，确实具有多方面的双向调节作用。对体温升高者能解热，体温较低者能升到正常。无汗少汗能发，多汗能止。对肠蠕动也有双向调节作用，对实验动物的免疫功能也有一定的调节作用。

近代临床用桂枝汤治疗外感发热病证的报道不多。用于内伤病证者较多，如消化系统疾病、汗出异常、妇科调经、外科骨关节疾病、心血管疾病等。《蒲辅周医案》中亦有用桂枝汤加味治疗风湿性心脏病的记载，并明确指出是用以调和营卫。本人曾用桂枝汤治疗妇女更年期综合征，调整阴阳，有一定效果。

《伤寒论》用桂芍相配的桂枝汤调和营卫之后，极少有人提出用其它药物相配伍也能起到调和营卫的作用。《蒲辅周医案》中有2例冠心病心绞痛，案中提出用调和营卫、通补心气等方法治疗，但方药用的是十味温胆汤加减，并不用桂枝、芍药。本人曾用防风配白芍治疗外感发热，恶寒微微有汗者（见本书第10回）。

【在本书中的应用】

在本书所有处方中用桂枝芍药这个药对的有13次，用于3个方面：①用于桂枝汤，调和营卫，治疗余热与无汗症各1次。②用于桂枝龙骨牡蛎汤，调和阴阳，安心宁神，治疗神经官能症者1次。③最多用于其它复方之中，调和气血，治疗风湿痹痛、心力衰竭及气滞腹痛等病证。

三、桂枝配茯苓

【配伍意义】

桂枝辛甘温，宣通阳气；茯苓甘淡平，利水渗湿。二者相配起通阳利水的作用。中医认为，人体水液的流通输布，要依靠阳气的推动。因此，桂苓相配是利水药物的最佳配伍之一。并且桂枝对脾、肺、肾、膀胱的阳气均可宣通，其通阳作用是全身性的。

【处方应用】

桂苓相配而通阳利水的典型方剂为五苓散。此方在桂苓之外，加用泽泻、猪苓加强利水，再加白术则有健脾运、通气化的作用，此方不仅能使无用之水排出体外，还能使有用之水敷布全身，这就是“脾气散精”的作用。苓桂术甘汤是健脾益气通阳、化水饮。苓桂味甘汤是纳肾气兼通阳利水。苓桂草枣汤是通心阳利水兼降逆气。茯苓甘草汤是在桂苓通阳的基础上，更加生姜、甘草和胃气。防己茯苓汤是在桂苓通阳的基础上，更加黄芪、防己、甘草，能补肺卫之气、通肺卫之阳，以导水下行。以上6方都是在桂苓相配通阳利水的基础上，通过进一步配伍，使其作用重点分别归于膀胱、脾、肾、心、胃、肺各个脏腑。此外，五苓散加茵陈能治湿热黄疸。五苓散加人参名为春泽汤（见《医方集解》）则是合通阳利水、健脾利水与益气行水三法于一方。

【近代研究】

现代研究证明茯苓能影响肾小管对钠离子的重吸收而起利尿作用，桂枝能扩张血管，调整血液循环，从而加强利水作用。

【在本书中的应用】

在本书所有处方中用桂枝茯苓相配者 14 次。①主要用作五苓散通阳利水，用于治疗心力衰竭者 7 次，用于痰饮眩晕与暑湿外感者各 1 次。②用于宣通心阳，宁心安神，治疗神经官能症或精神分裂症者 3 次。③在辛温解表治疗大叶性肺炎的复方中，在调和气血治疗血管瘤的复方中，作为辅助者各 1 次。

四、麻黄配桂枝

【配伍意义】

麻黄辛温微苦，能温通阳气，宣发肺卫之气，温经通络，通调水道；桂枝辛甘温，也能温通阳气。两者相配属协同作用，加强上述功能。

【处方应用】

①麻黄汤与大青龙汤中麻桂相配主要用于辛温解表发汗。麻黄用量应大于桂枝。麻黄汤中麻桂的比为 3∶2，大青龙汤中为 6∶2。此外，葛根汤、麻桂各半汤、桂二麻一汤、桂二越一汤等也用麻桂相配解表发汗，但方中加入了其它药物，麻桂二药的用量与比例各有差别，因而其发汗解表的力度也各有不同。另有麻黄加术汤为麻黄汤原方加白术，麻桂剂量未变，但加用白术使发汗力量略为缓和。后世用麻黄桂枝相配辛温解表发汗的方剂极少，仅有《和剂局方》五积散、《兰室秘藏》麻黄白术汤和麻黄人参芍药汤。但方中用药复杂，麻桂用量甚

少，与仲景有较大差异。②小青龙汤中麻桂相配，虽然仍有一定的辛温解表作用，但其主要作用在于宣通肺气，温化痰饮，麻黄与桂枝用量的比为3∶3。③桂枝芍药知母汤中用桂枝四两，麻黄二两，更有知母、芍药、白术、附子等药，其主要作用不在于解表，亦不在于肺，而在于温通经络，驱散风湿寒邪。此方麻桂用量之比为 2∶4，是治疗历节病有效方剂。

【近代研究】

近代药理研究证明麻黄的挥发油有发汗作用。麻黄碱对正常人并无发汗作用，而当人体处于温热环境中，则能促进汗腺分泌。而单用桂枝发汗力极弱，是通过扩张体表血管而有利于发汗解表，从而起协助麻黄发汗之作用。从不同的麻黄、桂枝用量之比，也可以看出，大青龙汤发汗力最强（6∶2），麻黄汤次之（3∶2），小青龙汤更次之（3∶3），桂枝芍药知母汤（4∶2）主要作用已不在于发汗。

麻黄汤、小青龙汤与桂枝芍药知母汤三方效果确切，迄今将近二千年，仍在临床应用。一方面对麻黄、桂枝的副作用多存顾虑，甚至不敢应用麻桂辛温之剂；一方面历代也创立了许多不用麻桂的发汗解表或化痰平喘的方剂，虽然各有一些特点，而其临床效果之明显、快捷，总不及麻黄汤与小青龙汤。何以致此？值得我们从多方面深入地反思。

【在本书中的应用】

在本书所有处方中用麻黄桂枝相配者只有 2 次。一次用于麻黄加术汤，辛温发汗治疗大叶性肺炎高热。一次用于益气通阳发汗治疗无汗症。

五、麻黄配石膏

【配伍意义】

辛温微苦的麻黄与辛甘大寒的石膏相配，药性寒温不同，仅从这一点来看，可以说是相反相成。如用于肺有痰热之证，麻黄宣肺祛痰平喘之力特强，但温热之性与证情不合，必须配用大剂量的石膏。石膏虽然能清中、上焦之热，但无祛痰之功。石膏之寒凉是监制麻黄之温性，而不是抑制麻黄宣肺之功。因此，二者配合是取长补短，各得其所。这种配伍方法在中医方剂中是很多见的，应当学到手，会灵活运用。

【处方应用】

麻黄与石膏相配的代表方当推麻杏石甘汤。这个方剂知名度极高，一直在临床上广泛应用。此方配伍得当，值得师法。用较大剂量的麻黄（四两）配 2 倍剂量的石膏（八两），以清里热为主，用麻黄不在于发汗解表，而宣肺平喘的力量也不弱。配中等量杏仁，协助麻黄化痰止咳。甘草宜用小量。麻黄与石膏相配的另一个重要方剂是越婢汤，此方用大剂量麻黄（六两）配较多的石膏（八两），仍偏重于清热。其加大麻黄剂量之目的有二：加强宣肺平喘作用，或发挥麻黄的利水作用，清热、宣肺、利水，可用于全身性水肿，亦可用于痰热壅肺的咳喘（越婢汤加半夏汤），但甘草不可大量应用，否则会影响麻黄的利水功能。因此，小青龙加石膏汤中用麻黄三两、甘草三两、石膏二两，还有桂枝、细辛等温热药，其作用已不在于清热、利水。后世用麻黄与石膏相配的方剂极少，只有明·陶华的三黄石膏汤，用豆豉配麻黄以保持解表发汗的作用，并感到只用一味石膏清热作用不够，所以加用黄连、黄芩、黄柏。

【近代研究】

麻黄与石膏相配，石膏的寒凉，抑制了麻黄的温热之性，但并没有改变麻黄的三项基本功能——平喘祛痰、利水消肿与发汗退热。其中发汗退热功能较麻桂相配为弱。因此，多用于发热有汗的证候。同时，麻石相配，减少了麻黄之温热使人体阳气过于亢盛（如心跳加速、血压升高、精神兴奋等）的副反应。近代临床乐于应用麻石相配之方而不敢轻易应用麻桂相配之方，可能源出于此。近年实验研究证明，麻黄能发汗、平喘的有效成分为麻黄碱，利尿的有效成分为伪麻黄碱。麻黄碱又有升高血压、兴奋中枢神经系统等作用。对麻黄的功能了解较多，结合中医药传统理论，可以正确应用，不必再有清末民初温病学派对辛温麻桂的恐惧心理。

【在本书中的应用】

本书用麻黄石膏相配的只有1次。用于麻杏甘膏汤加味治疗肺热哮喘。

六、麻黄配附子

【配伍意义】

麻黄辛温微苦，附子辛甘大热，二者都具温热之性，都能治寒证。但麻黄解表，附子温里，麻黄治的是外感风寒，附子治的是阳虚里寒。按《伤寒论》六经辨证，麻黄治太阳，附子治少阴，阴与阳，表与里，实与虚，发汗散邪与回阳救逆都是相对的。二者配合，相反相成，使阳气虚衰之人仍能有效地驱散寒邪。

【处方应用】

①麻黄细辛附子汤治“太少两感”证，既治太阳风寒表证，又治少阴阳虚里证，解表、温里同时兼顾，并行不悖。②麻黄附子汤治阳气虚衰的水气病。麻黄宣肺利水，附子温阳，相得益彰。方中宜用较大剂量的麻黄，至少应大于甘草用量，否则会减弱利水功能。③桂枝芍药知母汤中麻附相配，用以温散凝聚于经络骨节的寒湿病邪，因此要用大剂量的附子，并宜与白术、芍药、甘草等同用，各有重要的配伍意义。《备急千金要方》的小续命汤中不仅有麻附相配，更加桂心、防风等药，用以治疗风湿痹痛。后世较少用麻黄与附子相配的方剂。明·陶华的再造散，立方用意虽治阳虚外感，但只有桂枝、附子相配，未用麻黄。由此可见，对麻附辛温颇多畏忌。惟有以温病学家著称的吴鞠通常用麻附之剂，在其医案中既有用麻黄附子甘草汤（用麻黄24g、熟附子9g、炙甘草9g及桂枝、白术、杏仁等）治疗阳虚外感寒湿，又用此方（用麻黄60g、熟附子48g、炙甘草36g）治疗阳虚肿胀，并力主麻黄剂

量宜大，甘草剂量宜小，不可相反，相反则影响利水之功效（见《吴鞠通医案》伤寒篇及肿胀篇）。

【近代研究】

近年，麻附相配的方剂临床应用颇多，主要用于：①外感病，如支气管炎、哮喘、阳虚外感、寒性咳嗽等。除本书第43回之外亦有麻黄细辛附子汤治疗的报道。②经络骨节病，如风湿痹证、面神经瘫痪、半身不遂等。③心血管疾病，如病态窦房结综合征等。应用的方面很广，但鲜有用于水肿者。近年药理发现麻黄、附子、细辛三药配伍，能加强麻黄抗过敏反应的功能。

【在本书中的应用】

本书用麻黄附子相配的只有1次。用麻黄附子甘草汤加味治疗空调病（中医辨证为太阳少阴两感）。

七、附子配干姜

【配伍意义】

附子辛甘大热，干姜辛热，二者配伍起协同作用，即干姜能加强附子的温热作用。《本草纲目》曾引戴元礼“附子无干姜不热”之说。附子、干姜皆能温通经络，温散寒邪。二者不同之处在于，附子能温补肾与命门之火，从而作用于全身；干姜只能温化肺脾之寒饮痰湿。

【处方应用】

①附子与干姜配伍的代表方是四逆汤，是回阳救逆的主方。由四逆汤加减仍保留附子、干姜这个药对的方剂有茯苓四逆汤、通脉四逆汤、干姜附子汤等8首，其基本作用都是回阳救逆。后世《伤寒六书·伤寒一提金》的回阳救急汤、《景岳全书》的六味回阳饮，用药虽有增加，仍以姜附相配为核心。②赤石脂丸与乌梅丸虽用附子、干姜，但用量极小，其作用与四逆汤类方不同，不在于回阳救逆，而在于散寒止痛。

【近代研究】

近年据天津南开医院经验，四逆汤具有升压强心作用，对心源性休克亡阳型，可用四逆汤加人参救治。动物实验证明四逆汤对失血性休克的家兔模型有一定的保护作用。（《中医杂志》1982年11期）

【在本书中的应用】

在本书所有处方中用附子与干姜相配者3次，用附子与生姜相配者8次。附子与干姜相配，用于温阳救逆，治疗幽门梗阻（胃反）与冠心病各1次；用于丸方中，药力虽猛而剂量较小，缓缓服用，治疗冠心病稳定阶段者1次。附子与生姜相配，用于真武汤，温阳利水，治疗心力衰竭者6次；用于桂枝芍药知母汤或桂枝附子汤，温阳化湿，治疗风湿痹证者2次。

八、附子配甘草

【配伍意义】

附子辛甘大热，能回阳救逆，其性峻烈走而不守，能通行十二经，驱散寒湿之邪。甘草甘平，具甘缓之性，与峻药配合能起缓和作用；有补中益气之功，与温热药相配，能增强温补功能；有解毒功能，能减轻附子的毒性。二者配伍，取长补短，相得益彰。《景岳全书·本草正》中说："附子之性急，得甘草而后缓；附子性毒，得甘草而后解；附子之性走，得甘草而后益心脾；附子之性散，得甘草而后调营卫。"由此可见后世对附子、甘草相配的重视。

【处方应用】

①以四逆汤为代表的回阳救逆的方剂，这是附子温振元阳与甘草益气守中的典型配伍。一直延用至今，效果显著。此外还有麻黄附子甘草汤、桂枝加附子汤等亦属此类。②以甘草附子汤为代表的温通经络、温散寒湿以治疗痹证的方剂。如桂枝附子汤、白术附子汤、桂枝芍药知母汤等亦属此类。③黄土汤中用附子、甘草再合白术、阿胶，用于温脾摄血。附子粳米汤

中用附子、甘草再合半夏、粳米，用于温胃止呕止痛。这是针对某一个脏腑的处方配伍。

【近代研究】

实验证明甘草与熟附子一起煎煮使后者的毒性大为降低。(王筠默《中药药理学》)

【在本书中的应用】

在本书所有处方中用附子与甘草相配者18次。均取其温阳益气作用。①用于治疗心脏病阳虚者8次，其中用于心力衰竭而水肿轻微者3次（水肿明显者一般不用甘草），用于冠心病见阳虚者3次，用于病毒性心肌炎心脏传导阻滞者2次。②加入复方中治疗风湿痹证之寒湿严重，用以温化寒湿者7次。③比较少见的用法有组成麻黄附子甘草汤治疗空调病者1例，与滋补肝肾药同用治疗虚风内动的书写痉挛1例，组成附子泻心汤治疗幽门梗阻1例。

九、附子配人参

【配伍意义】

回阳救逆的附子与大补元气的人参配伍是温与补的结合，又是阳与气的相互促进，有协同配合的作用。单用附子温阳，虽一时阳气恢复，恐难持久。《伤寒论》有“脉暴出者死”之诫。若单用人参，元气虽能恢复，元阳未振，阴寒之邪难以消散，有再次厥逆之险。参附相配才能有效挽救重危病人垂绝之阳气。再者，附子辛热，人参甘平，二者相配能起协调平衡作用。《景岳全书》与《医宗金鉴》均十分推崇参附相配的理论意义。

【处方应用】

①四逆加人参汤与茯苓四逆汤是典型的回阳救逆的方剂，适用于急危重症。宋代《妇人良方》以参附二味成方，其义相同。但《伤寒类证活人书》的益元汤、《伤寒一提金》的回阳救急汤，用药多而杂，参附剂量轻，已失回阳救急之功。②气阳两虚而证情较轻者可用小剂量参附，如竹叶汤、乌梅丸。

③气阳两虚而兼有寒湿凝聚的病证可将人参、附子与白术、白芍同用，如附子汤。

【近代研究】

近年临床抢救休克病人颇多应用参附相配的制剂。如上海第一人民医院用参附汤或附子升压汤（熟附子、人参、黄精、甘草）治疗心源性休克，观察到有强心及改善全身状况的作用（《医学情况交流》1977 年第 6 期）。上海中医药大学附属曙光医院正在研究用“参附青”治疗休克。实验研究发现，参附汤对失血性休克的家兔，具有增强心肌收缩力，增强冠脉流量，扩张外周血管，升高并维持血压等作用（《中成药研究》1984 年 3 期）。

【在本书中的应用】

在本书所有处方中用附子人参相配者 25 次。其主要作用均为益气温阳，用于多种病证。大多与附子配甘草重合，但较附子配甘草的应用更广。主要用于治疗多种心脏疾患，用于治疗心力衰竭阳气虚衰者 10 次，用于治疗冠心病者 3 次，用于治疗病毒性心肌炎心脏传导阻滞者 2 次。其次，治疗肾功能衰竭阳虚湿毒泛滥者 3 次，治疗风湿痹证者 2 次，用于以补肾为主的膏方 2 次。此外，用于治疗阳气虚的无汗症 1 例，虚风内动的书写痉挛 1 例，上热下寒的胃反（幽门梗阻）1 例。

十、附子配大黄

【配伍意义】

附子大辛大热，有回阳救逆、益火祛寒、除湿、通痹、止痛等作用，既能扶助垂绝之真阳，温振命门之火，亦能祛除寒湿之邪。大黄大苦大寒，有清热、泻下、凉血、活血祛瘀、解毒等作用，善于祛除凝聚的邪毒，有斩关夺将之功。古人将其称为“将军”，此别名一直沿用至今。附子与大黄相配，其基本性能是对立的，属于相反相成，附子能减缓大黄大寒之性，大黄能改善附子过于燥热之质，合用则寒热并行，各得其所，各自发挥其一定的功效。

【处方应用】

①大黄附子汤中大黄与附子用量基本相同，使大黄寒下变为温下。《备急千金要方》温脾汤（大黄、附子、干姜、人参、甘草）合温凉补泻于一方，补泻并重，一般认为是温下法的代表方，但与大黄、巴豆同用的三物备急丸一类方剂有很大区别，后者亦称温下，但泻下力量猛于承气汤，宜慎用。②附子泻心汤以大黄、黄连、黄芩苦寒清热泻火为主，配用小量附子，治热痞兼阳虚之证。

【近代研究】

近代研究证实，附子有强心、扩张血管、抗休克、健胃等作用；大黄不仅能泻下，还有抗菌、抗肿瘤、降低血尿素氮等作用。因此，附子、大黄配伍常用于正虚邪实之证，如慢性结肠炎、慢性肾功能衰竭、晚期肿瘤等。

【在本书中的应用】

在本书所有处方中 5 次应用附子大黄相配，3 种不同用法。①组成大黄附子汤，用治肾功能衰竭，肾阳虚而湿毒泛滥者 3 次。②组成附子泻心汤，治疗寒热夹杂的幽门梗阻。③加入复方治疗冠心病心绞痛见心阳虚兼胃肠湿热者 1 次。

十一、附子配瞿麦

【配伍意义】

附子辛温大热，归脾肾二经，功能祛寒助阳，温肾止痛。瞿麦苦寒，归小肠经，功能清热通淋，活血通经。这两味药同用显然是相反相成的配伍方法，但又是很少见的配伍。

【处方应用】

附子、瞿麦这一药对，早就记载于《金匮要略》消渴小便不利淋病篇的栝蒌瞿麦丸（附子、瞿麦、栝蒌根、茯苓、怀山药）。此方确有特点，五味药，包含了寒与温、通与涩、润与燥三种对立的药性。后世对此方误认为是治疗水肿的利尿剂，或认为与肾气丸功能相近，因而未被重视，后世方书都未载此方。

【近代研究】

近代临床上将附子、瞿麦这一药对用于治疗老年前列腺增生症排尿不畅，取得较好效果。同时又发现石竹（瞿麦为石竹科植物）根对人体膀胱癌细胞有抑制作用，因而栝蒌瞿麦丸这一方剂受到重视。

十二、芍药配甘草

【配伍意义】

芍药微酸微寒，甘草甘平，二药相配有酸甘化阴之功效。酸甘化阴的作用是多方面的：一是化生津液、血液，津、血皆属于阴。二是平肝缓急，即抑制肝阳过亢、肝气横逆，缓解痉挛疼痛。三是和营止汗，恢复营气内守功能。四是柔肝健脾，是调补脾阴的基本药物。此四者可概括为酸甘化阴。

【处方应用】

①芍药甘草汤只用芍药、甘草二味，善治小腿肌肉痉挛，后世亦多用于腹痛，以此为基础扩大应用于多个方面。②芍药、甘草与桂枝、甘草两个药对相合成为桂枝汤的主药，用于调和营卫；芍甘与桂甘相合而重用芍药，如小建中汤、桂枝加芍药汤，主要用于温中和阴，缓急止痛。③黄芩汤中芍药、甘草、黄芩同用，为温病学派养阴清里热法的起始。洁古芍药汤即在此基础上加行血调气导滞之药，成为治疗痢疾的名方。④四逆散中芍药、甘草与柴胡、枳实合用，有调理气血、协和肝脾之功。后世《和剂局方》的逍遥散、《景岳全书》的柴胡疏肝散皆源于此。⑤芍药、甘草这一药对常用于气血双补的方剂中，如《正体类要》的八珍汤、《和剂局方》的人参养荣汤、《温病条辨》的加减复脉汤等。⑥芍药、甘草这一药对还常取其解痉缓急、活血止痛之功而用于治疗痹证的方剂中，如《备急千金要方》中的独活寄生汤、《妇人良方》中的三痹汤等。

【近代研究】

上海中医药大学附属曙光医院临床对比研究认为，对虚证腹痛，芍药、甘草的效果优于金铃子散，对于实证腹痛则相反。临床药理研究证明，甘草对神经末梢有抑制作用，芍药对中枢性疼痛和脊髓反射的兴奋有镇静作用，二者配合止痛效果较好（《中药研究文献摘要》）。临床研究证明芍药、甘草能治疗高睾酮血症的不孕及排卵障碍，其机制为抑制卵巢分泌睾酮（《国外医学·中医中药分册》1988）。

【在本书中的应用】

在本书的处方中应用芍药、甘草相配的多达 38 次，其主要作用是和阴缓急柔肝，应用面极为广泛，简单分为以下 9 个方面：①和阴舒筋，缓解痉挛，治疗风湿痹证者 6 次。②与温阳益气药同用，阴阳并补，治疗心力衰竭与肾精亏损的病证者 4 次。③平肝柔肝，用以治疗血管神经性头痛、膝状神经节综合征及少阳发热者 4 次。④和中缓急止痛，用以治疗多种胃病者 7 次。⑤缓急平喘，与宣肃肺气、化痰止咳药同用，治疗哮喘或支气管炎者 5 次。⑥和阴养血凉血，治疗荨麻疹、血小板减少性紫癜及热入营分的病毒性心肌炎者 4 次。⑦与滋阴清热药同用，调和阴阳，治疗见阴虚火旺证的心律不齐者 3 次。⑧调和气血，与益气养血药同用，组成益气聪明汤或归芍六君汤，治疗虚证眩晕者 3 次。⑨与桂枝配合成桂枝汤，用以调和营卫者 3 次。

十三、黄连配干姜

【配伍意义】

黄连大苦大寒，具沉降之性，能泻心胃之火，凉血热，除烦躁。这些功能可概括为“苦降”。干姜辛热，具有宣散之性，能燥脾湿，和胃气，散寒邪，消寒痰。这些功能可概括为“辛开”。二者配合称为“辛开苦降”。基本上属于相反相成配伍法。由于脾病多寒，胃病多热，脾胃病证多寒热夹杂，由此黄连、干姜这一药对最适用于脾胃病证。

【处方应用】

《伤寒论》中有黄连、干姜这一药对的方剂共5首。以半夏泻心汤为代表，还有甘草泻心汤、生姜泻心汤、黄连汤与干姜黄芩黄连人参汤，这5个方的基本功能相似，都是治疗病在脾胃，寒热错杂，气机升降紊乱，虚实夹杂的证候，只是剂量轻重略有区别。乌梅丸方中药味较多，以安蛔为主，其中黄连、干姜二味，既有安蛔作用，又能调理肠胃气机。后世《丹溪心法》的左金丸（黄连配吴茱萸），《兵部手集方》中的香连丸（黄连配木香），也是辛开苦降配伍法的应用。吴茱萸治呕吐，但药性温热，与大量黄连配伍后，便能治胃热呕吐。木香能理气止泻，其性亦温，与黄连配伍后便能治湿热下利。

【近代研究】

近代临床广泛应用辛开苦降配伍法治疗胃肠与胆道疾病，根据证情寒热不同，酌情调节剂量。实验证明干姜能刺激消化腺分泌，促进发酵气体排出，黄连有镇静、降压、抗菌等作用，二者合用，既能调整肠胃功能，又能抑制肠道有害病菌。

【在本书中的应用】

本书中应用黄连、干姜相配的处方仅有2次。一次用泻心汤法治疗寒热错杂的胃窦炎，一次为吴茱萸汤的加味，治疗寒热夹杂的头痛。

十四、黄连配阿胶

【配伍意义】

苦寒泻心火的黄连与甘平养肾阴的阿胶相配，二者的功能、性质均相对立，近似于相反相成配伍法。但从扶正祛邪的角度来看，泻心火有利于保存肾阴，养肾阴有助于抑制心火，二者又是互相促进的。总之，黄连、阿胶这个药对，奠定了泻火滋阴治法，属于阴阳相配法。

【处方应用】

①黄连阿胶汤中以黄连、阿胶为主药，再辅以黄芩、芍药(清热和阴)，用于少阴热化证的后期，吴鞠通《温病条辨》推崇此方能协调人身阴阳，用于温病后期的阴虚火旺证。②《金匮要略》的白头翁加甘草阿胶汤是白头翁汤加味，《备急千金要方》的驻车丸（黄连、阿胶、炮姜、当归）都用以治疗痢疾。

【近代研究】

近年，黄连阿胶汤用于神经官能症、更年期综合征主要表现为烦热、失眠、多梦、心悸、口舌干燥等症，属阴虚火旺者，每有良效(《辽宁中医杂志》1980年10期)。

十五、黄连配肉桂

【配伍意义】

苦寒清心的黄连与甘热温肾的肉桂相配，寒与热配，补与泻配，心与肾配，阴与阳配，无疑为相反相成配伍法。这一药对始于明代的《韩氏医通》，作者韩𢘆别号飞霞道人，主张以《易经》学说与道家观点解释医学临床实践，认为："火分之病，黄连为主。……生用为君，佐官桂少许……能使心肾交于顷刻。"心肾相交便能安静入睡。

【处方应用】

交泰丸由黄连、肉桂二味研粉合和成丸。其剂量一般为2∶1，也可根据具体病情有所增减，但黄连用量必须大于肉桂。善治心烦失眠。黄连泻上亢之心火，肉桂温肾阳，可以引火归原，使心肾之阴阳水火相交，所以名为"交泰"。

【近代研究】

近年实验研究及临床实践初步发现，中医辨证为心火旺、肾阳虚的病人，儿茶酚胺增高而17羟皮质类固醇低于正常。服用交泰丸为主的中药后，在改善症状的同时，二者的检验值也得到调整。可见，心肾水火交泰之说并非虚妄之言，而是经得起实践检验的理论（参见本书第 8 回）。此外，近年有中医著作提出远志、菖蒲与茯苓、龙齿相配亦有交通心肾的作用（上海中医学院《中医方剂临床手册》，1973 年）。

【在本书中的应用】

在本书中按交泰丸方法，用黄连配肉桂治疗阴虚火旺兼阳虚或肾阴肾阳两虚者各 1 次。另有黄连与桂枝相配，治疗冠心病、心脏神经官能症及病毒性心肌炎传导阻滞者 6 次。

十六、柴胡配黄芩

【配伍意义】

柴胡苦辛微寒，黄芩苦寒，二者药性皆寒，皆能清热，是其相同之处。但柴胡升阳透达使病邪外解，黄芩苦寒沉降使热邪下泄，功能虽有不同，但二者相配可以更好地祛除外邪。柴胡疏肝解郁治在肝胆，黄芩清降郁热，治在肺与大肠，亦治肝胆。总之，二者配伍，同中有异，起协同加强作用。

【处方应用】

用柴胡、黄芩药对的最早处方是小柴胡汤。在《伤寒论》中还有许多小柴胡汤的加减方，如大柴胡汤、柴胡加芒硝、柴胡桂枝干姜汤，主要取其良好的解热作用；还有柴胡加龙骨牡蛎汤，则主要不在于清解少阳之热，而在于疏肝理气，化痰宁心。后世张洁古的柴胡桔梗汤主治咳嗽，清镇丸主治头痛，李东垣的普济消毒饮主治丹毒，皆用柴芩这一药对，可见其用途之广。温病学说兴起，提出柴胡劫肝阴之说，同意此说者少用柴胡，改用青蒿与黄芩相配伍。近年用柴胡者已日益增多。

【近代研究】

近年天津南开医院制清胰汤治疗急性胰腺炎，许多临床报道用大柴胡汤治疗急性胆囊炎，有良好疗效，方中柴芩药对起了重要作用。近年实验研究证明柴胡皂苷能保护肝细胞膜，改善实验动物的肝功能，使 SGPT 与 SGOT 值下降。柴胡、黄芩均有抗菌、抗病毒、镇静、解热、利胆、抗炎等作用。因此，广泛应用于肝炎、胰腺炎、胆囊炎、上呼吸道感染等疾病。

【在本书中的应用】

在本书中用柴胡、黄芩相配的处方共8次。其中4次用于少阳发热，或为小柴胡汤，或为大柴胡汤，或为补中益气汤加黄芩，或为麻黄加术汤加柴胡、黄芩，具体用法同中有异。1次用于余热，为柴胡加芒硝汤。3次用于神经精神疾病，疏解肝胆郁热，处方为柴胡加龙骨牡蛎汤。

十七、石膏配知母

【配伍意义】

甘辛大寒的石膏与苦甘寒滋润的知母相配，二者在清热功能上有协同作用。并且石膏味辛气轻，能发汗解肌，使邪从外散；知母苦寒润降，能滋阴泻火，使邪从下泄，二药同用，使邪无可容之地。再者，石膏能清上中焦之热，知母能泻三焦之火，二药相配，对全身气分热证的治疗功能更加全面。二药配伍属相辅相成，而以知母为主。

【处方应用】

应用石膏、知母这一药对的代表方是白虎汤。在白虎汤基础上加味，有白虎加人参汤、白虎加桂枝汤。后世有《疫疹一得》的清瘟败毒饮、《温病条辨》的化斑汤以及苍术白虎汤、柴胡白虎汤等，可用于治疗气分大热的外感热病、热痹、糖尿病口渴等。

【近代研究】

动物实验证实，石膏有显著的解热作用，与安替比林之退热作用相仿。知母亦有较好的退热作用，其有效成分为芒果苷，知母还能降低神经系统的兴奋性，起镇静作用。知母对葡萄球菌、伤寒杆菌等多种病菌有较强的抑制作用，还有一定的降糖作用。上海中医药大学实验研究证明，石膏退热作用快，但作用较弱而短暂，知母退热开始起作用较缓，但作用强而持

久，两药相配效果理想。（《上海中医药杂志》1981，6）

【在本书中的应用】

本书中用石膏、知母药对的处方仅2次。1次用于白虎加人参汤治疗中暑，1次在麻杏石甘汤中加知母治疗肺胃热盛的哮喘。

十八、黄芪配防己

【配伍意义】

黄芪甘微温，既能益气升阳，又能健脾利水。防己苦辛寒，通行十二经，利水消肿。二者同用，在利水方面起协同作用，但在药性寒温、升降、补泻方面二药同用起互相抑制作用。《本草求真》认为：防己辛寒大苦，性险而健，易伤正气，配微温益气的黄芪，可以减少其副作用。《金匮要略》木防己汤、《南阳活人书》防己汤中用人参配防己，其意义相同。

【处方应用】

防己黄芪汤除黄芪、防己之外，更加白术、甘草，既治风湿痹痛，亦治水气浮肿。防己茯苓汤则为芪防药对与桂苓药对同用，益气泻水与通阳利水合为一方，重在治水。

【近代研究】

近年防己、黄芪药对大多用于肾病综合征，浮肿明显，中医辨证属气虚者，参见《岳美中医案集》。本书则用于心力衰竭的高度浮肿（见第39、40回）。亦有用于风湿性关节炎者。药理研究发现汉防己小剂量有刺激肾脏增加尿量的作用，大剂量则作用相反；同时对实验动物有肌松作用，活动减弱而缓。这些可能就是《本草求真》所说的“性险而健”。此外，汉防己还有解热、镇痛、抗炎、降压等作用。中医理论认为黄芪有益气升阳作用，但并非升高血压。药理研究证明能使实验动物血管扩张、血压下降，同时也有利尿作用。近年发现马兜铃科草本植物广防己，即木防己，有肾毒性，不宜长期服用。

【在本书中的应用】

本书中用黄芪配防己的处方有 7 次，其基本功能均为益气利水。治疗高血压性心力衰竭之有明显水肿者 4 次，用于内有水气停留，但并非表现于外部水肿的高血压病、冠心病及中风后遗症者 3 次。

十九、黄芪配防风

【配伍意义】

黄芪甘温，益气、升阳、固表、止汗。防风辛甘微温，祛风解表发散风寒，祛除风湿。从解表与固表、发汗与止汗、益气与祛散风寒等方面来看，二药的功能是相反的。但黄芪充实卫气，卫气强则外御风邪，内司腠理开合，汗多能止，无汗亦可发，因此柯韵伯称之谓“补剂中之风药”（《古今名医方论》）。防风虽能遍行周身，上清头目，内走筋骨，但祛风而不燥烈，解表而不致过汗，有“风药中之润剂”之称。因此，二药相配可以达到相反相成的目的。

【处方应用】

用黄芪、防风药对的代表方为玉屏风散，出自《丹溪心法》，由防风、黄芪各一两、白术二两组成。由于加多量白术，本方作用以益气固表止汗为主。《兰室秘藏》升阳益胃汤也用芪防药对，方中用药虽多，基本方义为补中有散，发中有收，体现了李东垣的治疗思想。

【近代研究】

近年常用玉屏风散治疗体弱儿童反复呼吸道感染取得了很好的疗效，从而有助于对支气管哮喘或肾小球性肾炎的治疗。药理实验证明，黄芪的益气、扶正作用与增强和调节机体免疫反应有关。

【在本书中的应用】

本书中用黄芪配防风的处方有 7 次。主要用于气虚外感发热，共 6 次。另有 1 次用于风湿痹证，在表外邪尚未全罢者。

二十、黄芪配当归

【配伍意义】

黄芪与当归相配是补气药与补血药同用，以补气药为主，益气以生血，气血双补，气血和调，从而达到扶助正气、驱除外邪之目的。这是根据中医“阳生阴长”理论所制定的药对。

【处方应用】

①黄芪配当归的代表方当推《内外伤辨惑论》的当归补血汤。此方只用黄芪、当归两味药，二者剂量之比约 5∶1，充分体现了以补气为主的思想。原文用以治疗因气血虚弱所致的发热、烦热、面红、口渴等虚热证。同书的补中益气汤中也有黄芪、当归这一药对，所治病证也是气血不足所致的热证。②《和剂局方》的十全大补汤是最早应用归芪这一药对的方剂，原文主治虚劳喘嗽、溃疡日久等证，也有扶正祛邪之义。同书的人参养营汤与《济生方》的归脾汤中也有归芪药对，功能补益气血，养心安神，是以补养为主的方剂。③王清任著《医林改错》，制订补阳还五汤，方中也用黄芪当归药对，二者剂量之比为 20∶1，更加重用黄芪，再加活血药，成为益气活血的代表方。总之，黄芪、当归药对应用于扶正祛邪、补益气血与益气活血三个方面。

【近代研究】

实验研究发现对贫血小鼠的血红细胞再生作用，黄芪、当归合用优于单用当归或单用黄芪。（《黑龙江中医药》1989 年 4 期）近年临床及实验研究发现当归补血汤与补中益气汤均有提高细胞免疫与体液免疫的作用。后者的临床应用十分广泛。对内脏下垂、重症肌无力、低热、虚人感冒等病证均有较好疗效。临床观察到补阳还五汤对脑血栓形成疗效显著。实验证明补阳还五汤能改善小鼠耳廓微循环障碍。（《中成药研究》1986 年第 3 期）

【在本书中的应用】

本书中用黄芪、当归配伍的处方有 9 次，其基本功能为益气养血活血，所治病证较多，有病毒性心肌炎后遗症，有冠心病，有风湿痹证，有气血虚的无汗症，有月经失调，也有用于膏方补益气血者。

二十一、麦冬配半夏

【配伍意义】

麦冬味甘微寒，能润肺生津，清热除烦，以滋润见长。半夏味辛性温，能除湿化痰、和胃，以燥湿见长。二药相配似属相反，既用半夏之燥，何以又用麦冬之润。如证见气阴已伤而痰阻未除，单用麦冬则痰阻不化，单用半夏则阴液难复，二者兼用则取长补短，相反相成，历代名医对此药对评价颇高。

【处方应用】

竹叶石膏汤（竹叶、石膏、麦冬、半夏、甘草、粳米）中，清热生津、益气养阴、化痰和胃三者并重。麦门冬汤（麦冬、半夏、人参、甘草、粳米、大枣）以益气养阴、化痰和胃为主。后世《医门法律》清燥救肺汤中麦冬、石膏配杏仁、枇杷叶。《温病条辨》沙参麦冬汤中麦冬配沙参，均为麦冬、半夏药对的变法。

【近代研究】

近年临床将竹叶石膏汤加减治疗麻疹肺炎 15 例，未用抗生素，取得满意疗效（《辽宁中医药杂志》1980 年 3 期）。本方对夏季热、中暑烦热、百日咳等亦有较好效果。麦门冬汤则可用于慢性支气管炎与溃疡病的治疗以及肺结核、肺癌等的调理。本人常用生地配麻黄这一药对，治疗慢性支气管炎及哮喘，病久肺肾两虚，痰阻气急者，既能益肺肾之阴血，又能化痰宣肺平喘，实取法于麦冬、半夏这一仲景著作中的药对。

二十二、生地配百合

【配伍意义】

生地甘平微苦，是养阴补血的要药，主治在肾。百合甘微寒，养阴清热，既能宁心安神，又能润肺止咳平喘。生地、百合性味相近，二者的配合属于相辅相成，反映了脏腑的联系，即滋养肾阴以加强宁心润肺的功能。用五行理论来解释，滋肾宁心可称水火既济，滋肾润肺称为金水相生。

【处方应用】

①百合地黄汤、百合知母汤用以治疗“百合病”，即中医辨证属于心失所养的神经官能症。②《医方集解》百合固金汤（百合、贝母、生地、熟地、甘草、玄参、当归、麦冬、芍药）用以治疗肺肾阴虚之咳喘痰血等症。

【近代研究】

近年临床观察到有一种神经官能症，多发生于病后，精神恍惚，多悲善感，默默少言，与《金匮要略》描述的百合病相符，用百合地黄汤类方效果甚佳。百合自《日华子本草》以来一直被认为具有“安心、定胆、益志”的功能，古今记载可以相互印证（百合病治验，《中医杂志》1991 年 1 期）。

【在本书中的应用】

本书只有 1 次用生地配百合这个药对，用于治疗心脏神经官能症。

二十三、玄参配苍术

【配伍意义】

玄参甘苦咸寒，清肺胃之热，养肾脏之阴，利咽喉，消结肿。苍术苦辛温，燥脾胃之湿，通经络之痹，健运化，祛风寒。二药的性能差距很大，寒与温、润与燥，显然是相反的。现代名医施今墨先生将二药配伍，以玄参之润制苍术之燥，以苍术之温运制玄参之腻滞，用以治疗糖尿病取得较好疗效（《施今墨对药临床经验集》，山西人民出版社 1982 年）。

【处方应用】

施今墨先生常用苍术 10～15g，玄参 15～30g，更加黄芪、山药、葛根、丹参等配合成方，用之于糖尿病，打破了消渴病不宜用辛燥药之说。以后，施的学生单用苍术、玄参二味治疗急性糖尿病，亦取得降糖效果。

【近代研究】

动物实验（四氧嘧啶家兔糖尿病模型）证明苍术与玄参均有降糖作用（《施今墨对药临床经验集》山西人民出版社 1982 年）。

二十四、青蒿配鳖甲

【配伍意义】

青蒿苦寒微辛，有芳香味，既能苦寒清热，又能辛香透散。鳖甲咸平，既能滋补肝肾之阴液，又能搜剔深伏于内之余邪。二药配合相辅相成，成为诸多养阴清热方剂的配伍核心。吴鞠通盛赞这一药对。他认为阴虚发热，既“不能纯用养阴……更不得任用苦寒”，故取青蒿、鳖甲，既能深入阴分，又能领邪外出（《温病条辨·下焦篇》）。

【处方应用】

①青蒿、鳖甲药对的代表方是《温病条辨》的青蒿鳖甲汤（青蒿、鳖甲、生地、知母、丹皮），用以治疗温病后期，邪伏阴分的虚热，其临床特点是夜热早凉、热退无汗。现在临床已广泛用于多种慢性低热。②最早用青蒿、鳖甲药对处方的是元代罗天益，在他所著《卫生宝鉴》中有秦艽鳖甲散（秦艽、青蒿、柴胡、鳖甲、地骨皮、当归、知母、乌梅）用以治疗骨蒸潮热、盗汗、咳嗽、消瘦，此证近似于肺结核。二百多年后，王肯堂所编的《证治准绳》中有清骨散，重在清虚热，处方与之大体相同。

【近代研究】

近年临床总结，用青蒿鳖甲汤化裁治疗麻疹后小儿肺炎 19 例，取得满意疗效。服药 2 天即退热者 11 例，占 58%，平均 3.5 天退热（《辽宁中医杂志》1981 年 2 期）。用清骨散治疗骨折创伤长期发热 21 例，其中 20 例服药 2 剂即退热（《新中医》1984 年 3 期）。

【在本书中的应用】

本书只有 1 次用青蒿配鳖甲这个药对，用于治疗结缔组织疾病长期发热见阴阳两虚证候者。

二十五、生地配水蛭

【配伍意义】

水蛭咸苦平，有强烈的破血逐瘀作用，非有明显瘀血结聚证候不可轻用。生地甘平微苦，是滋阴补血的要药。破血与补血功能相反，二药配伍同用显然是以生地之补血减缓水蛭之破血，起监制作用。尤在泾注解《金匮要略》时曾明确指出，用水蛭是“虫以动其瘀”，用生地是“和养其虚”。这种监制配伍与相反相成配伍的意义不同。

【处方应用】

水蛭、生地药对的代表方是大黄䗪虫丸。方中用了 5 味虫类化瘀药，现在临床用得较多的化瘀效果最佳的是水蛭。用了 3 味补养气血药，以生地为主。历代将此丸用以治疗“干血痨”。如妇女闭经、腹部肿块等病证。清代《温病条辨》的化癥回生丹，用药达 35 味，以水蛭、虻虫与熟地、人参配伍为主，治疗男女癥积。近人张锡纯所著《医学衷中参西录》中的理冲汤，主治妇女经闭癥积，此方的加减法中，亦将水蛭与生地相配。

【近代研究】

实验研究证明，中药店所备用的干燥水蛭中，水蛭素已被破坏，但仍有肝素、抗血栓素等，有延迟血液凝固的作用。而生地则有加速血液凝固的作用，在这方面，二者的作用是对抗的。由此可以说明水蛭配伍生地制成丸剂，少量服用是活血的缓和之剂。水蛭配生大黄如《伤寒论》中的抵当汤才是活血化瘀的峻剂。近代临床用水蛭与生地配伍并非少见，有用于风湿性心脏病心力衰竭、肝硬化、卵巢囊肿等病见有明显瘀血症者（《朱良春用药经验》，上海中医学院出版社 1989 年）。

二十六、枳实配厚朴（注：东汉时的枳实即今之枳壳）

【配伍意义】

枳实与厚朴均为理气药，功能行气、消痞、散结，在这方面有协同作用。但是，枳实性味苦寒，厚朴性味辛温，二者配伍同用则以寒制热，以热制寒，无论证情寒热，均可用以调理肠胃气机。二者的理气作用亦同中有异，枳实破气力强，善于消积导滞；厚朴行气力缓，善于消胀、燥湿。二者主要作用的脏腑均在肠胃，但厚朴能平喘，作用于肺；枳实又能作用于胆与心胸，治黄疸与胸痹。二者既有同用互补作用，又有各自独立的功能。

【处方应用】

①大承气汤、小承气汤除了用大黄或芒硝泻下实热结聚之外，均用枳朴药对调理肠胃气机。方名称为承气，可见枳朴二药在方中的重要性。明代《伤寒一提金》的黄龙汤、清代《温病条辨》的新加黄龙汤以及近年天津南开医院的复方大承气汤（大黄、芒硝、枳壳、厚朴、赤芍、桃仁、莱菔子）均以泻下肠胃实热结聚为目的，方中药物屡有增减，但枳朴药对保留不变。②栀子厚朴汤中，将枳朴药对与栀子同用，不用大黄、芒硝，其主要作用在于调理肠胃气机，清热作用在其次。③麻子仁丸中用小量枳朴，是避免在大黄、麻仁等润肠通便时扰乱肠胃气机。④枳实消痞丸将枳朴药对与人参、白术同用，消补兼施，不在于通大便，而在于调理脾胃运化功能。

【近代研究】

近年实验研究结果，枳实既能降低肠管平滑肌张力和解痉的作用，又能兴奋胃肠，增强蠕动，起双重调节作用。厚朴对消化道也同样具有兴奋与抑制双重调节作用。但枳实还有强心、升压等作用则与厚朴不同。

【在本书中的应用】

本书中用枳实与厚朴相配的处方共有 11 次，主要功能是调理气机，但有多种不同用法：①用作大承气汤攻下阳明实热结聚，治疗肺部感染引发呼吸衰竭的只有 1 次。②用作柴胡加龙骨牡蛎汤加味，枳实、厚朴与大黄同用，近似于小承气汤，治疗精神神经疾病，祛除肝胆心胃郁热的有 2 次。③作为枳实薤白桂枝汤加味，调理心胸气机，治疗冠心病的 3 次。④其它病证，如心力衰竭、风湿痹证、血管瘤等兼有肠胃气机失调或有郁热而用枳朴相配者各 1 次。⑤在膏方中与滋补药同用者 1 次。

评释第9 李东垣脾胃内伤学说小议

一、脾胃内伤学说是李东垣创立的吗?

有的教科书上说，李东垣是“自为家法”，创立了脾胃内伤学说。有的教科书上说，李东垣提出了脾胃论的学术主张。二者的提法略有差别。在发病观点上，李东垣确实十分重视脾胃内伤，发展了脾胃内伤学说，但是，这个发病观点不是李东垣新创的，在李东垣之前一千年的《内经》中已有这一观点。李东垣著《脾胃论》，引用了许多《素问》及《灵枢经》中关于脾胃的论点，然后才提出：“历观诸篇而参考之，则元气之充足，皆由脾胃之气无所伤，而后能滋养元气。若胃气之本弱，饮食自倍，则脾胃之气既伤，而元气亦不能充，而诸病之所由生也。”（《脾胃论·脾胃虚实传变论》）。上个世纪70年代，有一本注释《脾胃论》的书，说李东垣发现《素问·平人气象论》中关于脉理的讹误，敢于一反“经旨”，是有独特见解的。李东垣在中医学上确有一些新的见解，但不是反《内经》反出来的，是在继承的基础上通过临床实践，再经深入研究而来的。

二、李东垣对脾胃内伤学说有哪些发展?

（一）发病学上的发展

《素问·上古天真论》曾指出：“法于阴阳，和于术数，食饮有节，起居有常，不妄作劳，故能形与神俱，而尽终其天年，度百岁乃去。”《素问·生气通天论》说：“谨和五味，骨正筋柔，气血以流，腠理以密……谨道如法，长有天命。”这是从养生的角度，调节饮食，保养脾胃，调和气血，抗御外邪。李东垣在此基础上有所发展，他所说的脾胃，已不限于饮食五味，不限于消化功能。李东垣的脾胃之气已联系到人体的元气以及营气、卫气等等，这些气是人的生命之力，当然包括人体的抗病能力。东垣不仅认为，脾胃气伤是许多疾病的发病之因，更进一步指出："真气又名元气，乃先身生之精气也，非胃气不能滋之。胃气者，谷气也、营气也、运气也、生气也、卫气也、阳气也……分而言之则异，其实一也，不当作异名异论观之。"（《脾胃论·脾胃虚则九窍不通论》）同时，东垣还认为损伤脾胃之气的原因也不限于《内经》所说的饮食不节、五味不和。"寒温不适"、"形体劳役"、"喜怒忧恐"以及脏腑之间的相互影响，如"心火亢盛"、"肝木妄行"等，均能损伤脾胃之气，从而诱发多种疾病。从中医发病学的总体来看，东垣之前偏重于外因，东垣之后，开始重视内因，不仅需要"虚邪贼风，避之有时"，还要注意脾胃气虚"不任风寒，乃生寒热"。

（二）病理学上的发展

《素问》中已经有了气虚生热的论点。《调经论》篇说："有所劳倦，形气衰少，谷气不盛，上焦不行，下脘不通，胃气热，热气熏胸中故内热。"虽然所说的机理，想象的成分较多，但毕竟已将气虚而生的内热，与外邪遏郁腠理致密所致的外热，做出了明确的区别。李东垣在此基础上，在《脾胃论·饮食劳倦所伤始为热中论》中，提出了"阴火"这一新的概念。阴指内，阴火指人体内生之火，与内热之义相同，与外邪所致的"表证发热"相区别。李东垣具体说明了阴火产生的机理，临床证候与治法方药也形成一个系统的理论体系。他说："喜怒不节，起居不时，有所劳伤，皆损其气。气衰则火旺，火旺则乘其脾土，脾主四肢，故困热无气以动。懒于语言，动作喘乏，表热自汗（此表热指体表有热，非指表证发热），心烦不安。"（《兰室秘藏·劳倦所伤论》）又说："脾胃气衰，元气不足，而心火独盛。心火者，阴火也……元气之贼也。火与元气不两立，一胜一负”、“其皮肤不任风寒而生寒热。盖阴火上冲则气高而喘，为烦热，为头痛，为渴，而脉洪。”（《脾胃论·始为热中论》）

（三）治疗学上的发展

自《伤寒论》之后，治疗发热尊崇六经传变原则，以祛除外邪为主要方法，其中少阳柴胡和解，阳明白虎加参，虽然已照顾到正气，但只是辅助而已。李东垣不仅提出了内伤发热的理论，还提出了以益气升阳为主、泻火祛邪为辅的治疗方法，这就是流传后世的“甘温除热”法。他说：“内伤脾胃乃伤其气，外感风寒乃伤其形。伤其外为有余，有余者泻之。伤其内为不足，不足者补之……惟当以辛甘温之剂，补其中而升其阳，甘寒以泻其火则愈矣。”（《脾胃论·始得热中论》）根据这个原则制定了补中益气汤、调中益气汤，亦可用《金匮要略》黄芪建中汤。再从《脾胃论》中第一方补脾胃泻阴火升阳汤以柴胡为君，人参、甘草为臣，黄芪为佐，以及夏季可以用少量石膏来看，李东垣方与张仲景方之间存在着继承与发展的关系。

李东垣在治疗学上还有一个特点是重视升阳气。重视阳气的观点源自《素问·生气通天论》中的“阳气者，若天与日，失其所则折寿而不彰”，落实到治疗学上则是李东垣的发展。他认为人体的脾胃之气应当像自然界春季与夏季的气象一样，不停地生长、升发；用药治疗应该鼓舞阳气上升，不可压抑、损伤阳气。补中益气汤中用柴胡、升麻容易理解，治疗便秘的活血润燥丸、润肠丸中用防风、羌活，则是东垣的特点，一般不易理解。《脾胃论》记载着李东垣自己在阴雨连绵的季节患病，肢节沉重疼痛，泄泻三次，小便闭塞。他说这种病虽有寒湿入里，不可用淡渗利湿之药，损伤阳气，而用羌活、独活、升麻、防风、炙甘草等药治疗，提出了“寒湿之胜，风以平之，下者举之，阳气升腾”的治法（《脾胃论·调理脾胃治验》)。可见李东垣升阳益胃的治法与《太平惠民和剂局方》之用四君子汤、《丹溪心法》之用保和丸是有区别的。李东垣自己所处的羌防升柴之方所调理的是肠胃运动及水液吸收分布功能，而四君、保和所治疗的是消化功能。以上所说的是李东垣治疗方法的特点，至于具体处方用药，则苦寒泻火、攻积导滞等药物也用得很多的。龙胆泻肝、枳实导滞是李东垣制定的名方。

三、李东垣处方用药有哪些独到之处？

李东垣制方的代表当推补脾胃泻阴火升阳汤。此方列于《脾胃论》之首，确实反映了李东垣治疗学的基本思想。用黄芪、人参、苍术、甘草益气健脾，用柴胡、升麻、羌活升阳气，用黄芩、黄连（必要时可用少量的石膏）以泻火，其方名已显示其方义。这种用几种不同性能药物合而成方，在《伤寒论》的小柴胡汤、半夏泻心汤中可以看到雏形，到了李东垣则已十分明确。更有用药复杂的东垣方为清暑益气汤，用黄芪、人参、苍术、白术、炙甘草、青皮、橘皮、升麻、葛根、炒曲、当归、黄柏、麦冬、五味子等14味药，用以治疗暑天湿热伤气之身热心烦、神疲乏力、胸闷脘胀、小便短赤、大便溏薄、食少自汗等症。处方用药意义，不易理解。试看李东垣自己的解释，不录原文，演绎其大意如下：身热自汗是卫气不能固外，暑邪干扰卫气，所以用黄芪为君，人参、橘皮、当归、甘草为臣，甘温补中益气。用苍术、白术、泽泻化湿。用升麻、葛根解肌退热，因为风能胜湿。用炒曲、青皮消食利气。黄柏苦寒，与甘味药同用，才能泻火而补肾水。用人参、麦冬、五味子，其性味酸甘微寒，是因为暑热损伤了肺阴。不受用药复杂的迷惑，静心学习，可以理解李东垣处方用药规律。

李东垣在润肠丸中用羌活，在活血润燥丸中用防风、羌活。羌、防是风药，初看似与润肠通便是矛盾的，难以理解。如果再看李东垣在治疗自己寒湿腹泻时也用羌、防，通便与止泻都用羌、防，就更难理解了。此外，《太平惠民和剂局方》神术散治时行泄泻，方中也有羌活、防风，还有白芷、藁本；《本草纲目》用羌活治产后腹痛。可见这种用法并非东垣所独有。按照中医传统理论，羌、防治泄泻是“湿胜则濡泄”，“风能胜湿”，羌、防所治便秘是“风秘”。风秘，教科书不载，古籍多有提及而未评述。本人体悟，风秘之风属于内风之一种，属肝的疏泄功能的一部分。风秘的见症是大便干结呈块状，伴有腹胀痛，为发作性。从现代医学来看，是肠道蠕动紊乱，肠子痉挛所致的便秘。而防风、羌活这两味药，对肠道运动有调节作用，所以腹泻、便秘均可应用，但均非主药。配麻仁、桃仁、大黄可治风秘、血秘，配白术、益智仁可治泄泻、腹痛。细读东垣著作，自能理解。

东垣擅用黄芪、人参、甘草，认为三者都是“甘温之阳药”。三者的区别在于，黄芪是走表的，“益肺气而固腠理”；人参走里，补心肺之气，补元气，针对短气、神疲、懒语；炙甘草既能益脾胃，又能“泻火热”。甘草能“泻火热”不足为怪。《神农本草经》就有甘草“主五脏六腑寒热邪气”的记载。现代药理学证明，甘草有抗炎、抗菌、抗过敏作用。东垣用甘草的经验具体而细密，他认为甘草用量太多会出现胀满的副反应，胃脘急痛之属于虚者（喜按），可以多用，其道理是甘能缓急；脘腹胀满而不矢气的不用甘草；虽无矢气，但脘腹不适的，可将甘草与少量厚朴同用。

东垣对腹痛与头痛的辨证用药，也是具体而细致的。气虚的腹痛在主治方中加用白芍、甘草；如恶寒冷痛加桂心；恶热喜寒而痛加黄芩；夏季即使不恶热也可加黄芩；秋季恶热而痛既加黄芩又加桂；冬季腹痛不用芍药，用甘草、益智仁、生姜、半夏；脐下痛用熟地、肉桂。一般的头痛在主治方中加蔓荆子，头痛较重的加川芎，头顶痛加藁本，头痛很明显的加细辛，热性的头痛（风火头痛）应改用清空膏（羌活、防风、川芎、柴胡、黄芩、黄连、甘草）。

需要说明的是，李东垣并非什么病都用甘温益气升阳法治疗，以上所述，只是他的特长，不是东垣学说与方药的全部。东垣著作中也有辛温解表方、辛凉解表方，也有消痞、破滞、溃坚的方剂，遇阳明胃实之证他也主张用大小承气汤。

四、本人在临床上应用东垣学说的点滴经验

在本书中，已有5个章回叙述了用东垣脾胃内伤学说治疗的内容。第10回用补中益气汤加减治疗同一病人的三种疾病，感冒、月经失调与腹泻。第14回用益气聪明汤治疗眩晕（虚眩）。第22回用益气宣肺化痰法治疗小儿反复肺部感染。第29回用健脾益气升阳法治疗小儿哮喘性支气管炎。第42回用玉屏风散加味治气虚外感高热。除此之外，本人还有一些运用东垣方法治疗的小经验，缺乏故事性，没有写入章回，简述于下：

（一）用健脾益气升阳法治疗结肠手术后久泻：

患者男性，58岁。8年前因患结肠气囊症出血而行结肠切除术，术后经常腹泻，一天10次左右。腹胀，肠鸣，矢气，脉弦，舌色嫩红，苔黄腻。平时容易感冒，由于：①病因术后损伤肠胃功能，属内伤，不是外来湿热；②久病多虚；③容易感冒，属于气虚。虽有湿热，仍决定用健脾益气升阳法为主。基本方如下：黄芪9g，党参9g，苍、白术各9g，炙甘草6g，煨葛根12g，炒枳壳9g，广木香9g，藿香9g，黄柏9g，怀山药9g。调治两月余，大便成形，腹胀消失。

（二）用益气聪明汤治疗慢性中耳炎

患者女性，23岁。患慢性中耳炎已10年，两耳均已作过胆脂瘤手术。疲劳及月经期极易发作，轻发则胀痛，流脓水增多。大发则发热恶寒，耳后肿痛。平时头痛、耳鸣。脉弦，苔薄白。基本方如下：生黄芪12g，党参9g，生甘草6g，升麻9g，柴胡4.5g，葛根12g，黄柏9g，赤、白芍各9g，当归9g，川芎9g，蝉蜕3g，僵蚕9g，蔓荆子9g，象贝母9g。调

治3个月发作明显减轻，次数减少。随访2年无大发作。

（三）用培补脾胃、升阳降浊法治疗复视

患者男性，43岁。复视一月余，伴头晕、耳鸣，走路摇晃如醉人。经几个医院神经科检查未发现异常。同时有嗳气、大便干结。脉弦细带滑，舌胖，苔薄黄而润。处方如下：蔓荆子12g，白菊花9g，葛根9g，党参12g，生黄芪12g，黄柏4.5g，赤、白芍各9g，炙甘草3g，当归12g，赭石12g，旋覆花9g，升麻4.5g，五味子3g，调治1个月，诸症基本消失。

（四）用健脾益气固表法治疗慢性鼻炎

我的外孙，15岁，患慢性鼻炎。鼻塞，流涕或清白或黄浊，容易感冒，感冒则加剧，已有一年余。用多种滴鼻剂，一时有效，旋即发作。改用中药汤剂：生黄芪24g，青防风15g，辛夷花10g，黄芩10g，我女儿不怕麻烦，天天煎药，上午带到学校去吃，下午放学回家吃。以后减为二天一剂，一天服一次。坚持服药3个月，得到痊愈。

以上三例，一般看来与脾胃关系不大，但东垣学说认为："胃气一虚，耳、目、口、鼻俱为之病。"三个病例虽分属眼、耳、鼻，但也有不少共同之处：①病程较长；②反复发作，正虚邪恋；③有一定的热象（阴火）；④有气机升降失常的表现。这些就是三个病例都用益气升阳降火法治疗的辨证依据。

（五）用健脾益气泻火法治疗甲亢

女性，33岁，患甲亢两年，近来复发。疲乏，心跳快，手抖、易怒、易饥、纳旺、多汗、形瘦，夜眠不安，口干口苦，甲状腺轻度肿大，脉细数，舌稍嫩，苔薄净。用东垣法，主方如下：生熟地各9g，生黄芪15g，党参12g，黄柏9g，黄芩9g，黄连2g，白术9g，生甘草4.5g，玄参12g，生牡蛎30g，穞豆衣9g，上方加减调理两个月后明显好转，半年后症状消失。本例病人纳旺而形瘦，是脾胃化生元气、阴血的功能减退，元气不足则阴火上乘，故亦属于脾胃内伤疾病。

（六）用健脾益气升阳泻火法治慢性肾盂肾炎

女性，20 岁。一年来，浮肿，低热，面色淡白，尿频，尿痛，尿检有蛋白及红细胞。行经以来，经量多，经期延长，有痛经，白带多。脉弦细无力，舌正红，苔少。中气不足，溲便为之变。第一次处方如下：炙黄芪 12g，生白术 9g，青、陈皮各 9g，升麻 3g，柴胡 3g，党参 12g，炙甘草 3g，全当归 9g，炒白芍 9g，制香附 9g，大生地 12g，服此方 6 周，二次月经，仍有痛经，量多；低热未退，小便化验有好转。补中益气汤加入泻阴火之品，与仲景猪苓汤合用，改方如下：生黄芪 15g，党参 9g，焦白术 9g，当归 9g，炙升麻 9g，银柴胡 6g，生甘草 6g，黄柏 9g，阿胶 6g，猪苓 12g，泽泻 9g，滑石 12g，此方服 6 周，低热退，尿频尿痛消失，尿检正常。痛经消失，月经量减少，白带减少。继续用东垣法调理半年痊愈。第二个处方有补有泻，有升有降，益气养血升阳气，利水化湿泻阴火，基本观点是"火与元气不两立"，效果比第一方明显。

（七）调理肠道气机治疗便秘（气秘）

男性，45 岁。在西北工作，吃粗粮，回到南方，改吃细粮之后，患便秘多年。开始服用麻仁丸有效，但服用量日益增加，效果渐减。改用三黄片，日久效果也差。蜂蜜、水果等食疗品也都用上，仍无效。近来，每天要用两个开塞露才能通便。腹胀，大便不硬，呈块状，量较多。体型较瘦，脉软无力。遂诊为气秘，不用大黄类苦寒泻下药物，也不用油脂类润肠药物。根据李东垣升清降浊调理气机的理论，处方如下：枳壳 24g，怀牛膝 12g，炙升麻 12g，当归 12g，肉苁蓉 30g，生首乌 18g，白术 18g，泽泻 8g。此方服 2 剂后，大便通畅，先干后溏感到剂量太大，改为每天服半剂，半个月后改为每天 1/3 剂，两个月后每天服 1/4 剂，均有通畅的排便，不久即停药。

评释第 10 宣发、肃降面面观

宣发与肃降是肺气运动的基本形式，又是全身气机升降出入运动的一种具体的体现。宣发与肃降具体体现于三个方面：其一，肺的呼吸；其二，水液的输布与排泄；其三，皮肤卫气的活动。

一、辟语出处与认识沿革

首先明确提出“宣发”二字，并与肺联系在一起的，为宋《太平圣惠方》，其“治肺气喘急诸方”中指出：“夫肺为四脏之上盖，通行诸脏之精气……宣发腠理，而气者皆肺之所主也。”首先明确提出“肃”、“降”二字，并与肺联系在一起的，为清·叶天士的《临证指南医案》，其“肺痹”中指出：“肺为呼吸之橐籥，位居最高，受脏腑上朝之清气，禀清肃之体，性主乎降。”（华云岫按语）。而在宋·朱肱所撰《类证活人书》中已经有“肺为天，其位至高，其体至清，故用轻清顺利之剂投之，使肺气清肃而火易散也”的记载。如进一步探索，则以上论述皆源于《内经》。《素问·六微旨大论》指出：“升降出入，无器不有。故器者生化之宇，器散则分之，生化息矣。故无不出入，无不升降。”肺气的升降出入就是宣发与肃降。《灵枢·决气》说：“上焦开发，宣五谷味，熏肤，充身，泽毛，若雾露之溉，是谓气。”这与肺气宣发之意相近，但概念尚未明确。《素问·五常政大论》有“审平之纪……其用散落，其化坚敛，其类金，其政劲肃，其候清切，其令燥，其脏肺”的记载，是肺气肃降的萌芽。此外，《素问·经脉别论》说：“肺朝百脉，输精于皮毛”，也有宣发之意。同篇“脾气散精，上归于肺，通调水道，下输膀胱”之说，也有肺气肃降之意。

1972年上海中医学院编写的《中医学基础》认为，宣散与肃降是肺的互相联系的两种功能。1996年出版的全国中医药类规划教材《中医基础理论》认为，肺气的运动主要表现为宣与降两种形式，宣是肺气向上向外的运动，降是肺气向下向内的运动。清肃就是清洁，为肃清肺本身及呼吸道内异物的作用。总之，肺气宣发与肃降的理论，起源于《内经》，成熟于明清，明确于近年。

二、现代的理解

肺气的宣发与肃降，表现在呼吸方面，就是呼出浊气与吸入清气，也就是肺的呼吸运动。肺的呼吸运动失于宣肃，就会出现咳嗽、气急、喘促与胸闷胁胀。这就是《素问·至真要大论》所说："诸气膹郁，皆属于肺。"

肺气的宣发与肃降对全身各个脏器的气机升降，起着调节的作用。如人体要将清气由肺进一步吸入深部，这就需要肾的纳气作用的协助。如肺失宣肃十分严重，或日久而加重，会导致肾不纳气。肺气与心气相结合则形成宗气。肺失宣肃严重，或日久加重，会引起宗气不足。肺吸入的清气与脾胃吸收的谷气相结合，形成真气。肺失宣肃日久，则导致真气不足，出现全身性的气虚。肺失宣肃在一定程度上也影响肝气的正常疏泄，影响脾胃气机的升降。这就是《素问·灵兰秘典论》所说的："肺者相傅之官，治节出焉。"治节是指调节全身的气机。

肺气的宣发与肃降，表现在水液运行方面，是将有用的水液向全身布散（这属于宣发），将多余的、无用的水液，通过汗腺排出（这也属于宣发），或由泌尿系统排出体外（这属于肃降）。肺失宣发或肺失肃降都能引起水液停留而出现尿少、汗少甚至水肿。调节水液也属于肺的"治节"功能的一部分。

肺气的宣发与肃降，表现在皮毛，是通过卫气而起作用的。因此，有"肺主皮毛"、"肺主气属卫"之说。其作用有三个方面：一是调节汗腺的分泌。肺气失宣，卫气流行受阻，则少汗或无汗；肺气失肃，或卫气功能减退，则盗汗、多汗。二是调节体温。肺气失宣，卫气流行受阻则恶寒，卫气被遏严重，则郁而发热；肺气失肃则出现虚热或阴虚潮热。三是抵抗外邪，肺气宣肃正常，卫气在体表流行正常，是体表抵抗外邪入侵的防御线。风寒之邪入侵的初期容易导致肺气失宣，温热病邪入侵或风寒之邪化热，则容易导致肺气失肃。

三、病　　理

肺气失宣与肺气失肃均能出则咳嗽、气急、胸闷、水肿等症，并且容易感受外邪。失宣与失肃常同时存在，可以合称为肺失宣肃。但二者毕竟有区别，即使同时存在，也有主次不同。疾病初期大多为失宣，后期多为失肃；有表证多为失宣，由表入里后多为失肃；寒邪大多导致失宣，热邪大多导致失肃；实证大多为失宣，虚证大多为失肃。咳嗽痰多者应多考虑肺气失宣，干咳无痰者多考虑失肃，但确为肾阳虚衰，水气上凌心肺而痰多气急者，应属肺气失肃。无汗大多为肺气失宣，但津液不足或肺肾阴亏之无汗，不可作肺气不宣论治。无论肺气失宣或失肃，凡里热炽盛而津液尚未十分亏损时，皆可出现多汗，此时可按痰稠而多者为失宣，痰少或无痰者为失肃论治。水肿初起，头面水肿应多考虑肺气失宣；慢性水肿、以下半身为主的水肿，或早晨头面肿下午足肿者多考虑肺气失肃；初起的全身水肿，一般可按肺气失宣论治，长期的严重的全身水肿，病情往往复杂，影响多个脏腑。

四、药物方剂

具有肃肺功能的药物，大多有降肺气、清肺热、止咳、平喘、化痰、利水、润肺、止盗汗的作用。例如杏仁、川贝母、马兜铃、旋覆花、枇杷叶、款冬花、桑白皮、地骨皮、麦冬、葶苈子、车前子、椒目等。此外，百部、五味子亦属于肃肺范围。具有宣肺功能的药物，大多具有宣散肺气、祛散表邪、祛痰的作用，同时也具有止咳、平喘、利水的作用。例如麻黄、细辛、干姜、生姜、前胡、牛蒡子、桔梗、桑叶、白芥子等药。其中有温性的，也有偏于凉性的药物。还有一些药物具有较好的化痰、止咳、平喘的作用，但对肺气是宣散还是肃降，区分不太明显，如浙贝母、紫菀、白前、苏子等。

就方剂的配伍来说，大多方剂中宣肺药与肃肺药同用以调整肺气。但宣肺、肃肺何者为主、何者为辅，不同方剂还是有明显区别的。如麻黄汤以宣肺为主，但方中的杏仁是能宣能肃的。小青龙汤以宣肺为主，用麻黄、细辛、干姜，辛温宣肺的力量很强，但配有五味子是肃肺的。此外，方中的白芍略有收敛作用，甘草缓急，以防发散太过。泻白散是清肺热、肃肺气的方剂，力量不强，未配宣肺药，只用甘草起缓和作用。清燥救肺汤也有清肺热、肃肺气与润肺的功能。方中有麦冬、枇杷叶肃肺；杏仁能宣能肃；只配一味桑叶，宣肺力量很弱。桑杏汤中桑叶、南沙参轻宣，杏仁、象贝母能宣能肃，所以本方属于轻清之剂。三子养亲汤以白芥子为主药，使痰易于咯出，主要在于宣发肺气，虽然苏子能宣能降，而莱菔子所降的是肠胃之气，间接影响到肺气，此方肃肺作用是轻微的。己椒苈黄丸中，用椒目、葶苈子肃肺利水，使痰饮化水从小便而去，当然属于肃肺之方；防己祛风利水，能入肺经，亦属于降；大黄虽不入肺经，但泻火攻下，必然有利于肺气之清肃。

五、临床应用举例

宣发与肃降的运动不离乎肺又不限于肺，其异常与许多疾病有关。在临床辨证施治、遣方选药时，自觉不自觉地与宣发、肃降有关联。兹就本书中与宣发、肃降关系密切的几个病例的辨证用药，简单分析如下：

第1回，大叶性肺炎，中医辨证为太阳寒湿。第一方用麻黄加术汤为主方，辛温发汗解表，当然是以宣发肺卫为当务之急，所以用麻黄这味辛温宣肺发汗的要药。桂枝温通气血，能升能降，在此主要是加强麻黄的温宣作用。杏仁、半夏对肺而言能宣能肃。苍术、陈皮、生姜对脾胃而言主要是升阳宣发。此外茯苓、枳实、瓜蒌仁用于化痰，其性属于下降。第二方在第一方中加柴胡、黄芩二味药。柴胡升散而黄芩苦降。从宣发、肃降角度来看与第一方相同，继续宣肺发汗。第三方用和解的小柴胡汤，升降平和。

第 22 回，16 个月的男孩，患上呼吸道感染，中医辨证为气虚外感，除了用黄芪、太子参益气之外，以宣肺化痰祛邪外出为主，清肺肃肺为辅。第一方用宣肺平喘、祛痰的要药麻黄，蜜炙减其解表发汗之功用。再用前胡、紫菀以加强宣肺平喘祛痰的作用；用杏仁、南北沙参、半夏能宣能肃；用川贝母、款冬花二味肃肺药以达到降气平喘化痰之目的；再用少量清肺热的黄芩、地骨皮，也属于肃降。好转之后，改用第二方，气虚者不宜多用、久用宣散药，亦不宜多用苦寒沉降药，故去麻黄，同时去黄芩、地骨皮。加百部、旋覆花肃肺平喘止咳，加陈皮以升脾胃之阳气。

第 22 回，一中年男子患上呼吸道炎症高热，中医辨证亦属气虚外感。从高热来看急需发汗宣肺解表退热，但从气虚来看，宣散要慎重，再从病邪性质来看，风寒之中夹有湿邪，也不能一汗而解，不可过汗，所以没有用辛温宣肺发汗的麻黄，而改用多种微温微辛及偏凉的宣发解表药物同用。方中，防风、苍术微温微辛，宣散风湿以解表；藿香微温亦有芳香轻宣化湿之功；柴胡微辛微寒，葛根甘平微辛，有较好的宣发解热之功；牛蒡子微辛微寒，宣散风热，利咽祛痰；连翘微苦微寒，清热解毒、散结消肿；豆卷甘平祛湿；象贝母宣肺化痰。应用了 9 味宣散的药物，每味药的作用均不太强，综合起来也不弱，所以二剂便能退热。方中也应用了黄连、黄芩、知母苦寒泄热，滑石淡渗利湿，属于清肃沉降的药物，对清热化湿也起了重要的作用。热退之后，辨证认为外邪已解而痰湿未化，所用药物的升降之性就起了很大的变化。川贝母、百部、桑白皮、厚朴、黄芩、滑石均为肃降之品，用藿香、前胡、南沙参、豆卷、连翘、陈皮，只有极为轻微的宣散功能。

第 29 回，10 岁男孩患支气管哮喘，前后用了 4 个基本处方，采用了作用较强的宣发与肃降的药物，调理肺气，轻重缓急，随证变化。后期又应用了补肾纳气的药物，调治一年，始得基本痊愈。从宣肃升降的角度简析如下：第一方既用麻黄、前胡、白前三味作用较强的宣肺平喘药，又用马兜铃、川椒目、石韦、款冬花四味肃肺平喘药；在宣发与肃降之间加用芍药、甘草缓和协调；由于当时热邪明显，所以用石膏、知母、蒲公英、鱼腥草清热解毒。第二方中三味宣肺平喘药不变；肃肺平喘药以葶苈子易川椒目、马兜铃，泻痰力量有增无减；仍用芍、草调和；由于热象减轻故以黄芩、连翘易石膏、知母，并开始加用黄芪。两个月之后，哮喘已经控制，第三个处方是为了减少复发，争取除根。以补肾纳气的熟地、脐带为主，纳气属于沉降范围；仍用麻黄、白前、前胡宣肺平喘；只有款冬花肃降肺气，不再应用大寒泻肺的葶苈子；减少清热解毒药。是一首标本兼顾、升降并调的方剂。第四方仍以补肾纳气为主；不再应用麻黄，只有前胡、白前宣肺平喘；用款冬花、当归降肺气，是以治本为主的巩固调补之方。第 29 回何姓小儿的哮喘性支气管炎，第一方用防风、紫菀、桔梗、前胡四味药宣肺散邪祛痰，用款冬花、马兜铃、莱菔子三味药肃肺化痰止咳。宣与肃两个方面的药力都是不够的，过于轻缓，因此在第二方中加入有力的宣肺平喘药麻黄、肃肺（泻肺）平喘药川椒目，才得见效。可见一方面要注意药性宣肃升降的调节，还要掌握药力的轻重。第三方以益气健脾化痰为主，肺气调节已成为次要的了。

第 39 回重症慢性心力衰竭，阳气虚衰，水饮泛滥，正虚邪实。治疗用参附汤、已椒苈黄丸、五苓散、真武汤等合方，温凉补泻兼施。既用大量苦寒沉降泻水的药物，属于肃降，如防已、椒目、葶苈子等（大黄属辅助药），又用温阳通阳化水。

第 40 回同样是重症慢性心力衰竭，中医辨证也存在阳虚水泛，正虚邪实。但阳气虚衰较轻，且有阳亢之象（脉弦、面红、目赤、血压高），因此未用桂枝、干姜、附子温阳，而加用茶树根、五加皮，利水之功不减前方。本书中慢性心力衰竭病例较多，举此二例，以说明通过宣发、肃降，以达到通阳利水的用药方法。

六、结　　语

从理论上分析，宣发与肃降是两种性质不同的气的运动形式。二者不可分割，没有肃降就无所谓宣发，没有宣发就无所谓肃降，二者又同属于肺气的运动形式，是一对对立统一的矛盾。二者之间没有中间性，但二者必须同时存在。在生理状态下，二者应保持相对的平衡。二者明显地失衡便是肺气的病理状态。宣发与肃降贯彻于人体生命的始终。对肺气病变的辨证论治必须因人而异，因病情发展而异，调整肺的宣发与肃降活动，不可一成不变。

评释第11 脉诊趣话

对中医脉诊的重视程度正在逐步减弱，门诊上有少数中医看病只听病人主诉，看化验单，不按脉了。我自己近年几次住院，护士为了填写一份规定的护理表格，还要为我按脉，中医师查房有时也不再按脉了。这有客观的原因，各种化验、检查多了，有了检验结果，也能掌握病情，其意义可能超过主观性强的脉象记录。还有主观上的原因，即现在青年中医诊脉的技术不讲究了，对脉诊的认识淡化了。在群众中，对中医脉诊还保留着较高的信任度，所以在中医门诊上还得诊脉，否则病人不信任你。

我把脉诊看作是一种重要的诊断技术，其应用不限于中医。这种方法简便、快速，几乎不需要成本，诊断意义广泛。放弃这样一种好的诊断技术太可惜了。在本文中我不想谈二千多年来中医丰富的脉诊经验，也不谈近年来脉诊科学研究的成果，而是讲几个我亲身经历的关于脉诊的有趣的故事。

一

上个世纪50年代末，在广州出版的一本中医杂志上，读到一篇一位老中医写的文章。说他年轻时候，在门诊上，按脉之后，再问女病人月经已否来潮。这个女病人笑他这位中医按过脉还茫然不知病人月经情况，水平太差。从此之后，他对脉诊痛下工夫，终于能通过脉诊约略辨知妇女月经来潮。当时我还年轻，脉诊经验尚少，更不是妇科专业，对此只是信疑参半，疑多于信。60年代中，我带领一批上海中医学院的学生，到郊区嘉定县人民医院见习，学生跟随老师在门诊上抄方。我自己也带一个小组，其中有一位女同学，月经失调，常延期或停经。多次给她按脉处方调治。一次节日放假回上海之前，要我再给她开方，以便在家安心服药。我仔细诊脉，感到她当时的脉象与前几次停经时的脉象不同。脉形较前略为宽大、有力。因此，对她说月经可能就要来了。处方虽然开一个，但不必马上配药，果然回到上海当晚就经临。还有一次，我带在读学生去曙光医院进行中医脉诊见习。我提前一天去病房挑选典型的脉象，这次挑选的病人中有一位青年女病人，患轻症慢性肾小球肾炎，全身情况较好，脉象细滑。第二天带学生前往。我提早进病房复诊一下脉象，发现这位青年女病人的脉象与昨天相比有了轻度改变，脉形宽大了一些，脉搏流利了一些，脉力稍稍增强。我查阅病卡，病情、用药没有改变，两次按脉时间都是下午二时午休之后，病人平卧，体位也没有改变。于是，我问病人，你今天月经来了？病人颔首称是。虽然我没有办法把这种脉象的变化明白地教给我的学生。但是我深信，手指头的感觉是十分灵敏的，可以感知脉象的细微改变。但是你需要专心一致、凝神体味，还要有前后对比，还要排除其它因素的干扰。这样你就可以通过脉诊感知病人月经的来去，以及其它的可能感知的轻微的生理、病理变化。我在门诊上按脉是比较认真细致的，一些老病人的脉象心中有数，通过脉诊的前后对比，可以不问而知一些病人的情况。有的女病人月经过期二三天，她们会来反问我，是快要来了，还是有病变。我并不故弄玄虚，就我所能知的作答。就现代生理学来看，月经将临以至月经来临时，人体血容量会增加，脉搏也就会有相应的变化，仔细体察是有可能感知的。我也知道，有些医生的候诊病人很多，三五分钟看一个病人，还要应酬答话，哪能静心诊脉。研究脉诊谈何容易。

二

按脉能察知怀孕，这在中医古籍中早有记载。年纪大一些的中医内妇科医生大多具有按脉诊怀孕的技术。上个世纪我们下乡巡回医疗时，还有许多农村妇女来要求按脉，问怀孕与否。实际上，你看她正当生育年龄，面无病色，羞答答，怯生生，不开口，伸出手来要求按脉，已能猜到五六分，如再加上两手滑脉就有七八分了。如果碰到年龄较轻的姑娘，你得轻声问问伴她同来的年长些的妇人，结婚了没有？如果回答已婚，你可以明确做出怀孕的判断。如果回答未婚，你只能说可以考虑结婚了，不能直说怀孕。现在怀孕的检查方法方便正确，年轻的姑娘亦无羞怯之态，妇科医生已不用按脉测孕的了。但是，上世纪 70 年代初，我在南汇县中心医院带教学生时，碰到一件按脉测孕的故事，至今难忘。县医院一位西医内科大夫，结婚二年，停经两月，来按脉，我说是孕脉。但是，小便妊娠试验（－），妇科双合诊子宫正常大小。我说要用安胎药，不能用通经药。服用安胎中药 1 个月，月经未至。妇科双合诊子宫仍属正常大小，妊娠试验还是（－）。（当时县级医院没有B超检查）。有人建议刮宫诊断。但是，我诊脉还为孕脉。中西医诊断不同，有人说中医的脉诊察孕靠不住，西医诊断比较可靠。但女医生希望有个孩子，不愿刮宫，继续服用安胎中药。将近 4 个月的时候，突然剧烈腹痛，急诊诊断宫外孕，立即手术，术后诊断输卵管伞部妊娠。可以认为中医孕脉诊断没有错，双合诊也没有错。现在想来，当时如能中西医面对面讨论一下，就可能及早做出宫外孕的诊断。现在有了B超检查，诊断宫外孕已是轻而易举的事了，但这次脉诊印象之深刻仍难以忘却。

三

上个世纪 70 年代初。某日应邀去上海国际妇婴保健院，到了才知道是要我去为孕妇按脉，根据脉象识别胎儿的性别。一共约了三位中医，我们之间不商议，各自按脉也不问病人的其它情况，只凭脉象独立作出判断。其他两位中医都是上海有名的妇科医生，我感到不解的是怎么也约请了我？我在门诊上从不为人家以脉测胎儿性别。等到20个孕脉诊脉结束，一个个记录清楚。回到休息室，保健院医生向我们表示感谢，并说明要挑选三个医生测脉结果一致的孕妇，再与出生婴儿的性别相比较以了解中医按脉测胎儿性别是否有意义。在休息室我才得知是一位西学中的医师给我介绍的，我对她说我对此没有经验，恐负重托。她也没有问我测脉的方法。

回到家里，静心一想，我曾为亲属作过按脉测胎儿性别。我小儿媳怀孕时为她按过脉，后来，如我所测生了一个孙女。不久，也为小儿媳的妹妹按过脉，也如我所测生了个男婴。我的测脉方法是老师传给我的，"男左女右"。对此，我没有当回事。这次国际妇婴保健院的测定的统计结果是准确率52%。由于胎儿性别任意猜测便有50%的猜中几率。因此，中医按脉测胎儿性别是没有意义的，从此，即使是亲友我再也不为她们做这种测试了。

四

"凭我三指按脉，病家不用开口"。现在可能没有人相信真有这样的医生。可是，上个世纪60年代初，在上海郊区嘉定县，确有一位老中医以此出了名。他不是江湖游医，招摇欺人。他是当地名医，颇有学识，年过七十，求诊病人不少。当时，上海中医学院聘他带教学生实习。我在聘请会上见他，身躯高大，腰背硬朗，面色红润，颔下银髯飘飘。我带领一个小班学生去嘉定，住在县中心医院，分成若干小组，分别跟随当地老中医侍诊抄方。从学生那里得知这位老中医在门诊上，病人只须伸手，不用开口，便给处方。我对此疑惑不解，单凭脉象，怎样看病？不要误了学生？于是，我与这个小组的学生约好，某日，我也去这位老先生的门诊，杂在学生中间，看这位老先生怎样看病。病人到了，老先生认真按脉，再看舌象，然后以手漫指中上腹，以询问的口气对病人说，这里不舒服，病人点头或应答，老先生继续说下去，胃口不好，大便不好……等等。也有病人没有什么补充，老先生也就很快唱方，病人满意地去了。也有病人自己开口，补充了不少自觉症状，或者老先生再继续询问的。但病人没有先开口，老先生的手也一直按在病人腕部按脉。也有病人表示没有老先生所说的症状，老先生就再换一个话题，如月经不好、没有力气等一些特异性不强的常见症状。我体会这是老先生在以十分主动的姿态与病人对话，是一种形式较为特殊的问诊。病人决不先开口，但并非始终不开口。有时老先生也会产生困惑。曾有一个男青年，手持病卡，一进门就问，疝气看不看？助手接过病卡，对他说，不要多说话，坐下等着。轮到他看病时，只伸手，不开口。老先生问了几个症状，他咿咿呵呵，含糊其词。我想这下老先生要漏诊了。可是等到老先生开了好几味药之后，病人才明确说出，我是来看疝气的。老先生一边噢、噢、噢答应，一边又自言自语地轻声说，这要加药了，这要加药了。指头继续按脉，口中报出了好几味治疗疝气的药。最后把一张药味较多的药方交给了病人。

下午老先生坐黄包车出诊。请出诊的病人病情一般较重，好在病家就在镇上，我跟在车后，像随从一样也进入病家，想看个究竟。老先生到客堂坐下，病人家属泡茶接待，之后就问病史，怎样发病？哪几位医生来看过？吃过哪些药？近来病情如何？问得十分仔细。再到病人床前，又仔细询问病人，察舌、按脉。我记得这个病人的辨证是湿温，处方是苍术白虎汤。标准的望闻问切四诊合参，辨证论治与门诊上的情况完全不同。

第二天，学生问我，老先生真有“病家不用开口”的本事吗？我笑着回答：“病家不用开口”这句话，不是老先生的本意，更不是老先生的做作，而是旁人给他吹出来的。老先生临证数十年，经验丰富，一直在当地行医，对当地农村的多发病、常见病尤其熟悉。只要稍微得到一点点迹象，就能把这一常见病的病因、症状，开始如何，目前如何，以后如何，了解得清清楚楚，对病人说得头头是道。一个农民听了，便会感到这个医生真有本事，用不着我开口，对我的病前前后后都知道。甚至，误认要详细问长问短的医生没本事。这样反复传扬就说成是病家不用开口了。其实这位老先生他碰到常见病不作详细询问，但对重病、疑难病问得很仔细。再进一步分析，诊病辨证时，问诊只是方法之一，不能只听病人诉说。医生不但要用耳朵听，也要用眼睛看，用手触摸按压，更要用脑子联系分析。目前什么季节，周围环境如何，当前何病多发，病人的性别、年龄、高矮、胖瘦、黑白、形容体态如何。一个病人从走进门诊到坐到医生面前，尚未开口，尚未诊脉之前，实际上已经给了医生许多信息。如能用脑子对这些信息综合分析，有可能对这个病人的疾病有三四分印象。最后，我对学生们说，你们对老先生要有一个正确的认识，不要把病家不用开口这句话当真。认真领会老先生的丰富经验、学习他辨证用药的规律。每天侍诊抄方，回到宿舍，对一天的病例整理分析讨论，这样一定会有长足的进步。

五

古医籍曾有诊脉以察人寿夭的记载，近代还没有听说有哪位中医这样去做过。而我却有一次为一位老教授按脉之后，情不自禁地说，这是长寿脉，先生必将长寿。我绝非故弄玄虚，确实手有所得，心有所感，并且对这样的脉象，印象深刻。略述始末如下：

上个世纪80年代初，上海市开始试行自学考试。考试前组织各专业的教授集中命题。命题之后，把我们送到郊区淀山湖边一宾馆中休息、隔离，以免泄露题目。等到考试结束方能回家。在宾馆中无事，相互聊天：得知我是中医，便来说病按脉。其中复旦大学黄若舟教授，年近八十，形体略为瘦小，但行动敏捷，言语清朗，也来按脉，说自己并无不适。我按得他的脉象是：脉形柔软而充盈，脉力不强不弱，脉率略为缓慢，脉律整齐，近似于青年妇女的脉象。当时我脱口而出，这是长寿的脉象。这样的判断，从现代医学来说也有一定道理。这样的脉象至少可以说明血压不高，动脉管壁硬化不明显，心脏无明显器质性疾病，心理比较稳定。去年报载黄若舟教授的讣告，享年 98 岁。斯人虽逝，他当时送给我的一幅水墨画将永远留在我的书房里，他这脉象将永远留在我的脑海中。

评释第 12　风病证治的比较分析

我对中医理论中“风”这一概念总是感到有些模糊，想就与风有关的辨证与治疗作一些说明。考虑了几天，不知从何说起为好，只能就本书前一部分所记录的病例谈起。先看临床实际，再说一些理论。本书 50 个回目中有关风的证候共有 22 例，所占比例较高，其中外风 12 例，内风 6 例，外风内风错杂 2 例，还有中风 2 例。12 例外风中又可分成两类，外感风邪初期病在肌表营卫者 7 例，外感风寒湿邪入侵经络筋骨者 5 例。

先看外感风邪初期病在肌表营卫的病证：

第 1 回，老海员患的是大叶性肺炎，辨证为太阳寒湿，没有提到风。实际上太阳病属于表证，是外邪侵犯的初期，无论是寒、是热、是湿，都夹有风邪。但这个病人发热已经 6 天，表证虽然未罢，但外邪已有部分入里（肺），风邪也有部分已散去，所以辨证没有突出风邪。但从治疗来看辛温发汗解表法，就包含祛风在内，麻黄加术汤方中，麻黄、桂枝、苍术三味药都有较强的祛风的作用，这一治疗方法，体现了中医传统中关于风的理论，《素问·风论》说：“风者百病之长也（王冰注：长，先也）”。服辛温解表药三剂，汗出热退。风邪完全解散了，寒邪大部分解散了，一部分入里化热了，湿邪尚有停留，改用小柴胡汤善后。

第 10 回，赵师母的虚人感冒，感受了轻微的风寒。由于主要表现为正气虚，所以用补中益气汤为基本方，以参、芪、术、草益气为主药。虽未明言祛风，也用了防风、辛夷花二味药性微温的祛风药以解散轻微的风寒；再以防风配白芍，调和营卫、祛风解肌，能起与桂枝汤相似的作用。由于正虚为主，所以不能用麻黄、桂枝一类强烈的发散风寒的药物。这与第1回的区别是显而易见的。

第22回中年男子，也是气虚外感，但与第10回赵师母的证候同中有异。二者都有风寒外感，但后者病邪较轻，没有入里化热；前者病邪较重，且大多已入里化热，汗出较多，发热较高，微恶风是其见症。后者无湿，而前者除风寒之外，更有湿热。因此在用药上亦有相应的区别。祛风解表药用了防风、藿梗、苍术、葛根、牛蒡子四味，药味较赵师母的多，而解表发散力量较老海员的处方为轻，并且藿梗、苍术辛微温能化湿，葛根、牛蒡子辛微凉能清热，与湿热相对应。由于湿热病邪粘腻难解，所以益气药只用了能走表的黄芪，而没有像赵师母那样黄芪与党参同用。两剂之后表邪已解，乃改用清热化湿、清肺化痰之方。

第29回，小傅的哮喘每因感受秋凉而发作。用中医理论来说，这是外风引动伏饮（热饮），治疗当以清肺热、化痰饮为主，但也应适当照顾到外风，所以在方中用了水炙麻黄、辛夷、前胡等药。不需强力发汗解表，所以用水炙麻黄。小傅哮喘的治疗，先是急则治标，继而标本兼顾，第三是缓则治本、兼顾其标，仍未放弃宣肺祛风的药物，直至第4个处方以培补肺肾为主，才不用麻黄、辛夷。由此可见，祛风虽非治疗哮喘的主要方法，但仍有其重要性。第29回何家小弟弟患气管炎，服用抗生素之后，虽然发热已退，但中医辨证肺气尚未宣通，表证尚未全部消失，所以，仍用少量祛风药，如防风、前胡，更用桂枝、白芍，通过调和营卫以祛风解肌。

第38回，青年学生患过敏性鼻炎，反复发作二年，气虚易感风邪，对证用药，玉屏风散合川芎茶调散，益气祛风。主要取其抗过敏作用。

第43回，夏师傅患空调病，是夏季外感风寒，阳气被遏，虽属轻度阳虚，应及时治疗，迟则严重伤阳。所以用麻黄、细辛、附子重剂散风寒、温阳气，更加苏叶、厚朴温化暑湿，调

整脾胃功能。（本书第 42 回尚有气虚之体外感风寒夹湿一例与第 22 回一例基本相同，不再分析）

以上 7 例病案，有用麻黄汤辛温宣肺发散风寒的，有用麻黄细辛附子汤温阳气散风寒的，有用桂枝汤调和营卫以疏散风寒的，有疏散风寒宣通鼻窍的，有疏风清肺治疗哮喘的，有将疏散风寒与益气药同用以治疗虚人外感的。就缺少典型的风热外感，如果再加上适宜用银翘散、桑菊饮的证候，外感风邪病在肌表营卫的辨证施治就基本齐备了。并由此可以看出，在祛风解表药中以辛温解表药的发汗解热作用比较明显，在临床上不要畏忌辛温，要善于配伍应用。还可以看出，祛风解表药不仅能发汗解热，还有宣肺祛痰、抗菌、抗病毒及抗过敏作用，而在古代这些作用所针对的致病因素，可能也包含在“风”这个概念中。

其次看外感风寒湿邪侵入肌肉筋骨的病证：

粗看起来，这个病证比较简单，容易掌握。证名就指出了病在肌肉筋骨，由风寒湿邪入侵所致。其实不然，此证变化兼夹较多，每多影响到气血脏腑，取效缓慢。就本书所记 5 例，简析如下：

第 20 回张女士的风湿性关节炎，病变主要在膝关节，虽然不能说仅仅是局部病变，但尚无明显的全身症状。局部肿胀疼痛，畏风寒，喜热敷，是风寒湿邪的表现。皮肤色红，提示化热。化热不是局部的小问题，要考虑可能侵入血分的大问题，所以通阳散寒、祛风化湿、凉血活血，用经典方桂枝芍药知母汤加减，用药较重，取效较快。这是比较简明的一例。

第 5 回陈小凤的风湿性关节炎就比较复杂。西医诊断已引起反应性组织细胞增多症，中医辨证就痹证而言已波及到四肢多个关节，并且不限于肌肉关节，已影响全身，侵入血分，所以有长期发热、皮肤红疹、肝脾肿大、淋巴结肿大等见症，病情较为严重。用《伤寒论》甘草附子汤取得初步效果，再经复杂的治疗过程，应用多种药物的复方才能基本控制。后经长期治疗，才得痊愈。这是比较复杂的一例。

第 31 回颈性眩晕的病根在于风寒湿邪侵入颈部的筋骨肌肉，影响附近的气血流行。病根隐伏于内，不易被发现。等到发现病程已久，病邪深入已难驱除，病变难以恢复。用药只能采取祛风、散寒、化湿、益气行血、舒筋壮骨多方照顾的药方。用现代医学的话来说是主要控制软组织的炎症，骨质的增生、变形，单靠药物难以恢复。需要牵引、敷贴及其他物理疗法，甚至需要外科手术。中药辨证施治只是一种方法而已。

第 32 回老年妇女腰椎骨质增生。从中医辨证角度看这种病证有以下几个特点：一是局部外观没有明显的变化，病邪已深入筋骨，治疗原则是“新邪可急攻，宿邪宜缓图”。二是年事已高，病程已久，肝肾亏损，已属虚实夹杂之证，治当攻补兼施，所以用散剂小量常服以缓慢图治。以独活、附子祛邪，以三七、红花、肉桂、甘草，活血祛风温阳益气。虽难痊愈，亦可改善症状。

第 42 回荣女士的结缔组织疾病，虽然也属于风寒湿邪侵入引起的病证，但轻重善恶与前几个病证相比有很大不同。一是病邪不是停留于局部而是弥漫于全身；二是病邪严重，高热日久，全身情况较差；三是正气受损，气血阴阳俱虚，肝脾肾三脏亏损。中医虽然明确诊断风湿历节，但并无特效药物，经过长期调治才能见效。

对于风寒湿邪侵入肌肉筋骨的病证，我有三点体会：①《素问·痹论》说：“风寒湿邪三气杂至，合而为痹。”我们要重视“杂至”与“合”，也就是说三者不能强为分割，不要重视风痹、寒痹、湿痹的分界，宜三者兼顾。②比较严重的风寒湿痹都与人体正气亏损有关，治疗不仅要祛邪，还必须照顾正气，调理阴阳气血，补益肝肾。③适当选择对症的药物，适当选用副作用较小的止痛药物以减轻症状。止痛效果好的中药如制附子（不要用生的，以免中毒）、三七、秦艽（味苦难吃）、青风藤、独活、威灵仙、芍药等等。

第三看内风病证：

内风是由人体内部阴阳气血失调、脏腑功能改变所导致的证候。其临床见症有眩晕、瘙痒、肢体抽搐、痉挛，往往突然发作等，与感受外风颇多相似之处，所以也称为风。但从病因学来看，与外感风邪无关。为了与外感风邪相区别，故名内风。本书有 6 例性质不同的内风病证，分析比较于下。

第 13 回有 2 例由内风导致的眩晕。一例是肝火上炎，火热炽盛而生风。临床表现以火热为主，风的见症较轻，只是头痛、头晕。治疗以清泻肝火为主，平肝熄风药为辅。另一例是肝阳上亢，阳动化风，临床表现以肝肾阴虚为主，风的见症较重，不仅有头晕、头痛，可能还有手足振颤、麻木，活动不灵活等。病情显然较上一例为重。治疗以潜阳熄风，急则治标，同时用滋养肝肾阴血以治本。这两例都是高血压病，但西医诊断有高血压第一期与第二期的区别，中医辨证也有肝火上炎生风与肝阳上亢化风的不同，治疗也有明显区别。

第 13 回还有一例血虚生风。血虚，头、目、筋脉失养，出现眩晕、眼花、手足麻木、震颤，筋脉挛急等风的症状，故称血虚生风。本证虽然证情较轻，但可能久病淹缠不愈。上文所述的肝火上炎是实证，肝阳上亢是本虚标实证，而血虚生风原是一个虚证。但本书所记叙的一个病例兼有外感燥邪，燥伤阴血，燥邪伤肺，所以方中除了滋养阴血之外，还用了一些润燥化痰的药物。

第 18 回费老师的书写痉挛（Writers' spasm）是一个比较少见的疾病，久治未愈。根据《温病条辨·下焦篇》用复脉汤、定风珠治疗温病后期肾虚风动的法则，用地黄饮子加减，滋补肾精，涵养肝木，平熄虚风。这是内风中的一个特殊的证候，也是治疗内风的新方法。

第 31 回日本友人儿玉先生的顽固荨麻疹，按血热生风论治取得疗效。由这个病例可以看出中医明确辨证、果断用药的重要性。需要说明的是，荨麻疹的中医辨证有偏寒偏热，有外风内风，有在肺在肝等等的区别。不明证情，杂药乱投当难取效。抓住重点，耐心用药，才能取效。这种指导思想对于一些慢性疾病尤为重要。

第 38 回英老先生头痛 7 年不愈，痛无定处，容易触发，是风的征象。但与外来风邪关系不大，故属内风，古代称为“头风”。由于头痛发作时伴有呕吐清水且有胃痛史，所以采用《伤寒论》吴茱萸汤加味，温凉并用，肝脾同治，以肝为主。上述 4 例内风，用药皆偏于寒凉，惟有这一例以大热大温的吴茱萸为主药，又配以大苦大寒的黄连，温凉并用，其目的在于调整气血运行。因为这种老年头痛是由于气血运行逆乱，气机上逆，引动肝风所致。吴茱萸汤是对证的古方，以此为基础，随证加味，以达到调和气血之目的。

第四看内风、外风错综复杂的病证：

第 18 回黄敏姑娘的舞蹈病，中医辨证为风痰入络，先由风邪深入经络筋肉，以后经络中津液停滞成痰，风痰胶结成病。其症见手足面目等处不规则地动作，时发时止，符合风的辨证；其病怪异，发作无常，甚至神志不清或昏迷，符合痰的辨证，故称风痰。但一般已没有发热头痛等外感风邪的见症，可与外风鉴别。除舞蹈病之外，癫痫及其某些神经系统疾病也多属于风痰。其治疗用药，与外风、内风均有不同，常以白附子、南星、半夏、天竺黄、僵蚕、全蝎、地龙等为主药。故本证有一定的特异性。

第 45 回申老先生的膝状神经节综合征是一种比较少见的疾病。中医辨证比较复杂，发热、头痛、疱疹，似为外感风热、风毒，但不典型；眩晕、耳鸣耳聋、面瘫、目不能闭，似为内风。综合为外风引动内风，故用清泻肝火、凉血熄风、活血通络等多种治法治疗。

第五看两例中风病：

第 47 回有两例中风病人，一例是脑血栓形成伴冠心病心律不齐，一例是右脑基底节少量出血伴心肌劳损。治疗均以益气活血为主，前一例兼治冠心病，加用瓜蒌等化痰软坚，后一例用多种活血化瘀药治疗久瘀血。这两个病例，虽名为中风，而其病机与用药几乎与风无关，但就所有中风病而言与风还是有较多关联的，所以将这两个病例亦列入本文之中，并略加说明于下：中风范围很广，包括现代医学的多种脑血管疾病及神经系统疾病，临床表现、病情发展、预后、治疗各有不同。因此，历代中医对中风病机有多种不同看法，如正虚风邪侵袭、心火暴盛、痰热、肝风等，其中最主要的是肝阳上亢，阳动化风之说。张景岳提出“非风”之论，认为是内伤积损而非外感风寒。王清任提出气虚血瘀，用补阳还五汤治疗。二位先贤皆有创新精神，值得后人敬仰。但在高血压危象阶段及脑血管意外证候已经出现而血压偏高时，平肝熄风仍为中医的一种主要治法。因此还不能说与风完全无关。至于有少数学者将面神经瘫痪、坐骨神经痛等症亦作为中风论治，则与风的关系更加密切，又当别论。

以上就本书记载的20例关于风的病证加以比较分析，反映了目前中医内科对风病辨证论治的基本法则。但个人经验，一得之见，还请同道教正。行文至此，抚今追昔，感受颇多。过去，中医内科常见的外风引动内风证候是感染性疾病、传染病高热引起的动风抽痉，小儿尤多发惊风，夏季多发暑风；现在，中西医结合，医疗条件好了，有些疾病（如天花、麻疹、乙脑、小儿脐风，小儿结核性脑膜炎等）消灭了、控制了，过去多见的风病现在明显地少了。与我刚出道时相比，社会发展进步了，疾病谱也有了明显的改变。作为一个中医，既要继承传统，也要与时俱进，不断创新。

评释第13 中医临床辨证施治的几种思维方法

中医治病虽有辨病与辨证两种形式，但辨病这种形式没有得到充分的发展，而辨证施治则历代均有发展，深入细致，广泛应用，成为中医治病的特点和主要形式。中医临床辨证各家各派各有特色，就方法论而言，其基本思维方法有三种，阴阳分析法、脏腑联系法与病机探索法。

一、阴阳分析法

中医碰到一个病证，首先要分阴与阳，这是中医最基本的辨证施治的思维方法。这个方法来源于阴阳学说。张介宾说："阴阳者一分为二也。"（《类经·阴阳类》）对不同的临床证候可以分析其性质属阴还属阳，并且还可以再进一步分下去。病邪虽盛，但人体正气也很强盛，能够抵抗所入侵病邪的，称为阳证，也称实证；人体正气虚弱，无力抵抗病邪的，称为阴证，也称虚证。正气虚弱又可分析属阴虚还是阳虚，侵入人体的病邪也可分析为阴邪还是阳邪。阴邪盛或阳气虚往往导致寒证，阳邪盛或阴津不足容易导致热证。病变所在部位主要在体表的属阳，主要在体内的属阴。人体正气运动的形式向上升的属阳，向下降的属阴。在分析之后，不轻易地肯定一方而忽弃一方，可能两个方面都有病变，从而出现虚实夹杂、表里同病、寒热错杂等复杂的证候。在治疗时可以双方兼顾，也可以先解决一个方面，再考虑另一个方面；可能一个方面的问题解决之后，另一个方面的问题也随之而解。如虚实夹杂的证候，治疗时可以攻补兼施，在一定条件下，也可以重用补药，少用甚至不用祛邪药，这叫做"正胜邪自却"；更可以重用祛邪药，甚至完全不用补药，这叫做“邪去正自安”。在表里同病时，一般应该表里同治，但根据具体证情也可“先表后里”，如体内病变严重，可以置体表之病邪不顾，专门治里，急去蕴伏于里的病邪或急急扶助正气，叫做“急当救里”。至于寒热错杂的病证，情况更为复杂。如属既有阳邪（主要为热邪）又有阴邪（主要为寒邪）所造成的寒热错杂证，一般可以温热药与清凉药同用，但既要分清主次，也不要过寒过热，以免损伤人体的正气。如属既有阳虚又有阴虚造成的寒热错杂证，则既要分清主次，又要适当配合，即在温振阳气的药物中适当配用滋养阴液的药物，这叫做“阴中求阳”；或者在滋养阴液药物中适当配用温振阳气的药物，这叫做“阳中求阴”。

进一步还要辨别阴阳的转化、病邪的性质、人体正气受损的情况以及人体对药物的反应。其阴阳属性，在一定条件下是会转化的，如寒邪化热、热邪寒化、湿邪化燥……阳损及阴、阴损及阳、气虚血脱……以及阴药阳药之间的配伍、监制等。

须要说明的是，中医所说的阴与阳二者之间，并不完全是此消彼长、此增彼减的关系，也并不完全是相互斗争的两个方面。中医所说的阴阳与现代哲学中所说的矛盾双方，既有相似之处，也有不同之处，不可完全混为一谈。例如，在发病时外来病邪与人体正气之间处于相互斗争状态，有此消彼长的关系，但是阳邪与阴邪之间没有相互斗争的关系，大多数情况下没有此消彼长的关系，只有在寒邪化热时可以出现寒邪渐消而热邪渐盛的证候。但这并非两种病邪之间的作用的结果，而是人体正气与病邪作用的结果。人体正气的阳气与阴津之间，在正常情况下，是协调促进的关系，没有相互斗争的关系。可能有此消彼长的关系，但这仅仅是一种理论上的推断，难以具体测知。只有当津液（阴）停滞成为痰饮病邪时，阻碍了阳气的流通，才与正常阳气处于斗争状态，通阳药也可以化去痰饮病邪。当阳气亢盛，成为“亢阳”或“内火”时，才与津液（阴）处于斗争状态，有此消彼长的关系，火盛可以伤阴，滋阴可以降火、可以潜阳。

下面分析本书所记述的几个病例以印证上述理论。

第1回老海员患的大叶性肺炎，是风寒湿邪入侵，人体正气有能力与病邪抗争，基本上属于阳证。对本证的病变的部位，中医有特殊的看法，虽然承认其病变在肺（有咳嗽、咯痰），但同时认为目前阶段病变主要在体表的营卫，称为表证（有发热、恶寒），亦属于阳。但阳中有阴，表证兼里。外感风寒湿邪中，风邪属阳，寒湿属阴，所以体温虽高（正邪激烈斗争的表现）而热象不明显，恶寒明显，舌色不红，舌苔白腻，面色不红。发热、恶寒、无汗是表证，是目前的主症，但同时也有一些里证（便秘、尿赤）。基本上是寒证，较少热证的见症（体温升高未必都是热证）。脉弦数有力是阳中有阴的脉象。根据以上的阴阳辨证分析，本证的治疗大法是以祛除病邪（用麻黄加术汤辛温发汗解表，祛风散寒化湿）为主，略为顾及正气（桂枝、甘草温振阳气），略为顾及里证（瓜蒌、枳实、半夏、陈皮润肠化湿）。服药两剂之后，出现呕吐、烦躁，是病邪由寒化热之象，但主症发热、恶寒、无汗未变，所以原方不变，但已不得不照顾里热，必须加柴胡、黄芩清热。药后汗出，高热下降，大便畅通，病情明显好转，但是从阴阳辨证来说，却是从阳中有阴证，转变为阳证。可见阴阳辨证是大体上的，基本上的辨证方法，不能具体说明病证的各个方面的性质。本案转变后的证候，具体地说是一个轻微的里热夹湿证，并且正气略有不足（邪去正虚）。从《伤寒论》六经辨证来说是由太阳阶段转变为少阳阶段。由此可看出，中医辨证尤其是阴阳辨证与伤寒六经（三阴三阳）辨证是随着病情的发展变化而变化的，一个证往往只反映疾病某一个阶段的性质。这与中医的辨病、与西医的疾病诊断相比是一个明显的区别。

第29回何家小弟弟患支气管炎，发热、咳嗽、痰多、气急、便秘、咽红、扁桃体肿大。单从这些症状来看，是个阳证（是热证、实证、里证，病变在肺）。但是从一年来反复发作的病史来看，再结合患儿面色淡白、胃纳不香、容易疲劳、容易出汗、容易感冒来看，患儿兼有卫气虚，肺脾气虚，不是一个单纯的阳证，而是实中有虚，阳中有阴。因此在清热宣肺化痰药中加入黄芪、白术、炙甘草、防风以益气健脾固表，虚实兼顾，终于控制了发作，增强了患儿的体质。

再看第10回赵师母的反复感冒。症见微热、鼻塞、头晕、耳鸣，是个外感风邪的轻微表证，这属于阳证范围；同时又有面色淡白、短气、便溏、脉软等明显的气虚见症，这属于阴证范围。总之，赵师母的病证是阴中有阳，表证轻微，以气虚为主。所以治疗用补中益气汤为主方。只用少量柴胡、升麻解热，用白芍、防风调和营卫。与何家小弟弟同中有异，一个是阳证为主，一个是阴证为主，阴阳的多少有别。

再看第43回夏师傅的空调病。症见低热、无汗、怕风、头痛、骨楚、面色淡白、神疲乏力，更重要的是脉见沉细。病情虽然不太严重，但从阴阳辨证来看，基本上是个阳气不足的阴证，但兼有轻微的阳证，即外来寒湿（在夏季称为阴暑）病邪侵袭体表，人体阳气虽被阻遏，但尚能与外邪斗争，所以有发热、恶风等症。依据这个辨证结论，治疗用麻黄细辛附子汤加味，以附子、炙甘草温阳益气，以麻黄、苏叶发散寒邪，细辛既能温阳又能发散，厚朴化湿。本证与赵师母之证相比较，二者都是阴中有阳，但本证阳气虚，阴证较重；本证脉沉细而赵师母脉濡软；本证外邪为寒邪，阳证亦较重；本证发热38℃而赵师母体温不高。因之治疗亦有明显区别。

再看一例比较特殊的阴阳虚实寒热错杂证。本书第3回呼吸衰竭病人，自然呼吸已经停止，气管切开进行人工呼吸，血压用升压西药维持，面色苍白，四肢不温，皮肤湿冷，神志不清。从这些见症来看显然是严重的阴证、虚寒证。但是经全面观察检查，发现病人舌色正红，舌苔厚腻，大便不通，尿少色深，结膜充血水肿，口唇殷红干燥，从气管插管中抽出的痰液黄稠，则显然又有不少严重的阳证、实热证的表现。在同一个病人身上同时出现这样矛盾的证候，中医古代称为“大实有羸状，至虚有盛候”。这两句话富含辩证法的意义。但是治疗该怎么办？先治阴证还是先治阳证还是阴阳并治？在这种情况下，既要反复思考，又要当机立断，辨证施治有误，生死立判。最后根据《伤寒论》“少阴三急下”的原理，用大承气汤加味攻下实热。实际上并未放弃阴证，并未放弃扶助正气，只是在这方面没有用中药，而是用了大量有效的西药。

下面分析一例间隔两年时间，证候由阴证、虚寒证转化为阳证、实热证的病案。见本书第 15 回，刘女士的血小板减少性紫癜。二年多前，小刘血小板减少到 32×10^9/L，血红蛋白 70g/L。症见形容消瘦，面色萎黄，神疲乏力，大便溏薄，舌淡，脉细。辨证属气血两虚，治疗用补法，养肝血，益肾精。经 10 个月调理，明显好转，血小板增加到 72×10^9/L，血红蛋白 100g/L。由于没有根治，工作两年后复发。经过脾切除手术及激素治疗，证情出现转化，症见形丰面赤，情绪易激动，舌红，苔黄，脉滑，大便干结。辨证由虚转实，由偏寒转热，即由阴证转化为阳证。改用凉血化瘀、清热泻火法治疗，又取得了效果，血小板增加至 80×10^9/L，血红蛋白 103g/L。前后的辨证与施治大不相同，但补法与泻法都起到了增加血小板与血红蛋白的效果。虽然其疗效机制目前还难以用现代医学加以说明，但这一病例的治疗经过足以说明中医临床上精确的灵活的辨证，药随证转，随证施治，是可靠有效的。

再说心力衰竭这一疾病，中医辨证主要是元阳虚衰，是里虚寒证，是阴证，但并非百分之百的阴证，往往兼有或多或少的阳证，或兼表证，或兼里热证，大多因虚致实，必须仔细分析。例如第 2 回风湿性心脏病心力衰竭病人，气喘、水肿、心悸、口唇青紫，中医辨证为肺脾肾三脏俱病、元阳虚衰，是个严重的阴证。但患者同时伴有感冒咳嗽，痰白而稠，白细胞明显增高，听诊两肺底湿性啰音。对这些见症中医辨证为风热表证、肺有痰热，属于阳证。这是肺卫气虚，易感外邪，因虚致实，实邪又损伤正气，病情因而加重。治疗采取中西医结合，西药抗生素治肺部感染，中药温阳益气利水治心力衰竭。又如第 16 回的心力衰竭也是因虚致实，本虚标实，在阴证基础上出现阳证。治疗原则也是标本同治，阴阳虚实兼顾，只是没有采取中西药分治的办法，而是由一个中医处方兼顾阴阳两个方面。由于阴阳分析的结果是标实较急，本虚略缓，也就是阳证较阴证为急，因此，方中用药以清肺化痰祛邪为主（金银花、连翘、桑白皮、鱼腥草、葶苈子等），以温阳益气扶正为辅（熟附块、党参、白术等）。病情好转之后，逐步增加扶正药，减少祛邪。再如第 39 回严重的心力衰竭，既有咳嗽、痰多粘稠、便秘、腹胀膨隆且按之痞硬、舌苔黄腻等痰热结聚的里实热证、阳证，又有面色灰黄、精神萎靡、皮肤不温等阳气虚衰的阴证，还有因阳气虚衰而导致的遍体浮肿、痰声漉漉、舌形胖大等水饮停留的见症。并且无论虚实，证情都很严重，属于阴盛阳虚，正虚邪盛。治疗不得不既用人参、附子，又用大黄、葶苈子，大剂温阳益气与大剂泻水化饮并重。以上三例心力衰竭病人都是虚实、寒热、表里兼夹的证候，用阴阳分析法，辨明其具体的阴阳等差，才能施行准确的治疗。

二、脏腑联系法

中医认为，人体是各个脏器、各个部分之间密切联系的一个整体。其联系表现为两种基本形式，一种是促进、推动，一种是减退、抑制。二者之间应该保持相对平衡，失去这种平衡就会发生病变。在治疗时就要平息其过亢或扶助其被抑制而太弱。这种观点来源于古代的五行学说。把人体的脏腑分别与木、火、土、金、水五行相对应。肝属木，心属火，脾属土，肺属金，肾属水。它们之间一方推动另一方的作用叫做‘生’，一方抑制另一方的作用叫做‘克’。一般的生与克是正常的、必要的，不正常的生克便成病变。但中医所阐发的人体各个部分之间的关系，只是受五行学说的启发、影响，并不受五行学说的约束。五脏为主，五脏之外，还有心包络。腑不是五，而是六，六腑之外还有奇恒之腑。脏腑、经络、各个部分之间的关系也要比生克关系更为具体而复杂。例如，宣肺气可以治疗某种小便不通，健脾益气可以治疗某种尿频，叫做“下病上取”；某一种头晕、耳鸣可以用健脾利水法治疗，叫做“上病下取”。这些关系不是五行学说所能解释的。可见中医关于人体各部分相互联系的理论，主要来自临床实践。所以我们把这种辨证施治的思维方法称为脏腑联系法。兹就本书所记叙的病例简要分析如下：

本书第8回所载的结核性胸膜炎好转期伴支气管感染而咳嗽、咯痰、咯血的病人，主要病变固然在肺。用抗痨药基本控制之后，用中药调理，多种以治肺为主的方法都用过了，没有明显效果。病情比较复杂，就必须用脏腑联系法深入分析。发现除了肺的病变之外，还有失眠、心烦、激动兴奋等心火旺的见症，心火可能灼伤肺金；还有头晕、耳鸣、升火、盗汗等肾阴虚、肾火旺的见症，肾虚火旺也能伤肺，用五行学说的术语来说叫做“子盗母气”（肺金是母、肾水是子）；还有胃脘痛、便溏、食少等脾胃气虚的见症，这叫做“土不生金”，是咯痰的一个重要原因，有“脾为生痰之源，肺为贮痰之器”之说；还有眼花、失眠、多梦等肝阴虚的见症。看来，五脏相关，岂能独治一脏；但也不能不分轻重，五脏同治。最后决定当前先治三脏：养肾阴、制心火、清肺热。服药三周之后，肺热稍退，但心火依然亢盛，不仅肾阴虚，肾阳亦不足，肾水既少，又缺少肾阳蒸腾向上的推动力，造成“水火不济，心肾不交”的证候。因此改用交泰丸（黄连清心与肉桂温肾相配）加清肺安神的药物。此方连续服用三周，病情稳定，因而没有改方。服用四周之后，病情又有小的反复，出汗又多，四肢欠温，夜眠不安，舌色较红。经过分析，认为是多用肉桂，肾阳较亢，肾阴不足，心火仍盛。于是再次改方，去温肾阳的肉桂，留泻心火的黄连，加入生地、麦冬滋养肾阴。这样才得到基本平衡，诸症均缓。停用抗痨药，由半休而逐步做到全天上班。结合现代医学下丘脑—垂体—肾上腺皮质轴的研究也取得了可靠的数据。由此可见脏腑联系法对临床治疗、对科研都有重要的意义。

本书第 13 回记载了一个腹痛病人，住院 1 个多月，经现代医学多种检查，除发现血嗜酸性粒细胞明显增加之外，没有其它阳性结果。用过许多药物，均无好转。结论是“诊断不明，治疗无效”，因而远道转院诊治。这样一个疑难病人，用中医脏腑联系法辨证却并不疑难复杂，就是肝气犯脾，导致中焦气滞，也叫做“木克土”。这样，治疗就有了方向，调整肝脾二脏之间关系，用芍药甘草汤柔肝、缓肝，用肉桂利肝气，用紫贝齿重镇平肝气横逆，再用紫苏、藿香调理中焦脾胃的气机。很简单的 6 味药竟然很快取得了效果。其特点在于不完全着眼于止痛，不求有一个明确的病名诊断，而在于观察脏腑之间的关系，何处、何种失衡，在于选用适当的调整肝脾关系的药物。服药之后，不仅腹痛缓解，而且血嗜酸性粒细胞计数也降为正常。其中机理目前还无法具体说明，而其效果是肯定的。

本书第 29 回记载了 10 岁孩子哮喘的治疗经过，归纳为 4 个阶段，体现了脏腑联系的思维方法。哮喘的病变主要在肺，现代医学至今尚未能完全阐明其发病机制，但至少已知其发病不仅与气道炎症有关，并且与人体对某些物质的过敏反应有关，是全身性的，不限于肺。古代中医也有近似的看法，认为哮喘的发作不限肺，与肺、脾、肾三脏有关。钟老对小傅哮喘的治疗，首先治肺，宣肺清热化痰。这适用于肺部有感染，痰热胶结气道，哮喘经常发作之时。服药之后，痰热化减，哮喘发作减少，而卫气虚弱，疲乏多汗，易感外邪的问题突出。于是前方减少清热药，减轻化痰药，加入益气健脾的黄芪、沙参，肺脾同治。这是由于人身的后天之气来源于脾胃，益脾胃可以间接地补肺气，补肺气便能充实卫气。这在五行学说中叫做“培土生金”。服用第二个处方之后，病情继续好转，哮喘暂时得到控制，痰声消失，偶有喷嚏流涕，一般看来已接近治愈。但中医认为病根未除，即肾气尚未完全恢复，这从脉象细而脉力弱、活动能力不强、容易气短可知。因而第三个处方加入补益肾脏精气的药物，如熟地、脐带等，与治肺、治脾药同时应用。根据中医理论人体的呼吸功能不仅由肺气的宣发与肃降作用来完成，进一步还要靠肾的纳气作用推动清气的吸入，这就需要肺与肾的结合。在五行学说的基本理论中只有金生水，没有水生金。现在临床实际是肾气推动肺气，是水生金了。中医给这种脏腑之间的关系，特别称之为“金水相生”。由此可见中医的脏腑联系的理论受到五行学说的启发而并不受五行学说的束缚。小傅服用第三个处方之后，病情进一步好转。第四个处方只是健脾益肾，不再治肺，是为了扶助正气预防复发。整个治疗过程体现了肺、脾、肾三脏之间密切相关的理论。

本书第46回记载了一个慢性心力衰竭的病人。从现代医学来看病变主要在心瓣膜，导致心肌劳损、心脏扩大，心功能衰退。但从中医辨证来看，这样一个长期慢性病人，症状很多，已经影响到多个脏器。从心悸、失眠、脉律不齐来看病在心；从脘痞、腹胀、恶心、食少、舌苔黄腻来看，病在脾胃；从面色黧黑、口唇青紫等症来看，是有瘀血，与心、肝二脏有关；从动则气急、夜间不能平卧、行动迟缓、精神憔悴来看，是元气虚衰，病在肾；从水肿这个症状来看，与肺、脾、肾三脏有关。肺气失于宣肃，尿量减少，脾失运化，水气停留，肾阳虚衰，水气失于蒸腾气化。总之，对慢性心力衰竭这个病证，从脏腑联系的观点来分析，与五脏都有关联，其中最主要的是肾脏元阳虚衰。依据这一分析确定治疗大法，选用适当药物，不再赘述。本病与上文所述的哮喘，都是涉及多脏腑相关的病变，但二者的辨证施治又有不同。哮喘牵涉到肺、脾、肾三脏，三脏之间存在着先后缓急的联系，辨明其先后缓急，分阶段治疗，由表及里，由浅入深。慢性心力衰竭则各个脏腑的病变相互影响，扭成一团，在分清主次的前提下，需要同时治疗多个脏腑，用药往往是寒热温凉补泻兼施。本书有多例肺部感染的病证，也有多例慢性心力衰竭的病证，读者能将二者的辨证施治详加比较，当能看出其间的异同。

三、病机探索法

对病人的一个主要症状或体征，分析其产生的机理（中医称为病机），针对病机进行治疗，这是治本。《素问·阴阳应象大论》所说的"治病必求其本"，基本上是指病机。相对病机来说症状（或体征）便是标，针对每一症状用药，称为治标。治标并非完全错误，在一定条件下治标也是十分重要的。但从根本上来说，治病须要分析病机，进行治本，才能治愈。

中医认为临床出现的症状或体征都有其发病的机理，并且很可能是多种不同的病机产生相似的症状，一种病机又能产生多种症状。作为一个医生不仅要熟悉各种病机，还要善于根据具体的病人，对其发病机理进行具体的分析。例如，发热这个症状，其产生机理便有很多。外来的阳性病邪（热邪、风邪、暑邪）侵入人体，使阳气亢奋，可以导致发热。外来的阴邪（寒邪、燥邪、湿邪、阴暑）侵入人体之后，阻遏人体卫气、阳气的流行，郁而发热。病邪侵入人体之后，还有可能转化。即使没有外邪，人体阴阳失于平衡，阳气亢奋或阴气不足均能导致发热。此外阳气虚衰、阴气内盛一般出现寒证，如果出现阴盛格阳外越，或阴气极虚，阴不恋阳而虚阳外越，则为假热。均应仔细分析，才能正确施治。本书第1回大叶性肺炎是风寒夹湿外感，风为阳邪，寒湿为阴邪。其高热而恶寒无汗的病机主要是阴邪阻遏卫阳，阳气亢奋十分次要，所以用辛温解表发汗法，用麻黄加术汤治疗。第43回小张医生中暑高热，暑热阳邪导致人体阳气亢盛，二阳交蒸形成高热，虽汗出而热仍不退（如属无汗则出现邪热内闭的危证），必须用大剂量的白虎汤，清阳明气分大热，再加人参以防气脱。第43回夏师傅是阴暑低热。阴暑属阴，其性近于寒湿，兼有轻微的风邪。人体阳气不足亦属于阴，邪虽不重，但正气虚无力祛邪，因此多日低热、怕风、汗少。这就需要辛温发汗与辛热温阳同用，用麻黄细辛附子汤加味。与小张医生的中暑完全不同，阴阳有别；与老海员的肺炎高热同中有异，至于轻重缓急则大不相同。本书第5回风湿热导致的反应性组织细胞增多症，其长期发热的主要病机是风寒湿三种病邪交错在一起，损伤人体阳气（还有血热、痰火等比较次要的病机存在），因此应用既能祛风散寒化湿，又能温振阳气、温通阳气的方药（甘草附子汤与桂枝汤合方），取得解热的初步疗效。第6回华明患的是病毒感染导致的反应性组织细胞增多症。我们并不因其西医诊断与第5回的病证相近便用相同的中药治疗，而是遵守中医病机分析的原则，探知其病机是湿热之邪内伏，由外感引动。湿邪属阴，热邪属阳，阴阳交织，阻于脾胃，弥漫三焦，故而长期发热不退。这种发热既不能像风寒外感的一汗而解，也不能因湿为阴邪阻遏阳气而轻用温通，略有气虚之象，但不可温补，只能选用清化湿热之剂，以甘露消毒丹为主方（原方中用木通有肾毒，故改用白通草），以苦辛淡渗为主，通阳而不温，清散而不伤阳气。坚持主方，适当加减进退，耐心调治，经4个月之久，终于治愈。这与前述5例之迅速退热有明显不同。本书第3回记载的呼吸衰竭病人有肺部感染，发热38℃。从中医病机分析来看，热邪不仅在肺，主要已结聚于阳明，也就是比在肺更深入了一步，一般的清肺化痰已难于清除此种邪热，须用承气汤之类泻下阳明实热。从《伤寒论》来看，这是发热的重要病机与相应的有效的退热方法。本书第42回记载的一例病毒性感染，发热已10天，中医病机分析为外邪化热入里，一部分在少阳，一部分已结聚于阳明，用大柴胡汤治疗。这后两例，肺部感染导致呼吸衰竭与病毒性感染，疾病性质不同，轻重悬殊，但中医认为这两个病例的病机之中有一个共同点，都是热结阳明，因此，主治药物中都用大黄、枳壳，清泻阳明热结。本书第10回记载的赵师母气虚感冒低热用补中益气汤，第42回虚人外感，发热较高用玉屏风散加味。这两个病例，从全身来看，气虚无力抗御外邪是病机的一个重要方面。但从发热来看，气虚不是导致发热的直接原因，是间接原因。气虚则外邪易侵，外邪阻遏体表卫气的宣通，甚至化热入里才是发热的直接原因。因此，在治疗第10回赵师母的补中益气汤中有柴胡、升麻疏散、解肌、清热，在治疗第42回杨医生哥哥的处方中用了许多辛凉解表、清热化痰的药物。由此可见，病机探索一方面要抓住主症，探索其病机；一方面要从病人整体着眼，全面分析其相关症状的病机，根据其主次缓急轻重用药治疗。此外，本书还记载了4例病人高热减退之后余热的辨证施治。第1回大叶性肺炎高热消退之后用小柴胡汤清余热。42回病毒性感染高热之后，用养阴清肺汤治余热。第44回分别用桂枝汤与小柴胡汤治疗2例余热。都是根据其不同的病机所采取的相应治法。读者注意对比自能领悟。

下面在本书记载的病例范围内，就心悸病机的探索，简要说明如下。先论慢性心力衰竭的心悸。如伴有明显的水肿，咳嗽痰多稀薄，其基本病机为肾阳虚衰，阳虚水泛，水气凌心射肺，如本书的第2回与第46回的风心病心衰，第39回的高心病心衰等，主要用温阳化水的方法治疗。如水肿轻微，咯痰量少，但伴有明显消瘦、气怯音低、脉细弱等虚损见症，其基本病机可能有心肾阴阳两虚，如本书第16回的风心病心衰，最后用生脉散加附子治本。再论冠心病的心悸。冠心病心悸大多伴有胸闷胸痛、动则短气、有气上逆、咳嗽咯痰等症，其基本病机为痰浊内阻、胸阳不通。如本书第 25 回所述之病例，用栝楼剂（枳实薤白桂枝汤）治疗。如冠心病心悸而伴有脉搏停跳、体质虚弱、面色淡白、日轻夜重等见症，其主要病机可能是心肾阳虚、精气亏损、血运失常，如本书第 35 回所述之病例，用龟鹿参杞膏等方大补阳气阴精。三论病毒性心肌炎后遗症的心悸。其基本病机大多为心脏阴阳气血俱虚，如本书第 17 回、第 23 回所述的病例，可用炙甘草汤治疗。也有为热毒内侵，热扰心神所致者，如本书第 26 回所述的病例，宜用清热地黄汤、清营汤、增液汤等方综合治疗。更有属于心肾不交，心肝火旺而导致反复难愈的心悸、心律失常，如本书第 32 回所述小周的病证，用滋肾阴、清心火、疏肝气、宁心神等复方治疗。还有本书第 32 回所述的阵发性心动过速的心悸，其病机比较复杂，主要为心肝火旺、痰热扰心，用丸方缓缓图治。至于心脏神经官能症的心悸，其病机往往复杂多变。就本书第 36 回与第 48 回所述病例而论，主要为痰热扰心，心神不安，心气心血运行紊乱，所以用柴胡加龙骨牡蛎汤、酸枣仁汤治疗。

从上述所论中可以看出，同一个症状在不同病证中可以有不同病机，即使在现代医学诊断属于相同的疾病中，仍可能有不同的病机。临床辨证施治必须对具体病人进行具体的深入的分析，探索其病机，做到量体裁衣，因人而异。不要只看到表面现象而忽略其内在本质。中医相传有几句诗，说明探索病机的重要性："见痰休治痰，见血休止血，无汗不发汗，有热莫攻热……明得个中趣，方是医中杰。"

以上三种辨证施治的思维方法，理论上可分开来叙述，在临床上则是综合应用的。阴阳分析法要求掌握基本证情，掌握原则；脏腑联系法要求照顾到全身各个部分，要全面；病机探索法要求深入细致，透过现象求本质。三者各有特点，不可偏废。这三种方法不仅在初诊时需要应用，求得一个明确的初步的辨证结果，在疾病的发展过程中，还要不断加以分析，不断修正辨证结论，直至疾病痊愈。

以上这三种辨证施治的思维方法，基本上是在中医的阴阳五行学说指导下，运用中医各种基础理论进行的。从今天来看还应该结合现代医学的思维方法，在唯物辩证法思想指导下，不断提高其正确性与精细的水平。

评释第14　仲景方配伍规律新探索（一）——相辅相成

提到方药配伍，中医都知道有“君臣佐使”这一理论，自《素问·至真要大论》提出至今，两千多年来一直起着指导作用。但是综观历代中医方药著作，特别是对“方书之祖”的《伤寒论》与《金匮要略》的注解，可以发现，有不少医家不用“君臣佐使”理论解释仲景方的配伍，而其说理更加明白深切。有些方剂用“君臣佐使”理论分析，不同医家做出了互相矛盾的解释。也有不少方剂，或用药较少，或用药极多，用“君臣佐使”理论难以做出合理的解释。由此可见“君臣佐使”理论，虽有一定指导意义，但已难以解释形式多样、结构复杂、数量繁多的中医方剂，更难以指导新的方药的制定。历代医家对中医方剂，主要是张仲景方，做出过许多配伍分析，成为宝贵的理论积累。近年有许多医家又做出了不少新的研讨，还有结合药理实验的结果对方剂配伍进行分析的，研究工作正在逐步深入。再看近年临床，大多重视药物的功能、主治而忽略传统方剂，忽视方剂的配伍理论，每每用其方而不知其理，或认为可以自由处方，毋须理论指导，或单凭一项药理实验结果而选药，忽视药物之间的相互关系，忽视整个处方的主要作用。因之深感当前应加强方剂配伍理论的研究。

本人从事《伤寒论》与《金匮要略》的教学工作40年，在临床颇多应用仲景方，略有心得体会。因此，试图从中医理论思辨的角度，对仲景方的配伍规律作一次穷尽性的探索。

前贤对仲景方配伍的研究，大多是对一个方剂、一种药物或若干方药进行研究。本文则将所有《伤寒论》与《金匮要略》的方剂全部加以归纳分析，然后提出我们的观点。《伤寒论》中共有 113 方，只有方名而无药物组成者 1 首（禹余粮丸），单味成方无配伍者 4 首（文蛤散、甘草汤、烧裈散、蜜煎），可供归纳分析者 108 首。《金匮要略方论》除杂疗方、禽兽、鱼虫禁忌、果实菜谷禁忌章节之外有 211 个方名。其中同方异名者 2 首（桂枝汤与阳旦汤），与《伤寒论》方重复者 37 首（方名从略），单味方 3 首（方名从略），外用简易方 9 首，附方 27 首（去除重复为 17 首），只有方名而无药物组成者 4 首，可供归纳分析者 130 首。与《伤寒论》方共计 238 首。将此 238 首方剂的药物组成，药物之间的相互关系、功能、主治进行综合、比较、分析，提出仲景方配伍的基本规律是相辅相成、相反相成、平调协和与综合配伍 4 种形式。每种基本配伍形式之下，根据脏腑、气血阴阳、病邪等的区别，又可分成若干类别。具体分述如下（由于篇幅所限，每一类别只能举出一些有代表性的方剂作具体说明）。

本文详述“相辅相成”这一配伍规律。

相辅相成这种配伍形式是以某一二味药物的功能为主，再配以某些性质、功能比较接近的药物，共同发挥某种治疗作用。如栀子豉汤，用栀子、豆豉两味清热药相配，共同完成清胸膈郁热或气分余热的作用。这种配伍形式与《内经》所说的“君臣佐使”有同有异。如麻黄汤的辛温解表作用，以麻黄为主，桂枝协助麻黄解表，杏仁协助麻黄理肺，甘草协助桂枝通阳气，既是相辅相成，也是君臣佐使。但是，对白虎汤中究属石膏为主还是知母为主，尚有不同看法，难以定出何者为君为主，何者为臣为辅。再如栀子豉汤中，栀子、豆豉两味药，相互配合无分主次。小承气汤中，当然以大黄为主，但枳实、厚朴两味药以不同功能协助大黄，难分何者为臣辅，何者为佐使。因此，我们总称为相辅相成。再根据其不同的作用分成 9 个类别。举例简述如下：

（一）协同清热

这类方剂在仲景方中有 24 首，是最大的一个类别。以白虎汤为代表。在白虎汤中知母与石膏取长补短，配合得天衣无缝，使气分邪热既从外透又从下泄。炙甘草与粳米和胃益气，起辅助作用。大黄黄连泻心汤中，三味苦寒清热泻火药（大黄、黄连、黄芩）同用，起协同作用。三味药所作用的部位各有不同，一般认为黄芩泻火之力较弱，但大黄与黄连各有特点，难分主次，三味药配合使用则作用更加全面，上中下三焦之火与心肺肝脾胃肠之邪热俱得下泄。再看擅治“热利下重”的白头翁汤，方中白头翁、黄连、黄柏、秦皮四味药，都是苦寒清热、凉血解毒而略兼收敛作用的药物，差别不大，协同作用，无分主次，近似于现代医学的抗生素联合应用。治疗黄疸的茵陈蒿汤中，或言茵陈为主，或言大黄，实际上是茵陈善于清肝胆湿热，大黄善于泄肠胃郁热，二者协同配合，退黄作用更佳。栀子起辅助作用。桔梗汤只有两味药，配合十分得当。生甘草清热解毒消肿，桔梗清热利咽祛痰涎，二者协同提高疗效，虽属小方，却流传一千多年长用不替，可能与其配伍合理、疗效可靠有关。

（二）协同攻下

广义的攻下包括攻下肠胃实热、泻下水液停留与攻逐瘀血结聚三种，本文将分别叙述。这里的协同攻下是指攻下肠胃实热。这类方剂在仲景方中有 9 首。其基础方是大、小承气汤。主药是大黄，苦寒清热通便。枳实、厚朴、芒硝三味药从不同方面协助大黄。芒硝性味咸寒，功能软坚泻下，使干结的粪块变软，使肠内水分增加，对大黄起协同作用。枳实、厚朴功能理气降气，对胃肠平滑肌有双向调节作用，使病理状态的肠胃功能恢复正常，减轻大黄、芒硝泻下所致副作用。从性味来看，枳实苦寒，厚朴辛温，二者同用则趋于平和。由此看来，芒硝、枳实、厚朴这三味药对大黄功能都有协同作用，但很难说何者为臣，何者为佐、使。

（三）协同逐瘀

这类方剂在仲景方中共有 7 首。以大黄、桃仁为主药。以桃核承气汤为代表方。桃仁苦平，善于活血化瘀，又能润肠通便，还有一定的清热作用。大黄苦寒，善于清热通便，又能活血化瘀。二者配合取长补短，既能活血化瘀，又能清热解毒，并使瘀血与热邪从大便排泄。二者作用难分主次。方中桂枝通阳气以推动血流，芒硝软坚润肠通便，甘草调和诸药，均起不同的辅助作用。如桃仁、大黄再与水蛭、虻虫相配，则为十分峻猛的破血逐瘀方剂，如抵当汤、下瘀血汤，只能短暂地慎重地应用于严重的瘀热结聚病证。如不用大黄之泻火通便，而用桃仁与芍药、丹皮等缓和的活血药相配，如桂枝茯苓丸，则为活血化瘀方中之轻者。

（四）协同泻水

协同泻水的方剂在仲景方中只有3首。主要药物为甘遂与大黄。甘遂为峻下逐水的主药，空腹吞服甘遂粉末，能引起剧烈腹泻，泻下大量水液。配以清热通便的大黄则其泻下力量更猛。代表方为大陷胸汤。方中用甘遂、大黄之外，再加芒硝软坚润肠通便，故为最猛烈的清热泻下逐水方。大陷胸丸同样用甘遂粉末，但大黄、芒硝用量明显减少，而加入杏仁、葶苈子化痰利水，整方仍属峻剂，但清热泻下逐水之力略逊于大陷胸汤。十枣汤中甘遂与芫花、大戟三味峻下逐水药同用，但三味药总的用量与大陷胸汤中甘遂一味的剂量相当，且不用大黄、芒硝协助，而用大枣煮汤送服，起缓和作用。故十枣汤的泻下逐水作用较大陷胸汤略减，且属单纯逐水，而无清热作用。如用甘遂整块煎汤，去渣服汤，只有轻缓的利尿作用，并无逐水之功用。因此《金匮要略》痰饮病篇中的甘遂半夏汤不属于泻下逐水方。

（五）协同利水

利水、化湿、化痰这三类方剂，既有区别又有许多交叉重叠，如茯苓桂枝白术甘草汤兼有利水、化湿、化痰三种功能，难以归类。而湿邪容易与其它性质的病邪结合致病，如湿热、寒湿、风湿、痰湿等，因而化湿方的性质有较大的差异，似乎不属同一类。为了便于说明还是分成三类叙述，分类欠妥之处难免。

协同利水的方剂在仲景方中有15首，以五苓散、牡蛎泽泻散与猪苓汤三方为代表。五苓散用桂枝通阳利水，白术健脾利水，猪苓、茯苓淡渗利水，泽泻清热利水，5味利水药，以不同的机制相互协作，达到利水目的，而其基本性质则略偏于温。牡蛎泽泻散的组成较五苓散更为复杂。用牡蛎软坚利水；泽泻清热利水；商陆根属强烈利水药，有小毒，宜慎用；蜀漆活血利水，葶苈子化痰利水，海藻化痰软坚利水。用6种不同机制的利水药综合成方。只有栝楼根（即天花粉）没有利水作用，功能生津润燥，可以防止利水过度而伤津。本方药性大多偏于寒凉，利水功能较强，副作用较大，不宜大量服用。这是与五苓散不同之处。协同利水方中还有猪苓汤，综合应用猪苓、茯苓、泽泻、滑石淡渗利水、清热利水、通淋利水之外，更加一味阿胶，有滋阴养血而利水的功能，达到了利水清热而不伤阴的效果，是最佳的配伍方法之一。协同利水方中，还有以防己、黄芪配伍为主的方剂，其主要功能是益气利水；有以冬葵子、茯苓配伍的方剂，其主要功能是通淋利水，各有特长，不可忽弃。

（六）协同化痰

协同化痰的方剂在仲景方中有15首。以半夏与瓜蒌（古称栝楼）为主药，其中既有半夏又有瓜蒌的小陷胸汤与栝楼薤白半夏汤可以作为协同化痰的代表方。半夏是化痰要药，脾、胃、心、肺、经络、皮下之痰均能消除，但性味辛温而燥。瓜蒌能化肺、胃、胸膈之痰，能通痹阻，仲景以之作为治疗胸痹的主药，古代不以心立论，而瓜蒌治疗冠心病、心绞痛已为临床所认可。瓜蒌性味微苦微寒而润，与半夏相配取长补短，协同化痰十分契合。小陷胸汤在瓜蒌、半夏之外再加黄连，在于清由表入里之热。栝楼薤白半夏汤中加薤白，在于宣通阳气。以上二方协同化痰之主药相同。还有半夏与茯苓、生姜等配伍亦属于协同化痰之列，但化痰作用较缓，其代表方为半夏厚朴汤与小半夏加茯苓汤。此外，协同化痰的还有椒目与葶苈子相配的己椒苈黄丸。至于《金匮要略》用于治疗疟病的蜀漆散，古代亦称为化痰，而其实质与近代中医所称的痰已有区别，故略而不论。

（七）协同化湿

湿邪每每与其它病邪兼夹致病，再加发病部位的不同，湿病多种多样，差异较大。故化湿方剂亦有多种不同的药物配伍，但在仲景方中，化湿类的方剂只有9首。而后世温病学家对湿病用药有许多发挥，非本文范围，又当别论。茵陈蒿汤属于苦寒清泻湿热之方，用茵陈与大黄相配，茵陈清化肝胆气分之湿热，从小便而去。大黄清泻脾胃肝胆郁结之湿热，使从大小便而去。二药配合有协同作用。更加栀子作为辅助。麻杏薏甘汤属于甘淡宣化风湿之方，病变部位主要在体表之气分。麻黄与薏苡仁相配使风湿病邪既从体表由汗出外散，又从小便分利而下。表里相配是后世常用的化湿方法，导源于《金匮要略》的麻杏薏甘汤与麻黄加术汤（治在表之风寒湿邪）。白术附子汤属于辛热温化风寒湿邪之方，病变在筋骨肌肉。用白术与附子相配，白术健脾化湿，兼能祛风活血，附子大热，温散寒湿，通行经络。二药相配，药力倍增。

（八）协同散寒

散寒与温阳近似而有区别。散寒是指祛散外来的寒邪，而温阳是指温振人体阳气，治疗阳虚内寒之证，但温阳亦可祛除外寒，因此二者又有交叉重叠之处。仲景方中用于散寒的方剂有16首。主要的散寒药物有麻黄、桂枝、吴茱萸、生姜等。散寒解表的代表方为麻黄汤。麻黄与桂枝相配，麻黄辛苦温宣肺发汗，桂枝辛甘温通阳，桂枝单用有较弱的发汗作用，与麻黄同用则辛温发汗之力倍增。今药理实验已证明其协同作用。温散肝胃、经络之寒邪以当归四逆加吴茱萸生姜汤为代表方。本方以四味辛温散寒药同用：吴茱萸辛热，散肝胃之寒，降肝胃逆气；桂枝辛甘温，通阳温中，散血分之寒；细辛辛温，散经络中之寒；生姜辛温，散肺胃肌表之寒。更配用当归、芍药、甘草，使本方的散寒作用全面而不十分燥烈。散寒兼能温阳之方则以麻黄附子甘草汤与麻黄细辛附子汤为代表。以辛温散寒的麻黄与辛热温阳（亦能散寒）的附子相配，佐甘草则减缓发散之力，佐细辛则更增发散之功。

（九）协同补益

仲景书中补益方剂较少，协同补益方不足20首，而配伍方法颇为丰富。协同补益可细分为5个小类，协同温阳、协同养阴、协同补血、协同益气与综合补益。协同温阳以四逆汤为代表方。辛热回阳救逆、温振脾肾之阳的附子与辛温温振肺胃之阳的干姜相配，起互补协同作用，古人有附子无姜不热之说。并且，附子走散之性较强，干姜与炙甘草有守中之功能，三者相配，加强附子之温而减少附子之散，更适宜于补益之用。后世许多温阳方皆源于此方。

协同养阴以百合地黄汤为代表方。生地甘平养肝肾之阴，是养阴之要药。《金匮要略》百合地黄汤中用的是鲜生地，故能打汁，且具有明显的凉血作用。百合甘微寒，能养心肺之阴，兼有宁心安神作用。二者配合起互补协同作用，为养阴的基础方，后世百合固金汤等方即由此衍化而来。

协同补血以胶艾汤为代表方。方中大生地用量最大，能补血、填精、滋阴，滋补力强，性略偏于凉。当归养血、活血，入心、肝二经，是妇科调经要药，性略偏于温。芍药补血、和血、和阴，入肝脾二经，性略偏于凉。川芎能活血行气，性偏于温，使生地、芍药等补而不滞，凉而不寒。以上四味药的配伍十分妥善，后世从本方中提出此四味药，称为四物汤，成为人人皆知的补血养血常用方。胶艾汤原方用于子宫不正常出血，故而用阿胶、艾叶止血，甘草益气。

协同益气以人参汤为代表方。主药人参，能大补元气。白术健脾益气，资助气血生化之源，与人参配伍起协同作用。炙甘草益气和中，干姜温运脾胃，也能起一定的协同作用。后世的四君子汤导源于此方，不用干姜，改用茯苓，更见和平，但补益之功稍缓。

综合补益方为在阴阳气血四者之中，兼顾二者或从多方面进行补益的方剂，以炙甘草汤为代表方。此方兼顾阴阳气血四个方面。方中地黄、麦冬滋阴，阿胶、大枣、麻仁养血，桂枝、生姜温通阳气，人参、炙甘草益气，既有多方协调配合，又明确以滋阴血为重点。此外，四逆加人参汤是温阳与益气兼顾，芍药甘草附子汤是温阳与和阴兼顾。猪肤汤是一首不为人重视的小方，用于下利之后补充营养。方中猪肤（去尽皮下脂肪）滋阴，白蜜养血，米粉益气，亦属于综合补益之方，又是古代食疗的妥善调配。

评释第15 仲景方配伍规律新探索（二）——相反相成

相反相成不是配伍禁忌，是在性味、功能方面有对立性区别的两味或多味中药应用于同一个方剂之中，从而发挥新的作用，适用于治疗一定的病证。如味辛甘、性温，具有宣通阳气、发汗及发散风寒外邪作用的桂枝，与味微酸微苦、性微寒，具有敛阴和血、止汗及柔肝缓急作用的芍药同用，成为桂枝汤的主药，从而发挥出调和营卫的作用，用于治疗发热、恶寒、微微有汗的风邪外感证。这种配合，与《神农本草经》所说的七情和合既相近似，又有区别；既有“相畏、相杀”的监制作用，又有“相须、相使”的配合作用。并且这种配合不仅存在于两味药之间，更重要的是还存在于整个方剂之中。相反相成配伍法在仲景著作中应用甚多，采用相反相成配伍的方剂明显多于相辅相成配伍之方。其原因是多方面的：临床病证寒热虚实错杂者较多，病情单纯者较少；有些病证需要用不同性能的药物调理，如调理气机、扶正祛邪等；有些药物有某种明显的副作用需要其它药物的监制。中药大多为原药，功效复杂，有些药物对所治病证既有有效的功能又有不适宜的功能，需要其它药物的纠正。因之，相反相成配伍法在历代方剂中，在临床应用上，既有实用价值，又有理论意义。兹根据其不同的作用分成7个类别，举例简述如下：

（一）寒温并用

寒凉与温热药同用于一方之中，是最容易看出的一种相反相成配伍法。寒温并用的方剂绝大多数应用于寒热夹杂的病证，但还需注意的是所用温药作用在表还是在里？作用于何脏、何腑？寒凉药所凉解的是何种热邪？以及寒凉药、温热药孰轻孰重？寒温并用的方剂在仲景方有 30 多首，根据其作用部位的不同，择其有代表性者分析如下：

1. 温散表邪与清除里热并用　适用于寒邪束表严重，阳气被遏所致的表寒里热证。以大青龙汤为代表方。方中既用麻黄、桂枝强烈辛温发汗解表，又用较小剂量的石膏清解气分无形之热邪，但毕竟以辛温解表为主。不太被人们注意的治疗产后发热的竹皮大丸用桂枝辛温通阳解表，用石膏、白薇清里热，寒温两方面的用药都很轻微，并做成丸药，少量多次服用，适用于产后体虚感邪轻微的表寒里热证，该证与大青龙汤相比轻重悬殊。厚朴七物汤是桂枝汤去芍药合小承气汤中的大黄、枳实、厚朴三味药（剂量与小承气汤不同）合而成方，是轻度的辛温解表与中等度的清泻里实热同用，既是寒温同用，又是表里兼顾。厚朴麻黄汤中用麻黄、细辛，既能辛温解散在表之风寒，又能与干姜、半夏合而温化肺部的寒饮，再配辛寒的石膏清解肺热，治疗的重点在于肺部病邪的寒热夹杂，这在临床上颇为常见。寒凉药除石膏之外，黄芩、金银花、鱼腥草等均可选用。

2. 既温中焦之寒又清脾胃之热　这种相反相成类型的方剂主要用于脾胃病证。温中以干姜、吴茱萸为主药，清胃以黄连、栀子为主药，在仲景方中有 8 首这类方剂，以干姜黄芩黄连人参汤为代表方。方中以干姜温脾胃，以芩、连清胃热，人参益气和中为辅佐，适用于急慢性肠炎、痢疾等病。中医基本理论认为脾属阴土，胃属阳土，脾病多寒，胃病多热，脾胃又多同时受病而出现寒热夹杂，因此脾胃病每多适用寒温并用的方剂。如栀子干姜汤药仅二味，栀子清热，干姜温中，虽属小方，但相反相成的配伍方法十分明确。临床颇多应用于胆胃病证。再如，《伤寒论》太阴病篇的桂枝加大黄汤，一般认为是解表兼泻下之方，实则此方虽以桂枝汤为基础，但倍用芍药，又加大黄之后，解表功能已基本消失，而是以桂枝温中，大黄清肠胃之热（小剂量大黄的作用不在于泻下），寒温相反相成配伍，更加芍药、甘草以缓急止痛。此外，半夏泻心汤、生姜泻心汤、甘草泻心汤亦属于温中焦清脾胃这一类型的方剂，由于其配伍更为复杂，兼有补泻同施、升降结合等方法，故归入下一篇“综合配伍”一类中分析。后世方左金丸、香连丸亦属此类配伍方法，已为临床所习用。

3. 既用辛热药温振元阳又用寒凉药清泻里热　是寒温相反相成配伍中的另一种类型。在仲景方中有 9 首方剂，有多种具体的配伍形式。如附子泻心汤中，温振元阳只用 1 味熟附子，量较小，清泻中焦实热用大黄、黄连、黄芩 3 味苦寒药，量较大，显然以清热为主。通脉四逆加猪胆汁汤中，温振元阳用大附子、干姜与炙甘草 3 味，咸寒泻火只用猪胆汁 1 味，显然以温阳为主。有人认为猪胆汁只是反佐，不起重要作用。但猪胆汁用量为半合，为总药量一升二合的 1/24，不是微量，能起一定的清热泻火作用，属于相反相成配伍无疑。还有可用以治疗阑尾炎化脓形成包块的薏苡附子败酱散，用性味甘寒能排脓消肿的薏苡仁、性味苦寒能清热解毒排脓消肿的败酱草与辛热温阳的附子配伍同用，附子占全方剂量的 2/17，寒温相配用于疮疡病证，值得重视。本书第 16 回治疗慢性心力衰竭伴肺部感染的处方，将金银花、连翘、鱼腥草清热解毒与附子、党参温阳益气同用，亦属于这种类型的配伍方法。

(二) 攻补兼施

攻补兼施的方剂适用于虚实夹杂的病证，但虚实夹杂的病证未必皆适宜用攻补兼施的方剂，也可以先攻后补，或先补后攻。因此，攻补兼施具有治疗方法与方药配伍两重意义，本文只论方药配伍。

攻补兼施的方剂在仲景方中有 62 首，内容比较复杂。针对不同的病邪应该用不同的祛邪药。针对阴阳气血亏损以何者为主，又应选用不同的补益药。病损在不同脏腑，用药又有区别。再者，正虚与邪盛有轻重缓急之异，配方便当有扶正为主、祛邪为主还是扶正祛邪并重之别。兹按攻补轻重分类举例说明之。

1. 攻补兼施方中以祛邪为主　这类方剂在攻补兼施方中最多，占一半以上。①著名的白虎加人参汤，以知母、石膏清阳明气分大热（祛邪），同时用人参（以及炙甘草、粳米）益气生津（扶正），二者之间有密切关联，邪热盛将伤气耗津，益气可以生津，津多有利于清热，扶正与祛邪之间起协同作用。②猪苓汤证余热病邪尚在，水气之邪停留，肾阴胃液已伤。猪苓汤中以猪苓、茯苓利水，滑石、泽泻既能利水又能清热（祛除二种病邪），同时用阿胶滋阴养血兼有一定的利水功能。祛邪扶正两方面主次分明，配合密切。③大黄䗪虫丸以强烈的破血逐瘀为主，用了水蛭、虻虫、大黄、桃仁等 7 味破血药，同时也用较大剂量的大生地、芍药与甘草补血和阴，补泻两方面的药效都很有力，主次也很分明。④治疗历节病的桂枝芍药知母汤，用麻黄、桂枝、防风、白术、知母 5 味药祛风散寒化湿清热以祛除筋骨中的病邪，配以炮附子、炙甘草以温阳益气，芍药伍甘草以益阴和血（扶正）。⑤干姜黄芩黄连人参汤在上文寒温并用一节中已经提及，此方又具有攻补兼施的配伍法。用黄芩、黄连、干姜祛除湿热为主，配人参益气为辅。举出以上 5 个方剂，所祛病邪不同，病邪所在部位不同，扶助的正气也有不同。有大清气分大热的，有渗利水气的，有破血逐瘀的，有驱散筋骨中风湿的，有祛除中焦湿热的；有益气的，有养阴的，有补血的，有温振阳气的。各随其证而选用不同药物。

2. 攻补兼施方中以扶正为主适当配用祛邪药　这类方剂在攻补兼施方中较少。主要从补益何脏何腑，在阴阳气血中主要扶持何者进行分析。①著名的肾气丸用熟地、山萸肉与怀山药滋补肝脾肾阴精血液，更加少量附子、肉桂温振肾阳（以扶正为主），配用丹皮、茯苓、泽泻活血、利水兼有轻微的清热作用（以祛邪为辅）。②麦门冬汤用大剂量麦冬，更加人参、甘草（以及大枣、粳米）养肺胃之阴，益气和中（扶正为主），配一味半夏燥湿化痰（祛邪为辅）。③附子汤中用附子、人参、白术温阳益气健脾（扶正为主），配茯苓、芍药二味轻缓地利水、和血（祛邪为辅）。④麻黄附子甘草汤中用附子与炙甘草温阳益气（为主），用较小剂量的麻黄（麻黄汤中用量的2/3）辛温解表（为辅）。《伤寒论》少阴篇原文也称本方是“微发汗”。

3. 攻补兼施方中扶正与祛邪并重　这类方剂不少，举例简析如下：①竹叶石膏汤中用麦冬、人参、炙甘草（以及粳米）益肺胃之气阴，用竹叶、石膏、半夏清化肺胃之痰热。与上文提到的麦门冬汤相比，主要扶正药同样是麦冬、人参、甘草三味，但麦冬用量明显减少，人参用量也减去1/3，而祛邪药增加了较大剂量的竹叶、石膏，二方扶正祛邪力量的改变是明显的。②真武汤中用附子与白术温阳健脾（扶正），用茯苓、生姜、芍药利水、和血（祛邪）。与上文提到的附子汤相比，扶正减去了人参，祛邪增加了生姜，使攻补双方的药力相当。③吴茱萸汤中用吴茱萸与生姜温散肝胃寒邪，用人参、大枣补中益气，是比较明显的祛邪扶正并重的方剂。④温经汤用药较多（12味），药物性能比较复杂，细加分析仍可看出其补泻并重的配伍方法。方中用阿胶、当归、麦冬补血养阴，用人参、甘草益气（扶正），用川芎、丹皮、芍药活血祛瘀，用吴茱萸、生姜温中散寒，桂枝既能通阳散寒又能活血，用半夏化痰湿散结聚（祛邪）。综合补泻两方面的作用基本持平。以上4方：竹叶石膏汤治在肺胃之阴液与痰热，真武汤治在脾肾之阳气与水气，吴茱萸汤治在肝胃之中气与寒邪，温经汤治在下焦之气血与痰瘀结聚，可以作为扶正祛邪方的代表。

（三）峻缓相配

峻药是指具有强烈的泻下、逐水、破瘀、泻火等作用，并且有可能损伤人体正气的药物。缓药是指能减缓相应峻药的作用，使其不致伤人正气。邪气盛，病情急，不得不用峻药，此时制方中适当配以缓药，可以达到邪去而不伤正之目的。如大黄甘草汤治疗胃热呕吐，用较大剂量（4两）大黄，目的在于泻胃火而不在于猛烈泻下，因此加用甘草以减缓大黄的泻下作用。调胃承气汤中用较大剂量的大黄与芒硝同用，服药后应有大便泻下，从而达到清阳明实热之目的，更加甘草以缓其急，避免损伤正气。再如，葶苈大枣泻肺汤中用葶苈子泻痰水，以大枣缓之。十枣汤中用甘遂、芫花、大戟峻下逐水，用大枣缓之。大枣可以保护肠粘膜，减少甘遂等药物对肠粘膜的损伤。再如，白虎汤中用知母、石膏两味寒凉药，虽然可以清气分大热，但难免损伤胃气，所以配粳米、炙甘草（不是用生甘草协同清热解毒）和胃以缓之。又如，大黄䗪虫丸中以多味猛烈的破血逐瘀药物为主，又应用适量的地黄、甘草、蜂蜜以缓其急。在仲景方中也有少数只有峻猛的泻下、逐瘀药而不配缓和药的方剂，如大陷胸汤只用大黄、芒硝、甘遂三味峻下药。抵挡汤中只用水蛭、虻虫、大黄、桃仁四味破血药。这种方剂只能在急重病证中偶一用之，药后大便得通，应停下一服，不可过量。方中用不用缓药是有区别的。

（四）刚柔相济

刚药指药性辛温燥烈的药物，如附子、乌头、吴茱萸、蜀椒、细辛等，桂枝、麻黄亦属其类。过多应用这类药可能耗伤人体阳气阴血，宜适当配用柔药（如蜂蜜、饴糖、大枣、芍药、阿胶等）以减缓其燥烈之药性，保护人体之气血。刚柔相济与峻缓相配有近似之处。但峻药主要指泻下、逐水、破血药物，刚药主要指具有散寒温中止痛、通阳利水化湿、活血通络等作用的药物。如大建中汤用大量蜀椒与干姜温中散寒止痛，配饴糖之柔以济其刚烈。大乌头煎用大量乌头止痛，配蜂蜜以济之（又能缓解乌头之毒性）。再如，黄土汤是治疗消化道出血的有效方。方中用附子、白术健脾、温阳，可以摄血，但药性温燥。所以配阿胶、生地阴柔以济温燥，也能止血。配伍十分精密，所以成为传世名方。再如当归四逆加吴茱萸生姜汤，用桂枝、细辛、吴茱萸温通血脉，散血中之寒，必须配芍药、大枣、甘草以济其温燥刚烈之性。

（五）润燥结合

润燥结合是滋润药与苦燥药同用的配伍方法。滋润药指药性甘平、甘凉，具有生津、养阴、和血作用的药物。苦燥药指药性苦寒、苦温或辛温，具有清化湿热、通阳、祛痰等作用的药物。这一配伍与刚柔相济颇为相似，二者的不同之处在于刚燥药的燥性强于苦燥药，居方剂的主要地位，柔药只是次要的配合，而润燥结合的两个方面药力相当。如小陷胸汤方中，用大量的瓜蒌，润肺胃而化痰散结，药性甘寒，又能清热；再用辛温而燥的半夏化痰散结，用小量苦寒燥湿的黄连清热。药虽三味而润燥相当，寒凉强于辛温，从而达到清热化痰散结的疗效。再如黄连阿胶汤中，用大量苦寒性燥的黄连泻火，更加黄芩为辅佐，泻火之力强，亦有苦燥伤阴之弊，同时配用甘平的阿胶滋阴养血，用微酸微寒的芍药和阴，用鸡子黄甘平养血，从而收到既能泻火又能滋阴的疗效。

（六）散收同用

徐之才的“十剂”中有涩剂与宣剂。今扩充其义，将味辛、性偏于温（少数微寒），具有散寒邪、利气滞、化瘀血、祛痰饮等功用的药物归入发散一类，如麻黄、桂枝、细辛、干姜、川芎、羌活、独活、柴胡等药；将味酸涩或甘、性微温或平（少数微寒），具有止汗、止泻、止血、缩尿等收涩作用的药物归入收敛一类，如五味子、赤石脂、龙骨、诃子等。发散与收敛是两种相对立的药性，在制方时却可以将这两类药物同时应用于一个方剂之中。在仲景方中，散收同用的方剂有20余首，是一个比较常用的配伍方法。治疗慢性支气管炎及寒性哮喘的著名方剂小青龙汤中，用麻黄、桂枝、细辛、干姜散风寒、化寒饮（为主），又配用五味子与芍药敛肺和阴止咳、敛汗，相反相成。目前虽难以用现代药理学阐明其配伍之理，而沿用1700多年而疗效卓著，足以说明其中必然蕴含着科学真理。再如栝楼瞿麦丸治小便不利，方中既用茯苓、瞿麦之渗泄利水，又用怀山药之涩精缩尿，相反相成（方中还将甘寒的天花粉与辛热的附子同用，是又一对相反相成）。过去对此方不甚理解，今将此方应用老年前列腺增生颇有良效。

（七）升降相得

中药药性有升浮与沉降之别。李东垣《珍珠囊补遗药性赋》提出，药有“升降浮沉之能”与四气、五味并列，其概念十分广泛，几乎可以涵盖所有药物。这里的升降主要指药物对人体的气机所起的作用。升降相得这一配伍方法主要用于调理肺、胃、肠、肝、胆、膀胱气机升降的方剂。疏利肝胆气机的四逆散，既用柴胡之升散，又用枳实之苦降，更加芍药、甘草以达到调和缓急之目的。最简单的小方栀子豉汤中，用豆豉轻清升散，用栀子苦寒降火。药虽二味而升降相得，使郁结于胸膈的余热外解下泄。再如半夏泻心汤中用黄连、黄芩苦寒降火，配用干姜辛温散寒、半夏辛温化痰和胃（也有认为半夏性降者），是著名的辛开苦降配伍法。还有治疗咳嗽气急的射干麻黄汤，既用麻黄、细辛的宣肺散寒平喘，又用射干、款冬降肺气，平喘止咳。用于肺气宣肃升降的调节。用升降相得配伍的方剂在仲景方中有近 20 首，举例分析如上。

最后对表里双解的方剂作一点说明。在外感病发展过程中可能出现表里同病。此时治疗，或先表后里，或先里后表，较多的是表里同治，也称表里双解。所用方剂中有解表药，又有治里证的药物。解表药有辛温、辛凉之异，治里药更加复杂，温凉补泻都有可能。因此对于表里双解，看字面有点像相反相成配伍的方剂，实质上是对表里同病的一种治疗方法，所以不列入相反相成配伍法之中。

评释第16　仲景方配伍规律新探索（三）——平调协和与综合配伍

一、平调协和

平调协和这一概念在中医学理论中有四个层次的涵义。一是指正常人体的阴阳气血是平衡和谐的。如《素问·生气通天论》所说的“阴平阳秘，精神乃治”。这也可能源自我国古代的哲学思想，《老子》有云：“万物负阴而抱阳，冲气以为和。”第二个层次是指治疗疾病之目的在于使人体的阴阳气血达到协调和平。正如《素问·至真要大论》所说的：“谨守病机，各司其属，有者求之，无者求之，盛者责之，虚者责之，必先五胜，疏其血气，令其调达，而致和平。”第三个层次是指治疗大法——“八法”之一的和法。八法在《伤寒论》中已经基本具备，后世医家无不应用。而明确提出“医门八法”的是清代程钟龄的《医学心悟》。第四个层次是指方剂的一种配伍方法。如柯韵伯论桂枝汤“乃滋阴和阳、解肌发汗、调和营卫第一方也”，“是剂也，用桂枝发汗，芍药止汗，生姜之辛佐桂枝以解肌，大枣之甘佐芍药以和里，桂芍之相须，姜枣之相得，阳表阴里，并行不悖，是刚柔相济以为和也。”（《伤寒来苏集·伤寒附翼》）

用平调协和法配伍的方剂在仲景方中占有一定的比例，计有55方。按其不同的功能可分为调和阴阳、调和气血与调和脏腑三类。至于调和营卫配伍法，按传统理论只有桂枝汤一方。所以不另列一类，在分析桂枝汤时加以探索。

（一）调和阴阳

调和阴阳配伍法的方剂以肾气丸为代表。方中以附子、肉桂温振肾脏阳气。以山萸肉、熟地、怀山药三味滋补肝、脾、肾三脏之阴精血液，更配茯苓、泽泻、丹皮三味清凉和平之药，行水活血，传统理论虽有“三补三泻”之说，而这三味并不是有力的祛邪药。本方主要的配伍特点在于阴阳并调，既能壮水之主（肾阴），又能益火之源（肾阳），进而有益于调整全身各个脏腑之阴阳。所以，本方既能促进膀胱气化而通利小便，又能摄纳肾气而治疗小便过多的消渴；既能滋润肾阴不能上润之渴，又能通阳化水而治水饮之停留；既能治手足心热，又能治四肢不温；和调阴阳的配伍方法与调和阴阳而略偏于阳的治疗作用都很明显。

桂枝汤也有调和阴阳的作用，而其配用药物与肾气丸有明显差异。桂枝汤用桂枝配甘草，辛甘温，宣通阳气，温振阳气，用芍药配甘草，甘微寒微酸，和阴益阴。生姜助桂，大枣助芍，为辅佐药。此方作用的主要部位不在下焦肝肾，而在中焦脾胃与体表经络中的营卫气血。脾胃为气血生化之源，脾胃与气血之间关系密切。桂枝汤有一定的益气生血作用，但这不是主要作用，其主要作用在于使气血流行通畅而协调，使营卫的运行正常，发挥和谐协作的功能，从而进一步协调脾胃心肺的阴阳。因此，桂枝汤既能用于外感病、祛风解肌解热，又能用于内伤杂病、卫气虚导致之多汗；外感发热初起可用本方，外感恢复期余热亦可用本方；既能用于心动过速的心悸怔忡，也能用于心动过缓或心律不齐的心悸欲按。对于肠胃病证，只要适当配伍，便秘者可用本方，泄泻便溏者亦可使用本方；脘腹疼痛者，可用本方止痛，食欲不振者亦可用本方助消化。调理妇女月经病，经行发热可用本方，经前形寒腹痛亦可用本方。近年实验研究多次重复证明：桂枝汤对体温、汗液分泌、心率、血压及大肠功能等均有双向调节作用。并且已经了解其调节的机制。参见上海研究生教育用书《伤寒经纬》及《现代中医药应用与研究大系——伤寒及金匮》两书中的有关章节。由此可见，中医传统理论所说的调和营卫、调理气血、调整阴阳等内容，是有其物质基础与科学内涵的。

此外，芍药甘草附子汤也属于和阴与温阳配合同用的方剂，而其协调作用远没有肾气丸与桂枝汤的明显。还有茯苓四逆汤一方，也有注家看作是阴阳并调的方剂。我认为，此方以四逆汤（附子、干姜、甘草）为基础，回阳救逆作用是肯定的，加用人参、茯苓二味药，其作用在于益气宁心安神，应属温阳益气宁神之方。

（二）调和气血

应用调和气血配伍法的方剂，用药有简单、有复杂，有直接、有间接，形式多样。最简单的治疗产后腹痛的枳实芍药散只有枳实（即今之枳壳）与芍药二味药，枳壳利气，芍药和血。近年实验研究证明，枳壳对肠胃平滑肌有双向调节作用，可用于多种原因导致的腹痛腹胀。枳壳对子宫有显著的兴奋作用，有利于产后子宫的恢复。枳壳虽是气药而间接对血分也起作用。芍药的主要功能是和血活血，这是作用于血分。芍药对肠胃平滑肌有解痉作用，是治疗腹痛要药，这是作用于气分。芍药又能平肝，起镇静、抗惊厥的作用，这是和阴益阴的功能。可见此方药虽二味，而气中有血，血中有气，交叉重叠，从而起到较好的调和气血的作用。但须注意的是枳实破气，兴奋子宫，孕妇忌用。千万不要误认为中药调和诸方处处可用。还有一首调和气血的简单方剂是治疗胸闷胸痛的旋覆花汤，用旋覆花理气降气配新绛（可用红花代替）活血。主要二味药，加葱管作为药引。不仅药少，内容也比较简单。

调和气血方中用药比较复杂的有温经汤。本方用当归、阿胶补血，用川芎、芍药、丹皮活血，用人参、甘草补气，用吴茱萸、生姜、桂枝温通阳气（桂枝也有一定的活血作用），再加滋阴润燥的麦冬与化痰燥湿的半夏。从气血两方面、多角度配合协调，故而本方可用于证情比较复杂的妇科病证，如子宫肌瘤，既要控制月经量过多之失血贫血，又要活血化瘀消肿瘤；或流产之后，既要活血化瘀，也要止血，还要恢复正气；更年期的时寒时热、腹胀、下利等症。调和气血方中用药比较复杂的还有炙甘草汤。本方一方面用桂枝、清酒、生姜温通阳气，又用人参、甘草补气；另一方面用阿胶、大枣、麻仁养血，又用生地、麦冬滋补阴液。故而本方不仅在于调和气血，还在于协调阴阳，是协调阴阳气血的以补益为主的综合性的方剂，常用于因心脏阴阳气血多方亏损而出现的病证，如病毒性心肌炎心律失常、心肌损伤，及妇女更年期综合征、产后虚弱等。

本文前“调和阴阳”中已经分析过的桂枝汤，也有调和气血的作用。桂枝配甘草温振阳气，温通阳气，芍药配甘草益阴和血，用药虽然不多，却是调和气血的基本配伍法。故而桂枝汤每多用于心血管疾病、妇科调理月经等方面。

在调和气血的方剂中还有一些不典型的间接对气血起调理作用的配伍方法。如治孕妇腹痛的当归芍药散，方中用当归、芍药、川芎三味药和血活血，配茯苓、泽泻、白术三味利水药，通过利水而间接达到通利气机之目的。方中三味血分药的不同剂量也值得重视。芍药不仅能和血活血，还能疏理肝气，是止痛主药，所以用量最大。川芎能理血中之气，虽有较好的止痛功能，但活血力较强，对孕妇不宜多用，所以用量较小。当归养血活血，止痛功能较小，故而用量更小。这种不同用量的配合也体现出调和气血的配伍方法。此外，四逆散的 4 味药中只有芍药一味为血分药，枳壳利气和胃，柴胡理气疏肝，甘草和中，三味均属于气分药，通过调理气机而间接达到和血的作用。近代研究也认为枳壳对血液循环能起一定的作用。

（三）调和脏腑

人体各个脏腑各有其独特的功能，但是要全面地完成其功能，往往非一脏一腑能单独完成，必须有相关脏腑的协调配合。因此，在治疗时应充分考虑相关脏腑的影响，在处方配伍时更应充分运用调和脏腑配伍法。掌握主病脏腑，顾及相关脏腑，或几个脏腑同治。应用调和脏腑配伍法的方剂在仲景方中有10首以上，举例说明如下：

四逆散是调和肝脾的代表方。方中用药四味，柴胡疏肝利胆，芍药柔肝平肝，枳壳利脾胃之气，甘草安和胃气，大体上是两味治肝，两味治脾胃。本方调和肝胆脾胃气机，还在于柴胡使肝胆之气疏泄，芍药使肝胆之气不亢不逆，枳壳使脾胃之气下降，甘草调和气机。因而本方又是理气方剂的基础方，具有一定的调和气血的作用，在此前"调和气血"中已经提及。当归芍药散也是调和肝脾的方剂。其与四逆散不同之处在于：本方用当归、川芎、芍药三味血分药养血、行血，治在肝血；又用茯苓、白术、泽泻三味健脾利水药，治在脾气（运化水气之功能）；而四逆散主要在于调理肝胆气机与和降脾胃之气（胃肠运动与消化之功能）。麻子仁丸是常用的润肠通便的药方，其药物配伍中也具有调和大肠与肝肺的作用。方中用麻仁、杏仁、蜂蜜润肠，大黄清肠之热而通便，枳实、厚朴下气通便，似乎仅仅作用于大肠，与其他脏腑无关，如以中医脏象理论仔细分析，方中芍药柔肝平肝，肝气有调节肠胃运动之功能，枳实亦能利肝胆之气，杏仁与厚朴均能降肺气，肺气肃降正常有利于通便。排便主要由大肠完成，但与肝、肺、脾、肾四脏均有一定的关联。麻子仁丸用了柔肝、降肺的药物，在一定条件下，还可以选用健脾的白术、益肾的肉苁蓉等药物通便。真武汤是温阳利水的方剂，其配伍方法是协调肝脾肾三脏功能。白术、茯苓健脾利水，附子温通肾阳，芍药疏肝行水，（生姜化水气为辅助）三方面协作以达到利水之目的。酸枣仁汤是安心宁神的方剂，主治在心，用酸枣仁养心血、安心神，茯苓安心神，甘草益心气。除此之外，还用辛温的川芎行肝血、解肝郁，酸枣仁又能养肝血，用苦寒的知母清肾经之虚火。心、肝、肾三脏协和，从而达到除烦安眠之目的。

二、综合配伍

临床上有不少病证，证情复杂，需从多个方面综合治疗。适应这种需要，在中医方剂配伍中就有综合配伍这一方法。综合配伍绝非药石乱投，也不是寒温补泻随便凑合，应该与病情相对应，以中医理论为指导。应用综合配伍的方剂数量不少，在仲景方中有50余首，其中有不少是至今临床上仍经常应用的著名方剂，如炙甘草汤、乌梅丸、小柴胡汤等等。

乌梅丸在《伤寒论》中是治疗蛔厥（胆道蛔虫之严重者）与慢性泄泻的方剂。近年临床实践发现本方还能广泛应用于蛔虫性肠梗阻、胆石症、胃炎、哮喘、慢性支气管炎、过敏性鼻炎以及功能性子宫出血等病证。本方主治明确，兼治广泛，这与本方的综合性配伍有关。乌梅丸共用药11味。主药是酸味的乌梅与米醋。乌梅功能安蛔、利胆、止泻、止血，还有一定的抗过敏作用。米醋也能安蛔、利胆，又能收敛溃疡。第二部分用了5味辛温药，桂枝、附子、细辛均能温通阳气，回阳救逆以治厥逆，附子、细辛均有可靠的止痛作用，细辛还能温肺平喘止咳，桂枝则能降肠胃与肺之逆气，蜀椒功能驱蛔、温脾胃而止痛、止泻，干姜能温脾胃与肺，止泻、化痰、止痛。第三部分是苦寒的黄连与黄柏，用以清泻肝、胆、胃、肠的邪热。第四部分用人参益中气、健脾胃，用当归养血、温中兼能止痛。表面看来温凉补泻杂用，似乎没有章法，仔细分析则如上所述。本方以酸平微温之药为主，以安蛔、利胆。其次是辛温回阳救逆又能止痛，痛止则厥逆能回复，这无疑是本方重点之一。第三是苦寒清热，这是因为蛔厥之证，极易化热，或者厥逆之时已有热证潜伏，用苦寒清热药十分必要；因此本方也常被应用于寒热夹杂之证。之所以要用参、归补益气血，是因厥逆之发生必由正气之不足，厥逆之后也多有虚象出现。四个方面的配伍有理、有序，主次分明，各司其职。

小柴胡汤连生姜、大枣在内只有7味药，却是一首寒、温、补、泻、表、里、升、降具备，兼顾到多个脏腑的综合配伍的方剂。柴胡苦辛微寒，解肌表之邪热，又能疏肝利胆，升阳气，黄芩苦寒，清降肝、胆、肺、胃肠等内脏之邪热，二味药有表里升降之别，合作以全面祛除邪热。人参、炙甘草、大枣甘平微温，补中益气，属于平补，与祛邪药同用，适合于病邪留连而正气已见不足之病证。半夏、生姜味辛性温，能祛湿化痰，调理肠胃，兼能治痰饮在肺，通过化痰湿又能间接地安心宁神。由此看来，小柴胡汤不愧为和法的代表方。柴胡加龙骨牡蛎汤是在小柴胡汤（用量减半）的基础上更加小量大黄泻火，加龙骨、牡蛎、铅丹（可以代赭石代替）、茯苓重镇宁心安神，加小量桂枝温振心阳。配伍方法与小柴胡汤相同，而更重视痰热扰心之证。有少数注家认为该方用药杂乱，疑非仲景方，这是多疑的。本方非但配伍有法，并且临床有效。本书第36回心脏神经官能症与第48回精神分裂症均曾用本方治疗而取效。

半夏泻心汤与小柴胡汤有近似之处，也有明显区别。半夏泻心汤用苦寒清热降火的黄连与辛温散寒化痰饮的干姜同用，作为主要配伍。这样的配伍方法特称为“辛开苦降”。其所作用的脏腑主要在肠胃，对肝、胆、心、肺也有一定的作用。方中还用黄芩辅助黄连，用半夏辅助干姜，这四味是祛除病邪、调整肠胃功能的药物。再与人参、炙甘草、大枣三味益气和中的扶助正气药物合而成方，体现出温凉补泻升降并用，兼顾多个脏器的综合配伍法。

桂枝芍药知母汤也是用综合配伍法配制的方剂，体现了温凉并用，阴阳气血协调，兼顾肝、脾、肾三脏的综合。方中以辛温药通阳、散寒、化湿、祛风为主，用了麻黄、桂枝、附子、白术、防风，配以苦寒清热、滋阴的知母与芍药，甘草益阴和血（生姜属针对呕吐而用的辅助药）。这8味药又影响到肝、脾、肾三脏，这三脏与筋骨肌肉相应，是风湿历节病的主要病变部位，因而本方为历代临床所重视。

关于中医方剂配伍规律的评释，花了不少笔墨，至此基本结束。读者必然会发现有些方剂前后被重复解释，在不同的配伍方法中都被提到，这是何故？这是因为一个中医方剂中可能包含着多种配伍方法，这种方剂可能比较复杂，甚至不易解释清楚，但临床效果却很可靠，所以不厌其烦，重复解释，强调其复杂性。回顾这3篇评释中重复解释的方剂不下十余首：如茵陈蒿汤既是协同清热，又是协同化湿；炙甘草汤既是协同补益又是调和气血、调和阴阳；猪苓汤既是协同利水，又是攻补兼施；桂枝芍药知母汤既是攻补兼施，又是综合配伍；干姜黄芩黄连人参汤既是寒温并用，又是攻补兼施；肾气丸既是攻补兼施，又是调和阴阳；麻黄附子甘草汤既是协同散寒，又是攻补兼施；大黄䗪虫丸既是攻补兼施，又是峻缓相配；白虎汤既是协同清热，又是峻缓相配；十枣汤既是协同泻水，又是峻缓相配；当归四逆加吴茱萸生姜汤既是协同散寒，又是刚柔相济；芍药甘草附子汤既是协同补益，又是调和阴阳；桂枝汤既是调和阴阳，又是调和气血（进而具有调和营卫的功能）；四逆散既是升降相得，又是调和脏腑；当归芍药散既是调和气血，又是调和脏腑。读者如能不怕重复，对仲景方配伍方法耐心细致地进行分析、综合的探索，临床处方水平必然有明显的提高。

评释第 17 腹诊小议

腹诊是中医传统诊断方法之一。目前临床上极少应用，基本上已被现代医学的腹部触诊所替代。为了使这一项传统诊断不至于被全部淹没，我曾做了一些工作：对《伤寒论》与《金匮要略》中的腹诊内容加以整理，发表了《仲景腹诊初探》一文（《中医研究》1992 年 3 月）；请日本汉方医中擅用腹诊的藤平健教授来上海中医药大学讲解、传授日本的腹诊；申报并获得批准了国家自然科学基金科研课题——腹诊与中医辨证及腹诊仪的研制。在此前后也有一些中医学者从事腹诊研究，毕竟人数较少，力量不大，无法改变目前临床大势。今日我已退休六载，但弘扬中医传统之心未泯，愿借本书一文，从临床实用出发，简明地阐述中医腹诊的传统及其临床意义。

一、本书中应用中医腹诊的回顾

本书中有 10 个病例有中医腹诊的记录，这些腹诊诊断的结果对辨证论治都起了很大的甚至是决定性的作用。简单回顾如下：第 1 回大叶性肺炎病人发热已 7 天，临床虽有风寒湿邪所致的表证的表现，但便秘 7 天，是否有化热入里、邪传阳明的可能，这时进行腹诊便能起重要的鉴别作用。结果是腹部平坦，腹无胀痛。才能大胆用辛温解表，对于便秘只予润肠而不用泻热清里。第 2 回风湿性心脏病心力衰竭病人腹部轻度膨隆，这与心力衰竭病人水气停留的辨证结果相符。治疗用益气温阳利水即可，不必为腹部膨隆另加方药。第 3 回呼吸衰竭病人有“目中不了了”、“睛不和”、小便短赤呈血色、舌苔黄腻、痰液黄稠等里热炽盛的征象，而腹诊腹不满，按之柔软温暖。提示证属里热炽盛，虽不属实热结聚，但腹诊无明显虚象，支持用大承气汤急下。以上3例腹诊虽然没有突出的腹诊表现，但在“四诊合参”中也起到了一定的诊断作用。第4回阑尾包块的腹诊是中医腹诊与西医腹诊的结合。从中医诊断来看，右下腹压痛，腹肌痞硬（轻度强直）与肿块，排除了寒疝（虚寒性腹痛）或蛔虫性腹痛。第16回风心病心力衰竭中医腹诊有心下痞坚（西医腹诊为肝肿大），这是瘀血、痰湿、水气积聚的表现。这个病人有下肢水肿、小便量少，但腹诊没有腹部膨隆，表示水气积聚较轻，而以痰、瘀为主。其治法用药，便与水气严重的心力衰竭有所区别。虽然用了葶苈子祛痰利水，但整个疗程还是以益气温阳补肾为主。第39回与第40回两个心力衰竭病人，中医腹诊都有心下痞硬、腹部膨隆与腹力强。这提示水气积聚严重，病邪盛。再结合临床上阳气虚衰的表现，则为正虚邪盛的证候。其中一例腹诊有脐下不仁，是肾虚的一种表现。另一例虽无脐下不仁，但临床上有其它的肾阳虚衰的表现，因此不能否定肾虚，只能表示肾虚严重程度较前一例病人略轻。我们的临床经验提示，腹力强较多出现于邪盛正虚的重证。这两个病人的脉象，一为弦紧带数，一为弦滑。弦脉与紧脉也多出现于邪盛正虚证候，可与腹诊的结果相互印证，有助于正确辨证。第40回还有一例风心病心力衰竭的病人，虽有心下痞硬但程度很轻，腹力不是强而是软，脉象不是弦紧而是沉细，再结合其它临床证候，可以看出与前二例心力衰竭病人有明显不同，不是正虚邪盛而是虚多邪少，所以能用膏方调治。这个病人腹诊所出现的轻微胸胁苦满，膏方中用了芍药、枳壳、陈皮、佛手等适当照顾，未予十分重视。从以上4个病例来看，心下痞坚或心下痞硬的程度是与病邪轻重有关的。第44回胆囊炎之后的功能性发热，腹力偏软，胁下无抵抗，胸胁苦满已消失，腹诊的表现为少阳病邪已解、正气已有不足的辨证提供了可靠的佐证。第46回风心病二尖瓣分离术后的心力衰竭，腹诊出现心下痞坚、脐下不仁、腹部轻度膨隆，再加上面色黧黑，这与《金匮要略》痰饮咳嗽病篇中的木防已汤证基本相符，与已椒苈黄丸证相近，属于水气、痰湿与瘀血积聚之证。所以按此辨证用药，用木防已汤，未用石膏而用黄连；因正气明显不足，所以已椒苈黄丸中未用大黄。

综观以上10例腹诊的临床应用，可见腹诊在中医诊断中的重要性不亚于脉诊、舌诊。为了临证方便快捷而弃之不用，致濒临失传，未免可惜。

二、仲景腹诊提要

中医腹诊起源于《内经》、《难经》，在《伤寒论》与《金匮要略》中，腹诊内容有明显发展，并且与辨证论治相联系，从而成为中医临床诊断学的一个重要组成部分。这些腹诊内容传入日本之后，有了进一步的发展。在日本有不少腹诊专著，并在日本汉方医中广泛应用，有的医生还将它作为主要诊断方法。而在我国，古代未见腹诊专著，近年才有较少的腹诊著作。因此，要整理、研究中医腹诊，还得从《伤寒论》与《金匮要略》入手。本文就仲景腹诊的部位、症状、体征与主要证候作简要归纳，提撷其要点。这既是本人研究内容的一部分，又可作为初学腹诊者的指导。

（一）仲景腹诊的部位

仲景腹诊的部位名称，有些与现在的体表定位相同，如腹、小腹、少腹等，也有不少部位名称与现在的体表定位不完全相同，有必要进行一番探索。

1. 胸　胸在古代有二义。一，胸与腹相对而言。体腔的上部，膈肌之上为胸；体腔的下部，膈肌之下为腹，与今义相同。二，胸与背相对而言，前胸后背，胸指人体的前面，包括胸与腹在内，均可统称为胸。如《伤寒论》中的“结胸”，证情包括胸与腹。《金匮要略》大建中汤证中的“心胸中大寒痛，呕不能饮食，腹中寒，上冲皮起，出现有头足，上下痛而不可触近”，证情主要在腹部。厚朴大黄汤证的支饮胸满，也包括腹满在内。如将仲景书中的胸，理解为只限于膈肌之上，可能造成误解。

2. 心　心在古代中医书籍中有三义。一是“君主之官，神明出焉”（《素问·灵兰秘典论》），相当于现代所指脑的功能。二是“心主身之血脉”（《素问·痿论》）、“诸血者，皆属于心”（《素问·五脏生成论》），相当于现代所指血液循环中的心脏，其部位在古代医书中有记载，在胸腔左侧，膈肌之上，体表左乳下（此处名为虚里）可见其搏动。三是指体表部位，在人体腹侧中央。相当于现代所指剑突下这一部位。正如《说文解字》所说：心“在身之中。”在腹诊中，心就指这个部位。因而，心下不是指左乳下而是指剑突下至中上腹。心中是指鸠尾穴至膻中穴的部位。此外，附带说明一下：胁下是指左上腹或右上腹。胸下是指整个上腹部。

（二）仲景腹诊的症状、体征

仲景书中描述的腹部症状、体征的字义与现代临床的含义有区别。为了准确了解仲景腹诊的内容，必须将这些古今不同的概念加以明确界定。

1. 满　满在现代临床上已基本不用。古代腹诊中的满字有二义，一是烦闷，满与闷基本相同。是主观感觉，如胸闷。二是充盈，即膨胀感。现在称腹胀，古代称腹满，也是主观感觉，但按压腹部可能伴有轻度抵抗。

2. 痞　这是个多义字。《说文解字》说：“痞，痛也。”而《伤寒论》第 149 条说：“但满而不痛者，此为痞。”《伤寒论》中的痞，或指自觉症状，即窒塞感；或指腹内肿块，即痞块，这是体征；此外，痞也指气机阻滞不通的病机。

3. 胀　胀的涵义，古代与现代有明显不同。现代临床上，胀主要是指自觉症状，只有肿胀连在一起时方是客观体征。“胀”在古代是客观体征，是看得到的皮肉鼓张。如《灵枢·胀论》说：“夫胀者皆在于脏腑之外，排脏腑而郭胸胁、张皮肤，故命曰胀。”《金匮要略》黄疸篇：“腹胀如水状”，是指腹部膨大与水肿一般。

4. 支　原义是支持、支撑。可理解为梗阻感。按之有轻度抵抗。

5. 结　原义是凝聚。可理解为重压感，如有物结聚于里。按之有轻度抵抗。

6. 急　原义是紧缩，与弛缓相对。可理解为急迫感。心下急则欲呕吐，腹中急则欲大便，小腹急则欲小便，急痛则为绞痛。

(三) 仲景腹诊的主要证候

仲景著作中有20多种腹诊的证候，如胁下痞硬、心下痞等等。近代解释《伤寒论》、《金匮要略》者，对此一般都认为是病人的自觉症状。如作深入分析，可知这些都是腹诊所获得的证候，大多是客观体征，有些也要经过腹诊排除客观体征之后才能明确为病人的主观感觉。兹择其要者简析如下：

1. 胸胁苦满　从字面来看，胸胁苦满是病人为胸胁满闷所苦，是自觉症状。但胸胁苦满又是一个半客观的体征，即用手指按压肋弓下（具体检查手法从略），医生感到有轻度抵抗，病人感到胀闷或有轻度压痛。产生胸胁苦满的病机主要是肝胆湿热、气滞血瘀、痰饮内阻、气机失调等。病变脏腑主要在肝胆，与心、肺、胃也有密切关系。现代医学诊断的胆石症、胆囊炎、肝炎、肝肿大、慢性支气管炎、肺气肿、哮喘、肺部炎症或肿瘤、多种心脏病心力衰竭等每多出现胸胁苦满。

2. 胁下痞硬　胁下这个部位在左上腹或右上腹近肋弓处，而胸胁苦满则在肋弓之内。检查胸胁苦满要将手指伸到肋弓之内，检查胁下痞硬，只须按压肋下的腹壁。张仲景对胁下症状体征的记述十分复杂，有痞、硬、支、结、满、痛、急等等。其中痞、满、痛、急主要是自觉症状，硬、支、结则主要为客观体征。我们故将胁下痞硬作为这一类腹诊证候的代表。胁下痞硬往往与胸胁苦满同时出现，但前者的病情较后者为重。产生胁下痞硬的病机有肝胆湿热、气滞血瘀、痰饮内阻等与胸胁苦满相同而较为严重者，更有气机逆乱、寒凝肝络、胸胁留饮以及一些比较复杂的病机。相关脏腑仍为肝、胆、心、肺。上述出现胸胁苦满的病种严重时也可出现胁下痞硬。

3. 心下痞　心下痞在《伤寒论》中是指中上腹胀闷、堵塞感，是自觉症状。但也要经过腹诊之后才能断定。如《伤寒论》第151条所说：“按之自濡，但气痞耳。”心下痞的主要病机是气滞，还可兼有热郁、气虚、寒邪或湿热。相关脏腑主要为胃肠，与肝、胆、心、肺也有较多联系。我们在临床上发现病人主诉心下痞者，腹诊按压，往往伴有抵抗或轻微压痛。所以日本汉方医腹诊重视心下痞硬而不重视心下痞。也就是说，可能是单纯的气滞，更可能是由于湿热、食积、瘀血等有形病邪而导致气滞。

4. 心下满　心下满主要是一个自觉症状，病情较轻，与心下痞相似。心下痞是堵塞感，心下满是膨胀感，心下满往往兼有坚、硬、痛等见症。其主要病机是中焦气机不畅，往往兼有痰饮、水气、气逆或热结，也有精神因素所致的。

5. 心下痞硬　心下痞是自觉症状，心下痞硬则是客观体征，即在中上腹部按压有抵抗或压痛二者同时存在。是腹诊中的一个重要征象。产生心下痞硬的病机有气虚、虚寒或寒热夹杂，也有气滞、气逆、湿热、痰热，甚或兼有瘀血。心下痞硬所反映的病变脏腑，主要是肠胃，以及肝、胆、心、肺。心下痞硬多见于胃窦炎、胃下垂、溃疡病、上消化道出血、慢性胰腺炎、胆道病变、肝肿大、肝淤血、慢性气管炎、肺气肿以及少数慢性肠炎、神经官能症病人。

需要注意的是腹诊心下痞硬的“硬”，仅仅是按之略有抵抗，有充实感，与西医腹部检查的腹肌紧张不同，病人的体位不同，全身病情不同，医生的感觉不同。痞硬不是肌紧张。

6. 心下痞坚　心下痞坚这个腹候仅见于《金匮要略》痰饮病篇木防己汤证。其临床表现比心下痞硬更为严重。从剑突到上脘，甚或扩大到中脘，出现痞胀，按之有坚硬的实质感。但不是腹壁肌紧张，可能是淤血性肝肿大、肝硬化或肿瘤，为痰水瘀血严重结聚所致。这种病人不仅腹诊表现为明显的实证，往往全身表现为严重的虚证，这是心下痞坚的辨证特点。《金匮要略》除了木防己汤之外，半夏甘遂汤证中有心下坚满，为水饮结聚。桂枝去芍药加麻辛附子汤证与枳术汤证中有心下坚，为水气互结。这些汤证的病机均属水气停留，但证情有缓急虚实之不同。

7. 心下石硬　心下石硬的腹诊的手下感觉较心下痞坚更加坚硬，与西医腹部检查的腹肌紧张相似（但检查时病人的体位不同，对腹肌张力的影响不同）。记载在《伤寒论》的大结胸证与阳明病中，均为水热或实热严重结聚的表现。然而其治疗未必都能用猛烈的攻下法。在《伤寒论》中，对心下硬既有用大陷胸汤峻下者，也有用小承气汤轻下者，更有不可攻下者。由此可见“四诊合参”的重要性。

8. 腹满　腹满在仲景著作中颇为多见，在《伤寒论》中有26处，牵涉到太阳误治、阳明实热、太阴虚寒、少阴急下、危重病中焦气阻、水饮停留以及肝气犯脾等病证。在《金匮要略》中有18处，分属于黄疸、瘀血等十个病种。故而有必要将腹满单列一项加以说明。从《金匮要略》的记载来看，腹满不仅是一个自觉症状，有时还是一个客观体征，即腹部略为膨大充盈。如《金匮要略》水气篇载：“石水脉自沉，外证腹满不喘。”此处之腹满外部可见，显然不仅是自觉症状。

在仲景著作中关于腹满的辨证有以下几点值得重视：①腹满按之不痛为虚，痛者为实；②腹满不减，减不足言，当下之，宜大承气汤；③腹满伴间歇性隐隐腹痛多考虑虚证；④黄疸、虚劳出现腹满提示病情较重；⑤阳明病便闭、腹满而喘提示病情危重；⑥客观检查腹部不胀大，而病人自觉腹胀严重，往往是严重的血瘀气滞证候。

9. 腹胀　现在一般所称的腹胀是指自觉症状。但在仲景著作中，腹胀是客观体征，即腹部膨大，视之可见，不必手按。腹胀的病机有实热、虚寒、水气停留与气滞之别，其程度都比较严重。如少阴病用大承气汤急下的热结伤阴证候，应该用四逆汤的严重的虚寒下利，黄疸病中的女劳疸等等。

10. 少腹硬满与少腹急结　仲景著作中，有 14 处提到少腹的腹诊证候，有 10 种不同提法。其病机十分之七是瘀血，此外，水饮、寒凝、气滞、虚劳、淋证等也很复杂。有待整理提高，此处从简。

三、日本汉方医腹诊的两个特点

日本汉方医重视腹诊，积累了丰富的经验，有不少腹诊专著。这里简单介绍其中的两个内容，即腹力与脐周围及少腹部腹诊。这两点是中医腹诊有所不足之处，想引他山之玉作为补充。

（一）腹力

接受腹诊的病人仰卧，两腿平伸，两手伸直置于身体两旁，自然呼吸，平静放松。医生站在病人右侧。先观察病人腹部外形，是“平腹”还是“隆起”或“凹陷”。检查腹力时，医生手掌手指伸平，整个手掌贴紧病人腹壁，轻轻按压，体会腹壁的张力，在脐周围按“の”形按压。

根据医生所感觉到的腹壁张力的强弱，腹力可分 5 级或 9 级。5 级为：①软：腹壁张力弱，感觉不到腹直肌的张力，整个腹壁松软。提示虚证可能性较大。②偏软：腹壁张力较弱，能感到腹直肌的一般弹性。此等腹力属于正常。仔细辨别则女性的腹力较男性略软。这种腹力并非表示无病，只表示腹力不具有虚证、实证的倾向性提示。③中等：腹壁张力较正常略强，相当于正常人腹直肌的弹性。提示实证或虚实夹杂证的可能性极大，单纯虚证的可能性极小。④偏实：腹壁张力较强，相当于腹直肌紧张的强度。提示虚实夹杂证的可能性极大，单纯实证或单纯虚证的可能性较小。⑤实：腹壁张力强，相当于腹直肌高度紧张的感觉，甚至整个腹壁硬而无弹性。我们所遇到的 5 例腹力实的病人，从整体辨证来看，均为虚实夹杂证。总之，腹力的强弱对中医虚实辨证有明显的指导意义。

日本汉方医对腹力十分重视，作为用药的重要依据之一。根据藤平健氏所著《腹诊讲座》，腹力分为9级，这9级与方药对应如下：①软甚，可能属四逆汤证（具体用药，尚须四诊合参，以下亦然）。②软，属人参汤或真武汤证。③偏软，属柴胡桂枝干姜汤证。④微软，属柴胡桂枝汤证。⑤中等，属小柴胡汤证。⑥微实，属桃核承气汤证。⑦偏实，属大柴胡汤证。⑧实，属柴胡加芒硝汤证。⑨实甚，属大承气汤证。由此可见其对腹力强弱的辨别是十分细致的。我们是在藤平健氏经验的基础上，由9级缩减为5级，以便于掌握。

（二）脐周围及少腹部腹诊

1. 脐旁压痛点　在脐旁二横指的距离，上下左右周围9个点，用一个手指按压，有抵抗、压痛为阳性，程度可分3级。应与腹力及其它临床见症结合进行辨证分析。瘀血的可能性很大，少数为气虚或虚寒，妇女多考虑月经不调。应排除便秘。

2. S状部压痛点　在脐与左髂前上棘连线中点及其周围（二横指距离）压痛阳性者也提示瘀血的可能性很大，少数为虚证（血虚、气虚或虚寒）。

3. 回盲部压痛点　在脐与右髂前上棘连线中点及其附近。与S状部压痛点基本相同，但应结合西医腹部按诊，注意阑尾炎症。

4. 脐下不仁　以脐为界，用手掌按压脐上与脐下，反复比较上下两部分的腹力。如脐下腹力明显弱于脐上，为脐下不仁阳性。提示肾气虚。日本汉方医经常对出现脐下不仁的病人用牛车肾气丸。

5. 脐上悸与脐下悸　《伤寒论》炙甘草汤条文有“心动悸”的记载。按字义，悸是自觉症状，动是他觉体征，是腹诊所得的一个证候。腹诊检查脐上或脐下悸动的方法是：在脐上或脐下一二横指处，用一个中指指尖向下，由轻到重按压（所按得的是腹主动脉的搏动）。无悸动为（一），轻按即得为（＋＋），重按才得为（＋），不必过于用力。脐上悸或脐下悸阳性，提示气机上逆，与肝、肾、心等脏有关，有寒热虚实的不同。精神神经异常的病人常见此腹候。在解释病情与用药治疗中宜多注意。

评释第 18 经典辨证在本书中的应用

本书 50 个章回共有 100 个病例。在这 100 个病例的辨证施治过程中运用了多种多样的中医辨证、辨病的方法。如伤寒六经辨证，温病卫气营血辨证，脏腑辨证，病邪辨证，经络（包括奇经八脉）辨证，《金匮要略》的辨病分证，《内经》的论病，外科辨病以及后世医家独特的辨证方法等。还有中医多种辨证方法的结合，中医辨证与中医辨病的结合以及中医辨证、辨病与西医诊断的结合。这些方法中有秦汉时代的古老传统，有金元时代以后的发展，更有近年中西医结合的创新，还有一些是作者的试探。因此，在写完了 50 个章回之后，很想作一次回顾，加以归纳分析。虽属一得浅见，或将有助于中医辨证方法的提高。兹将以上内容分成经典辨证、脏腑辨证与中西医结合辨证及其它辨证三篇评释文章。

本文介绍经典辨证在本书 50 个章回中的具体应用。

一、《伤寒论》六经辨证

近年用伤寒六经辨证治病的临床报道较为少见。其原因在于伤寒六经辨证主要用于感染性疾病或传染病，而这些疾病近年临床大多用西医西药治疗。本书 100 例中感染性疾病 21 例，用伤寒六经辨证者 7 例。简析如下：

第 1 回大叶性肺炎，发热已经一周，中医辨证仍为太阳寒湿。这是符合《伤寒论》原意的。《伤寒论》太阳病中篇有“脉浮紧，无汗，发热，身疼痛，八九日不解，表证仍在，此当发其汗”的原文，故而用麻黄加术汤辛温发汗解表。二剂之后发热不退依然恶寒无汗，并出现呕吐。按伤寒传变规律，辨证为太阳少阳并病，用麻黄加术汤合柴胡、黄芩。这是钟老的创意，《伤寒论》中没有麻柴合用的方，也没有麻黄汤证转向柴胡汤证的记载。最后高热退，用小柴胡汤治疗低热，这是太阳传变为少阳。可见伤寒六经传变，并非都是病情加重，只是疾病的发展，也包括病情趋向好转。当然，传入少阴、厥阴，无疑是病情加重。本病初诊所用麻黄加术汤，原载于《金匮要略》湿病篇。可见《伤寒》、《金匮》原属一体。而其传变则全属《伤寒》。

第3回呼吸衰竭，呼吸道感染初起时的证情没有见到，无从推测。会诊时既有少阴病虚寒证的表现，又有阳明病里实热证的表现。少阴病比较明显地表现在外，阳明病蕴伏于里，容易忽略，这是辨证的难点。经过中西医结合的治疗，从中药汤方来看是“少阴急下”，用大承气汤，泻下阳明实热。此外，中药紫雪丹是治少阴（心）的开窍清心药，还有西药起扶助人体正气的作用，实际上是阳明少阴同治。三天之后出现湿困脾胃、痰阻肺络的证候，改用平胃散治疗。这从伤寒六经传变来看，是由阳明传变为太阴。由此可见，严重的阳明实热证攻下之后传变为轻浅的太阴病，不是病情加重而是病情明显好转。这一点，过去探讨伤寒六经传变理论的没有提出过，但临床实际却说明阳证转阴未必都是病情加重，这是中医辨证理论的新的概括，有待于临床上进一步地实证。

第43回空调病。低热，恶寒，无汗，神疲乏力，短气，面色淡白，脉沉细。伤寒六经辨证为太阳少阴两感，用麻黄细辛附子汤与麻黄附子甘草汤合方治疗。脉、因、证、治均与《伤寒论》基本符合，可以说是用古方治今病的代表之一。特别是服药二剂之后，外寒解除，阳虚恢复，但暑热夹湿由表入里，由营卫经络进入太阳之腑——膀胱，病情已见轻减，改用五苓散治疗而痊愈。这又符合伤寒学说中“中阴溜府”的理论。即少阴（心肾）的病证转变为太阳（膀胱）的病证。由此可见，不仅《伤寒论》的方剂，并且其传变理论在当今临床上仍具有重要的指导意义。

第42回杨医生的妹妹患上呼吸道炎症，中医辨证为少阳阳明并病。辨证根据是：热型由寒热往来转变为但热不寒，又有大便干结、舌红、咽肿痛等热象，但有时有汗有时无汗，为少阳未罢。所以用大柴胡汤，并且估计服药后热退的时间与《伤寒论》原文的记载相符。可见《伤寒论》对临床实践具体生动的记录这一认识是可信的。

第44回记载了两例功能性微热，一例是肺部感染高热减退之后的低热，用桂枝加厚朴杏子汤，一例是胆囊炎高热之后用柴胡加芒硝汤。这也是根据六经传变理论，根据《伤寒论》差后劳复篇的记载，结合病人具体情况，作了轻微的调整。《伤寒论》原文用桂枝汤，具体处方中加了厚朴、杏仁。原文用小柴胡汤，具体处方减轻了柴胡剂量加了少量芒硝。

第5回风湿性关节炎、反应性组织细胞增多症。经过反复讨论用甘草附子汤加味治疗取得初步效果。辨证结果是“太阳风湿”。甘草附子汤的条文在《伤寒论》与《金匮要略》中都有记载，内容相同。因此，这个病例既是伤寒六经辨证，又是金匮湿病辨证，是二者的结合，再根据具体病情加味。

二、温病辨证

温病学说中包含着多种辨证方法，如卫气营血辨证，三焦辨证，湿邪、温热病邪、燥邪等病邪辨证，这些在温病学说中有详细、深入的论述。此外，还有新感、伏气之辨等。本书往往将这些辨证方法综合应用于临床，有4例病人，简述如下：

第6回反应性组织细胞增多症，反复发热3个月。不仅西医诊断有困难，中医辨证也意见分歧。最后根据反复发热，每因感冒而发作，有腹胀、纳呆、尿少色黄赤、舌苔黄腻等湿热见症，又根据薛生白《湿热病篇》的论述“脾胃内伤，湿饮停聚，客邪再至，内外相引，故病湿热”，辨证为湿热内伏中焦，外感引动伏气。坚持较长时间用三仁汤合甘露消毒丹而治愈。

第 26 回青年工人小竺，患心肌炎、心律紊乱已二年。近日因感冒发热引起哮喘，经西药治疗，热退喘平，但心律紊乱加重。用《伤寒论》炙甘草汤无效。经仔细诊察，发现脸色潮红、唇舌干红、咽红肿、脉数多停搏。按温病伏气理论，辨证为温热病邪蕴伏于营分、血分，因外感风热而引动，用古方清热地黄汤、清营汤、增液汤等复合在一起，具有凉血清心、重镇宁心、滋养阴液的功效。这与用炙甘草汤治心律不齐，具有益气、通阳功效者有明显区别。

第 13 回第四个眩晕病人既有血虚的表现，又有咳嗽、口干、便秘等外感燥邪的表现，用杏苏散加味，根据《温病条辨》，二者兼顾，很快取得效果。第 14 回第二个眩晕病人，心电图检查发现 ST 段变化，提示心肌缺血。年近五十，有冠心病可能。钟老并不因此而按内伤杂病胸痹论治，而是根据临床具体表现，按温病湿热弥漫上焦论治，用三仁汤取效。由此可见，中医辨证要透过现象求其本质，要有灵活性，不要受外感内伤的束缚，一些亚急性的疾病或没有发热的疾病，仍可能是感受外邪所引起的。感受外邪也有不发热的，故而不太应用“外感热病”这个名称。发热病证中也有内伤的因素。

三、《金匮要略》辨病辨证相结合

《金匮要略》是中医辨治内伤杂病的经典。本书中有 20 例病人使用了《金匮要略》的辨病与辨证相结合的方法，大多又用其方药进行疗治。

第 20 回现代医学诊断为白塞病，症状很典型。与《金匮要略》狐惑病相符。既有“蚀于喉”的症状，又有“蚀于阴”的症状。用《金匮要略》主治方——甘草泻心汤，虽未能根治，但有明显改善症状的效果。《金匮要略》狐惑病的 4 条条文描写症状很全面，对虹膜睫状体炎（目赤如鸠眼）及前房积脓等并发症做了具体记载，提出了治疗方法。

第 43 回中暑高热。用伤寒六经辨证属于阳明病。用《金匮要略》辨病为暍病，具体辨证为“太阳中热”，身热而渴为辨证关键，用白虎加人参汤主治。辨证施治的方法更为简单明确，效果也很显著，二剂而愈。从以上两个病例可以看出中医辨病的重要性。白塞病的临床表现很复杂，单独用辨证的方法很难得出明确的结论，如能联系狐惑这个病的特点，或蚀于上，或蚀于下，或表现于眼，或隐或现，才容易得出诊断而采用有效的方药。中暑起病突然，没有明显的六经传变的过程，用中暍辨病也容易做出正确的诊断。

本书有 7 例病人辨病诊断为虚劳。诊断是根据金寿山教授对虚劳病的理解，是一大类慢性、消耗性、进行性的疾病。其中 3 例用《金匮要略》虚劳篇的方剂，4 例用其辨证论治的理论，未用其方。第 11 回神经官能症病人，长期的折磨，卧床不起已经三四个月。从中医来看属于虚劳病、梦交证，用《金匮要略》方桂枝加龙骨牡蛎汤加味，方药与病证相合，很快取效。第 28 回孕妇患心肌炎心律不齐，中医按虚劳病心气心血俱虚证论治，用《金匮要略》附方炙甘草汤。《千金翼方》指出：炙甘草汤能治“虚劳不足，汗出而闷，脉结悸……”。第 36 回心肌炎心肌缺血，用炙甘草汤合酸枣仁汤。这二例也是方药与病证相合而取效。第 15 回血小板减少性紫癜，在疾病由虚证向实证转化时，由于诊断为虚劳病，根据《金匮要略》虚劳病可能虚实转化的理论，及时改用清热凉血、活血化瘀的治法，虽不用《金匮要略》之方，仍取得较好的效果。第 37 回、第 38 回两例扩张性心肌炎病，证情复杂，阴阳气血俱盛，多脏腑亏损，又有水气、痰浊、瘀血等病邪，治疗用药难以下手。虚劳病的诊断明确之后，根据《金匮要略》虚劳篇薯蓣丸这个大复方的用药方法，将人参汤、附子汤、真武汤、五苓散、枳实薤白桂枝汤等合成一方，对这个疑难杂证起了明显的疗效。这是遵从其理论而不一定用其方药。

本书有 4 例病人诊断为水气病，都属于正水。现代医学诊断都是慢性心力衰竭，治法都用益气温阳利水，主方都是真武汤、五苓散。仔细比较有细小的区别。第 2 回是典型的正水，兼有虚阳外越，用参附龙牡汤、真武汤、五苓散。第 36 回是较轻的正水，只用真武汤、五苓散。第 40 回是严重的正水，兼有痰饮严重停留，所以真武汤、五苓散又加用己椒苈黄丸。第 46 回也是严重正水，兼有中焦郁热。治疗略有差别。

本书有 5 例病人诊断为胸痹（第 35 回齐先生胸痹诊断未明确，第 47 回符先生主要为中风，伴有胸痹，亦未计入），均有痰瘀结聚、气机不通而上逆的病机，有胸闷、胸痛，咳嗽、痰多，或难以平卧等症，基本符合“枳实薤白桂枝汤主之，人参汤亦主之”的证候。现代医学都诊断为冠心病。5 例病人各有一些区别。第 24 回的证候比较典型，痰多、虚寒见症明显，因而在主方枳实薤白桂枝汤之外，用多种化痰药，党参与附子同用。第 36 回的证候为高年气虚与瘀血阻络，临床上短气神疲，心动过缓，心绞痛明显。因此在主方之外多用活血化瘀药，加用人参而未用附子。第 49 回有三个心绞痛病人。第一个病人除痰瘀互结、阳气虚衰这基本证候之外，更兼有中焦湿热。所以在主方之外，不仅加用党参、附子，还用黄连、半夏，与瓜蒌合在一起为小陷胸汤，清化痰热湿热。第二个病人除痰瘀互结这一基本病机之外，有肠胃郁热，大便干结，痔疮出血，因此，加入大黄、栀子、芦荟（更衣胶囊的主要成分），不用桂枝以免动血。第三个病人除基本病机之外，病情较轻，阳虚不明显，但口干舌燥，血压偏高，所以未用参、附，而用葛根生津润燥。有了基本诊断，便能掌握基本方法，再根据具体差别适当调整，这是辨病与辨证相结合的优点。

本书有 2 例病人诊断为历节。第 20 回西医诊断为风湿性关节炎，中医诊断为历节，属风湿偏胜，寒热夹杂的证型，符合《金匮要略》历节病篇中的桂枝芍药知母汤证，病情较轻，方药与病证相对应，所以很快取效。第 42 回的长期反复发热的病人，西医难以确诊，拟诊为结缔组织疾病、风湿热。中医诊断也不明确，辨证为风湿弥漫、气血阴阳俱虚。只能说与

《金匮要略》历节病篇的桂枝芍药知母汤证近似。故而以此方为基本方，加入补肾药。经过三个月的调理终于取得效果。这也是得力于辨病与辨证相结合。而对复杂病证，心中没有一个基本认识，是很难下药的。

除了以上 20 例病人之外，第 5 回风湿性关节炎与第 1 回大叶性肺炎如按《金匮要略》而论属于太阳湿病的两个不同证型，已见本文此前“伤寒六经辨证”。第 19 回不完全性幽门梗阻病人如按《金匮要略》而论属于胃反病，将在评释二十“其它辨证方法”中分析。

四、《内经》辨病辨证结合

《素问》与《灵枢经》中均有一些诊病辨证的篇章。如《痿论》、《痹论》、《风论》、《癫狂病》、《水胀》等等。在理论上至今对临床仍有一定的指导意义，可惜没有具体的方药。

本书第 7 回病毒性脊髓炎，根据《素问·痿论》的理论：“居处相湿，肌肉濡渍，痹而不仁，发为肉痿”，“肉痿者得之湿地也”（《痿论》引《下经》），可知其病与患者居住环境有关，辨证为湿热致痿，不用温补肝肾方药，而以三妙丸为主方，终于取得疗效。本书第 41 回的痿证，由神经官能症起始，已造成器质性的病变，出现肌肉萎缩，外阴萎缩，眼睛干涩，头晕、耳鸣等，显然是严重的肝肾精血亏损。所以用大剂量的龟、鹿、参、杞、巴戟、苁蓉，熬成膏滋药，不论冬夏，长期服用，取得良好的效果。其理论指导也来自《素问·痿论》：“思想无穷，所愿不得，意淫于外，入房太甚。宗筋弛纵，发为筋痿”。这段两千年前的医论与这个病例的病因、病证，何其相似乃尔。《痿论》还引用《下经》的文字：“筋痿者，生于肝，使内（劳役费竭精气之意）也。”指出了筋痿的治疗的原则。由此可见，《内经》的经文并非都有实用价值，但确有可用之处。

本书第 5 回湿病、第 20 回与第 42 回历节主要根据《金匮要略》作出诊断，而与《素问·痹论》的内容既有密切的联系，又有取有舍。如主要根据“风寒湿三气杂至，合而为痹”的经文，强调“三气杂至”，而不主张勉强分别为行痹、痛痹、着痹，重视祛风、散寒、化湿综合用药。对于脏腑气血痹阻之病证，不再与肌肉筋骨病证合在一起讨论，如心脉不通的病证，不称心痹，而根据《金匮要略》胸痹篇辨证施治。

评释第 19 脏腑辨证在本书中的应用

脏腑辨证是应用最广泛的一种辨证方法。自《素问》、《灵枢》以至近年编著的《中医辨证学》，无不以脏腑辨证作为一种主要的辨证方法加以论述，在各种病证的辨证施治中均离不开脏腑辨证。脏腑辨证不仅能够定位，并且分析脏腑的生理功能、病理变化，各个脏腑之间的关系，脏腑与机体内部气血阴阳的关系，脏腑与外来病邪的关系等等，可见脏腑辨证的内容十分复杂细致。本文不能把与脏腑有关的病例一一列举细论，只能选取本书 50 个章回中以脏腑辨证作为主要辨证方法的 20 多个病例加以归纳分析。

一、5 例呼吸道感染的脏腑辨证

第 8 回慢性稳定型肺结核伴支气管感染的病人，临床见症复杂，咳嗽，咯痰或多或少，或痰中带血，失眠，心烦，头晕耳鸣，自汗盗汗，下午升火，纳差，脘痛，便溏，脉弦细带数，舌色偏红苔薄白。门诊用抗痨药治疗已半年，基本能控制，但不能痊愈。中医辨证无疑是病在肺脏，肺有痰热。但是先后用过多种方法：清肺热、养肺阴、益肺气、润肺化痰、燥湿祛痰、凉血止血等，变换了许多药物，终未痊愈。这些方法是脏腑辨证论治的基本方法，只能应用于上呼吸道炎症、支气管炎等比较简单、轻浅的病证，对这样一个病程已多年，病情复杂的慢性病，就显得不够了。必须进一步深入辨证，分析病情是否已经由肺而影响到其它脏腑。一个脏腑不是孤立的，它与全身其它脏腑在生理、病理上有密切联系。从这个病例的临床表现来看，除了肺的病证之外，有心火旺，影响到肺；有肾阴虚、虚火上炎，影响到肺；有脾胃气虚影响到肺。脏腑之间相互联系的理论是中医脏象学说的关键，也是五行学说的精华所在。在这个理论指导下，就不能单独治肺，除清肺化痰之外，还应该泻心火，养肾阴，清虚热，一度还加用肉桂温振阳气以推动肾水上润肺金。这样综合性地选药成方，随证用药，终于治愈。

第3回呼吸衰竭病人，有慢性支气管炎已多年，最近发热咳嗽一星期，因发现神识昏迷而送急诊。其基本病变无疑是在肺脏。但当时的辨证结论却是少阴（心与肾）与阳明（胃与大肠）同病，并且用大承气汤急下，重点治阳明，只用少量清热开窍药治心。在讨论中排除了用麻杏甘膏汤清宣肺热的治法。这充分反映了中医脏腑辨证与藏象学说的特点——整体观。这也是中医基本理论的一个特点。初起的肺热、痰热可以用清宣肺热的方法治疗，如病情深入一步，便应改用清热肃肺的治法，现在这个病人邪热更加深入，已经结聚于阳明（胃肠）。这不仅是中医在理论上的解释，现代病理学也确实发现在这种情况下，肠道确实有一系列病理变化，如充血、水肿、微循环障碍等。这时用大承气汤之类方药清热泻下，不仅可以减轻炎症，对改善全身中毒症状也有较好的作用。中医脏腑辨证理论对抢救这个病人起了正确的指导作用。值得注意的是，这种情况下使用承气汤法，不一定要求便秘、腹胀等可下症状全部具备。

病情好转之后，患者仍有咳嗽，痰多黄稠，及轻度浮肿、脉滑、苔腻等症。这时辨证，认为病变虽然在肺，而根源却在脾脏，是“湿困脾胃，痰阻肺络”，治疗重点在脾而不在肺，用平胃散加味。这反映了肺与脾胃之间的另一种关联。这种关联，五行学说的术语叫做“土不生金”，中医病理叫做“脾为生痰之源，肺为贮痰之器”。从临床治疗角度来说，慢性长期的咳嗽痰多，单治肺效果不好，一定要兼治脾，健脾化湿才能达到化痰之目的。再结合一点现代医学知识，从全身来看，有多种腺体的分泌（唾液腺、肠腺、胃腺、气管杯状细胞等）、淋巴液的流行、肾脏对尿液的调节等功能与中医脏腑理论中脾的功能有近似之处。由此可见，《素问·经脉别论》说：“饮入于胃，游溢精气，上输于脾，脾气散精，上归于肺，通调水道，下输膀胱，水精四布，五经并行。”这段话不仅说明了肺脾之间在水液流行方面的联系，还说明了脾对全身水液流行的调节作用，是很有指导意义的。

第 22 回小儿气管炎，发热、咳嗽、痰多，当然要用宣肺、清热、化痰等药治肺祛邪，但同时又加用黄芪、太子参、炙甘草健脾益气。从治法来说，这是攻补兼施的一种形式，而其所以能用健脾益气的理论根据即在于五行学说的“土能生金”。这是脾肺关系在外感病中的一种体现，此前已经论述到了用大承气汤泻下实热治肺中痰热结聚，用平胃散健脾燥湿治肺中痰湿。本例是脾肺关系的第三种形式。理论简朴而具体体现的形式多样，这也是中医理论的一个特点。第 29 回何家小弟弟咳嗽、咯痰、发热（气管炎）的治法也体现了肺脾关系的第三种形式，其第三个处方的健脾药用了四君子汤与玉屏风散，用得更加全面，在理论上与第 22 回小儿气管炎的治法相同。

第 29 回小傅哮喘的治法：第一个处方用宣肺清热化痰平喘，完全治肺；第二个处方加入黄芪、沙参，开始考虑益气健脾；第三个处方再加入熟地、脐带，清肺药明显减少，但仍用宣肺平喘药，是肺、脾、肾三脏同治；第四个处方去麻黄、蒲公英加当归、厚朴，是以治肾为主。所以要采取这样的治疗步骤，一方面根据临床证候的发展变化，但并非临时的应对；另一方面是根据中医的脏象学说与气机升降的理论。中医认为一般的外感咳嗽较为轻浅，其病变或仅在肺脏，最多影响到脾胃，除非老年慢性咳嗽，不致发展到肾，而哮喘的病根较深，初发时看似病变在肺，实则其根在肾。因为中医认为，人体吸入清气和呼出浊气的运动，须由肺与肾配合才能完成。因此，治哮喘必须治肾。至于何时开始用补肾纳气药，选用何种药物，可以因患者年龄、体质而异，各医家或有不同经验，而治肾则是一个基本原则。

二、7例心力衰竭的脏腑辨证

本书50章回中的7例心力衰竭病人（扩张性心肌病2例未计在内）。根据《金匮要略》辨病，有诊断为水气病、正水的，有诊断为虚劳的，也有诊断为痰饮的。其脏腑辨证则主要依据肺、脾、肾三脏在调节水液流行、调节气机升降方面的功能进行，尤以脾、肾二脏为重要。值得注意的一个特点是对心的辨治却居于较为次要的位置。这是因为中医对心的认识中，重点在于心主神明的一方面。

第2回赵老太太的风湿性心脏病心力衰竭由感冒咳嗽引发，痰白而粘，呼吸短气，肺有病变是肯定的，但目前不是最主要的。主要在于尿少、水肿与气喘同时出现，在于四肢厥冷，脉搏散乱，提示病变不仅在肺。从水肿来看，长期慢性逐渐加剧的水肿在于脾肾阳虚不能化水。从严重的气喘来看，重点已在于肾气虚不能纳气归元。从肢冷、脉散乱来看病变在心与肾，是元气与肾阳衰竭，将有厥脱之危险，这是当务之急。故而用人参、附子、龙骨、牡蛎益气回阳救逆为主治，用真武汤、五苓散温运脾肾为辅。肺部痰热改由西药抗生素治疗。

第16回一位年轻姑娘也是风心病心力衰竭，也是由感冒咳嗽引发，也有尿少、水肿与气喘，也是肺、脾、肾三脏同病，但病情较轻，未见心肾元阳衰竭的表现，所以采用肺、脾、肾三脏同治的方法。等到肺部痰热消失，改用脾肾同治、气阳双补的治疗虚劳的方法。

第36回80岁老太太的心力衰竭伴有脑梗塞，证情复杂，心、脾、肾三脏阳气俱虚，心神不宁。不仅有水气，还有瘀血。故而用复方治疗，真武汤、五苓散、酸枣仁汤、桂枝加龙牡汤及补阳还五汤综合成方。

第40回有三个心力衰竭的病人，其脏腑辨证同中有异。

何老先生既有高血压又有慢性支气管炎继发感染，是高心病、肺心病，西医心脏病诊断与前二例不同。中医辨证从大体上看也是肺、脾、肾三脏同病，具体分析则与前二例有一个明显的区别——肺有痰热，但这种痰热，已非一般外感风热所酿成，而是郁于肺胃的郁热与痰胶结而成。这样，就不仅要治肺中之痰热，还要治郁于胃肠（这里所说的肠胃是中医辨证概念，提示其证情比在肺的证候要深入一步）的邪热，这与第3回呼吸衰竭病人，病变在肺而用大承气汤泻下的机理近似。这个病人没有用大承气汤急下法，而用了己椒苈黄丸逐痰轻下法。此外，用人参、附子益气回阳救逆，用五苓散健脾利水，则与第2回赵老太太的心力衰竭的治法相同。唐老先生也有高血压，也有慢性支气管炎继发感染，但心力衰竭的程度明显轻于何老先生。因此，脏腑辨证基本相同，也是肺、脾、肾三脏同病，也是肺胃有痰热郁结，但肾脏阳气虚衰的程度轻微，所以仍用己椒苈黄丸逐痰轻下，利水改用四苓散加味，只用黄芪益气，不用人参、附子回阳救逆。第三个甄老太太的心力衰竭已经基本控制，因此能用膏方治疗，寓治于补。虽然膏方药中也有人参、附子、肉桂等药，但与前二例毕竟有明显区别。

第46回二尖瓣分离术后心力衰竭，并非因外感而引发，虽有气喘，但从脏腑辨证来看，这种气喘缘于肾不纳气，几乎没有肺的见症。主要病变是元阳虚衰，肾不纳气，脾失健运。临床出现脘痞腹胀，食少恶心，是胃有郁热。所以治疗用大量人参、附子温振元阳，用木防己汤合五苓散、真武汤，温运脾肾而利水，没有用石膏而改用黄连、厚朴、半夏治郁于胃脘的痰热。

三、5例消化道疾病的脏腑辨证——脾胃与肝

消化道疾病从中医脏腑来看绝大多数属于脾胃病证，并往往与肝密切相关。本节内容将分析5例这一类病证。在消化道之外的疾病，中医辨证也有不少属于脾胃病证的，不可不知，

详见本文下面的评释。

第 14 回中年妇女患胃窦炎、胃下垂。临床表现为胃脘胀痛、口苦、吐酸，还有畏寒怯冷、下肢浮肿、腰酸尿频，又有头晕、耳鸣等症，证情复杂。经仔细辨证，确定为中焦脾胃虚寒，阳气虚衰，肝气来犯，略兼胃热。用吴茱萸汤、左金丸、六君子汤等方综合调治，取得很好的效果。

第 19 回周某患十二指肠球部溃疡合并不完全性幽门梗阻，胃痛多年。一个月来，朝食暮吐，大便秘结，口苦，苔黄，形体瘦削，舌淡，脉细。是一个虚实寒热夹杂之证。用脏腑辨证分析，虚寒主要在脾，已影响到肾；湿热结聚在肠胃；严重的呕吐不仅是胃气上逆，更有肝气横逆犯胃。因此，用附子温阳，党参益气，大黄、黄连泻肠胃热，半夏、生姜、旋覆花降胃气，吴茱萸、代赭石平肝。虽不能除根，却能缓解症状。

第 19 回罗姓青年患浅表性胃炎、胃粘膜脱垂。胃脘胀痛，痛引两胁，时发呕吐，与情绪有关，舌红，苔白，脉滑数。病证主要在胃，而肝气的影响明显。虽然有寒有热，但寒热均较轻微。治疗用半夏泻心汤、旋覆代赭汤出入。用药平和，不用黄连之苦，不用半夏之燥，较多用疏肝、柔肝、平肝药物。

第 19 回陈姓男子患萎缩性胃炎伴十二指肠球部溃疡。临床症状虽多，但不严重，用药重在调理。脏腑辨证与前二例基本相同，也是脾胃寒热虚实夹杂、肝气来犯。症见脘腹胀多于痛，纳差，苔腻，提示脾胃湿热，是本证的特点。因此在半夏泻心汤的基础上，加厚朴、枳壳、蔻仁等药化湿。

第 20 回中年男性患十二指肠球部溃疡，多次反复出血。临床表现为空腹脘痛，饭后作胀，便溏，纳少，舌红，口苦，多梦，消瘦，脉弦细数。中医脏腑辨证无疑病在脾胃，寒热虚实夹杂。但仔细辨析，又与前几个病例有不同之处。本证不是脾胃寒热虚实夹杂，而是脾胃虚寒、肝热肝旺。因而，治疗不用半夏泻心汤类方剂，而是用四君子汤加丹皮、黄连、芍药。

从以上 5 例可以清楚看出消化道疾病的中医辨证论治的基

本规律与比较多见的加减变化。

四、4例消化道以外疾病而以脾胃为主的脏腑辨证

中医的藏象学说与西医的内脏器官的生理病理学说是两个不同的理论体系，二者之间虽有若干可以联系、相应之处，以资启发，但决不能机械对照。兹就本书中几例并非消化道疾病或仅仅对消化道有一定影响的疾病，而中医辨证论治时以脾胃为主体，或认为与脾胃有重要关联者，分析如下：

第20回一例白塞病（眼、口、生殖器综合征），证候表现为口腔糜烂、阴部小疖、白带增多腥臭。按《金匮要略》诊断为狐惑，而中医脏腑辨证则为脾胃湿热，所以用甘草泻心汤治疗。如果出现眼睛的见症（前房化脓或虹膜睫状体炎）便应另行辨证，不可墨守成法。

第14回郑姓妇女，心电图提示心肌缺血，拟诊为冠心病。临床表现为头晕、胸闷、痰多、纳少，脉濡缓，苔白腻满布。中医脏腑辨证属于脾胃湿热、胸阳失展，用三仁汤治疗，也有效果。

第13回耳源性眩晕，临床表现为剧烈的旋转性眩晕，甚则呕吐。现代医学病理学认为病在内耳的迷路水肿。中医脏腑辨证认为证候虽然表现在头部，病根却在脾胃，脾气不能正常运化，水气停留，成为痰饮，阻碍阳气不能上升，应该用健脾通阳化饮的方法治疗。

第10回赵师母更年期月经提前量多，属于内分泌系统疾病，中医也大多按冲任失调辨证。由于患者同时伴有容易腹泻、反复感冒、神疲乏力、容易上火、脉濡细、舌淡等见症，因而按脾胃气虚、脾不统血、虚火上扰论治，取得了较好的疗效。

再联系上文论述到的，对呼吸道感染，中医辨证也会联系到脾胃，即脾为生痰之源，脾胃能升发人体阳气。在心力衰竭

水肿的辨证中，必然联系到脾，因为脾是水气运化的枢纽。由此可见中医脏腑辨证中的脾胃，其涵义是很广泛的。

五、多种疾病的中医肝病辨证

在中医脏腑辨证中肝脏的生理、病理十分复杂。肝能疏通气血的流行和疏调气机的升降，肝有病变可出现气滞、气逆、血瘀、出血等病证；肝能"谋虑"，是大脑思维活动的一部分，与心联系密切，如有病变可能出现失眠、烦躁、易怒、思维迟钝，甚至癫狂等病证；肝能调节肠胃消化运动，称为"木克土"，克含有调理、节制的意思，克土太过，才是病理；肝能调理月经，与生殖功能、性功能有关；如此等等。兹就本书中以肝病辨证为主的病例简述如下：

第 13 回梁姓男子的腹痛，现代医学无明确诊断，病因不明。从疼痛部位在脐周围来看，似与脾胃有关。但是没有腹泻、呕吐、食欲不振等脾胃见症。而疼痛时轻时重，发无定时，伴有悸动，却与肝气横逆，中焦气机逆乱有关。因此，用芍药甘草汤柔肝缓急、和中止痛为主治，配以疏肝、降逆、重镇，更用紫苏配藿香芳香健脾、理气宽中。药仅 6 味，却取得了明显的效果。

第 31 回顽固性荨麻疹。其证突然发作，很快消退。这种证情中医称为"风"，脏腑辨证属于肝。由于面红、目赤、舌红、苔黄、脉弦滑，辨证为血热。证候明显，并不复杂。所以用生地、丹皮、芍药清肝凉血，再配以防风疏肝、甘草缓肝、乌梅敛肝。药仅 6 味而效果明显，关键在于抓住了肝的辨证。

第 45 回膝状神经节综合征（Hunt 氏征）。突然发热、头痛，与外感风邪一般，以后或头痛，或一侧耳鸣耳痛，或疱疹，或眩晕，或口眼歪斜，变化多端。中医称之为风，脏腑辨证属于肝。治疗用龙胆泻肝汤为主方取得了效果。

第 14 回经前期紧张综合征。辨证为肝气郁结，血行不利，郁而化热，用丹栀逍遥散。月经病与中医肝脏辨证关系密切，但并非全属于肝，第20回有一例用肾脏辨证论治（见下文）。

第20回高血压头痛，第38回顾女士与英老先生的血管舒缩功能障碍性头痛，都从肝脏辨证论治。因为这三个头痛虽有肝阳头痛与厥阴头痛之分，但三者都由气血流行不正常所致，而中医认为肝脏有调节气血运行（肝喜条达）的功能。当然三者之间也有区别，高血压头痛是肾阴虚肝阳亢，所以用平肝潜阳养阴法；后两例头痛是肝寒气虚，所以用暖肝益气的吴茱萸汤。第20回神经性呕吐伴头痛，病变不仅在胃，根子在肝，是肝风犯胃，所以用羚羊角、石决明平肝熄风。就以上8例病证，已能清楚看出中医肝病辨证牵涉面之广。还有一些与肝病辨证有关的病证将在下文心病辨证与肾病辨证中论及。

六、多种疾病的中医心病辨证

中医认为心的功能主要有两个方面，一是主神明，二是主血脉，二者之中尤其重视前者。兹将本书中有关中医心病辨证的病例30例，归纳简析如下：

本书有心力衰竭7例。中医辨证主要为脾肾阳气亏损，肾不纳气，脾不运化水湿。通过温振脾肾阳气以推动心脏阳气运转，促使水气运行。近年中医界大多认为，附子也能温振心阳，人参无疑可以补益心气，心力衰竭病人用人参、附子，不是间接而是直接治心。除此之外，有心悸怔忡、心神不宁、烦躁不安等心神症状者都用重镇宁心、养血安神。7例心衰病人中，有5例用龙骨、牡蛎，有2例用龙齿、珍珠母、琥珀、酸枣仁，均属辅佐之剂。

本书有冠心病5例。均按《金匮要略》诊断为胸痹。辨证重视胸阳不振，痰浊内阻。治疗主要用人参、附子、桂枝温振阳气、温通阳气，用化痰、活血、行气间接宣通心脏阳气，只有出现明显的心悸怔忡、失眠心烦等心神见症时才用重镇宁心安神药。如24回用远志、酸枣仁、柏子仁。丸方中更加珍珠、琥珀。36 回用生脉散、酸枣仁汤等。与心力衰竭的辨治一样，仍属辅佐之剂。此外，本书有 3 例心电图发现 ST-T 波改变，提示心肌损伤。其中一例按湿热弥漫用三仁汤治疗；一例以中风为主，用益气活血法治疗；只有一例诊断为病毒性心肌炎者，着重治心，用炙甘草汤补益心脏的阴阳气血。由此可以看出中医辨证之心与现代医学生理解剖之心是同中有异。

本书有 14 例心律失常（冠心病中出现的心律失常已见上文，未计在内）：其中 9 例早搏（其中 1 例伴有房室传导阻滞，1 例伴有室上性心动过速）均为病毒性心肌炎所引起，3 例室上性心动过速，4 例心内传导阻滞（其中 3 例为病毒性心肌炎，1 例可能为冠心病）。这些病例中医以心病辨证为主，兼用其它辨证方法。归纳简析如下：第 17 回小周医生是病毒性心肌炎后遗症室性早搏，病程较长。第 23 回匡老师病毒性心肌炎室性早搏发热刚退，病程较短。第 28 回孕妇室早，也是病毒性心肌炎后遗症，病程已二年，气血不足的见症比较明显。以上三例均辨证为心脏的阴阳气血受损，用炙甘草汤，只是剂量轻重不同。孕妇用量较轻，并加进了理气安胎之药。第 33 回小周同学的心肌炎后遗症室性早搏伴室上性心动过速，中医辨证除心脏阴阳气血受损之外，还有外邪湿热留连，肝气失于疏泄，因此在炙甘草汤基础上有所变化，加入清热解毒、苦寒清心、疏肝养血。第 33 回小玲同学室性早搏伴有心动过缓、房室传导阻滞，临床有月经不调。中医辨证兼有瘀血阻络，因此在炙甘草汤基础上加入活血通络之剂。第 26 回小竺也是病毒性心肌炎后遗症，但中医辨证与上述 5 例不同，认为是热毒蕴伏于里，逐渐发出，是伏气温病，心肾阴虚。因此用清热地黄汤、加减复脉汤、清营汤等古方综合，达到凉血滋阴、清心宁心、清热解毒之目的。第 47 回闵老师频发室早。虽然曾被诊断为心肌炎后遗症，但目前有高血压，中医辨证既有气虚，又有肝阳上亢，既有心火，又有瘀血阻络。因此治法与前几例明显不同，用益气活血、清肝平肝、清心化痰、重镇宁心等方法，实际上是心肝同治。第48回甄女士的室性早搏，三次发作，中医辨证均不相同。第一次辨证为外邪损伤心脏的气血阴阳，用炙甘草汤治疗。第二次辨证为劳心思虑过度、心气心血不足，用补心丹治疗。第三次辨证为心肝火旺、痰火扰心、肝失疏泄，用柴胡加龙骨牡蛎汤治疗。这一变化的过程，既反映了中医辨证论治的特点，也可能是中医辨证的缺点，一时尚难下结论。第35回费先生的多源性室早，属于心肌炎后遗症，但中医辨证感到证情比较复杂，有心脏阴阳失调，以阴虚为主，还有心火、有痰热、有心神不安、有肝失疏泄，故而用复方治疗，病情好转之后又用丸方巩固。以上9例均以心病辨证为主，而又各有区别。

3例为室上性心动过速：第33回小周同学的室上性心动过速，伴发于心肌炎后遗症，其辨证施治已见上文。第32回闵先生的阵发性室上性心动过速，中医辨证为心脏气阴两虚以阴虚为主，兼有心火、痰热扰心，并伴肝阳上扰，用丸方缓慢图治。第36回女作家的阵发性室上性心动过速，中医辨证为痰热扰心，心肝火旺，肝失疏泄，肝阳上扰，以柴胡加龙骨牡蛎汤为主治方，属于心肝同治。

4例为心内传导阻滞：第33回小玲同学为心肌炎后遗症。临床表现为室性早搏与二度房室传导阻滞。其辨证施治已见上文。第34回杨君同学为病毒性心肌炎引起的二度Ⅱ型房室传导阻滞与二度Ⅱ型窦房传导阻滞。曾言同学的病情与杨君基本上相同。这两个病人，中医辨证有困难。困难之一是白天看病人几如常人，几乎无症可辨。夜间心跳很慢，甚至有心脏停搏，偶而也有心跳很快。这种脉象，《素问》中虽有记载，但没有辨证施治，只说是“真脏脉”，属于死脉。经过仔细询问，只有一个症状，即多梦，夜间有时被梦惊醒。显然不能只凭这一个症状辨证用药，只能用中西医结合的辨证方法，把窦房结兴奋性降低理解为心肾阳气虚衰，把窦房传导阻滞、房室传导阻滞理解为瘀血阻滞络道，把夜眠惊醒理解为心神不安，再根据临床经验，病毒性心肌炎后遗症心律不齐为心脏阴阳气血受损，最后给予一个综合性的复合方剂。第35回齐先生的二度房室传导阻滞、2∶1传导、室性停搏。临床有证可辨，为迟脉、代脉，面色淡白，口唇紫黯，胸闷气短。辨证为心肾阳气虚衰，瘀血痰浊阻络。是因虚致实，不是外邪致虚，与前三例传导阻滞同中有异。用古方枳实薤白桂枝汤、炙甘草汤与龟鹿二仙膏复方治疗。

本书有2例扩张性心肌病，病情基本相同，根据《金匮要略》诊断为虚劳。从辨证角度看，是心肾阳气虚衰为主，引起多脏腑病变，同时有明显的水气、瘀血停留。也是用多首古方复方治疗。

本书有2例精神疾病，中医辨证均以心病为主。第48回的癔症，发作性昏倒、抽筋，症见烦躁、失眠或少言、少动、心悸、食少、口苦、腹胀。中医辨证为痰火一时扰心，肝气郁结，属于痰厥证。第48回的精神分裂症残留型，中医辨证是痰蒙心窍，肝气郁结，属于癫证。二者基本性质相同而轻重不同。所以二者都用柴胡加龙骨牡蛎汤，而用药轻重有别。

七、多种疾病的中医肾病辨证

肾脏在中医脏象学说中占有极为重要的地位。从生理角度看，肾是“先天之本”，肾脏的阴阳精气，对全身各个脏器都具有调节作用。从病理角度看，“久病及肾”。各种疾病发展到严重的阶段，人体基本生命活动受到影响时，必然连累到肾。本书虽然只有22个病例应用肾病辨证，但已牵涉到12个病种，略能反映出上述中医关于肾的基本理论，综合简述于下：

本书7例慢性心力衰竭病人，中医辨证都考虑到肾阳虚衰，肾不纳气，治疗都用附子温振肾阳。即使是病情最轻的一例（第40回），用膏方治疗，也使用了剂量可观的附子。本书有5例冠心病人，其中3例用附子温肾阳，2例不用。其区别在于是否出现四肢不温、脉沉细无力、面色口唇紫黯、动则短气等肾阳虚衰肾不纳气的见症。本书对病毒性心肌炎引起的早搏（共9例），大多数（8例）按心病辨证，只有一例（第26回）按热毒内伏，灼伤心肾阴液论治。用生地、天冬、麦冬、玄参等滋养心肾阴液。需要说明的是，按心病辨证的8例用炙甘草汤主治，方中有大量生地、麦冬，多数还用阿胶，实际上也有滋养肾阴的作用。本书有4例心内传导阻滞（3例为病毒性心肌炎、1例冠心病可能），均按心肾阳虚或阴阳俱虚或肾精不足论治。本书有2例扩张性心肌病。中医辨证为多脏腑病变，而以心肾不足为主，阴阳气血俱虚。从用药来看以温振肾阳为主，附子汤是主方，附子、人参是主药。从以上分析可以看出，西医诊断的心脏疾病之严重者，中医脏腑辨证必然牵涉到肾。

本书只有3例高血压病。第13回第2个病人为早期高血压眩晕，中医辨证为肝火上炎，没有影响到肾。第13回第2个眩晕病人为晚期高血压。第20回第3个寒热夹杂病人，高血压已五六年。这两个病人，所用中药虽有区别，但中医辨证均为肾阴虚肝阳亢。由此，略可看出高血压病到晚期，病情加重，中医辨证也必然要牵涉到肾。

本书有3例气管炎，急性期治肺，解表清热，宣肺化痰，反复发作者可以加用益气健脾，一般不用从肾论治（见第22、23、28回）。但哮喘就与气管炎不同，急性发作时可以暂时治肺，也有已经需要治肾的了，以后欲使疾病痊愈，则必须从肾不纳气辨治，第28回哮喘与气管炎各一例对比，可以清楚地看出二者辨证论治的区别。长期的老年慢性支气管炎，肺功能受损，出现明显的肺气肿时，也必须从肾论治，第41回用膏方治疗，使用了大量的补肾纳气药物，与小儿急性支气管炎不可同日而语。如果老年慢性支气管炎发展到肺源性心脏病心力衰竭，如40回所记二例，则又必须一面泻肺中之痰饮，一面健脾化水气，更重要的是温振肾脏阳气。本书第3回呼吸衰竭是中西医结合治疗之下的特殊的辨证方法。中医用大承气汤泻下以驱除结聚于肺与胃肠的痰热，以及清心开窍药，恢复期用健脾化痰湿药。实际上这个病人的肾、心、脑各脏器都有严重病变，已由西医西药治疗，中医药只是解决了其中一个方面的问题。从对以上8例病人的综合分析可以看出，肾病辨证在肺部疾病中的重要意义。

本书第8回慢性稳定型肺结核，第20回慢性胃炎，一般看来这两种疾病之间很难找到共同之处。中医脏腑辨证却发现二者都有寒热错杂的见症，寒是肾阳不足，热是心火偏亢，这种证候称为“心肾不交”，用交通心肾的交泰丸取得了效果。初步研究认为这种现象可能与下丘脑-垂体-肾上腺皮质轴活动减弱有关。这说明中医辨证中有些一时难以说明的问题并非玄虚。

本书第18回书写痉挛，中医脏腑辨证为肾精亏损，虚风内动。表现在肝而根子在肾。本书第11回的神经官能症，中医诊断为虚劳。脏腑辨证主要为心神不安，同时也有肾阴不足之证，所以在主方桂枝加龙骨牡蛎汤中加入生地、玄参滋养肾阴。第41回严重的痿证，阴茎、肌肉萎缩。现代医学诊断为神经官能症，中医脏腑辨证为肾精严重亏损，用大量补肾药，制成膏方治疗。可见中医肾病辨证与神经精神疾病也有一定的联系。

本书只有1例肾功能衰竭。虽然中医脏腑辨证定为肾阳虚衰，已经应用了附子等温振肾阳，但由于同时存在湿毒水气泛滥，无法应用大量补肾药。这是由于中药给药途径主要靠口服，使有些药物的应用受到限制。

此外，本书有1例骨瘤（第12回），由于X线检查发现骨质缺损，根据“肾主骨”这一传统理论应用补肾药。还有1例结缔组织病（第42回），形体瘦削，肌肉萎缩无力。根据

“肾者作强之官”的传统理论，按肾虚论治，应用了许多温肾阳、益肾气的药物。还有1例甲状腺功能减退（第14回），出现全身各部分阳气虚衰的见症，根据肾阳是诸阳之本的理论，按肾阳虚论治，用金匮肾气丸。上述种种病例仅是一人之所见，微不足道，但也可看出中医肾病辨证牵涉面之广，临床意义之重要。

评释第20 中西医结合辨证及其它辨证在本书中的应用

一、中西医结合辨证

中西医结合辨证，当前临床上正在普遍应用。现在的中医大夫都懂得一些现代医学知识，必然要用他所掌握的这些知识指导辨证治疗。兹就本书中有关中西医结合辨证的内容作一回顾分析。

古代中医就有癌、瘤的诊断，这是指肉眼能观察到的肿瘤，这些诊断对当前临床辨证论治仍有一定的指导意义。本书第12回、第22回曾有论述。目前中医对体内的肿瘤，绝大多数依靠B超及X线诊断，大多应用软坚消积、活血化瘀、清热解毒、化瘀利水等药物治疗。如本书第21回治疗肺部肿块，用的就是这种方法。第12回治疗骨嗜酸性肉芽肿则有进一步的发展，根据X线发现的骨质缺损，辨证为肾虚，应用补肾药而取得效果。这是中西医结合辨证的一种新的形式。

慢性心力衰竭，如完全从中医传统进行辨证，或为水气病中之正水，或为气喘病之虚喘，或为痰饮，或为怔忡。本书对7例心力衰竭的辨证强调阳气虚衰与水气泛滥。这一方面源于中医传统，一方面也受现代医学病理生理学影响，心力衰竭需要强心，益气温阳正是中医强心的主要方法，人参、附子是中药之中强心作用较好的药物，7例心衰病人都没有用副作用较大的夹竹桃、万年青等根据报道有一定强心作用的中草药。慢性心力衰竭病人临床大多有口唇青紫等瘀血见症，一般亦常辨证为瘀血而用大量活血化瘀药，也有一定疗效。但从现代病理生理学来看，瘀血是心力衰竭的结果，不是心力衰竭病理的主要环节，所以较少应用活血化瘀药。水肿虽然也是心力衰竭的结果，但加强利尿，减轻水肿，能减轻心脏负担，改善心力衰竭，所以本书7例心力衰竭病人的辨证强调水气，用较大剂量利水药。总之，本书的心力衰竭辨证体现了中医传统辨证与现代病理生理学相结合的形式。

心脏房室传导阻滞，必须依靠心电图才能做出明确诊断。如属三度房室传导阻滞，中医可以按到极为缓慢的迟脉，据此按阳气虚衰辨证。如属二度Ⅱ型房室传导阻滞，半夜偶有停搏，属代脉，为阳气虚衰；白天的脉象几如常人，就难以辨证。如属一度或二度房室传导阻滞，只有P-R延长，几乎可以说中医无症可辨。本书记载的4例房室传导阻滞（见第33回、34回、35回），将中医迟脉、代脉与心电图示传导阻滞结合起来，辨证为阳气虚衰、络道不通，将益气温阳药与虫类搜剔、活血通络药同时应用，取得了一定疗效。这是中西医结合辨证的另一种形式。

高血压病人的临床表现多数为头晕、头痛、面红、目赤、脉弦，因此中医辨证为肝火上炎或肝阳上亢。本书第13回就是这样辨证的。但是高血压病人也可临床表现有神疲乏力、头晕、眼花、耳鸣、面色淡白、脉沉细等气虚见症，或兼有肢体活动不利、胸闷、胸痛等瘀血见症。再根据现代医学的观点，高血压病人的外周阻力增加，多个脏器的血流灌注减少，可以适当应用益气活血的药物。而中医传统对中风有益气活血的治法。因此本书第47回对三例高血压中风、冠心病或心律失常病人应用了益气升阳活血的方法，而不用平肝潜阳、清肝泻火法。这也是一种中西医结合辨证的形式。一般容易把血压升高与肝阳上亢联系在一起，因而对高血压病人用升阳益气治疗难以接受，需经过中西医结合的理论分析才能理解。

本书第38回、39回对头痛的辨证也体现了中西医结合辨证的长处。英老先生的长期慢性头痛，从中医辨证来看年事已高，老年肾气不足；病程已久，久病入肾。用补肾药治疗，虽然可以理解，但总感到依据不足。现在根据X线影像诊断脑萎缩，与中医辨证髓海亏虚相当，用补肾药治疗就顺理成章了。顾女士的头痛，时轻时重，反复发作，疼痛性质多样，疼痛部位不定。中医辨证为肝失疏泄，气血失调。西医诊断为血管舒缩功能障碍性头痛，两相对应，相互印证，更加明确。至于颅内肿瘤的诊断，当然要靠现代医学的检查，但中医“髓海不足，胫酸眩冒”的古训，也起了一定的早期提示作用，避免了正确诊断的延误。我深切感到，不管中医的还是西医的，传统的还是现代的，只要对疾病的早期诊断、正确诊断、有效治疗有帮助的理论、方法，都应该重视，都可以应用。

从本书第11回胰头癌病人的辨证来看，中医辨证是胃气不降。不到病情严重，一时看不出癌肿的存在，结合西医诊断，才知道胃气不降只是胰头癌的一个方面的表现。由此可见中医的证，有时只是反映了疾病的某一个阶段的表现或某一个部分的表现，而没有反映疾病的整体与全过程。这是中医辨证的局限性。因此，辨证不是中医诊断的惟一方法，还需与中医的辨病相结合，还需要随着病情的发展而改变辨证的内容。这也就是《伤寒论》中“传经”理论的重要意义。就目前的条件而论，中医辨证不仅要继承中医的传统，还需要并且有可能与现代医学的诊断相结合。

有些病证，单独用传统的中医方法进行诊断，可以确定是何种证候，依此进行治疗，也能取效。在这种情况下如能适当配合西医的诊断方法，往往能更加有助于中医辨证的确立。如本书第43回中暑，单独用中医传统方法可以做出诊断，如配合血常规检查，排除细菌性感染引起的发热，使中暑的诊断更为明确，治疗更能大胆用药。再如第45回膝状神经节综合征，临床表现很复杂，单凭中医辨证很难做出明确的结论。结合西医诊断，其病理为病毒感染，损伤膝状神经节，病变影响到这一神经所分布的部位。这就十分有利于中医辨证了，可确定为外风引动内风，少阳、阳明经络受阻，郁而化热的证候。再如第46回的肾功能衰竭病人，从临床表现来看，主要是阳气虚衰，水湿泛滥。如果单独用中医辨证，很难确定有湿毒泛滥而敢于用大剂量的大黄清除湿毒。结合了现代医学肾功能检查和血肌酐的定量检查，非但能帮助中医辨证，还可以观察疗效。这是中西医结合辨证的又一种有效的形式。

二、根据后世医家的学说进行辨证

中国传统医学既重视经典，也重视后世各家学说。并且，我们现在对古代中医经典的认识，也是历代医家学习研究古代经典的积累，后世医家的独特的学说经验，也是在古代医学经典的基础上发展而成的。这两个方面既是可分的，又是不能完全隔开的。为了便于说明，兹将本书中直接引用后世医家学说进行临床辨证的内容简要叙述于下：

（一）李东垣益气升阳法

本书第10回，赵师母三次门诊都是根据李东垣脾胃内伤学说进行辨证的。第一次门诊，病属轻度感冒，辨证为气虚外感，用补中益气汤原方，主治气虚，加防风、白芍调和营卫，加辛夷花辛散风邪。第二次门诊，病属月经不调，辨证为脾不统血，气虚而生阴火。用补中益气汤加味，益气健脾、清热、摄血。第三次门诊，病属消化不良、泄泻，辨证为脾胃气虚，失于健运，仍用补中益气汤为主，加清热化湿，调和肝脾药物。这种辨证论治的特点，是主要辨病人的体质，辨病证放在第二位。治疗也相应地以健脾益气升阳为主，适当加用对症的药物。由此可以看出，中医治疗有治本与治病两个方面，这是密切联系的两个方面，在李东垣的学说中体现得十分清楚。这可能并非中医所独有，西医的诊断与治疗中也可以看出有这两方面的内容。

本书第 14 回，低血压眩晕病人，临床表现为色白形丰，神疲乏力，头晕眼花，四肢轻度浮肿。这是一个比较典型的脾胃气虚，中气不足，清阳不升的证候。按李东垣学说辨证，用李东垣治法，用益气聪明汤治疗，当然有效。

本书第 22 回，外感风寒，里有湿热，发热 39℃，症见发热、恶寒、咳嗽、头痛、咽痛、汗多。这是一个热证明显，外邪为主的证候。但是，按照李东垣学说辨证，病人体质属于脾胃气虚，气虚不胜风寒，所以发热，脾胃失运，阳气不升，所以湿邪不化。即使外邪为主，仍应照顾气虚。所以选用玉屏风散合柴葛解肌汤治疗，表里同治，祛邪与扶正兼顾。需要进一步说明的是这一病人的发热是由风寒外邪引起的，而第 10 回赵师母第二次门诊时的热象是气虚所导致的，李东垣把这后一种热象称为“阴火”，二者的治疗是有区别的，前者可以适当发散祛邪，而后者只能益气降火。本书第 42 回也是气虚外感，证情与第 22 回的病人大致相同，不再详细分析。

（二）叶天士两和肝胃法

本书第 20 回有一例上消化道出血病人，辨证为病在脾胃，虚实寒热错杂。这与《伤寒论》半夏泻心汤证极为相似。但没有用半夏泻心汤，而是根据《临证指南医案》木乘土门的辨证论治方法，辨证结论为肝胃不和。仔细分析其临床见症与半夏泻心汤证确有不同之处。本证主症为心下痛，痛在空腹，进食略缓；半夏泻心汤证的主症为心下痞而不痛，食不下。本证有黑便而半夏泻心汤证无。本证无明显的呕吐，只有便溏而无明显的腹泻，半夏泻心汤证有明显的呕吐腹泻。故而《临证指南医案》在脾胃门之外，另立木乘土门是有一定意义的，其“两和肝胃”、“泄木安土”等理论，对临床颇有指导意义。治肝不仅是药治，还需心理调适、起居调整，这在叶氏医案中亦有体现，值得重视。切勿因徐灵胎对此有贬低的评语而忽视之。我们继承传统，在于学习前贤的精思巧意，切勿以挑剔前人过失为务。

（三）王清任益气活血法

王清任在思想极为保守的清代从事人体解剖工作，著有《医林改错》一书。现在来看，此书的解剖知识已经没有学习的价值，而其冲破世俗偏见敢于创新的精神，至今仍对后人起激励作用。更加重要的是，王清任在他的解剖工作的启发下，提出了气虚血瘀的病理与益气活血的治法，至今仍有重要的临床指导意义。本书第47回记载了三例具体情况不同的高血压病人都按王清任的理论进行辨证论治，取得了较好的疗效。符老先生为冠心病、心律失常。他的血压当时略为偏高，但已有10年高血压史，有脑血栓形成的病史，初诊用枳实薤白桂枝汤加减，效果不太好。复诊改用益气活血、利水化痰，补阳还五汤合防己黄芪汤取效。鲜女士中风后遗症伴心肌劳损，血压波动，不太稳定，也用益气活血法取效。闵老师高血压伴频繁的室性早搏，也用益气活血法取效。三个病人的辨证论治大法相同，都取法于王清任。但具体用药又有差别，闵老师伴有肝火上炎，所以加用大量苦寒泻火药。鲜女士曾有脑出血，所以选用既能活血又能止血的药物。符老先生的瘀血证比较明显，所以选用活血破瘀力量较强的水蛭。这是三个病人辨证施治中的同中之异。

此外，本书第8回胸膜炎伴支气管感染一例应用了《韩氏医通》的交通心肾的理论，采用交泰丸治疗。第22回小儿咳嗽，证属外感咳嗽，同时有气虚之象，根据钱乙《小儿药证直诀》治咳嗽大法的理论，重视虚证，早期便用黄芪益气，扶正以达邪，取效较快。以上两例，内容简明，不作详析。

三、其它辨证方法

主症辨证是目前临床上应用最为广泛的辨证。中医院校的内科教材也是以主症辨证为主体。本书第 42 回、第 43 回、第 44 回将 7 例不同性质的发热病例连续排列，轻重缓急，虚实寒热，外感内伤，基本具备，辨证论治，比较明晰，充分反映了中医主症辨证与西医症状鉴别诊断之间的联系。本书第 13 回、第 14 回列举了 10 个不同性质的眩晕病人，也体现了主症辨证的精细详实。但本书是临床具体应用，与教科书的仅列纲要，自有不同，对此读者自能明白。

中医传统，外科是以辨病为主结合辨证的。近年新编的中医外科教科书是以中医病名与相应的现代医学病名并列的，是比较明确的中西医结合。本书第 4 回肠痈与阑尾炎，第 12 回骨瘤与骨嗜酸性肉芽肿，第 22 回气瘿与地方性甲状腺肿，失荣与腮腺混合瘤，也是中医、西医的病名相对应。内容简明，不再详析。

本书较少应用经络辨证。在第 7 回痿证的辨证中，由于受现代医学病毒性脊髓炎的影响，应用奇经八脉辨证，认为是督脉空虚，配用猪脊髓内服。再根据《难经·二十八难》“督脉者，起于下极之俞，并于脊里”之说，针刺加用华佗夹脊穴。第 20 回经前期紧张综合征、第 46 回起搏器综合征均辨证为冲任失调。内容虽然不多，但牵涉到性质完全不同的病种，可见经络辨证的临床意义，不仅在于指导针灸疗法，对多种疾病的认识也有不可忽略的指导意义。

本书虽有许多病邪辨证的内容，但是，对病邪辨证已有专篇论述，见《“水湿痰饮”究属何物?》与《风病证治的比较分析》，故而本文不再重复。

关于辨证，还得附加两点说明：一是，几种不同的辨证内容，可以在一个病人的辨证中，交叉重叠应用。如慢性心力衰竭病人的辨证中，既有脏腑辨证，也有经典辨证，更有心悸、气喘、水肿等的主症辨证。从第 42 回与第 43 回的发热辨证来看，既有伤寒论辨证、温病学辨证，又离不开病邪辨证，还有脏腑辨证及后世医家的辨证。可见多种辨证内容应该综合应用。二是，辨证不能完全等同于治法。相同的证，其治法大致相同。但相同的证在不同体质的病人身上，在不同季节，证情发展的轻重缓急不同，会有不同的治法，选用不同的药物。辨证与论治是两个互相联系而又不同的阶段。

评释第21　张仲景临床辨证的具体方法

张仲景著《伤寒卒病论》初步建立了中医辨证论治的体系。书中以伤寒六经辨证为外感病辨证的基本纲领，以脏腑辨证为内伤杂病辨证的基本纲领。仲景对中医辨证论治的贡献，不仅在于建立了这两个辨证的纲领，在仲景著作中，还蕴藏着许多临床辨证的具体方法，这些方法颇为实用。兹就本人学习《伤寒论》与《金匮要略》之心得，结合临床经验，将这些临床辨证的具体方法，归纳解释于下：

一、脉症结合辨证法

张仲景在《伤寒卒病论》中说："撰用《素问》、《九卷》……并《平脉辨证》，为《伤寒卒病论》合十六卷。"可见脉症结合辨证这一方法，在仲景著作之前已有专著存在，仲景将其作为主要参考。平脉的"平"字，其义与"凭"同，在当时是为了更加突出脉象在辨证中的重要性。《伤寒论》篇章的标题是"辨××病脉证并治"，充分强调了脉症结合的重要性。《伤寒论》太阳病上篇第1条"太阳之为病，脉浮，头项强痛而恶寒"，就是脉症结合辨证法的例子。进一步看，"发热，头痛，脉反沉"（第92条）是少阴病四逆汤证，"发热，头痛，脉弦细"（第265条）是少阳病。发热头痛之症状相同，脉象不同则辨证各异。如将《伤寒论》与《金匮要略》统合起来看："太阳病，发热、汗出、恶风、脉缓者，为中风"（太阳病上篇第2条）；"太阳病，或已发热，或未发热，必恶寒，脉阴阳俱紧者，为伤寒"（太阳病上篇第3条）；"太阳病，关节疼痛而烦，脉沉细者，此名湿痹"（痉湿暍篇第14条）；"太阳病，发热恶寒，身重而疼痛，脉弦细芤迟，是为中暍。”（痉湿暍篇第25条）。以上几个病证均为太阳病初起，脉象不同，症亦有别，脉症结合，乃有明确的辨证结论。一般认为，太阳病早期，但以有汗无汗分为太阳中风与太阳伤寒两种证候是不全面的，而应分为五种证候，与风、寒、暑、湿与温热五种病邪相对应。此外，《金匮要略》痰饮病篇：第12条“脉偏弦者饮也”，第20条“脉弦数，有寒饮”，第21条“脉沉而弦者，悬饮内痛”，惊悸篇第1条“寸口脉动而弱，动即为惊，弱则为悸”；肺痿肺痈篇第1条“脉数虚者为肺痿，数实者为肺痈”；这些都是脉症结合辨证的代表，也是仲景平脉辨证的典范。

在本书中也多处应用脉症结合的辨证法。如第3回呼吸衰竭病人，少阴与阳明同病，虚实夹杂，由于脉弦、重按无力，并非明显无力，提示正气尚能耐受攻下，所以先治阳明，用大承气汤急下。再如第6回，发热3个多月，证属内伤虚热还是外感湿热，难以定论。由于脉见滑数，支持外感，遂坚持按湿热治疗而取效。均体现了脉症结合的重要性。

二、脉症动态辨证法

辨证必须依靠四诊所得的症状、体征（包括舌象、脉象），辨证时必须注意症状、体征的动态变化。如发热的升高、减退或骤降，恶寒的明显、轻微或消失，舌苔的厚薄润燥，脉搏的快慢强弱等等。不仅要认识现在见症的意义，还要认识症的变化的意义，才能做出正确的辨证结论。初步确定证候之后，还要注意证的动态变化，如表证入里、寒证化热等等。要之，脉症动态辨证法有两层意义：一是从症的变化中辨证，二是从证的变化中辨证。

《伤寒论》中应用脉症动态辨证法的具体实例很多。如阳明病篇第183条：“问曰：病有得之一日，不发热而恶寒者何也？答曰：虽得之一日，恶寒将自罢，即自汗出而恶热也。”这是在不发热而恶寒，转化为不恶寒而恶热的动态变化中，作出病由太阳向阳明转化的辨证结论。再如同篇第214条：“阳明病，谵语，发潮热，脉滑疾者，小承气汤主之。……明日又不大便，脉反微涩者，里虚也。为难治，不可更与承气汤也。”这是从脉象与大便的变化中，做出阳明病由实证转向虚证的辨证结论。又如，同篇第 187 条：“伤寒脉浮而缓，手足自温者，是为系在太阴。……至七八日，大便硬者，为阳明病也。”这是观察大便变化而得出太阴寒湿向阳明实热转化的例子。

《金匮要略》痰饮病篇第 35 条“咳逆倚息不得卧”为支饮，当用小青龙汤。第 36 条提出，服青龙汤之后，如出现脉沉或微，手足厥逆，面红、气上冲等症，是虚阳上越，冲气上逆，应改用苓桂味甘汤。第 37 条又提出，服苓桂味甘汤之后，冲气即低，但咳嗽、胸闷，应该在苓桂味甘汤中加细辛、干姜温化水饮。这也是脉症动态辨证法的实例。

本书第 15 回血小板减少性紫癜病人，两年前辨证为气阴两虚，用生脉散合斑龙补肾丸有效。两年后复发后脉症有变，以前形体消瘦、面色萎黄、神疲乏力，目前形丰、面赤、情绪紧张；以前舌淡、苔白腻、脉细，目前舌色深红、苔薄黄腻、脉细滑。脉症变化明显，证已由虚转实，为血热血瘀之证，故改用凉血活血化瘀而取效。

三、症状相关辨证法

《伤寒论》中运用症状相关辨证法有两种形式：一种是根据一组相关的症状作出一个辨证结论。如《太阳病上篇》第 2 条：“太阳病，发热、汗出、恶风、脉缓者，名为中风。”其中，发热、汗出、恶风就是一组相关症状，依此就能作出太阳病中风证的辨证结论。至于，是否有鼻鸣、干呕、身痛、头痛就无关紧要了。《太阳病中篇》第 38 条中，发热、恶寒、无汗、烦躁也是一组相关症状，据此可以基本上确定为大青龙汤证（即表寒外束、里热内郁证）。至于其始初是太阳中风证还是太阳伤寒证，脉象是浮紧还是浮缓，身痛是否明显，便是次要的见症了。第二种形式是，根据一组相关症状，虽然不能决定是哪一个具体的证候，但可以提示病证的基本性质。如《太阳病中篇》第38条“若脉微弱、汗出、恶风”提示证属阳虚。同篇第49条“身重、心悸”提示气虚。《太阳病下篇》第154条“心下痞，按之濡”提示为某一种痞证，但具体证情尚待进一步辨析。

一般认为，辨证首先要抓住主症，然后分析这个主症的性质，这是其常。但有些病证，有时难以确定一个主症。如太阳中风证中，发热、恶寒、汗出三个症状，哪一个也少不了。在大青龙汤证中，发热、恶寒、无汗、烦躁四症，也是一个不能少。可以勉强把发热作为上述两个证候的主症，但并不十分恰当，因为太阳中风证的发热不高，或为低热。而在大青龙汤证中，恶寒往往比发热更突出。可见，抓主症不能代替症状相关辨证法，二者各有短长，可以相互补充。

在《金匮要略》中也有许多相关症状。如痰饮病篇第2条“咳逆倚息，短气不得卧，其形如肿”为支饮病小青龙汤证。同篇第31条“瘦人脐下有悸，吐涎沫而颠眩”为饮停下焦，上扰清空的五苓散证。再如腹满寒疝篇第17条“寒疝绕脐痛，若发则白汗（冷汗）出，手足厥冷，其脉沉紧”为寒疝病（寒邪严重遏郁阳气）大乌头煎证。

本书第2回慢性心力衰竭病人，从动则气喘、下肢水肿与心悸怔忡一组症状，可以得出元阳虚衰、水气泛滥的辨证。第13回第1个眩晕病人，从发作性旋转性眩晕伴呕吐、耳鸣，卧床闭目较安这一组症状，可以作出痰眩，水饮上犯清空的泽泻汤证的辨证。第14回第5个眩晕病人，色白形丰，神疲乏力，眼花头晕，脉沉细，根据这组症状作出虚眩，中气不足，阳气不升的益气聪明汤证的辨证。

四、症状比较辨证法

症状比较辨证法是《伤寒论》中鉴别相似证候的重要方法，具体应用有4种形式：①以一个证的几个脉症与另一个证作综合比较。如《太阳病上篇》第2条与第3条，将汗出与不汗出、恶风与恶寒、脉缓与脉紧作综合比较以鉴别太阳中风与太阳伤寒。再如《太阳病下篇》第157条与第158条，将下利次数多少、心下痞硬的轻重、是发汗后还是攻下后作综合比较，以鉴别生姜泻心汤证与甘草泻心汤证。②比较关键性的主症以确定证候的基本性质。如《太阳病上篇》第7条，以发热恶寒与无热恶寒鉴别阳证与阴证。又如《阳明病篇》第185条以发热、恶寒、无汗与发热不恶寒、汗出濈然鉴别太阳病转化为阳明病。③抓住主症，进行比较。如《太阳病下篇》第149条，柴胡汤证误下后，心下满而硬痛是结胸，心下满而不痛是痞证。④以主要的脉象作为鉴别的依据。如《阳明病篇》第212条，危重的阳明病，症状相似，而"脉弦者生，涩者死"。同篇第214条，阳明病见谵语、潮热、不大便，脉滑而疾者，正气虽然略有不足，但仍属实热证，可用小承气汤；如脉见微涩，已转为虚证，不可用承气汤攻下。等等。

在《金匮要略》中，症状比较辨证法也有充分的应用。在黄疸篇中，以小便辨黄疸的虚实。小便自利可能是虚黄（第22条）；小便不利而赤，腹满，自汗出，可能是实热（第19条）。腹部体征也是黄疸的辨证要点。茵陈蒿汤证（谷疸）是"心胸不安，腹微满"（第13条）；酒疸是"心中懊侬而热"或"热痛"（第15条）；女劳疸是"腹胀如水状"（第14条）；柴胡汤证（少阳黄疸）是"腹痛而呕（第21条）；大黄硝石汤证（实热黄疸）是腹满、小便不利（第19条）。在腹满寒疝篇中，以腹满的痛与不痛、减与不减作为虚实寒热的主要鉴别点。如："病者腹满，按之不痛为虚，痛者为实，可下之。"（第2条）"腹满时减，复如故，此为寒，当与温药。"（第3条）"腹满不减，减不足言，当须下之，宜大承气汤。"（第13条）

本书中，也充分应用了症状比较辨证法，并与现代医学症状鉴别诊断相结合，内容更为丰富。在内容编排上，也将有比较、鉴别意义的病例安排在一起。如第13、14回接连10个不同的眩晕病人：①痰眩，痰饮上犯清空（泽泻汤证）。其特点为发作性旋转性眩晕，伴呕吐，平卧闭目较安。②火眩，肝火上炎。其主症为头晕，头痛，舌红，苔黄，脉弦有力，血压升高。③风眩，阴虚阳亢，阳动化风。其主症为头晕，面红，腰酸，心悸，脉弦细，舌红，苔少，血压升高。④血虚眩晕，头晕、失眠，面色萎黄，脉细。⑤肾阳虚衰眩晕，由甲状腺功能减退而引起。⑥湿热弥漫胸阳失展的眩晕，由心肌缺血所引起，眩晕伴胸闷、胸痛、脉濡苔腻。⑦肝郁化热眩晕，伴月经失调，情绪不安，心悸、失眠等症。⑧肝经虚寒眩晕，伴头痛、耳鸣、胃痛、吐酸、畏寒、脉弦。⑨脾胃气虚、阳气不升眩晕。其主症为头晕、眼花，神疲乏力，面色淡白，脉沉细，舌色淡。⑩气血两虚眩晕，症见头晕神疲，面色黧黑，形体消瘦，胃痛，失眠等。第30回还有一例颈性眩晕，由颈椎增生，头部供血不足所致，主要靠X线诊断才能确诊。

本书第42、43、44回列举7例发热病人，也体现了症状比较辨证的重要意义。①病毒感染高热，临床表现为发热恶寒，有汗，咽痛，咳嗽咯痰，苔腻，纳差，胃痛。中医辨证为气虚之体，外感风寒，内蕴湿热，证情复杂，治疗用复方。②病毒感染，发热已10天，症见寒热往来，时高时低，或但热不寒，咽痛，便秘，舌红，苔黄，脉滑。中医辨证为少阳阳明同病，治疗用大柴胡汤为主方。③结缔组织病，反复发热，或高或低，已经半年。形瘦，肌肉痛，胸痛，心悸短气，纳少，脘痞，面白，神萎，脉细涩。症情复杂。以虚证为主。久病及肾，以益肾为主治。④中暑，症见大热，大汗出，大渴，心烦，脉滑数。是比较典型的阳明病经证，用白虎加人参汤，迅速取效。⑤空调病低热，症见低热少汗，形寒烦热，头痛肢楚，神疲纳少，时在夏季。中医辨证为阳气虚，外感风寒，内蕴暑湿。⑥功能性微热，症见微热微寒，有汗。中医辨证为营卫不和。⑦功能性微热，症见低热，口苦，纳少，便秘，此前有腹痛、黄疸。辨证为少阳病余热。后两个病人，西医诊断相同而中医辨证各异，中药治疗也不同。在本书中，有鉴别意义的不同的发热病人还有：第 1 回大叶性肺炎。症见高热、恶寒、无汗、咳嗽、头重、骨楚。中医辨证为太阳寒湿，用麻黄加术汤主治。第 6 回反应性组织细胞增多症。症见发热 4 个月，发热下午为甚，不恶寒，有汗热不退，咽痛咽红，腹胀纳呆，尿少黄赤。中医辨证为伏气温病，湿热内蕴。第 16 回风心病、心力衰竭伴上呼吸道感染。中医辨证为虚劳病，脾肾阳虚，外感风热。属于本虚标实。治疗标本兼顾。

此外，在第 33、34 回有 4 例临床表现不同的心律失常病人，第 38、39 回有 4 例性质不同的头痛病人，书中已有比较详细的西医鉴别诊断与中医的辨证分析，此处从略。

五、识别假象辨证法

《伤寒论》太阳病上篇第 11 条，提出表面现象（原文为热在皮肤）可能是假，内在本质（原文为热在骨髓）必然为真的理论。并以病人的喜欢与厌恶作为识别真假的一种方法。在《伤寒论》中，具体运用识别假象辨证法的条文很多，略举数例如下：少阴病篇第 317 条是一个真寒假热的证候。其中“不恶寒，面色赤”是外假热，“手足厥逆，脉微欲绝”是里真寒，应该用回阳救逆的通脉四逆汤治疗。同篇第 321 条是真实假虚证。“自利清水”状似虚寒，却是假象，“心下痛，口干燥”才反映了实证的内在本质，可以用大承气汤攻下。《太阳病上篇》第 28 条，“头项强痛，翕翕发热”近似表证，却非表证，因这两个症状在表证中可见，在里证中亦可见，“发热不恶寒，心下满痛，小便不利”反映了水热内郁的里证，可以用去桂加茯苓白术汤治疗。在传统中医著作中，一般只辨真寒假热、真热假寒、至虚有盛候、大实有羸状，不言表里真假，但从第 28 条文字及其精神实质来看，在某些情况下表里辨证也有真假疑似问题，应予重视。

在《金匮要略》中，识别假象辨证法的应用不多。因为内伤杂病中假象较少。举二例于下：痰饮病篇第 36 条：病人服用小青龙汤之后，出现“其面翕热如醉状”。这是假热，是虚阳浮越，原文用苓桂味甘汤主治，不宜用凉药。呕吐哕下利病篇第34条：下利病人出现“下利清谷”、“脉沉而迟”，这是真寒，同时出现“面少赤，身有微热”，这是假热。中医把这种面红称为“戴阳”。(《伤寒论》厥阴病篇也有戴阳的记载，可以互参)

在本书中也有一些病例有假象出现。我们对这些假象，不仅按传统理论加以分析，还从现代中医的认识，结合现代医学的理论，作出新的解释。举例说明于下：第2回心力衰竭病人，症见四肢不温，面色苍白，神萎目黯，呼吸气短，口唇青紫，是元阳虚衰之征，是真寒；而两颧殷红，则是假热，也属于戴阳，并说明了这种现象西医称之为二尖瓣面容。第16回风心病心衰病人也有这一现象。第46回风心病二尖瓣分离术后心衰病人，病程已久，面色黧黑，颧红就显不出了。第3回呼吸衰竭病人，既有昏迷、四肢不温、皮肤湿冷的虚寒见症，又有舌红、苔黄腻、痰液黄稠、尿色深黄等实热见症。从中药治疗来看，用大承气汤急下，好似虚寒证是假的，实热证是真的，但从中药、西药全部治疗来看，这个病人的实热证与虚寒证都是真的，对这两个方面都进行了治疗。可见对虚实寒热的真假问题，在现代中西医结合的情况下，与古代的看法有所不同，是前进、深入了一步。第12回骨嗜酸性肉芽肿（中医诊断为骨瘤），高高突起、按之坚硬，推之不移，是实证的表现。但X线发现溶骨性缺损，似为虚证的表现。可以认为这是外表为实，内存虚象，很难判断其真假。治疗采取补虚消实兼顾的原则。第42回结缔组织病，反复发热半年。这种发热虽然不能说是假热，但却是疾病的表面现象，其内在本质是气血阴阳俱虚，久病及肾，用附子、桂枝、熟地、肉苁蓉、巴戟天等温补药，控制了发热。第48回精神分裂症残留型。表面看来精神呆迟，面色淡黄，少言少动，近似于虚证；实质上是痰火扰心，肝胆气郁，胡思乱想，夜不能眠。用大剂量泻火、逐痰、疏肝、宁心才能取效。这些病证临床见症复杂，宜仔细分析。也属于识别假象辨证法之列。

六、治疗反馈辨证法

一般说来，中医治病是辨证在前，治疗在后。但并非一次治疗就能痊愈，需要反复多次的辨证施治。这样，前一次治疗的结果，便是下一次辨证的一个重要依据。这就是治疗反馈辨证法。外感疾病、危重病证变化迅速而复杂，及时掌握服药后的反应，应用治疗反馈辨证法尤为重要。

《伤寒论》阳明病篇第 214 条，服小承气汤之后，“腹中转气者更服一升，若不转气者勿更与之”。就是根据服药之后的肠道气机以决定能否连续使用承气汤的例证。同篇第 221 条，阳明病经腑同病的证候，用攻下法之后：如出现心中懊侬，是实热已去，余热留扰胸膈，可以用栀子豉汤；如出现渴欲饮水，口干舌燥者，是实邪已去，热邪仍盛，气阴两伤，应该用白虎加人参汤；如出现脉浮发热，渴欲饮水，小便不利者，是实热已去，余热伤阴，水气停留，应该用猪苓汤。这是比较典型的治疗反馈辨证法。再如太阳病上篇第 24、25、26 条，是太阳病服桂枝汤之后，可能出现四种变化，根据不同脉症，采取不同治法。亦属治疗反馈辨证法。

《金匮要略》主要论述内伤杂病，因而其治疗反馈辨证法的应用没有《伤寒论》的典型。略举二例于下：痉湿暍篇第 23 条，风湿病服桂枝附子汤之后，大便坚，小便自利，肌肉关节依然疼痛。认为这是服药之后，风邪祛除较多，而湿邪存留不少，所以改用白术附子汤治疗。痰饮病篇第 37 条至第 40 条，痰饮病服用苓桂味甘汤之后，冲气上逆好转，而出现咳嗽胸闷的，前方去桂枝加干姜、细辛。服药后，咳嗽、胸闷好转，而出现口不渴而呕吐，则前方再加半夏。服药后，呕吐止，但有面部轻度浮肿，可以在前方中再加杏仁。如果出现大便不通，胃热上熏而面红，可以再加中等量大黄，泻火通便。这可以理解为随证加减，也是治疗反馈辨证法的具体应用。

本书中也有不少治疗反馈辨证法的病例。第 1 回大叶性肺炎，中医辨证为太阳病寒湿证。服用麻黄加术汤两剂之后，出现发热无汗，烦躁，呕吐，舌苔白腻转黄。及时分析证情，认定为表证开始入里，太阳病开始向少阳病转化，在麻黄加术汤中加柴胡、黄芩。由于症情反馈及时，辨证分析准确，得到汗出热退的显著效果。第 8 回结核性胸膜炎好转期伴支气管感染。第一次辨证为肾阴虚、心火旺兼有肺热。服药三周之后，痰量减少，咯血控制，烘热减少，但出现畏寒、手指欠温等症。及时修正辨证内容，认为是肺热稍退而心火仍旺，不仅肾阴虚，肾阳亦不足。相应修改处方，以交泰丸为主。以后，再次根据症情反馈及时修改，辨证施治，长期的慢性病得以较快地痊愈。第 48 回室性早搏病人，第一次按养阴清心辨证论治有效；不久因疲劳而发作，室性早搏 24 小时达 1500 多次，改用养阴、益气、通阳、补益方法治疗，又有明显效果；这次发作的诱因是经营不顺利、家庭不和睦，连日失眠，表情呆板，自觉心悸怔忡明显而脉律整齐无停搏，故再次修改辨证，认为是肝气郁结，痰热扰心，用柴胡加龙骨牡蛎汤有效。

七、时相辨证法

任何病证都有发生、发展、转归的时间过程，疾病的症状体征在一定时间内也有变化与转归。根据这些时间因素作为辨证的主要依据，就是时相辨证法。外感病的证候发展变化迅速，阶段性明显，应用时相辨证法更为重要。《素问·热论》中的"六经辨证"就是用时相辨证法分析外感病的先例。

在《伤寒论》中，时相辨证法已趋成熟。我们固然不能机械地按日期确定六经病变，却不可忽视时间因素对外感病辨证论治的重要性。太阳病上篇第 4 条指出："伤寒一日，太阳受之。""伤寒一日"就是外感初起的意思。在《伤寒论》中虽然有病过十日仍用麻黄汤发汗的记载，那是特殊的证情。一般情况下，太阳病总是外感病的第一阶段。阳明病篇第 186 条说："伤寒三日，阳明脉大"。第 184 条说："始虽恶寒，二日自止，此为阳明病也。”可见阳明病为紧接太阳病之后的一个阶段，在二三天之内便有可能转化为阳明病。再看少阳病的时相：太阳病中篇第 103 条：“太阳病，过经十余日，反二三下之，后四五日，柴胡证仍在者，先与小柴胡汤。”第 104 条：“伤寒十三日不解，胸胁满而呕……此本柴胡证。”可见，少阳病也可以发生在太阳病之后，其转变较缓慢，病程较长，可达十余日。

《伤寒论》分析外感病的阶段性时相变化以六天为一个发展阶段，即一经。太阳病上篇第 8 条：“太阳病，头痛至七日以上自愈者，以行其经尽故也。”一般外感病一经结束，有可能热退，病情基本好转。正气较弱，不能迅速驱邪外出，病程可能延长。所以同篇第 10 条说：“表解而不了了者，十二日愈。”如病邪较盛，病情加重，在五六日或六七日之间往往发生病证的转变。在《伤寒论》中，记载这种六七日发生转变的条文，不下 30 余条。举两条于下，以见一斑。太阳病中篇第 124 条：“太阳病六七日，表证仍在，脉微而沉，反不结胸，其人发狂者……以太阳随经，瘀热在里故也。”阳明病篇第 252 条：“伤寒六七日，目中不了了，睛不和……急下之，宜大承气汤。”如果病邪极盛或正气不足，则转变较快，可在发病后约三日之间发生各种变证。《伤寒论》中记载这种迅速转变的条文，也有 15 条之多。如太阳病上篇第 16 条：“太阳病三日，已发汗，若吐、若下、若温针，仍不解者，此为坏病。”太阳病中篇第 102 条：“伤寒二三日，心中悸而烦者，小建中汤主之。”阳明病篇第 248 条：“太阳病三日，发汗不解，蒸蒸发热者，属胃也，调胃承气汤主之。”以上所举之例，足以说明时相辨证法对诊治外感病的重要性。

时间因素不仅对六经辨证起重要作用，即使在同一证型的细小变化中，也起作用。如《伤寒论》少阴病篇第 301 条麻黄细辛附子汤证与第 302 条麻黄附子甘草汤证，二者都是太少两感证（即太阳少阴同病），证情基本相似，都适宜用温经发表法治疗。只是时间上差别，第 301 条是“始得之”，第 302 条是“得之二三日”，证候有细小变化，治疗也就要作相应调整。再如，麻黄汤证大多发生在外感病早期，可以用大剂量辛温发汗解表。如病程已达八九天，虽然症见发热、恶寒、无汗，仍可用辛温发汗解表法，但由于时相变化，证情也有一定变化，应该改用桂枝麻黄各半汤（参见太阳病上篇第 23 条）。

《金匮要略》中也有不少时相辨证的内容，略举数例于下：脏腑经络先后病篇第 9 条：“病人脉浮者在前，其病在表。浮者在后，其病在里，腰痛、背强、不能行，必短气而极也。”（条文中前字作病程初期解，后字作晚期解）说明疾病早期出现浮脉，大多为表证，疾病晚期出现浮脉大多为里虚证。可见同一症状或体征，发生在疾病的不同阶段，其辨证意义可能有重大区别。百合狐惑阴阳毒病篇第 14 条：“阳毒之为病……五日可治，七日不可治……”黄疸病篇第 11 条：“黄疸之病，当以十八日为期，治之十日以上瘥，反剧为难治。”这两条都是以病程长短估测预后。百合狐惑阴阳毒病篇第 13 条：“初得之三四日，目赤如鸠眼，七八日，目四眦（两眼内外眦）黑，若能食者，脓已成也，赤小豆当归散主之。”这是以病程日期，推断病情变化并确定治疗方法的例子。此外，在《金匮要略》中对疟病，对休息痢，对月经病的辨证论治，也必然要详细记下时日，记载较多，不一一尽述。由此可见，时相辨证对杂病也有十分重要的意义。

本书记载的大多数是疑难的慢性病证，故而较少应用时相辨证。第 6 回反应性组织细胞增多症，发热 3 月多。从病程来看近似于内伤杂病，不符合一般的外感病，最后根据其发热的时起时伏，结合临床见症，才得出伏气温病、湿热内伏的辨证结论。这是一例比较少见的时相辨证法案例。第 42 回的病毒性感染。发热已经 10 天。一般外感病的表证阶段已过，恶寒消失，有汗而发热未退，太阳病邪已经由表入里。但仅为低热而非高热，有热象而不严重，病程又较长，不完全符合阳明病，故而做出少阳阳明合病的诊断结论。用大柴胡汤很快取效。

八、疾病鉴别辨证法

《金匮要略》中大多为内伤杂病，疾病鉴别为其最基本的诊断方法。具体方法有三种：一是明确病的基本概念。《金匮要略》与《伤寒论》中的许多病名就包含着这种疾病的基本概念，大多就是这种病的主要病理。如：湿痹是湿邪痹阻经络筋骨；痰饮病就是人体内有痰饮病邪停留；胸痹就是胸部气机被痰浊或瘀血所阻滞；狐惑病就是或发于口腔，或发于阴部，像狐狸出没无定一样。但也有对疾病的基本概念用文字另加说明的，如"百合病者百脉一宗悉致其病也"。再如"太阳中热者暍是也"。暍病今称中暑，太阳指疾病初起，中热是受到邪热袭击。二是明确该病的主症。如：痉病是"病者颈项强急……卒口噤，背反张者痉病也"；奔豚病是"从少腹起，上冲咽喉，发作欲死，复还止，皆从惊恐得之"。再如，指明百合病基本概念之后，又指出百合病的主症是："意欲食复不能食，常默然，欲卧不能卧，欲行不能行……如有神灵者，身形如和。"把复杂多变，难以明确诊断的精神性疾病描述得具体、扼要，易以掌握。三是对近似的疾病进行鉴别。如肺痿与肺痈的鉴别："寸口脉数，其人咳，口中反有浊唾涎沫者何？师曰：为肺痿之病。若口中辟辟燥，咳即胸中隐隐痛，脉反滑数，此为肺痈，咳吐脓血。脉数虚者为肺痿，数实者为肺痈。"二者的脉症对比十分明确。五脏风寒积聚病篇第20条对积与聚的鉴别至今仍有临床指导意义，其曰："问曰，病有积、有聚……何谓也？师曰，积者脏病也，终不移。聚者腑病也，发作有时，展转痛移，为可治。"

《伤寒论》中也有疾病鉴别法。如太阳病下篇第128、129、130条辨明结胸与脏结的异同。"问曰，病有结胸，有脏结，其状如何？答曰，按之痛，寸脉浮，关脉沉，名曰结胸也。何谓脏结？答曰，如结胸状，饮食如故，时时下利，寸脉浮，关脉小细沉紧，名曰脏结。”“脏结无阳证，不往来寒热，其人反静，舌上苔滑者，不可攻也。”在霍乱病篇中，将霍乱与伤寒做了鉴别。在太阳病中篇对蓄血与蓄水做了鉴别。

本书中也较多地应用了疾病鉴别法。计有 7 例诊断为虚劳，4 例诊断为水气病，5 例诊断为胸痹病，2 例诊断为历节病，还有狐惑病、中暍病、湿病各 1 例。可见古代的疾病鉴别法目前仍有临床应用的意义。

九、识病分型辨证法

《金匮要略》以辨病为基础，在认识疾病的基础上，对这一疾病分型论治。这种方法对后世影响深远，目前临床上广泛应用此法。近年的中医内科学教材也以分型论治作为诊治内伤杂病的基础。《金匮要略》痉湿暍病篇关于暍病（暑病）的条文只有 3 条，将暍病分成 3 种证型：“发热恶寒，身重疼痛，其脉弦细芤迟”的，是中暍虚证；身热汗出而渴的，是中暍热盛证；身热疼痛，脉微弱的，是中暍湿重证。暍病证治大纲已经具备。胸痹病条文较多，内容似较复杂，如从识病分型角度来看，就会感到眉目清楚。第 1、第 2、第 3 条是胸痹病的病因、病机、主症、主脉与基本方药，这是识病。第 4 条是基本型，用栝楼薤白半夏汤主治。第 5 条为气逆型，并再分成两个亚型，偏实的气逆型用枳实薤白桂枝汤，偏虚的用人参汤。第 6 条是轻型，也分两个亚型，偏于胸肺的轻型用茯苓杏仁甘草汤，偏于胃脘的用橘枳姜汤。第 7 条为间歇发作型，用薏苡附子散治疗。第 8 条、第 9 条是对症用药（条文中无“胸痹”二字），对胸痞、气逆、心悸可用桂枝生姜枳实汤；对胸背牵引而痛可用乌头赤石脂丸。

《金匮要略》中，应用识病分型辨证法比较完整的篇章，除胸痹之外，还有痰饮、水气与黄疸三篇。痰饮病篇第 1 条指出，痰饮病可分四种证型：“其人素盛今瘦，水走肠间，沥沥有声，谓之痰饮；饮后水流在胁下，咳唾引痛，谓之悬饮；饮水流行，归于四肢，当汗出而不汗出，身体疼重，谓之溢饮；咳逆倚息，短气不得卧，其形如肿，谓之支饮。”从痰饮病篇全部条文分析，以上四种证型并非一型一方能治。而是在一个证型之中，又可分成若干范围更小的证型。如溢饮可分两个小证型，偏寒的可用小青龙汤治疗，偏热的要用大青龙汤治疗。支饮可分成较多的小证型，心下痞坚可用木防已汤，苦眩冒可用泽泻汤，胸腹胀闷严重者可用厚朴大黄汤，气短痰多者可用葶苈大枣泻肺汤，而支饮的主方则为小青龙汤。水气病篇第 1 条明确指出：“病有风水、有皮水、有正水、有石水、有黄汗。风水其脉自浮，外证骨节疼痛，恶风。皮水其脉亦浮，外证浮肿，按之没指，不恶风，其腹如鼓，不渴，当发其汗。正水其脉沉迟，外证自喘。石水其脉自沉，外证腹满，不喘。黄汗其脉沉迟，身发热，胸满，四肢头面肿，久不愈，必致痈脓。”在一种水气证型之中，又再分几个小的证型，然后论治。黄疸病篇第 2 条指出，黄疸可分为谷疸、女劳疸、酒疸 3 个主要证型。第 16 条补充了黄疸兼表证，第 18 条补充黄疸湿盛，第 22 条补充了虚黄。可见，在水气病、黄疸病中，分型论治十分重要。

在《伤寒论》中，也有识病分型辨证法。如《太阳病下篇》将结胸分成痰热结胸、热实结胸、寒实结胸、小结胸、水结胸、血结胸等证型，各立治法方药。同篇将痞证分成热痞、寒热夹杂痞、热痞兼阳虚等，也各立治法。

在本书中，根据《金匮要略》诊断中医病名的有 20 例。其中也充分应用了识病分型辨证法。如诊断为虚劳病的有 7 例。其中有心神不安、心阴心阳两虚而用桂枝加龙骨牡蛎汤的，有气血两虚或气血阴阳俱虚而用炙甘草汤的，有因虚转实而用活血化瘀法的，有多脏腑亏损而用多方综合治疗的。

诊断为水气病的有 4 例，都属于正水，基本治法都是益气温阳利水，但有兼痰饮停留或兼中焦郁热的区分。诊断为胸痹的有 5 例，基本都属于气逆型，以枳实薤白桂枝汤主治。偏虚的加用人参、附子，兼瘀血的加活血化瘀药，兼痰热的加用小陷胸汤。

评释第22　大黄浅议

本书50个章回100个病例中有12例的治疗方药中应用了大黄，占12%。与其他中医医案相比，这是一个较高的比例。试将本书中应用大黄的方法简析一番：

这12个病例涉及11个病种，有危重的呼吸衰竭、慢性心力衰竭急性发作与肾功能衰竭，有长期反复发作的精神疾病精神分裂症、癔症与心脏神经官能症，有感染性疾病上呼吸道炎症，有消化道慢性疾患幽门梗阻，有心脏慢性疾患室性早搏，有脑血管疾病基底节出血，有血液系疾病血小板减少性紫癜。从中医辨证来看，12个病例中，有少阳阳明同病，有少阴阳明同病，有血热妄行的出血证，有虚寒与实热夹杂的胃反病，有痰火扰心、肝胆气郁的心悸怔忡证、痰厥证，有痰热蒙蔽心窍的癫证，有阳虚水泛、痰饮结聚化热证，有肾阳虚衰、湿毒泛滥证以及气虚血瘀的中风病。可见用大黄治疗的证候，其分布面极广，牵涉到心、肺、肝、胆、肾、脾、胃、大肠等脏腑（亦可用于膀胱、小肠等脏器，本书未载此种病例）。其病邪性质，或为外感邪热，或为痰热，或为痰火，或为瘀热，或为湿毒，或为血热，或为中焦胃热。其兼夹证，或兼正气虚衰，或兼阳虚水泛，或兼中焦虚寒，或由虚转实，或郁久化热，种种不一。临床表现虽然纷繁复杂，而所以能用大黄的辨证要点在于有热邪。只是此热邪有明显易见的，也有被兼夹证掩盖而不显的，或被兼夹证所忌讳而不敢使用大黄清泻的。如本书第3回呼吸衰竭病人，阳气虚衰的证候十分严重并且显而易见，若非看到从气管插管中吸出的黄稠液，若非仔细地脉诊、舌诊，很难察知其痰热结聚之严重。若无现代医学支持疗法、抗菌、升压等疗法的配合，是不敢用大承气汤攻下的。呼吸衰竭用大黄要有胆识，本病用大黄要有药随证转的灵活性。本书第19回不完全性幽门梗阻，中医称为胃反。湿热郁结之证明显，适宜于应用大黄，其要点在于选取适当的配伍药物与大黄同用。本书共有6例慢性心力衰竭，都以温阳利水为主要治法。只有第39回与第40回两例慢性心衰在温阳益气的基础上，应用了大黄，与泻水祛痰药同用。这是由于痰饮结聚严重，且有轻度化热之象，不用重剂泻去水饮，阳气难以恢复。本书第42回上呼吸道炎症，中医辨证是比较典型的少阳阳明同病，用大柴胡汤（方中有大黄）是《伤寒论》治法中的常规，其效果比后世杂方为佳。第46回慢性肾功能衰竭，证情复杂，既有阳气虚衰，又有湿毒泛滥，近年以大黄与温阳益气药同用，攻补兼施，已属常用之法。第47回脑出血，中医辨病属于中风，过去以风论治，只适用于急性期的辅助治疗，过用风药，多有失误。近年以气虚血瘀论治，用大黄配黄芪，已经成为急性期之后调理的基本治法。本书第36回与第38回，对4种不同病证都以柴胡加龙骨牡蛎汤为主方施治，方中均用大黄，用量6克～20余克不等。从中医辨证来看这4个病例均有肝胆郁热、痰火扰心之证存在，而证情轻重不一，故主方相同而大黄之用量不一。

再看这12个用大黄治疗的病例，其所用方剂，主要是《伤寒论》与《金匮要略》的方剂与治法。如上所述，有4例用柴胡加龙骨牡蛎汤，中医辨证为少阳病中的肝胆气郁，痰火扰心，甚则痰热蒙蔽心窍。将清热泻火的大黄、黄芩，与疏肝的柴胡，化痰的半夏及重镇安神的龙骨、牡蛎、茯苓等同用。现代医学诊断虽属不同病种，而均为神经精神系统的疾患。有2例用己椒苈黄丸，是《金匮要略》治疗痰饮结聚化热的方剂。清热泻下的大黄与泻水祛痰的葶苈子、椒目、防已配合，以泻下痰饮，是治疗心力衰竭的一个方法。有1例用大承气汤，用于呼吸道感染引起呼吸衰竭的病人，是根据《伤寒论》“少阴病三急下”的理论，用大承气汤泻下结聚于肠中的痰热，以减轻病人的中毒症状。这只是这个病人多种治疗方法中的一个方面。有1例用附子泻心汤，即苦寒泻火的大黄与辛热温阳的附子同用，更加人参、半夏等药，适用于寒热虚实夹杂的证候。当寒象消失之后，即改用小承气汤，大黄与枳实、厚朴同用，再与旋覆代赭汤配合，轻下泻火降气和胃。都是《伤寒论》中的治法方药。还有1例用大柴胡汤，此方以柴胡清解少阳邪热为主，配少量大黄与枳实，清阳明里热。是清里与解外同用的方法。还有1例用《金匮要略》的大黄附子汤。此方与附子泻心汤同为大黄与附子配伍，但二者的用法有别。前者用中等量制大黄与小量附子配合，主治中焦肠胃的寒热夹杂、气机上逆，证情较为缓慢；后者用较大剂量的生大黄与较大剂量的附子同用，更需要配用党参、黄芪等扶正药物，目的在于温振全身的阳气，排除泛滥的湿热毒邪，证情较为急重。以上10个病例，用了5个《伤寒论》方剂，2个《金匮要略》方剂。还有2个病例，血小板减少性紫癜病人用的是清热地黄汤中加入制大黄或大黄炭，脑出血病人用的主方是补阳还五汤（与《金匮要略》防己黄芪汤配合同用）。但细看这两个病例的用药，仍有《伤寒》、《金匮》的治疗思想在起指导作用，即紫癜病人用大黄止血，用大黄化瘀血，是《金匮要略》泻心汤与大黄䗪虫丸所体现的治法；而中风气虚血瘀病人的处方中，不但有防己黄芪汤益气利水，更用大黄配桃仁，取桃核承气汤活血化瘀之意。由此可以看出，张仲景著作中包含着丰富的应用大黄的治法与方药，值得我们不断地进行研究与探索。

以上分析的是12例用大黄的病例。也就是为什么要用大黄与怎样用大黄的问题。此外，在本书中还有两个病例似乎该用大黄而没有用大黄，其故何在？略为分析于下：第1回大叶性肺炎病人，发热7天，大便秘结7天，但是没有用大黄泻下，这是为什么？这个病人虽起病已经7天，但还是一个表证，外来的病邪尚未化热入里，治疗应该以解表发汗为主。大便7天不通，当然需要通便，大黄不是严格禁忌。但由于老年正气较虚，通便宜尽量选用轻缓的药物，以免损伤正气，造成外邪内陷，故而没有用大黄而改用瓜蒌仁。第4回阑尾包块病人，除了草药新鲜山海螺外敷之外，也有中药内服，方中没有用大黄。这是根据张仲景提出的治疗肠痈的大法。《金匮要略》疮痈肠痈篇说："脓未成可下之"、"脓已成不可下也"。可下用大黄牡丹汤，不可下则改用薏苡附子败酱散。

综合以上分析可见，本书用大黄，主要的指导思想与方药源于《伤寒论》与《金匮要略》。但这两部著作中还有许多应用大黄的方法与方药配伍，可资临床参照，简单综述于下：《伤寒论》中用大黄的方剂有16首（占112方的14.3%）。在《伤寒论》中，用含有大黄的方剂施治的条文有63条（占398条的15.8%）。在《金匮要略》中用大黄的方剂有22首（其中与《伤寒论》重复的有6首）（占184方的12%）在《金匮要略》中，用含有大黄的方剂施治的条文有28条（占398条的7%）。就以上统计数字，可以清楚看出张仲景是十分重视又善于运用大黄这味药的。

将《伤寒论》与《金匮要略》中32首含有大黄的方剂，从其主治证候、主要作用与配伍药物三方面加以分析，大体上可以分成10类。可以作为临床应用大黄的重要参考。简述如下：①承气汤类：以大承气汤为代表，包括小承气汤、调胃承气汤、厚朴三物汤与厚朴大黄汤。大黄与枳实、厚朴相配伍，如欲加强泻下力量，则可加配芒硝，如配炙甘草则相对缓和泻下作用。承气汤方主治实热结聚证候，无论这种实热结聚证候是表现于全身还是表现肠胃局部，均可应用。这种证候的病人，临床出现便秘者固然可用，临床出现下利者，只要辨证正确也可应用。如菌痢病人，便次甚多，用承气汤的机会也不少。承气汤类方主要作用于肠胃而影响遍及全身。②抵当汤类：包括抵当汤、抵当丸、下瘀血汤与桃核承气汤。主要是大黄与桃仁相配，泻实热，化瘀血。下瘀血汤加配䗪虫，力量较强。抵当汤、丸更加上二味虫类破血逐瘀药（水蛭与虻虫），作用更为强烈，目前临床应用较少。这类方药主要作用于全身血分，通下大便只是一种手段、一种具体方法而不是目的。③陷胸汤类：包括大陷胸汤、大陷胸丸与大黄甘遂汤。三方虽然均为大黄与甘遂相配，基本作用为泻热逐水。但大陷胸汤与大陷胸丸均为甘遂研粉吞服，泻下力强，服后泻下大量水分。大黄甘遂汤中，甘遂煎汤服药汁，泻下力量明显减弱，方中只靠大黄的泻下作用。④茵陈蒿汤类：只有茵陈蒿汤一方。以茵陈蒿为主药配用大黄、栀子。这一专门的配伍，其作用是清利肝胆，消退黄疸。在仲景书中虽仅一方，但作为一种方法，后人大多沿用，加减变化颇多。⑤泻心汤类：包括大黄黄连汤泻心汤、泻心汤、大黄甘草汤、大黄硝石汤、栀子大黄汤与枳实栀子豉汤（方后加味）6首方剂。前四个方剂均以大黄为主药，配伍其它苦寒清热药。后二方则以栀子为主药，配用小量大黄，这些方剂的主要作用是清中焦之热，降上焦之火。可用于胃热、胆火、湿热黄疸、心火、头面口咽火热肿痛等。⑥大黄牡丹汤类：只此一方。大黄与活血消肿的桃仁、冬瓜子、牡丹皮配合，更加芒硝以加强通肠泻下作用。此方专用于肠痈脓未成，使其消散。⑦表里双解方类：包括大柴胡汤、厚朴七物汤与桂枝加大黄汤。其配伍特点是清里热的大黄与辛散外邪（温散太阳或清解少阳）的桂枝、柴胡同用，主要作用是表里双解。⑧寒温并用方类：包括大黄附子汤与附子泻心汤。其配伍特点是苦寒清热的大黄与大辛大热的附子（或细辛）同用。应用于实热郁结与阳气虚寒同时存在的证候。这种证候临床并非少见。本书第 19 回与第 46 回曾分别应用这两首方剂，取得一定的效果。⑨方中虽用大黄但非主药：有柴胡加龙骨牡蛎汤、风引汤与苓甘五味加姜辛半杏大黄汤三方。柴胡加龙骨牡蛎汤配伍庞杂，功能多样，有疏肝理气、清胆化痰、重镇宁心、益气通阳等作用，大黄在方中起清热降火作用。本书四次应用本方，可资参照。风引汤的主要作用在于重镇熄风，温中通阳，清热降火，配伍复杂，大黄只起部分作用。第三方出自《金匮要略》痰饮病篇，大黄只是随症临时加味而已。⑩大黄属于丸剂中的一部分：有麻子仁丸、鳖甲煎丸、大黄䗪虫丸与己椒苈黄丸 4 方。麻子仁丸润肠通便，鳖甲煎丸软坚消积，大黄䗪虫丸活血化瘀。方中药味较多，按服用量计算，大黄用量极小，但与其它药物配合，起协同作用。己椒苈黄丸清化痰饮，由 4 味药合成，大黄也只是起辅助作用。本书第 39 回、40 回，改丸方为汤方，主药为大黄与葶苈子，清热泻痰作用较原来的丸方明显加强。

以上分析了仲景著作与本书对大黄的应用，古今对应，相差几近 1800 年。在此遥远的历史过程中，中医学家无不在应用大黄，其过程、其情况如何？颇有引人探讨之魅力。限于本人精力，仅就手头资料，作一些粗浅的阐述：《伤寒卒病论》成书 200 多年之后，葛洪的《肘后备急方》中，载有将辛温解表的麻黄、桂枝、甘草、杏仁四味药与苦寒清泻里热的大黄、黄芩同用的方剂，称为“水解散”。这种应用大黄的方法，比之张仲景，有所创新。张仲景主张“先表后里”，不主张早用大黄。风寒表证兼有里热者，往往加用石膏，一般不用大黄。只有桂枝与大黄合用的方剂，如桂枝加大黄汤与厚朴七物汤。而麻黄汤与大黄同用之方则始于葛洪。时代变迁、发展，再过 700 年之后，金代刘完素创防风通圣散，将麻黄、荆芥、防风等辛温发表药与大黄、石膏等清里热药合为一方。他不仅制定新方，还提出“六气皆从火化”的新理论，认为外邪侵入人体之后，都有可能很快转化为邪热，从而为及时应用大黄等清热泻火解毒药，提供了理论依据。这不仅是河间一个人的学术思想，而且影响到一个时代。稍迟数十年张从正著《儒门事亲》，对攻下法的临床应用作了深入细致的分析（参见评释第五《承气汤类攻下法的古典与新探》）。再迟20年，李杲著《内外伤辨惑论》，以补土派称誉后世，但书中称崇三物备急丸能“疗心腹诸卒暴百病”。在其学生为之整理的《兰室秘藏》一书中，普济消毒饮、润肠丸、三黄枳术丸都是应用大黄的著名方剂，在理论上也支持凡食伤脾胃可以用大黄、枳实消除有形之积滞，提出了“误泻胃气必死，误补亦死”之说。我们千万不要把李东垣看成是一个只会用参、芪、术、草补益脾胃的医生，他还是一个善于用枳实、槟榔、大黄等清理脾胃的医生。

明代温补学说盛行，薛己身为太医院院使，多用温补治富贵人家之病。他本人以疮疡病卒，讥者以为误用温补之弊。李中梓、张介宾均主张温补。对大黄的应用乏善可陈。只有晚明年代，疫病流行，吴有性在与疾病的斗争中创“戾气”学说，著《瘟疫论》，治疗疫病力主早期应用大黄，可以“急证急攻”，不必拘泥于大便秘结，提出了用大黄“注意逐邪，勿拘结粪”的理论，并且可以多次用大黄反复攻下。吴氏提出了19种“应下之症”，其中有些是前人没有提出过的创意，如：小便赤黑，涓滴作痛，可用攻下法，大便行则小便立解；因阳热内郁，气机不能布于外所导致的厥逆，可用下法，但必须排除虚脱；因胃家实、阳气盛所致的发狂；舌苔虽白，但干燥如砂皮，是胃家津液干枯，宜急下等等。

从清代温病学家叶桂的著作《温热论》与《临证指南医案》来看，叶氏较少应用大黄。《温热论》讨论温病气分证治法，提出“战汗透邪”、“分消上下”等法，即使病邪里结胃肠，用攻下法也要宜慎、宜轻，“慎不可乱投苦泄”，一直要到“表证十只存一”、舌苔颜色老黄，中有断纹，才能应用小承气汤。可见此老之畏用攻下。从《临证指南医案》看，风温、温热病证57例中无1例用大黄。肠痹8例、积聚9例、黄疸10例，均无1例用大黄。便秘有41例，只有1例14味药浸酒方中用了大黄。痢疾记载了90例，只有4例用了大黄。吐血记载了199例，只有3例用了大黄，其中1例大黄的剂量仅用1.6g。这些数字有些出乎意料之外，或能说明此老之畏用大黄。相比较而言。同样为清代温病学家，吴鞠通的用药风格与叶天士不同。在《吴鞠通医案》中，有19例吐血病例，其中3例用大黄，明确指出按《金匮》泻心汤法，大黄用量达18.7g。

再分析两位现代医家的医案，也可探知其应用大黄的指导思想与具体经验。一为《章次公医案》。此书收集的723则医案均为1940年前后的诊案。用大黄者51例，占总医案的7%。应用大黄的有以下病证：感冒1例（麻黄汤加生川军粉，仿葛洪水解散法），温热、瘟疫4例（分别用大承气汤、调胃承气汤或大柴胡汤，均为《伤寒论》法），高血压1例（用制大黄，辨证为肝阳肝风，未依古方），胃脘痛、心下痞、泛酸腹胀9例（有多种不同配伍，配附子、吴茱萸或薤白，用生大黄、制大黄或研粉吞），痢疾20例（大多用洁古芍药汤，个别用白头翁汤加大黄或用大黄附子汤），便秘4例（用温脾汤或自拟之方或生大黄研粉吞服），黄疸4例（用茵陈蒿汤、大黄硝石汤或茵陈术附汤）。此外还有，淋浊1例用八正散，胁痛1例用大柴胡汤。更有阑尾炎、小儿消化不良、妇女调经、副鼻窦炎等也用大黄。从上述数字可以看出章氏善于应用大黄，用法多样，以尊崇仲景方法为主。一为《张伯臾医案》，张氏与章氏同为孟河丁氏学派传人，均在上海行医，但张氏医案的年代为上个世纪的60、70年代，稍迟于章氏医案20余年。而这段时间正好是中西医结合有明显进展的年代，张氏在上海曙光医院工作，不可避免地受时代的影响，可以看出，其应用大黄情况与章氏有别。《张伯臾医案》共载病案104例，用大黄者18例占总病例数的17.3%。用大黄治疗的病种与章案有明显不同，计急性化脓性扁桃体炎1例（用增液承气汤），中毒性肺炎2例（按热厥论治，1例用小承气汤加人参，1例用大承气汤），心肌梗死共载7例，其中用大黄者4例（1例用小承气汤，1例用增液承气汤，1例为栝楼薤白半夏汤加大黄，1例为自拟方），急性胰腺炎1例用大承气汤，慢性胰腺炎1例用麻子仁丸，上消化道出血1例用泻心汤，不完全性幽门梗阻2例（1例用小承气汤合左金丸，1例己椒苈黄丸），小肠郁积症与不完全性肠梗阻各1例（分别用增液承气汤与己椒苈黄丸），脑血栓形成1例用调胃承气汤，病毒性脑炎后遗症1例（清肝化痰方中加大黄），脑外伤昏迷1例（用抵当汤全方扩充），动脉炎1例用大黄牡丹汤。以上列陈了两位医家医案中药方中应用大黄的具体病种与应用大黄的例数。读者通过比较自能领会其中的用法，毋庸笔者赘言。

在论述大黄的最后，必须向读者推介两件发生在20世纪80年代的大胆应用大黄的验案。一件在我国东北，中西医结合治疗流行性出血热取得引起国际上瞩目的优良效果。其中中医药治疗的特点就是根据《伤寒论》六经辨证，及时应用攻下法，巧妙地、大胆地应用桃核承气汤及大陷胸汤。大黄用量为20～30g（参见杨麦青《伤寒论现代临床研究》，中国中医药出版社，1992. P239）。一件在上海。上海市传染病院中西医结合治疗重症肝炎。用抵当汤原方（桃仁9g、生大黄12g、水蛭9g、虻虫9g）合紫雪3g治疗重症肝炎呕血、黑粪、鼻衄、皮肤瘀斑等危重出血见症及肝昏迷危症（中医辨证为热毒交结、瘀血蓄血型）。或用大承气汤合清瘟败毒饮、安宫牛黄丸治疗肝昏迷危症（中医辨证为疫毒化火型或胃肠热毒型），取得较好疗效。其中用抵当汤原方的临床报道极为罕见。（参见《中医杂志》1984 年 9 期 25 页）这两篇临床报道看似复古，应用了 1800 年前张仲景的古典方药；实为创新，是这些古方在中西医结合新的条件下的创造性应用。以此作为结束语，可为本文添光彩。

评释第23 《伤寒论》与《金匮要略》中神经精神性病证的辨证论治(一)

在《伤寒论》与《金匮要略》中有不少神经精神性疾患，并有比较完整的辨证论治内容。对于其中某些疾患，仲景当时已经认识到其与一般躯体疾病有别，是与人的精神情志密切相关，并另出病名，进行辨治。如百合病、奔豚气等等。兹将这9种神经精神疾患的辨证论治内容一一检出，归纳为本文。至于在伤寒六经病中，在虚劳病篇、痰饮病篇中也有一些神经精神性证候的辨治，将在下篇论述。

一、百合病

百合病始载于《金匮要略》。从原文可以看出百合病有以下几个要点：①其主要临床表现为精神恍惚，饮食、行为失常，变化多端，难以捉摸（如有神灵）；②虽病程较长（六十日乃愈），但不见严重的病容、病态（身形如和）；③其发病诱因很多（百脉一宗，悉致其病也），外感病用汗、吐、下治疗之后容易诱发本病，但本病一般无发热；④本病可能在外感病之前已有发作史（其证或未病而预见）；⑤治疗本病的基本方药是百合地黄汤。

历代对本病有不同的认识，主要有两种观点：一是如隋·巢元方《诸病源候论》所说："皆因伤寒虚劳大病已后不平复，变成斯病。"二是如元·赵以德《金匮衍义》所说多因"情欲不遂，或因离绝菀结，或忧惶煎迫"所致。两种观点并不矛盾，一是说诱因，一是说病机，可以互补，可以并存。近年对本病有一定研究，但难以深入。本人认为从《金匮要略》原文及其治疗方药来看，本病不是一个气血严重亏损的病证；本病与神经衰弱有近似之处，有些神经衰弱按百合病治疗有效。但现代医学对神经衰弱尚有不同看法，不能认为神经衰弱等于百合病。

《金匮要略》治疗百合病的基本方为百合地黄汤。方中用鲜生地汁 200ml，用百合 7 个水浸一夜，取出，另用泉水煮取浓汁 300ml，分 2 次服。历代医药家均认为，这二味药具有明显的宁心安神作用。对百合，《日华子本草》认为能安心、定胆、益志。《本草求真》认为能敛气养心、安神定魄。《大明本草》认为能治癫邪狂叫惊悸。对生地，《大明本草》认为能助心胆气，强筋骨，长志，安魂定魄治惊悸。从中药传统理论来看，鲜生地是清热养阴凉血的要药，百合有润肺止咳的功能。因此，中医辨证属心肺阴虚而心神不宁者用百合地黄汤更为合适。

二、奔 豚 气

在《金匮要略》中有奔豚气病专篇。但只有 4 条原文。记载了奔豚气病的诱发原因是惊恐。主要临床表现为：患者自觉有气从少腹上冲胸部甚至到咽喉，严重时令人无法忍受（发作欲死），呈发作性，较快恢复。提出了 3 个治疗奔豚气病的汤方（奔豚汤、桂枝加桂汤与苓桂草枣汤）及其适应证。《伤寒论》中提到奔豚的条文只有 2 条，与《金匮要略》中的桂枝加桂汤证与苓桂草枣汤证完全重复，而提到气上冲这个奔豚气病主要症状的还有 6 条条文，各有不同的证候与治法，其中也有与奔豚气病的证治相似者。

奔豚气病的病因病机是用烧针、攻下或发汗法治疗中受到惊吓，精神不安，气机逆乱所致。可能有兼夹，但非主要问题。从现代医学来看，主要是肠胃神经官能症的一种表现，肠道平滑肌运动失去正常调节所致。

治疗奔豚气病，首先要消除诱发的原因，并对患者作出细致的解释。《伤寒论》第117条，因烧针发生针刺处血肿而诱发本病，在血肿处进行艾灸，就是使病人消除惊恐的具体方法。中药治疗有3个方剂：①桂枝加桂汤：主要用大量桂枝平冲气、降逆气，用芍药配甘草和里缓急。现代药理学认为桂枝有一定的镇静作用，对肠胃有缓和的刺激作用，使其恢复正常蠕动；芍药能直接作用于平滑肌，有明显的解痉作用。②苓桂草枣汤：也用较大剂量桂枝，更用大剂量茯苓，取其安心宁神的作用；甘草、大枣皆能缓和肠胃之急迫。对奔豚气病来说，并不在于用苓桂相配的通阳利水作用。③奔豚汤：古人用本方者颇多，但近年未见应用本方的报道。本方主药甘李根白皮，古书记载能治奔豚气，还能止心烦，治赤白痢，含漱能治齿痛。这些作用对奔豚气病无疑能起较好的治疗作用。方中也用芍药、甘草缓急，还用黄芩、葛根解热，用较大剂量的半夏、生姜和胃止吐。看来，本方适用于证候比较复杂的奔豚气病。

三、热入血室

妇女月经期适逢感染性发热，使证候发生一定变化，称为热入血室。《伤寒论》太阳病下篇与阳明病篇有4条条文记述了热入血室。《金匮要略》妇人杂病篇有4条与之完全相同的条文。4条条文中，1条记载热入血室证寒热往来七八日不退，提示感染有发展，用小柴胡汤治疗。其余3条，发热已退，或无变化，月经亦无明显异常。但出现“谵语如见鬼状”以及“但头汗出”、“胸胁满”等神经精神症状。其中2条用针刺（期门穴）法治疗，1条提出不要误用发汗法、泻下法，可以自愈。从治疗可以推知其病情比较轻浅。再结合后世的论述，可知热入血室主要可分两类：一类是感染有明显发展，邪热侵入血分，甚至蒙蔽心包，出现严重的中枢神经病变；一类仅仅是因外感病适逢月经来临而出现的精神情绪过于紧张。

四、火 逆 证

火逆证是用火法治疗后产生的变证。火逆证主要记载在《伤寒论》中，共有17条条文，牵涉到太阳病、阳明病、少阳病与少阴病。在《金匮要略》中只有1条，在惊悸篇中，与《伤寒论》第118条基本上重复。从这些内容来看，张仲景基本否定火法治疗，书中所载火逆证都是误治后的变证。这些变证的临床表现很复杂，可以中医病机归纳为6类：扰乱心神，扰乱气机，热郁肠胃，热入血分，热毒上炎与灼伤阴津。其中许多症状与神经精神病变有关，如烦躁，惊狂，奔豚，谵语，手足躁扰，捻衣摸床，但头汗出，腰以下无汗，腰以下重而痹，小便难，头痛等等。因此，我们将火逆证归入神经精神病证之列。

《伤寒论》对这许多变证大多未出治法，只出了3个汤方：一是火劫发汗后出现惊狂，用桂枝去芍药加蜀漆牡蛎龙骨救逆汤；二是治疗烧针后奔豚气上冲的桂枝加桂汤；三是治疗烧针后烦躁的桂枝甘草龙骨牡蛎汤。《金匮要略》关于火邪的条文，用的也是桂甘龙牡汤。这三个汤方不是用于治疗热郁肠胃、热入血分、热毒上炎等热证的，而是用于治疗由惊恐导致的扰乱心神、扰乱气机证候的。桂枝加桂汤功能平冲降逆，和里缓急。桂甘龙牡汤中用桂枝配甘草，可以通心阳、宁心神，用龙骨、牡蛎镇惊安神。此方用量较轻，可知火逆导致的烦躁是心神不安的轻症。救逆汤中也用桂甘龙牡四味药，主药相同，但桂枝用量增加两倍，龙骨、牡蛎用量增加一倍，又加了一味蜀漆，蜀漆在本方中，不取其截疟之功，而取其祛痰安心神之效，现代药理证明此药能治心律失常。可见救逆汤所治的火逆导致的惊狂、卧起不安，也属于神经精神症状，其证情与桂甘龙牡汤证性质相近而较重。

五、脏　　躁

脏躁见于《金匮要略》妇人杂病篇第 6 条。其原文是："妇人脏躁，喜悲伤欲哭，像如神灵所作，数欠伸。甘麦大枣汤主之。"中医理论认为由于内脏阴血不足，以致心神不安，筋肉挛急，故称脏躁。从原文所述临床表现来看，脏躁近似于精神疾病中的癔症性精神障碍（分离型癔症）。此症多见于女性，故列入妇人杂病篇是很适当的。

《金匮要略》原文用甘麦大枣汤治疗脏躁。方中甘草能和中缓急，有一定解痉作用；大枣养血宁心安神。古人颇为重视小麦的养心作用，《本草纲目》小麦条下引用孙思邈"养心气、心病宜食之"的论述。徐忠可《金匮要略论注》认为小麦是本方的君药。近人用本方治疗功能性病证的报道不少，但大多加用大量养血安神的药物。日本已将本方列入厚生省指定汉方之中，指出其功效为，主治夜间哭泣、抽搐，并认为本方不仅能治癔病，其适应证已有扩大。本方除药物疗效之外，药味甘香可口，也可能起一定的精神安慰作用。

六、梅　核　气

《金匮要略》妇人病篇第 5 条原文为"妇人咽中如有炙脔，半夏厚朴汤主之"。宋代以后将此条之证称为"梅核气"。临床用半夏厚朴汤治疗疗效颇为显著，至今沿用不替。从现代医学来看这属于心身疾病中的"咽部异物感症"，是人体对心理因素的保护性防御反应。

后人以方测证，根据方中半夏、厚朴、茯苓、生姜、苏叶 5 味药的作用，推测梅核气的病机是痰凝气滞，同时也了解本证发生的原因是七情郁结。可见本证并非真有痰涎结聚于咽部，而是属于神经精神性疾患。中医对一部分神经精神性疾病辨证为痰或气，如神志不清为痰蒙心窍，眩晕为痰蒙清窍，少腹冲气上逆称奔豚气，等等。本人认为，本方的药物不仅可以化痰理气，方中主药半夏，用大剂量，一升约重 80g，比一般用量增一倍。半夏能治痰厥头痛、痰饮眩悸、痰热惊狂，均非储于肺部之痰，而是神经精神方面的病变。上文奔豚汤中用半夏，下文还有小半夏加茯苓汤、柴胡加龙骨牡蛎汤中也用半夏，可以作证。对局部而言，半夏也能治咽喉肿痛。茯苓能安心宁神，已被广泛应用，上文治欲作奔豚的苓桂草枣汤中，茯苓为主药，用量亦比常用量增一倍以上。方中苏叶、厚朴可以缓解咽部肌肉痉挛，生姜则与半夏相配以解半夏之毒。方中五味药物，四味性温，一味性平，可见本方非一般清热解毒利咽之方，乃中药治疗神经精神疾患的重要方法之一，不可忽视。

七、阴　阳　易

阴阳易病见于《伤寒论》，是原来无病之人与外感病恢复期病人交接之后发生的病证。虽然归入《差后劳复篇》之中，但并非恢复期病人的复发。本证不属于外感病，从《伤寒论》所记载的症状来看，头重、眼花、小腿肌肉拘急、自觉阴部拘挛、少腹拘急、热上冲胸等症，很可能是神经精神症状。《诸病源候论》对此有具体的记述，并且将在“伤寒阴阳易候”之外，另立“伤寒交接劳复候”，将二者明确区分。阴阳易这个病名的含意，就是男女交换。可惜后世医家，大多把本证看作因房劳而复发。

《伤寒论》治疗阴阳易用烧裈散。这是精神安慰、解除疑虑的一种方法。并非取其药效。病情不重者可能见效。本人经验有关性的神经官能症，可能比较严重，难以治愈。对此应予重视。（参见此前第 11 回及评释第二十四中“桂枝加龙骨牡蛎汤证”）

八、痉　　证

痉，又称瘛疭，也称抽搐，是一个症状。在《金匮要略》痉湿暍病篇中有专门论述，从太阳病开始论治，有证有方。在

《伤寒论》中亦有两处提到痉，一处提到瘛疭，两处提到四肢拘急，可见仲景重视此症。所以将痉症略加论述。《素问·至真要大论》曾提出“诸暴强直，皆属于风”、“诸痉项强，皆属于湿”之论。痉症提示病情危重，后世医家对此无不加以探索，对《内经》外感风湿之说议论颇多。《金匮要略》中所用的栝楼桂枝汤与葛根汤也极少应用。吴鞠通《温病条辨》有6篇小儿痉病专论，可以认为是集当时之大成者。其基本观点是痉症并非单纯病因，应按寒热虚实四大纲论治，而特别重视热盛伤阴致痉，有“温热之致痉者多而重”之说。现代医家对痉症也极为重视，黄星垣《中医内科急症证治》与任应秋《病机临证分析》中均提出痉症的主要病机是热毒炽盛、阴血内耗。秦伯未《中医临证备要》认为“凉下存阴”可以作为热痉症的重要治法。与《金匮要略》痉湿暍病篇用大承气汤治疗严重痉症遥相呼应。癔症引起的运动障碍可以出现痉挛，此外，痉症绝大多数由中枢神经系统脑或脊髓病变所引起，可见于多种疾患，急性如病毒性脑炎，慢性如结核性脑膜炎，剧烈抽搐如狂犬病，必须相应地采取不同的治疗方法。吴鞠通寒热虚实四大纲之论可以遵循。

九、肝着（附：邪哭）

肝着始载于《金匮要略》五脏风寒积聚篇。原文简明，只有一条：“肝着，其人常欲蹈其胸上，先未苦时，但欲饮热。旋覆花汤主之。”方用旋覆花三两，葱十四茎，新绛少许（后世认为新绛是用茜草汁染红的丝织品），煎汤顿服。本方在同书妇人杂病篇中又用于治疗半产漏下。

对肝着这个证候，后人缺少深入的探讨，大多认为是胸胁部胀痛，所以常欲蹈其胸上，其病机是气滞、血瘀，所以用旋覆花汤治疗，强调方中茜草的作用。此等证候可见于肝胆疾病，如肝炎后末梢神经炎、慢性胆囊炎等。如果，仔细研读《金匮要略》原文，并联系较多的临床实际，可以发现：《金匮要略》原文中还有“但欲饮热”一个症状，与肝胆病证关系不大，而与消化道疾病关系较大。旋覆花汤中茜草只用“少许”，不是主药。旋覆花性轻，用三两，量较大，是主药。旋覆花善治嗳气，亦治咳嗽，主要作用于消化道与气管，能降胃气与肺气，能缓解消化道及气管的平滑肌痉挛。并且“但欲饮热”一症，可能与胃气不舒有关，温热之饮可以和胃降逆。因此，肝着还可能包括慢性胃炎、胃十二指肠溃疡、轻度食管裂孔疝等病所引起的上腹部、剑突部或放射到胸胁部的胀闷隐痛。再从“胸”字的含意来看，古代所说的胸不限于横膈之上，也包括现在所说的腹部。

附：邪哭

《金匮要略》五脏风寒篇有邪哭一条：“邪哭使魂魄不安者，血气少也。血气少者属于心。心气虚者其人则畏，合目欲眠，梦远行而精神离散，魂魄妄行。”这些见症属于精神失常是没有疑问的。古代认为其病机是“心气虚”。汉代所说的心气虚，是指心主神明的功能不正常，与近年中医学基础所说的心气虚有别。原文并未出方，对此证只能看作是心神不安，具体证情难定。从现代医学来看，近似于神经衰弱。可见汉代对此等病证已很重视。

评释第24 《伤寒论》与《金匮要略》中神经精神性病证的辨证论治(二)

上篇论述了9个主要为神经精神疾患的中医病证。这是在《伤寒论》与《金匮要略》中，有病证名称有具体证候与治疗方药的病证。除此之外，在上述两书中，还有不少与神经精神疾患密切相关的中医证候，散见于虚劳病篇、痰饮病篇、少阴病篇、太阳病篇等篇中，有或简或详的临床见症，有治疗方药，或有病机。这些方药，目前临床上正在广泛应用，但可能只应用了其某一方面的作用，而忽视了其在神经精神疾病方面的治疗作用。为了更好地继承与发扬中医经典医籍中宝贵的医学遗产，结合作者的临床经验与认识，将这些证候的理法方药整理论述于下。愚者一得未必有当，仅供同道参考而已。

一、小建中汤证

小建中汤证的条文在《金匮要略》的虚劳病篇与黄疸病篇各有1条，在《伤寒论》太阳病中篇有2条。其中一条治虚证黄疸，一条治感寒腹痛，其余两条与神经精神疾病有关。兹将其原文照录如下：

虚劳里急，悸，衄，腹中痛，梦失精，四肢酸痛，手足烦热，咽干口燥。小建中汤主之。(虚劳病篇第13条)

伤寒二三日，心中悸而烦者，小建中汤主之。(太阳病中篇102条)

虚劳病篇条文所述见症复杂，寒热错杂，难以理解，大多认为其病机是阴阳两虚。尤在泾认为针对这种复杂的证候，治疗重点是调理脾胃、建立中气，所以用小建中汤。这是有识之见。但在临床具体治疗时颇难掌握。里急、腹痛而性质虚寒者多会用小建中汤。出现衄血、烦热、口干，一般便不敢用桂枝。

本人认为本证是虚弱性的神经官能症，可见于感染性疾病热退之后恢复期，慢性溃疡病或其他消化系疾病之中，性功能障碍导致的官能症或心脏神经官能症。主要病理是自主神经功能紊乱。特别要指出的是衄血一症也可能由自主神经功能紊乱所致。如为外感热邪所致的衄血则不可用小建中汤。其他各症均可能为自主神经功能紊乱所致。中医将本证病机归纳为阴阳失调是十分妥贴的。

小建中汤具有多种功能，缓急温中止痛，治疗溃疡病；和中益气生血，治疗贫血；而调理阴阳，调整自主神经功能，治疗症情复杂的多种神经官能症，亦为其主要功能之一。其机理可参照桂枝加桂汤与桂枝龙骨牡蛎汤。

二、桂枝加龙骨牡蛎汤证

原文仅见于《金匮要略》，照录如下：

夫失精家少腹弦急，阴头寒，目眩，发落，脉极虚芤迟，为清谷、亡血、失精。脉得诸芤动微紧，男子失精，女子梦交。桂枝加龙骨牡蛎汤主之。（虚劳病篇第 8 条）

多数中医注家认为本条的证候是虚劳病中的阴阳两虚，心肾不交证。用桂枝汤调和阴阳，加龙骨、牡蛎重镇心神，固摄精血流失。对本证的辨证论治必须强调整体观，综合辨治。可以针对某一个症状如出血、失精等用一些对症的药物，但不能拘泥于一个症状或某一个躯体疾病，而放弃调整阴阳这个根本。

本证从现代医学来看可能是性神经官能症，许多症状由自主神经功能失调所致。如果某一个症状比较突出且长期存在，则应注意排除某种躯体疾病。

桂枝汤的作用是多样的，它不仅能调和营卫治疗发热恶风、有汗的外感病，对人体的许多功能也有双向调节作用，对体温、汗液分泌、心率、血压及肠道运动都有双向调节作用。这些调节作用是通过对中枢神经系统与自主神经系统的调节而达到的。桂枝汤还有镇静与镇痛作用，加上龙骨、牡蛎则镇静作用更明显。因此，桂枝加龙骨牡蛎汤能治疗症状复杂的神经官能症是完全可以理解的。可参见评释第二十三奔豚气病的桂枝加桂汤、本文此前的小建中汤及本书第 11 回用桂枝龙骨牡蛎汤加味治疗梦交证。

三、酸枣仁汤证与黄连阿胶汤证

酸枣仁汤证的原文见《金匮要略》，照录于下："虚劳虚烦不得眠，酸枣仁汤主之。"（虚劳病篇第 17 条）证情简单，只提了虚烦与失眠两个症状。从中医来看，这提示心神不安，兼有轻度正气不足。结合其治疗方药来看，则其病机可能是阴血不足、略有热象而导致心神不安。所以只提两个症状，是提示在多种疾病中，如损伤阴血，损伤正气，出现心神不安者，均可用本方治疗。治其心神不安，可与治疗其原发疾病的方药同用。当然，二者的证候与方药不属于对立冲突而是可以相容的。由此可见原文的叙述是很恰当的。

酸枣仁汤的主药是酸枣仁。在一千多年前的《名医别录》中已经知道它能治心烦、失眠、虚汗、烦渴，又能补中。现代药理研究证实，酸枣仁具有镇静催眠作用，对中枢神经有安定作用，还有镇痛、降温、降压等作用，并且未见毒性作用，可以较大剂量使用。方中配用知母清热降温，茯苓安神镇静，川芎活血养肝也有镇静作用，再加炙甘草益气和中。可见酸枣仁汤是一首以酸枣仁为主的多种安神镇静药的优良组合。

黄连阿胶汤证原文见《伤寒论》，照录于下："少阴病得之二三日以上，心中烦，不得卧，黄连阿胶汤主之。"（少阴病篇第303条）

本证与酸枣仁汤证的临床见症，两书原文所载基本相同而略有差别。二者都有烦，而酸枣仁汤证明确提出虚烦，本证不言虚，二者之烦，确有虚实之别。本证之烦属于火旺为主，兼有阴虚；而酸枣仁汤证则以虚为主。酸枣仁汤证为不得眠，即失眠，又称不寐；而本证为不得卧，则不仅失眠，还有卧起不安，烦躁程度较重，也是由火旺所致。

针对外感病中火旺导致阴虚这一基本病机，黄连阿胶汤中以大剂量的黄芩、黄连为主药，既能清外来的邪热，又能泻内在的心火、肝火。这两味苦寒之药，从现代药理学来看，有镇静作用，能加强皮层抑制过程。再配以芍药能和阴平肝，阿胶能滋补阴血，还用鸡子黄作药引，有和胃熄风的作用。从现代药理学来看，芍药对中枢神经有镇静作用。由此可见，酸枣仁汤与黄连阿胶汤虽然都有安眠的作用，临床上同样可应用于神经官能症，但从中医辨证用药来看，则内伤与外感病种不同，虚证与实证病机不同，所以选用不同的方药，不是一个单纯的安眠问题。

四、大黄䗪虫丸证与抵当汤（丸）证

大黄䗪虫丸证仅见于《金匮要略》。抵当汤（丸）在《金匮要略》中有1条，在《伤寒论》中有4条原文。分别照录于下。二方均属破血逐瘀法，故合而论之。

五劳虚极羸瘦，腹满不能食，食伤，忧伤，饮伤，房室伤，饥伤，劳伤，经络营卫气伤，内有干血，肌肤甲错，两目黯黑。缓中补虚，大黄䗪虫丸主之。（虚劳病篇第18条）

从原文来看，本证具体症状有5个：消瘦，腹部胀闷感，饮食减少、进食后不适，皮肤干燥粗糙，眼圈色素沉着。其基本病机是有"干血"（慢性瘀血）。病因是多种劳损。治疗用大黄䗪虫丸，破血、化瘀、养血、清热，峻药少量服用。

本证可能是由多种原因导致的慢性虚弱性疾病。本证虽未必均由神经精神病变所致，但至少可以认为与神经精神病变密切相关。因为肌肤甲错是皮下组织萎缩、肥厚，无汗或少汗所致，而其进一步的根源是局部的血管神经功能异常，是自主神经功能异常的症状之一。两目黯黑多见于神经衰弱病人，色素沉着与自主神经功能有关。腹满、不能饮食也可能与神经精神状态有关。长期慢性疾病容易引起神经精神症状，甚至出现明显病变，因此，虚劳病篇中出现较多神经精神症状是不足为奇的。本证中医辨证属于严重的慢性的瘀血结聚。对大黄䗪虫丸是否直接作用于神经系统，目前尚无定论。

抵当汤（丸）证主要载于《伤寒论》，《金匮要略》中也有1条。共有原文5条，照录于下：

太阳病六七日，表证仍在，脉微而沉，反不结胸，其人发狂者，以热在下焦，少腹当硬满，小便自利者，下血乃愈。所以然者，以太阳随经，瘀热在里故也。抵当汤主之。（太阳病中篇第124条）

太阳病，身黄，脉沉结，少腹硬，小便不利者，为无血也。小便自利，其人如狂者，血证谛也。抵当汤主之。（太阳病中篇第125条）

伤寒有热，少腹满，应小便不利，今反利者，为有血也，当下之，不可余（剩余）药，宜抵当丸。（太阳病中篇第126条）

阳明证，其人喜忘者，必有蓄血。所以然者，本有久瘀血，故令喜忘。屎虽硬，大便反易，其色必黑者，宜抵当汤下之。（阳明病篇第237条）

妇人经水不利下，抵当汤主之。（妇人杂病篇第14条）

从原文可知，抵当汤证可出现于外感病热盛阶段（邪热入里瘀热互结），也可能有一个缓慢的过程（久瘀血）。

这与近年有报道用抵当汤治疗重症肝炎或慢性肝炎急性发作导致肝昏迷相吻合。抵当汤证中的发狂、喜忘固然是中枢神经受损的表现，少腹满而小便通利，也可能是一个神经性的症状。抵当汤是破血逐瘀泻热的峻剂，抵当丸力量稍减。此方对神经系统的作用尚乏具体的研究报道，但是我们发现许多活血化瘀的中药具有镇静或镇痛作用，如丹参、赤芍、当归、川芎、蒲黄等等。活血化瘀方（如血府逐瘀汤）对神经性头痛有效。

五、苓桂术甘汤证与五苓散证（附：苓桂味甘汤证）

苓桂术甘汤证在《伤寒论》与《金匮要略》中均有记载，录其原文如下：

心下有痰饮，胸胁支（梗阻感）满，目眩，苓桂术甘汤主之。（痰饮病篇第16条）

夫短气有微饮，当从小便去之，苓桂术甘汤主之，肾气丸亦主之。（痰饮病篇第17条）

伤寒，若吐、若下后，心下逆满，气上冲胸，起则头眩，脉沉紧，发汗则动经，身为振振摇者，茯苓桂枝白术甘草汤主之。（太阳病中篇第67条）

从上列3条原文来看，苓桂术甘汤不仅能治疗表现为短气的轻微的痰饮（慢性缓解期呼吸道病证），还能治疗神经精神方面的病证。胸胁支满、心下逆满、气上冲胸、头眩、身体摇晃等症状，有可能是肠胃神经官能症、心脏神经官能症、直立性低血压、神经衰弱等疾病的部分临床表现。近年国内已有报道用本方治疗这些病证。而日本汉方医则早就将这些病证列为本方的适应证。

五苓散证在《伤寒论》中有8条原文，其主要内容是发热病证经发汗或泻下之后出现的症状，以渴为主症，其次为小便不利，中医称为“蓄水”证。是发热，汗、下之后，失水，水与电解质代谢紊乱所致。五苓散证在《金匮要略》中有3条原文。在消渴小便不利病篇中的2条原文与《伤寒论》中的原文重复，在痰饮病篇中的1条原文，与其它有关五苓散的原文不同，不言口渴，不言小便不利，其证与神经精神病证有关，照录如下：

假令瘦人脐下有悸，吐涎沫而颠眩（头眩），此水也，五苓散主之。（痰饮病篇第31条）

脐下悸可能是自觉症，也可能因腹壁瘦薄而容易触及腹主动脉的搏动，属于神经官能性的症状；吐涎沫多见于神经衰弱或癔症病人；头眩多见于脑部的血管神经性疾患。可见本条之证与其它五苓散原文所述之证有明显不同，属于神经精神病证无疑。近年国内已有报导用五苓散治疗偏头痛有一定效果。日本汉方医则早已将癫痫、晕船、偏头痛等症列为五苓散的适应证。当然，一个中药方的作用是多方面的，并不因此而否定五苓散对口渴、小便不利、腹泻等方面的作用。

附：苓桂味甘汤证

苓桂味甘汤证的原文只有1条，载于《金匮要略》，照录于下：

青龙汤下已，多唾口燥，寸脉沉，尺脉微，手足厥逆，气从小腹上冲胸咽，手足痹，其面翕热如醉状，因复下流阴股，小便难，时复冒（头晕目眩）者，与茯苓桂枝五味甘草汤，治其气冲。（见痰饮病篇第36条）

本条是服小青龙汤之后所出现的比较严重的副反应。从中医病机来看是肾阳虚，虚阳上越，冲气上逆。所以，用较大剂量的桂枝、甘草，辛甘温振阳气、温通阳气、平降冲逆之气；用五味子收敛摄纳浮阳；更用较大剂量的茯苓宁心安神。从现代医学来看，这些大都属于自主神经功能紊乱所致，颜面潮红或苍白、四肢厥冷、头晕目眩等症与血管舒缩功能失调有关。口燥、小便难则与小青龙汤中大量麻黄的副作用有关。

上述三个方剂中均以桂枝、茯苓为主药，所以合在一起讨论。再加上上篇奔豚气病中所论到的苓桂草枣汤，可见桂苓一类方剂，对神经精神病变有一定的调节作用，有进一步研究的价值。

六、小半夏加茯苓汤证

小半夏加茯苓汤证的原文只有1条，载于《金匮要略》，照录于下：

卒呕吐，心下痞，膈间有水，眩悸者，小半夏加茯苓汤主之。(见痰饮病篇第30条)

小半夏汤治呕吐，属于常用方，未必是神经精神病证。但是，原文“卒呕吐”是指突然发作的呕吐，就有可能是神经性呕吐。再加上眩与悸也可能是神经精神性症状。心下痞大多是胃病的症状，但也不排除神经官能症状。“膈间有水”是指胃内有停水，或指肠中气过水声。再从方药来看，本方与治疗梅核气的半夏厚朴汤相比，有三味药相同，都用大剂量的半夏、茯苓与生姜。本方三味药就是半夏厚朴汤治疗咽部异物感症的主药。在临床上已有用本方治疗不明原因心悸的报道。综合症状、方药、临床各方面来看，本证属神经精神病证的可能极大。

七、柴胡加龙骨牡蛎汤证

柴胡加龙骨牡蛎汤证的原文仅见于《伤寒论》，照录于下：

伤寒八九日，下之，胸满，烦，惊，小便不利，谵语，一身尽重，不可转侧者，柴胡加龙骨牡蛎汤主之。(见太阳病中篇第107条)

本证的临床表现，多而杂乱，这正是神经精神病证的一个特点。但是用中医病机来看，却难以分析。本方的药物组成也是多而杂乱，温凉补泻的药物用在一个方剂之中，也使人难以理解。本证的基本病机是痰热侵扰心肝二脏，心神不安，肝失疏泄，气机逆乱。

对柴胡加龙骨牡蛎汤的药方，从中西医结合的角度，简单分析如下：柴胡能清肝热，疏肝气，是本方主药之一，现代药理学研究证明柴胡对中枢神经有一定的镇静作用。黄芩能清肝胆之热，也有镇静作用。人参能益心气，安心宁神，《神农本草经》特别指出人参能“安精神，定魂魄”。动物实验证明，人参对大脑的兴奋与抑制过程能起调节作用。桂枝温通阳气，平降冲逆之气，也有一定的镇静作用。大黄清热泻火，能清心火、肝火。以上五味，温凉补泻不同，均为一个方面的主药。此外，半夏通过化痰以安心神，茯苓宁心安神，大枣养血以宁心，龙骨、牡蛎重镇安神、平肝风。铅丹的化学成分是四氧化三铅，久服多服有毒，今已不作内服药用，改用代赭石或龙骨。古代对本方褒贬不一，清代徐灵胎已经指出，治癫痫有效。近年临床应用逐渐增多。本书第48回用本方治疗心律失常、癔症性晕厥与精神分裂症均取得一定效果，可以参照。国内外不少学者用动物实验方法研究本方，取得了初步成果。

从这两篇评释文章中所论述的9个病证、10个证来看，《伤寒论》与《金匮要略》中有关神经精神疾病的内容是丰富多彩的，但又是散在的，因为1800多年前不可能从神经精神疾病这个角度加以归纳。近人作这样归纳的极少。我有心于此18年了，老病退休之后，草草写这一些，了此心愿，并不十分满意。因为《伤寒论》与《金匮要略》中还有一些汤方可能对神经精神疾病起调治作用，如四逆散、柴胡桂枝汤、吴茱萸汤、真武汤、桃核承气汤、三泻心汤、风引汤、防己地黄汤等等，尚未加探索。人生有限，学术无限，留待今后吧！

仅从上面归纳的内容，就可以看出，当年张仲景对这些表现多样的神经精神病证的治疗方药是多种多样的。大致可以归纳为以下几类：①以桂枝为主的一大类，有桂枝茯苓配伍的，有桂枝芍药配伍的，有桂枝甘草配伍的，如小建中汤、桂枝加桂汤、苓桂术甘汤、桂甘龙牡汤等。②以柴胡为主药的，如柴胡加龙骨牡蛎汤、小柴胡汤、四逆散、柴胡桂枝汤等。③以半夏为主药的，如半夏厚朴汤、小半夏加茯苓汤等。④以黄芩、黄连为主药的，如黄连阿胶汤、泻心汤等。⑤用龙骨、牡蛎等重镇药的，如桂枝龙骨牡蛎汤、柴胡加龙骨牡蛎汤以及风引汤等。⑥以大黄、桃仁等活血化瘀药为主的，如大黄䗪虫丸、抵当汤以及桃核承气汤等。⑦以地黄、百合为主药的，如百合地黄汤及其类方、防己地黄汤等。⑧以茯苓为主药的，如苓桂草枣汤、苓桂术甘汤、五苓散等。此外，吴茱萸、旋覆花、人参、酸枣仁、芍药等药也有进一步探索的价值。

评释第 25　小柴胡汤散论

小柴胡汤始载于张仲景的《伤寒杂病论》。在今本《伤寒论》中，关于小柴胡汤的条文有 17 条，散见于太阳病、阳明病、少阳病、厥阴病与劳复病篇。在《金匮要略》中，黄疸病篇、呕吐病篇、妇人产后病篇与妇人杂病篇各有 1 条（其中有两条与《伤寒论》重复）。小柴胡汤的药物组成及仲景所用剂量如下：柴胡半斤（八两），黄芩三两，人参三两，半夏半升，炙甘草三两，生姜三两，大枣十二枚。上七味，以水一斗二升，煮取六升，去渣，再煎取三升。温服一升，日三服。

本人用小柴胡汤的机会不多，在本书中只有两次用小柴胡汤的记录（第 1 回与第 44 回），均用以治疗感染恢复期低热。这就难以对小柴胡汤做出系统的议论。但是，在中医历史上，在国内外，对小柴胡汤存在一些不同的观点。本文拟对这些零碎问题提出一些个人的看法，故名“散论”。

一、小柴胡汤的主要功能是和解、清解还是解郁？

仲景原文对小柴胡汤的功能虽然没有十分明确的说明，但也没有和解之说。只有在太阳病中篇第 104 条指出：“先宜服小柴胡汤以解外”。此外，在第 101 条与第 230 条提出过服小柴胡汤之后，“汗出而解”。可见仲景是把小柴胡汤看作解热剂的。服药之后有汗出热退之象。但也没有看作是汗法。而在桂枝汤的条文中，有多处明确指出，用桂枝汤是为了“发汗”或“救表”。

金·成无己《注解伤寒论》首先提出：“胁下硬满，不能食，往来寒热者，邪在半表半里之间。……与小柴胡汤以和解之。”从此，历代遵从半表半里与和解之说者颇多。清·汪昂《医方集解》、《汤头歌诀》与近年的方剂学教科书都把小柴胡汤列为和解剂的首方。人人传诵，于是“和解”几乎成为正统之说，难见争议了。庄子曾说，知出乎争。不争就难有发展。

也有不少医家认为小柴胡汤的主要功能是疏解肝胆之郁。《景岳全书》将小柴胡汤列入散阵而不列入和阵。《伤寒论溯源集》认为小柴胡汤是“升发少阳之郁邪”，体现了《内经》“木郁达之”的理论。叶天士《临证指南医案·肿胀门》也有用小柴胡汤加味治胆郁犯脾的医案。

上个世纪80年代中，熊氏提出小柴胡汤主治病证多属热证、实证，故其功效应以清解为主（吉林中医药，1985〈6〉：5）。此说在日本汉方医中早有提出，《伤寒论辑义》曾指出仲景原文没有明确的和解之说，小柴胡汤是“清利中之和者”。《伤寒论述义》则明确提出，少阳病是半表半里热证，用小柴胡汤清解是正治法。本人意见倾向于清解之说，将在讨论药物组成中论及。

二、小柴胡汤治疗的主症是寒热往来还是胸胁苦满？

中外医家无不承认小柴胡汤的适应证是《伤寒论》第96条所载的，往来寒热、胸胁苦满、嘿嘿不欲饮食与心烦喜呕四症。而对这四症之中何者更为重要，是往来寒热还是胸胁苦满，却有不同看法。由于《伤寒论》原文第101条有“有柴胡证，但见一证便是，不必悉具”之说，我国古代医家对这一问题的讨论流于宽泛，有认为是口苦、咽干、目眩三个少阳病提纲症（263条）之一的，有认为是小柴胡汤方后7个或然症之一的，多数医家认为是四个主症之一，尤其重视往来寒热这个症状。如《苏沈良方》提出5个小柴胡的主症中，4个是发热。近年，高氏从265个古代医案中总结出，往来寒热是小柴胡汤最主要的症状。但从近年的临床报道来看，将小柴胡汤加减变化之后，应用于胸胁胃脘胀痛病证的在逐渐增加。古代日本汉方医曾强调小柴胡汤的清解作用，而近代日本汉方医则强调小柴胡汤主治胸胁苦满。如日本厚生省药务局1975年监修的《现代日本汉方处方手册》指出小柴胡汤的见证是："从鸠尾至胁腹即肋骨弓下痞塞有压迫苦满感，舌上白苔，口苦而粘，胃脘痞硬欲吐，寒热往来。"藤平健氏所著《汉方概论》也指出，小柴胡汤的使用要点是"胸胁苦满、食欲不振、干呕、颈项强与弛张热"。二书都将胸胁苦满排列在主症的首位。

我认为，小柴胡汤证的主症中最主要的是往来寒热，胸胁苦满只能居其次。试从两个方面分析：从《伤寒论》与《金匮要略》中关于小柴胡汤的9条原文（2条重复的条文未计在内）来看，明文提出往来寒热的虽然只有3条，但没有明确指出发热的也只有3条，并且这3条也不能排除发热。其他条文均有发热。因此，可以说张仲景用小柴胡汤主要是用以解热的。再从小柴胡汤的方药组成来看，方中柴胡、黄芩有解热作用，柴胡的解热作用尤为明显，其用量很大（东汉时半斤，折合为125g），就是为了加强解热的功效。在《伤寒论》中，以解热为主的小柴胡汤、大柴胡汤与柴桂干姜汤中，柴胡用量均为半斤（八两），不以解热为主的柴胡加龙骨牡蛎汤中柴胡只用四两，发热已基本消退的柴胡加芒硝汤中柴胡只用二两多。至于小柴胡汤所治之发热性质如何，将在下面探讨。

三、小柴胡汤证是不是少阳病的主症？小柴胡汤方是不是少阳病的主方？

一般中医，大多承认小柴胡汤证是少阳病主症，小柴胡汤是少阳病主方。可是细读仲景原文，对这两个命题似有疑问存在。在《金匮要略》中，关于小柴胡汤的4条条文都未明言少阳病，对此，尚可用杂病加以解释。在《伤寒论》中17条关于小柴胡汤的条文，只有一条明言少阳病，并编入少阳病篇，此外16条条文都没有提到少阳病，并散在太阳病、阳明病等篇章中。再者，《伤寒论》少阳病提纲证是：口苦、咽干、目眩。这对小柴胡汤来说，也非药证相合。提出这些疑问，并略作探讨，或能有助于提高对小柴胡汤的认识。

小柴胡汤有极佳的解热功能。关于小柴胡汤的仲景原文，散见于《伤寒论》、《金匮要略》中的10个病篇，其治疗范围不可说不广。但是，并非所有发热均可用小柴胡汤。单纯的表证发热，宜发汗解表者，不可用小柴胡汤。如表证虽然未罢，而已有部分病邪化热入里，正气略有不足者，可用柴胡桂枝汤表里双解。本书第1回大叶性肺炎，用麻黄加术汤发汗解表之后，接着在麻黄加术汤中加柴胡、黄芩，未用人参，与小柴胡汤的用法不同，要到汗出热减之后才能用小柴胡汤。如果，邪热传里，出现典型的阳明病里热证，无论经证、腑证，邪热亢盛，正气亦亢奋者，不可用小柴胡汤。如果，虽有一二阳明病见症，或见潮热，或见便秘，仍以少阳病证为主者，才可以用小柴胡汤。此外，病程长达十余日，邪热虽入里而并不严重，正气只有轻微损伤，以及恢复期余热留恋等证亦可用小柴胡汤。

综上所述可知，小柴胡汤可被认为是少阳病的主方，但并不是少阳病的专用方，还可应用于与少阳病近似的发热病证，如产后、热入血室、黄疸、差后等等。而从外感病发展阶段来看少阳病的主症应是小柴胡汤的四症。口苦、咽干、目眩不属于少阳病主症，只是与少阳经络有关的少阳病可见症状而已。

四、小柴胡汤能否治疟？

《五十二病方》中已有疟病的记载。《黄帝内经素问》有《疟论》与《刺疟篇》专论。我国医学对疟病的认识极为久远，而小柴胡汤能否治疟问题的争论也长期不得解决。在《神农本草经》中只有常山、蜀漆治疟的记载，而没有柴胡治疟的文字。在《金匮要略》疟病篇原文中，治疗疟病没有用小柴胡汤也没有用其它柴胡剂，但是在同篇的附方中引录了《外台秘要》治疗疟病用的柴胡桂姜汤与柴胡去半夏加栝楼汤。小柴胡汤能否治疟之争由此萌发。之后，金代张从正、明代万密斋、王肯堂都主张用柴胡剂，明末清初张景岳及清代的《医宗金鉴》则在柴胡剂中加入常山同用。最明显的争论见于《临证指南医案·疟门》，虽非当面指斥，已属针锋相对。叶天士在疟病医案中，两次明确指出："不可乱投柴葛"，"此汗大泄不已矣，孰谓非柴葛伤阳之咎欤"。而在疟病医案中无 1 例用柴胡，而用常山或蜀漆的有 12 例之多。可是在疟病医案之后，徐灵胎的评语中，明确提出相反的意见："疟疾，小柴胡汤主方也，疟象不同，总以此方加减。""若以为疟而断不可用柴胡则乱道矣。""今阅此案无一方用柴胡，乃知……此老之离经叛道真出人意表者矣。"

平心而论，柴胡或小柴胡汤有解热作用而没有截疟作用。古代难以区分真正的疟疾与其它病症的发热近似于疟疾者。若将柴胡大剂量、长期应用于正疟，则非但无效，更有可能出现伤阴或伤阳的副作用。但是小柴胡汤及其加减变化方以及针刺疗法对疟疾的发作可能有一定的减轻或控制的作用。而常山、蜀漆等有截疟效果的药物有较为严重的副作用。因此，在古代临床上要全部否定柴胡治疟也是困难的，而大力提倡常山，患者也不容易接受。从《临证指南医案·疟门》的内容来看，叶天士治疟（包括正疟与类疟）经验十分丰富，他的用药大多根据中医传统理论，绝非离经叛道。同时叶天士在中医辨证施治方面颇多创新，就疟病门而言，有一例"暮热早凉，汗解渴饮，治在少阳"，不用柴胡、黄芩而用青蒿、桑叶，不用人参、大枣、半夏，而用鳖甲、知母、丹皮。用药与小柴胡汤大不相同，而未离清解少阳之基本大法。从思路到方药都值得后人学习。

五、小柴胡汤的煎药方法中，为什么要“去滓再煎”？

《伤寒论》小柴胡汤的煎药方法与其它药方的煎药法有两点不同。一是用水量大。二是第一次煮药之后，去药渣，将药汁再煎（现在称为浓缩）。用水量大（一斗二升，合今2400ml）容易理解，因为药物体积大，柴胡半斤（125g）需要大量水才能浸没。大柴胡汤、柴桂干姜汤也用水一斗二升，而三泻心汤、黄连汤、白虎汤、茵陈蒿汤等等药物体积较多者，用水也有一斗之多。对此似无多大疑问。对去渣再煎问题则明显有不同认识，简析如下：

徐灵胎《伤寒论类方》认为：“再煎则药性和合，能使经气相融。”小柴胡汤属和法的代表方。并且，《伤寒论》中用去滓再煎方法的生姜泻心汤、甘草泻心汤、半夏泻心汤、旋覆代赭汤等6个汤方基本也属和法范围，因此，近人遵从此说者较多。但我认为此说属于臆想推断，于理相通，于实际是否相符，尚难确定。大柴胡汤去滓再煎，此方虽用柴胡而是轻下法。柴胡加芒硝汤应属和法，但不用去滓再煎。可见此说尚有待证实。喻嘉言《尚论篇》认为减少药汁量可以顾护胃气，与浓缩药液相符合。此说可从，但缺乏重要意义。也有人认为经久加热能破坏半夏的毒性。此说不够精当。半夏加热确能破坏其大部分有毒成分，但没有必要去滓再煎。小半夏汤及小半夏加茯苓汤中用半夏一升（用量为小柴胡汤中半夏的2倍），久煎（水七升，煮取一升半）但并不去滓。近人指出，去滓再煎是为了减少残渣吸附。残渣吸附是指吸附在药渣上的含有有效成分的药汁。药渣体表面积大而疏松则吸附量大，药汁愈浓则被药渣吸附而丢失的有效成分就愈多。如柴胡、旋覆花这些草药，其表面积很大，开始煎煮时必须用大量的水，但其有效成分又容易析出，煎煮时间不必太长，便可将其渣滓舍去。但此时药汁量太多，服用不便，将药汁再煎，加以浓缩。这样可以减少残渣吸附所丢失的有效成分。如能将药渣压榨，挤出包含在残渣中的药汁，也是个减少残渣吸附的好办法。上海有些药店代客煎药，有压榨药渣的装置，值得推广。

六、小柴胡汤中的药物有哪些药理作用？

柴胡有极佳的解热作用，对实验动物可以降温，对正常动物也能降低其体温。柴胡煎剂的临床退热有效率达97.5%。柴胡解热需要用大剂量。动物实验发现其解热作用可能是通过体温调节中枢的。但柴胡没有明显的抗菌、抗病毒作用，由此可见，《伤寒论》小柴胡汤既不用于感染初期的太阳病，也不用于热盛期的阳明病，而温病学家更禁用于有中毒症状的营分热证，是有其科学性的。柴胡还有镇静、镇咳、镇痛等作用，则与心烦、咳嗽、胸痛、腹痛等症相应。

黄芩也有较好的解热作用，开始起作用较慢，能维持3小时以上。还有一定的镇静功能与利胆、保肝的作用。这三点与柴胡相同。黄芩还有一定的抗菌、抗病毒、抗阿米巴原虫的作用，可以弥补柴胡的不足。总之，柴芩同用是一对很好的配伍。

党参有一定的强心作用，增强免疫功能，增加血红蛋白与红细胞。这些功能属于扶助正气方面，与柴胡、黄芩的祛除病邪遥相呼应，成为小柴胡汤的配伍特点。

甘草的作用是多方面的。有类固醇样的作用，也可能有免疫调节作用，又有一定的抗菌、抗病毒作用与抗炎作用，还有镇咳、祛痰、润喉作用与较好的解毒作用。在小柴胡汤中，甘草既能帮助党参扶助正气，又能帮助柴胡、黄芩驱除病邪。所以在方剂配伍中，常把甘草称为调和诸药。

半夏有镇吐、镇咳、镇静安神及镇痛作用。从小柴胡汤中的半夏用量来看，方中半夏主要起止吐作用，还没有达到安神、镇痛的大剂量。仲景用的半夏虽是生半夏，但煎煮后，去滓喝汤，生半夏中的催吐成分已被破坏，而止吐成分耐热，尚未破坏。总之，半夏在小柴胡汤中属于对症用药。与生姜配伍，为小半夏汤，主要用于止吐。此外，生姜、大枣属于使药，略而不论。总之，小柴胡汤的传统用法与现代药理作用分析是完全吻合的。

评释第26　临床辨证施治中容易混淆的几个中西医学概念

中医理论从《黄帝内经》算起已有二千多年的历史，虽然至今仍保留着基本理论框架，但其中不少内容有增补、有弃置，不少概念经历代医家的阐释，发生了变化。例如《素问·调经论》所说的阴虚则内热，与元·朱丹溪《格致余论》所说的“阳常有余，阴常不足”的阴虚，与明·龚居中《红炉点雪》中所说的“痰火之证，始于阴虚”，其内涵显然不同。近年编写中医基础理论教材，虽略加规范，但无法统一。再加上现代医学的概念在群众中逐渐普及，中医也常应用这些概念，中西医相类似的概念又容易混淆。如血虚与贫血，肝阳上亢与血压升高，确有许多相同之处，也有许多不同、甚至相反之处。这些问题，一时难以解决，有些正在逐步澄清。本文仅就本人在临床用中药治疗中的一些体会，提出几点个人的看法，以引起读者的重视，或将有利于中西医的结合，有助于临床疗效的提高。

一、治疗高血压能不能用升阳的中药?

在临床上有不少高血压病人表现为肝火上炎、肝阳上亢或肝风上旋。这三种病机用阴阳学说来归纳，都属于人体阳气上升太过。因此，中医治疗高血压病时大多用降火、平肝、潜阳、熄风的中药，而不敢应用有升举阳气的药物。上个世纪80年代，我们曾去某医院的高血压专科，收集眩晕病例作为研究资料，发现他们对高血压病人从来不用一味升阳药。本书第13回记录了2例肝火与肝阳的高血压病人，第14回记录了1例血压较低而头晕的病人用益气升阳的方法治疗。临床上我也曾碰到过有些病人，血压虽高而中医辨证却属于阳气不升，临床出现头昏、眼花、神疲、乏力、走路摇晃等症状，用益气升阳的方法治疗，或适当加入益气升阳的药物，如黄芪、葛根、柴胡、川芎等药，不仅可以改善症状，还有一定降压作用。再查阅资料，药理实验证明这些药物确有降压作用。

就我个人临床经验所见，高血压病人除多数表现为肝火、肝阳、肝风之外，还有多种不同的证型，有心火、胃热上熏，有肝气郁结，有瘀血阻滞，有风湿入络，也有肾阳虚衰，其中比较特殊的便是中气虚清阳不升。总之，中医辨证论治要从临床实际证情出发，可以与西医的病理、检验结果相联系，但不能受其拘束而失去辨证论治的灵活性。日本汉方医藤平健（《汉方临床手册·治验篇》）既有用三黄泻心汤治疗高血压的验案，也有用大柴胡汤、桃核承气汤治疗的验案，还有用桂附八味丸治疗高血压，用续命汤治疗半身不遂、语言蹇涩（可能是脑梗死）的验案。可见，无论中外，辨证论治都不失其指导意义。

二、体温升高能不能用温热性的中药？

热证、（中医古书上的）发热与体温升高，我认为这三个概念不是等同的。而目前对这三个概念每多混同，不加严格区别，以致对体温升高的病人不敢用温热药，认为发热就是热证，“热者寒之”，就必须用寒凉药治疗。20 多年前有一本温病学教材认为温病与伤寒的区别是：温病发热重、恶寒轻，伤寒发热轻、恶寒重。如果把这里所说的发热理解为热象，还勉强说得过去，如果把这里的发热理解为体温升高，那就乱套了。伤寒麻黄汤证，恶寒明显，体温也高；温病瘟疫中达原饮证体温较高，憎寒也很明显。因此，有必要把这三个概念清理一下。

体温升高是用体温计测出的，古代没有这个概念。从临床仔细观察，有一部分体温升高的病人，自己并无热感，反而感到恶寒（怕冷、怕风），面色苍白，神疲乏力。这种病人古人可能不将其记录为发热。还有一部分病人体温很高，面色潮红，口渴欲饮水，病人自觉烦热，这种病人无论古代、现代，都会认为是发热。如病人汗出较多，用手触摸皮肤，感到温度并不太高，古人可能将其记录为“身无大热”。还有一些病人自觉烦热，面赤、舌红，局部肿痛，咯痰黄稠，口渴，虽然体温不高，古人也可能将其记录为郁热、里热。可见，体温升高并不完全等于古人所说的发热。古人未说发热的病人中可能有一些是体温升高的，再进一步可知，中医所说的热证病人，未必个个体温升高，中医所说寒证的病人中，也可能有少数体温是升高的。因此，对于体温升高的病人，切勿认为都是热证而必须都用寒凉药。体温升高而属于风寒束表的应该用辛温解表药，发汗解热，即使兼有里热，可以加入寒凉清热药，但不必放弃辛温解表药。外邪侵袭，体温升高的病人，同时伴有阳气虚衰的证候，必须用温阳益气或回阳救逆药，扶助正气为要务。不可因体温升高而只用寒凉清热药。总之，体温升高的病人，在中医辨证的指导下，也有可能应当使用温热性的中药。

三、抗菌、抗病毒是否一定要用清热解毒药？

中药理论不是建立在抗菌、抗病毒等抗病原微生物理论之上的，而是通过临床应用，观察病人对药物的反应，是在丰富的医疗实践经验中归纳出来的。从目前药理研究的结果来看，具有抗病原微生物作用的中药，多数属于苦寒清热解毒药，但也有一些中医传统认为是性温或味辛的中药也具有较好的这种作用。举例如下：麻黄辛温味苦，它不仅能发汗解热，还能抑制某些流感病毒，在体外实验中能抑制金黄色葡萄球菌、肺炎双球菌、痢疾杆菌、伤寒杆菌等，有不同程度的抑菌作用。我们千万不要对痢疾病人、肺炎病人用辛温的麻黄斥为误用温药。本人认为，麻黄之温，主要表现在，对风寒外感可以消除恶寒；可以升高血压，兴奋中枢神经，令人兴奋。古人对此有所认识，所以张仲景在《伤寒论》中说，服用大青龙汤中大剂量麻黄之后，可能出现烦躁不得眠的副反应。再如桂枝味辛甘、性温，不仅能协助麻黄发汗解表，也能抑制部分流感病毒，抑制金黄色葡萄球菌、伤寒杆菌等致病菌。本人认为，桂枝的温性，可能表现在能使表皮血管扩张而使人有温热感，能缓解因受寒凉而导致的脘腹痛、肌肉痛，能治疗冻疮等多方面的作用。再如厚朴味苦辛、性温，是有名的温燥药，一般不敢多用，畏其伤阴。然而厚朴有较好的广谱抗菌作用，对志贺菌、施氏痢疾杆菌、肺炎球菌、金黄色葡萄球菌以及部分致病真菌及病毒均有抑制作用，对某些细菌的抑制作用强于链霉素与小檗碱。张仲景不畏忌厚朴之温，用于治疗阳明腑实证（大小承气汤），温病学家不畏忌其温而用于治疗湿温病（三仁汤、连朴饮），其原因可能不仅在于厚朴能调节肠道活动功能（降气除满），而且与厚朴能抑制肠道致病菌不无关连。这种联想，不避被讥笑之嫌，公诸同道。

四、已经感受外邪还能不能用补药？

在中医界有一种颇为流行的说法，外邪未除不宜早用补药。如徐灵胎评《临证指南医案》，认为玉竹“能滞肺气”，不宜用于风温咳嗽。更反对用麦冬，认为“咳呛用麦冬是毒药也”。吴鞠通《温病条辨》更提出“治上焦如羽，非轻不举”、“治中焦如衡，非平不安”的理论。本人认为，徐氏之说不免偏激；吴氏理论有其适用范围，但不可涵盖一切外感病。从李东垣学说，《伤寒论》条文所述，再结合本人的临床经验来看，外感初起或外邪未除之际，仍有许多情况应该及时应用补药，益气、温阳、滋阴、健脾诸法择善而施。虚人外感初期可以用金·李东垣的《饮食劳倦所伤始为热中论》的方法，用补中益气汤为基础加减变化（参见本书第10回、第22回）。也可以用宋·朱肱《类证活人书》的人参败毒散，宋金时代无分南北，在外感初期，都未曾禁用参芪补气。《伤寒论》太阳病篇，外感初期见虚证用桂枝新加汤、小建中汤，有明文记述，惜后人用之者少耳。外感早期用温阳药，古已有之，于今为鲜。《伤寒论》少阴病篇有麻黄细辛附子汤与麻黄附子甘草汤，明·陶华《伤寒六书》有再造散，参、芪、桂、附与羌、防、芎、辛同用，温补与温散并重。近人章次公的医案中，用此方法者不少。有二案用麻辛附子汤，有一案用玉屏风散与四逆汤合方，有一案用桂枝加附子汤。章氏可称近人中善用伤寒方者。本书第43回外感暑湿用麻辛附子汤，虽不典型，亦属此种治法。外感病中期用小柴胡汤，方中有人参。吴鞠通在温病中往往弃参、枣、草，可见其畏用补药。如见阳明病经证，大热、大汗、大渴、脉洪大者，用白虎汤加人参，大多无疑义。畏补如吴鞠通亦不过在脉象上更加严格规定，要出现芤脉才用人参。至于外感病中期邪未尽，能否用滋阴药问题，畏用者更多。然而细读《伤寒论》，炙甘草汤载于太阳病篇，太阳病是外感病表证未罢的早期。一般只知炙甘草汤能治脉结代（心律不齐），而不进一步细究炙甘草汤对何种病证、处于哪一阶段的脉结代效果最佳。外感病后期，邪去正虚，当用补药，似无疑问。然而，叶天士在《温热论》中指出："炉烟虽熄，灰中有火"，此乃经验之谈，医者应予重视。本人写这一段绝非鼓励滥用补药，只是说明，外感病邪未去而正已虚者宜及时适量用补，若错失时机，导致攻补两难就十分被动了。

五、贫血等于中医的血虚吗?

贫血是指单位体积血液中血红蛋白的含量、红细胞计数、红细胞比积低于正常。可见于多种疾病，是一个西医的概念。中医有一个概念叫做血虚。贫血与血虚有共同之处，但不完全相同，对某些疾病来说，二者完全不同。但从字面来看二者又容易混淆。因此，有必要对二者进行一番仔细的分析。

先从临床说起。我年轻时在农村行医，当地有钩虫病，驱虫之后，贫血还存在。中医叫做黄胖病，辨证属于湿热。按传统治法，用绛矾丸（厚朴、苍术、陈皮、甘草、绿矾）。中间没有补血药，只有健脾燥湿药，绿矾的主要成分是硫酸亚铁，补充了铁，并帮助其吸收，所以贫血症状迅速好转。还治疗过几例因月经过多而造成的贫血。面色淡白，神疲乏力，动则短气、心悸，纳少，头晕，眼花，舌淡，脉细滑无力。中医辨证属于气血两虚以气虚为主。治用香砂六君汤加伐木丸（苍术、六曲、绿矾）。服药后，每周检查一次血常规，发现每周增加1g血红蛋白含量。化验员惊奇地问病人，你在吃什么贵重补药？实际上此方价格低廉，香砂六君汤的主要功能是健运脾胃，并有一定的益气作用。伐木丸健脾化湿，由于其中也含有硫酸亚铁，所以对月经过多造成的贫血有很好的疗效。当然，还应该调理月经以治其本。

从中医辨证来看，贫血的中医辨证往往不是单纯的血虚，大多是气血两虚，往往伴有脾胃湿阻、运化不良。如属再生障碍性贫血，则面色黧黑，病程很长，久病及肾，出现肾精亏损。至于溶血性贫血，如为蚕豆黄（蚕豆或其它食物过敏所致）可按气血两虚兼风湿辨证。至于其他少见的贫血，经验不多，治疗也比较困难，还谈不上中医辨证的基本规律。至于中医所说的血虚不限于西医的贫血。有一部分精神神经症状，中医认为是心血虚或肝血虚，如失眠、多梦、心烦不安、心悸怔忡、头晕目眩，即使血常规检验并无贫血，中医可以辨证为心血虚，治疗可以用补心丸。如视力减退，眼前飞花，皮肤甲错（干燥粗糙），肌肤麻木，肢体拘挛，月经量少或闭经、夜眠不安等症，即使并无贫血，中医往往辨证为肝血虚，治疗可以用四物汤、补肝汤。

再从中药的角度来看：中药补血药里面确有许多药能增加红细胞数、增加血红蛋白含量，如熟地、生地、当归、阿胶、何首乌等。但也有一些药物，中医传统认为具有养血（养血安神、养血宁心、益血凉血、行血补血等）作用，常用于补血方剂之中，如柏子仁、酸枣仁、芍药、川芎、枸杞子、丹参、旱莲草、茺蔚子等。这些药或有宁心安神等镇静作用，或有扩张血管、改善微循环等作用，或有解痉止痛保肝等作用，而没有抗贫血作用。但是，人参、党参、黄芪、白术等药，中医传统理论认为这些是补气药，最多认为由于“气能生血”，所以有间接的补血的功能。而现代药理学研究证明，这些药有增加红细胞、增加血红蛋白或增强骨髓造血功能而改善贫血的作用。

评释第27　浅论外感病治疗中的截断法

1978年，姜春华先生在《新医药学杂志》上发表文章，明确提出：“医生的重要，不仅仅在于认识疾病发展的规律，而是在于能够截断或扭转疾病的发展，使之即在本阶段而消灭之。”这在当时中医界引起一场意义深远的争鸣。现在回忆起来，仍然感到姜氏之说是积极而有进取性的论断，对中医药学的发展有促进作用。姜氏的具体意见是：“治大叶性肺炎用鱼腥草、鸭跖草之类清热解毒，不用卫分、气分之说，疗效很高。肠伤寒开始即用大黄、黄芩、黄连，疗效亦高。”当时颇多不同意见。如沈仲圭先生在同一杂志上发表文章认为：“肺炎初起，邪在肌表，必须宣透。”“寒凉过之影响宣发。”“肠伤寒初起，湿热相兼，病在卫分时，有头痛、恶寒等表证，有苔白、不渴、胸闷不饥等湿象，怎可舍上焦而治下焦，用苦寒通下之药。”可惜这场争论未能进一步引向深入。时隔20多年，深感探讨截断问题，对发展中医理论，提高临床疗效，仍有现实意义。因此，旧事重提，提出一些初步意见，故名为浅论，供同道参考。

一、古代外感病文献中关于截断法的记载

《伤寒论》中就有比较明确的截断思想。如原文第8条：“太阳病……欲作再经者，针足阳明，使经不传则愈。”第12条：“若一服（桂枝汤）汗出病瘥，停后服，不必尽剂。”第103条：“太阳病……呕不止，心下急，郁郁微烦者为未解也。与大柴胡汤下之则愈。”等等。都是早期进行

积极治疗，使病在太阳或少阳阶段就得到治愈，不使传入三阴或出现严重变证，这无疑属于截断法。在阳明三急下之中，有两条条文所列证候是阳明腑实证初露端倪，尚未具备，由于来势较快，就提早用大承气汤急下，这也是截断法。此外，既有发热恶寒的太阳表证，又有脉沉、神萎的少阴里虚寒证，急用麻黄细辛附子汤温经发汗同治。既有太阳表证未罢，已见下利清谷的少阴里虚寒证，便当用四逆汤急救其里。以避免导致十分严重的三阴危证，也是在截断思想指导下所采取的治疗措施。

吴又可在《瘟疫论》中有更加明确的截断思想。他在《论气所伤不同》篇中说："能知以物制气（指致病的戾气），一病只有一药之到，病已，不烦君臣佐使、品味加减之劳矣。"这既是截断，又是寻找特效药的设想。这种思想，虽未能完全实现，但渗入吴氏的治法方药中，起到了明显的影响。如瘟疫初起用达原饮，方中用槟榔、草果、厚朴三味药，"使邪气溃散，速离膜原"。如果舌苔变黄，胸膈满痛，主张早用大黄攻下。主张用三承气汤"勿拘于下不厌迟之说"，"承气本为逐邪而设，非专为结粪而设也，必俟其粪结，血液为热所搏，变证迭起，是犹养虎遗患，医之咎也。"这是十分突出的截断措施。

叶天士在《外感温热篇》中也有截断法的思想。如"温邪热变最速，未传心包，邪尚在肺……或透风于热外，或渗湿于热下，不与热相搏，势必孤矣"，这是防止热传心包，使病容易治愈。还有"入营犹可透热转气"，这是阻止病邪深入。还有"或其人肾水素亏……如甘寒之中加入咸寒，务在先安未受邪之地，恐其陷入易易耳"，这是预防邪传下焦更伤肾精。更有"初病舌就干，神不昏者，急加养正透邪之药；若神已昏，此内匮矣"，这是早期发现正虚，及时扶正祛邪。由此可见，叶天士有丰富的截断法思想，若以叶氏提出的"卫气营血"温病发展阶段论作为反对截断法思想的根据，则是对叶氏治疗思想的误解。

其他温病学家亦多截断法思想。如吴鞠通《温病条辨》的治病法论中说："治外感如将，兵贵神速，机圆法活，去邪务尽，善后务细，盖早平一日则人少受一日之害。"提示截断思想在外感病治疗中，不限于初期，应贯彻始终。杨璇著《寒温条辨》，自制升降散、解毒承气汤、增损三黄汤等方，以清热解毒药为主。他认为：瘟疫"凡见表证，皆里证郁结，浮越于外也。虽有表证，实无表邪，断无再发汗之理"。升降散方中，用僵蚕、蝉衣、姜黄与大黄相配，升清降浊，散邪泄毒。对此方，近医如蒲辅周等颇为赏用。余霖著《疫诊一得》，认为"直清胃热则诸经之火自平"。合白虎汤、黄连解毒汤、犀角地黄汤等于一方，名为清瘟败毒散，用量特大。无疑是截断治法之一种。总之，外感病治疗中的截断思想绝非异端邪说而是中医药学的优秀传统。应该努力发扬，研究提高。

二、对外感截断法应该有一个比较全面的认识

从古代医学文献来看，对截断法的认识是在逐步发展与提高的，通过上个世纪70年代末的争鸣，结合近年来的临床实践，对此的认识有可能再提高一步。兹就以下五个方面略加分析于下：

（一）中医辨证与西医诊断

运用截断法，要求中医辨证尽可能与西医诊断相结合。因为有些疾病即使不用截断法也大多能自断而不传。如普通感冒、上呼吸道感染、急性卡他性扁桃体炎等等。有些疾病则不仅是中药，即使用西药也难以截断，如暴发性流脑、重症乙脑、重症肝炎、感染性休克等等。对不同的疾病及其不同的阶段，自当用不同的治疗方法。如果对这些疾病的轻重缓急茫无头绪，也就谈不上截断。

（二）精确及时的辨证

运用截断法要求做到精确而及时的辨证。如疾病早期见发热恶寒，是轻证风寒感冒，还是春温重证初起，或是暑温急证，如辨别有误便谈不上截断。病人主诉腹痛，是受凉伤食轻证，还是迅速出现阳明腑实急证，如《伤寒论》所说："始虽恶寒，二日自止，为阳明病也。"治法应该温中疏解还是用承气汤急下，治法大不相同，都能达到截断之目的，但失之毫厘，差之千里。又如，病人高热烦躁，是感冒高热，或将热入心包而昏迷，或将内陷三阴而肢冷厥逆。如能迅速作出判断，及时治疗，也能达到截断之目的。可见精确及时的辨证是何等的重要。

（三）截断与分阶段辨证论治的关系

截断与分阶段辨证论治是互为补充、相辅相成的，并不是对立而不相容的。民间单方验方治病，大多不作详细辨证，或一药能治多种疾病，如鱼腥草治疗气管炎、尿路感染、附件炎等，用之得当，往往一药而愈，堪称截断。但经过仔细辨证，复方施治，也同样能取得较高的疗效，并且可以与这些单方验方相结合。如麻杏石甘汤加鱼腥草，银翘散加百蕊草，葛根芩连汤加穿心莲等等。复方有寒温相配，单方验方也可以纳入寒温相配、补泻兼施的配伍法则之中。如小青龙汤之温散加入鱼腥草、穿心莲的清凉苦寒，理中汤的温补加入穿心莲、铁苋菜之苦泄等等。古代温凉补泻配伍的方药，可能就是从单方验方中选择提炼而来的。

《伤寒论》有先表后里之说。《外感热病篇》有"在卫汗之可也，到气方可清气"之论。这些理论与截断法虽有不同之处，但各有适应的病证。要看是什么病，如风寒感冒，应该以发汗解热为主，如不予汗解，过用寒凉可使发热多日不退。如果是乙脑、流脑（中医属于暑温、春温、瘟疫之类）便不可拘泥先表后里之说，应根据《伤寒论》急当救里与《外感温热篇》"透热转气"、"先安未受邪之地"之论。从理论上也可以看出截断与分阶段辨证论治是相辅相成的。

(四) 截断法的涵义

截断不一定要用清热解毒的药物。中医的截断是广义的。只要能使疾病不再继续发展，较快地得到控制就属于截断。因此，除对于热证积极应用清热解毒之外，对实热里结者用足量的苦寒泻下药，大便通，热随之而退。有表证及时发汗解表，一汗而解，也是截断。用大量清气分大热之药，热退身凉。适当的扶正祛邪、回阳救逆，防止病情危重，无疑也是截断。我认为只要不错过治疗机会，及时准确用药，使病及时控制提早治愈，就是截断法的真正涵义。

(五) 截断用药法

截断用药一定要有足够的剂量与恰当的服药法。目前中药一般的服法是一天一剂，煎头汁、二汁，分二次服。这对某些比较重的外感病就难以达到截断目的。《伤寒论》用桂枝汤，桂枝一味药的剂量较大（约 47g），而一剂药的总重量并不太大（约 200g），一剂药分 3 次服。病情较重的一天服 2～3 剂。即一天服药 6～9 次，约 3～4 个小时服药一次。《温病条辨》银翘散的服法是 4 小时服药一次，日 3 夜 1 服，即每 6 小时服药一次。《伤寒论》白虎汤中生石膏用一斤（合 250g），知母六两（合 94g），分 3 次服。承气汤中用大黄四两（合 62g）分 2 次服。用较大剂量才能达到大清气热、泻下实热之目的。《温病条辨》书中的用量并不太轻。书中黄连阿胶汤中用黄连四钱，加减复脉汤中甘草用六钱（清代库平一钱合 3.73g）。这样的用量虽较《伤寒论》用量为小，但明显大于目前的一般用量。可见用量不足，服法不当，可能是目前对某些疾病有可能截断而未能及时截断的原因之一。

三、几个及时用药得到截断的外感病病例

在本书中有好几个比较典型的得到截断的病例。如第 1 回大叶性肺炎，中医辨证为太阳寒湿，用麻黄加术汤治疗，一剂

汗出热退。第二天复又发热，用麻黄加术汤合柴胡、黄芩，再次退热。转为低热，用小柴胡汤调理而愈。第3回肺部感染导致呼吸衰竭病人，中医辨证为阳明少阴同病，用大承气汤急下。一剂而昏迷的病人开始恢复知觉，厥冷的四肢转温。第2回风湿性心脏病心力衰竭病人，中医辨证为元阳虚衰、肺脾肾三脏同病，用参附龙牡汤、真武汤与五苓散合方，3天见到显著效果，10天心力衰竭得到控制。第39回高血压性心脏病心力衰竭病人，病情危重，中医辨证为阳虚水泛、痰热壅盛、正虚邪实，用己椒苈黄丸合四逆加人参汤，2剂而转危为安。第43回中暑高热病人用大剂量白虎加人参汤，一剂热减，二剂热退。以上5例在书中已有详细的记叙分析，这里只是提个要点。这5例都是高热或重急证病人。除此之外，在常见病、慢性病中也有截断法的体现，虽不典型，也有一定参考价值，附录3例于下：

孙某，女，28岁。发热一周，经治热退，但自觉胸闷、心悸仍未消失。心电图示多源性室性早搏。西医诊断为病毒性心肌炎。面色淡黄，畏风多汗，肢欠温，舌色正常、舌尖偏红，苔薄白，脉弦细（80次/分），停搏频繁。中医辨证为外邪入里，损伤心脏，心的阴阳气血受损，用较大剂量炙甘草汤。2剂后早搏明显减少，二周后基本消失，随访半年无发作。这个病证从《伤寒论》来看属太阳病变证。与原文第177条“伤寒，脉结代，心动悸，炙甘草汤主之”相符。从《温病条辨》来看，属下焦病，属少阴。与原文“温病误用升散，脉结代，甚则脉两至者，重与复脉，虽有他症，后治之”相符。伤寒、温病理论不同而用药基本相同。病证得到截断是可以肯定的。

周某，男，65岁。恶寒发热四五日，不思饮食，大便不畅，腹胀，轻度腹痛。脐左发现块物。经二次B超，均发现肠型包块7.4cm×3.1cm×4.5cm，不规则，活动大，周围肠管聚集。是否考虑手术，西医正在迟疑之间。患者要求中医会诊。检：腹部平坦，右腹有手术疤痕，左腹局部略为隆起，有一边界不清的块物可及，质软，活动，无压痛。患者诉30多年前有肠粘连病史，曾作整复手术。考虑有肠粘连复发之可能。察舌色略为紫黯，苔厚中黄腻。脉细滑带数100次/分。中医辨证为肠道湿热气滞。决定用清化湿热、通里攻下法。服二剂诸症消失。复查B超未见包块。腹诊（一）。病证得到截断。

马某，女68岁。有反复多年的尿路感染病史，长期用抗生素治疗。近一年来，尿常规检查绝大多数为（一），偶有少量红、白细胞。但尿急、尿频等症状明显。虽十分急迫，但排尿量极少。须大量饮水，得通畅排尿之后，尿急暂时缓解。服用抗生素几乎无效，又不敢不用。同时伴有夜眠不安、心烦、耳鸣等症状。舌质偏红，苔根薄腻，脉细，80次/分。考虑为神经性膀胱，不用清热通淋，而用益气、升阳、清心宁心之法。服药10天，症状完全消失。这一病例，开始为外感下焦湿热。就诊时证情已转化为老年气虚，心神不宁，肝失疏泄。药随证转，改变治法，也有截断之意。

评释第 28 认识中药的途径：古籍、临床与药理相结合

1959 年前拜师学医时读《雷公药性赋》，小和尚念经，有口无心。47 年前进入中医学院读老师编的讲义，什么叫寒热温凉、升降浮沉？还是一知半解。自己选读《本草纲目》，内容繁复，感到难读。进入临床实践，既有效如桴鼓，得到领悟之处，也有服药无效模糊不解之时。近年，中药药理学问世，求之若渴，仔细研读。解决了不少疑难问题，既有助于深入领会古典著作，也有利于临证用药，但也出现过一些新的困惑。在这样一个多元知识结构的网络中萦绕闯荡了几十年，现在我老病退休了，静下心来，回想一番，我对中药认识，仍有许多迷茫，有许多疑团，有的依然一知半解，也还存在不少误解。同时也感到：本草古籍、临床实践与现代药理知识这三方面，对我认识中药都起了重大的推动与帮助作用，偏执一方面，有可能误入歧途。如果能找到三个方面的共同点，也就是说，在这一点上，古籍、临床与药理三重证据重合或基本相符，才能把这一认识看作是正确的、可靠的。以 4 味药作为具体例子加以说明：

一、白　术

初学中医便知白术健脾温中化湿，能治泄泻，其代表方是理中汤。白术又能健脾利水，代表方是五苓散。上个世纪 70 年代末魏龙骧发表论文指出用大剂量白术能通大便，感到有矛盾，令人难以理解（新医药学杂志，1978〈4〉：9）。但临床用大剂量白术，确有缓和的通便作用，对老年体虚者，尤为适

宜。但没有找到一个用白术的润肠方剂，终有疑虑。李东垣说：白术“味厚气薄，阳中阴也，可升可降”。这个降是不是指通大便，仔细一想不是。这个降是指利小便，因为东垣在利水方中用白术，在润肠方中不用白术。直到近年药理实验才证明白术对肠管功能有双向调节作用，一般情况下呈轻度兴奋作用，在肠管功能兴奋时呈抑制作用，而肠管功能受抑制时则呈兴奋作用。中药的作用复杂而神奇，有双向调节作用的中药还有许多。

白术虽有健脾益气之说，但我总认为其以祛邪（化湿利水）为主，不将其列入主要补气药。对于苍术则有畏忌感，本草书上说其“苦温辛烈”，受温病学说影响，恐其耗津伤阴，即使有湿也不敢多用、常用。可是李时珍在《本草纲目》中把苍术称为“仙术”，认为不仅有一般的滋补作用，久服可以长寿（抗衰老）。引用了《吐纳经》、《神仙经》中长期服食苍术的故事。始读有离奇玄虚之感。此外，朱丹溪有大病虚弱无钱购置人参，用大量白术熬膏代参而取效的医案，也使人感到白术不过是人参的替代品而已，难担滋补大任。近年看到药理实验报告，白术确有强壮作用，能增强实验动物的体重，增加游泳能力，促进蛋白质合成，促进细胞免疫功能，有免疫调节功能。至此，我才确信白术是一味有效的温和的滋补药，遂在临床上大胆使用，特别是对肿瘤手术后、化疗后，白细胞低下，骨髓轻度抑制，免疫功能低下或消化不良的病人。并且往往苍术、白术同用，打消了对苍术苦燥伤阴的畏惧感。

此外，上海中医学院第一任院长程门雪曾说，用白术不当，有滞气之弊。由于感到此说与白术健脾化湿的传统理论有矛盾而将信将疑。在临床上单独用白术的机会不多。用四君子汤、六君子汤之后，偶尔也有脘腹痞胀的副反应，是由白术所致，还是由党参、甘草所致，也难以明辨。直到药理实验证明，白术对胃酸与胃蛋白酶的分泌均无影响，才明确白术确能健脾而未必能健胃。香砂六君汤的健胃功能在于陈皮、砂仁而不在于白术。程门雪白术滞气之说是有一定道理的。

最后，我想介绍张元素对白术的功能归纳为九：“温中一也，去脾胃中湿二也，除胃中热三也，强脾胃进饮食四也，和胃生津液五也，止肌热六也，治四肢困倦嗜卧目不能开不思饮食七也，止渴八也，安胎九也。”初看其中似有矛盾，细究正是可贵之处。除此之外，白术的功能还应补充一条，利腰脊间血，治腰痛与风寒湿痹。《金匮要略》治湿痹的白术附子汤、甘草附子汤中均用白术。本书第 5 回陈小凤一例可证。

二、半　夏

半夏味辛性温，有较好的化痰止吐功能，对此，在中医界没有疑问。但是，半夏这味药的性质究竟是燥是滑？半夏化痰作用于肺还是作用于胃？咽喉肿痛能用半夏还是忌用半夏？生半夏有毒，临床上是否能用和如何应用？对这些问题值得作一番探索。

半夏具温燥之性已属通论，但非尽然。《本草从新》说半夏“体滑性燥”。李时珍说，“世俗以南星、半夏为性燥误矣。湿去则土燥，痰涎不生，非二物之性燥也。”我在临床上大多用制半夏，也用生半夏，未见燥的反应，也未见润滑的反应。细读中药药理著作，实验证明半夏能抑制唾液腺、泪腺与胃液的分泌，这是燥的表现。但临床上这种表现不明显，可能是剂量不大，也可能是复方应用所致。半夏确有祛痰作用，并不抑制呼吸道的腺体分泌；能通大便，还有堕胎的副作用，这些可能就是滑的表现。总体来看，半夏有燥有滑，主要是燥。

半夏是著名的化痰药。但中医所说的化痰，其涵义很广，不仅仅是化呼吸道之痰。半夏能止吐、能镇静催眠、能宁心

(抗心律失常)、能消痰核(淋巴结肿),这些作用中医理论都称之为“化痰”。止吐是消除胃脘之痰,安眠与抗心律失常是化扰心之痰,消肿块是化皮里膜外之痰。痰这概念十分复杂,本书评释第7《“水湿痰饮”究属何物?》篇已有论述,此处从略,从药理学角度来看,半夏的镇吐、镇咳与催眠作用都是通过抑制中枢神经而呈现的,这三种作用确有共同之处,中医都称之为化痰,也有其内在的合理性。至于半夏消痰核的机制尚未见药理报道。

生半夏有毒,对局部粘膜有强烈刺激,古书上说能“戟人喉”。可是《神农本草经》说半夏能治“咽喉肿痛”。《伤寒论》少阴病篇咽痛四方中,有两个方剂(苦酒汤与半夏汤)用半夏。成无己还特别指出,半夏能发声音。这怎么理解?我在临床上开始对所有咽喉肿痛、声音嘶哑都不敢用半夏,后来看到后世医家用半夏治喉痹、重舌、痈肿的也不少,便将信将疑。当了解半夏的药理能抑制腺体分泌时,对半夏治疗咽痛音哑的认识才比较明确。粘膜萎缩干燥的慢性炎症不宜用半夏,咽喉充血水肿、痰声漉漉的可以用半夏,至于神经官能症(中医辨证为痰气郁结)所致的咽部不适当然也可以用半夏,如半夏厚朴汤治梅核气。我对半夏治咽喉病的认识有此摸索过程,希望后之来者能豁然贯通。

半夏可以止吐,可以治疗胃脘痞胀疼痛,这是传统认识。但是上文提到,现代药理实验看到,半夏能抑制胃液分泌,抑制胃蛋白酶分泌,降低胃酸。而中医治胃病方剂中有不少用半夏,如升阳益胃汤、香砂六君汤、二陈汤等等。半夏用于胃病,在临床上应如何掌握?我的体会是:半夏不是一般的健胃剂,单纯的胃纳不香,单用半夏无效,胃酸缺乏者尤非所宜。但半复能降低胃酸,对受损的胃粘膜能促进其修复,又有一定的止痛作用,所以对胃酸过多的溃疡病是十分适宜的。中医临床经常将半夏与陈皮配伍同用，半夏降低胃酸，陈皮增加胃酸，这对胃来说是一对平稳的配伍。

半夏的加工有多种方法，对不同加工的半夏有不同的认识，尚未完全统一。目前大多应用明矾与生姜制过的，称制半夏或姜半夏。有人认为制半夏药性丧失殆尽，效果不好，提倡用生半夏煎汤，服汤去滓。此外，还有一种法半夏，反复多次炮制，目前已被上海药材公司弃用。本人在临床上一般化痰止咳止吐用制半夏，镇静安神、抗心律失常则用生半夏煎汤。加入丸药中吞服，则用制半夏，或用生半夏研粉烘焙 3 小时。近年药理实验证明：新老法制半夏均有化痰止咳作用。老法制半夏止吐作用不明显，而生半夏煎剂有明显的止吐作用。半夏的催吐成分不耐热，止吐成分耐热，因此，煎剂或研粉烘烤之后，均能止吐。过分加工有可能减弱半夏的功能。总之，还有待进一步研究。

半夏的用量，化痰止咳可用小量（6g 左右），止吐宜用中等量（10～20g），镇静安神宜用大量 30g，或用生半夏煎剂。本书第 48 回用生半夏、生南星各 15g 煎汤治疗精神分裂症，可供参考。

至于半夏与乌头（包括附子）同用，传统理论属于十八反之一。近年药理研究报道，或言增加毒性，或言不增加毒性，甚则相反。本书第 25 回半夏与附子同用治疗冠心病，并对此有简要讨论，兹不重复。

三、细　辛

细辛味辛性温，对不少病证有明显的治疗作用，可是细辛有毒，许多中医不敢应用或不敢大量应用。因此，对细辛这味药的毒性与治疗作用有必要做一番仔细慎重的分析。

先看细辛的毒性。《神农本草经》与《名医别录》没有明确指出细辛有毒。《伤寒论》与《金匮要略》的汤方中均用大剂量细辛，如小青龙汤、麻黄细辛附子汤、大黄附子汤等 8 个方剂，用量达 31～47g，煎汤分 3 次服。有两个丸散方中用细辛（赤丸与侯氏黑散），用量极小。这是汉代的用法。北宋陈承的《本草别说》开始明确指出细辛不可多用：“若单用末，不可过一钱（一说为半钱匕），多则气塞不通者死，虽死无伤……非本有毒，但不识多寡耳。”《经史证类备急本草》与《本草纲目》均引用此说。虽未明言有毒，而“细辛不过钱”之说已在中医界广为流传。叶天士《临证指南医案》痰饮门、咳嗽门有 6 例用小青龙汤，均去了细辛。《吴鞠通医案》痰饮病 11 例用小青龙汤，其中 10 例不用细辛，1 例用细辛八分（约 2.5g），另有 1 例用真武汤法加细辛，用一钱五分（约 4.7g）。可见后人对细辛之畏忌。近年实验研究证明细辛确实有毒，其有毒物质为黄樟醚，其毒性是抑制呼吸中枢。此物极易挥发，用水煎煮 10 分钟留存 1/4，煎煮 20 分钟留存 1/12，煎煮 30 分钟，黄樟醚仅留 1/50，不足以引起中毒。而细辛的有效成分为甲基丁香酚，也有挥发性，煎煮 30 分钟，量虽减但仍有治疗作用。（王智华. 上海中医药杂志，1987，〈9〉：2）由此可以看到，汉代张仲景用细辛的方法与现代药理实验结果遥相符合，而叶天士、吴鞠通是过于谨慎了。在临床上用细辛还当注意，用量较大，必须久煎。研粉吞服，有中毒的可能。细辛不宜长期服用，黄樟醚长期服用可能有致癌作用。

细辛的治疗作用是多方面的。首先是利用其温热之性。细辛对心脏有兴奋作用，增强心肌力量，增加心率，增加心输出量，升高血压。对实验动物心肌缺血缺氧有保护作用。第二，细辛有辛温解表发散风寒的作用，实验研究证明，细辛有较好的降温作用，因此对于感冒发热或感染性发热早期，特别是体质较弱，心脏功能较弱的病人可以用细辛，如《伤寒论》少阴病“反发热脉沉”用麻黄细辛附子汤发表温阳。后世九味羌活汤中也用细辛。自叶天士、吴鞠通之后就很少应用了。第三，细辛能温经通络镇痛，历来用以治疗风寒痹症，如独活寄生汤、当归四逆汤。近年药理实验证明，细辛确有抗炎消肿作用，能抑制结缔组织增生，抑制血管通透性，抑制肉芽增生。第四，细辛可用于镇咳平喘，从小青龙汤到金沸草散，沿用已久。细辛能松弛气管平滑肌，抑制咳嗽中枢，后者又是毒性的表现，用量要有控制。第五，研粉与其它药物合成散剂，少量外用，可治口舌生疮、鼻息肉、鼻炎等症。这是利用细辛有一定的抗菌作用与镇痛作用，但受毒性影响，目前较少应用。此外，还可利用细辛祛寒止痛作用治疗血管神经性头痛，利用其祛风作用治疗荨麻疹，亦颇有效。

四、芍　药

芍药是一味应用十分广泛，作用多种多样的中药，许多方剂中有芍药，许多病证可用芍药治疗。从十全大补汤的大补到清热地黄汤的大泻，从芍药汤的苦寒到附子汤的温阳，方中都用芍药。因此，对芍药的认识值得作一番梳理。

在临床上用得最多的是芍药的止痛作用，能治多种性质的疼痛。《神农本草经》、《名医别录》、《本草纲目》等无不强调芍药的止痛作用。由于芍药对平滑肌有作用，所以能缓解脘腹痛、痛经。由于芍药对血管有扩张作用，所以能缓解血管神经性头痛。由于芍药有抗炎作用，对横纹肌痉挛也有一定缓解作用，所能治肌肉关节炎症疼痛。芍药甘草汤是著名的止痛古方。第二是芍药有较好的抗炎作用，减少渗出、水肿，抑制增生，因此能治疗类风关等多种炎症，能消肿止痛，后世治痹症方中多用芍药，如独活寄生汤。第三，芍药有较好的护肝作用，古方逍遥散、四逆散是著名的护肝方剂，方中都用芍药。实验证明芍药能使肝细胞再生活跃，恢复肝细胞的超微结构。第四，芍药对人体免疫功能有双向调节作用，因而，芍药能用于治疗自身免疫性肝炎，降低SGPT。芍药又能治疗荨麻疹，本书第31回治愈顽固荨麻疹的方中芍药为主药之一。中医理论所说，芍药能柔肝、和阴、凉血，可能就是对这些治疗功能的概括。第五，芍药有降低体温的作用。《神农本草经》、《名医别录》均有芍药能治寒热的记载。桂枝汤是《伤寒论》中第一方。过去解释桂枝汤的解表解热功能，都推崇桂枝的辛温发汗，而忽视芍药的解热功能。现在看来，桂枝与芍药的性味虽有不同，但在解热功能上二者是一致的，可能起协同作用。第六，芍药有较好的抗菌作用，不仅能抑制肠道的痢疾杆菌、大肠杆菌，还能抑制绿脓杆菌以至革兰阳性的葡萄球菌。中医传统芍药是治疗痢疾、肠炎的良药，如黄芩汤、洁古芍药汤，也多用于疮痈发背等化脓性炎症。第七，实验研究发现芍药通过中枢神经而有镇静、抗惊厥、抗癫痫等作用，这与中医传统理论认为芍药有平肝熄风作用是符合的，平肝熄风方剂羚角钩藤汤、镇肝熄风汤中均用芍药，《温病条辨》的大定风珠中，芍药更是主药。第八，芍药在临床上每多用于出血，衄血、咯血、崩漏出血、金疮流血均可应用。但是药理实验只看到芍药有抑制血小板聚集、抑制血栓形成的作用，也就是活血作用，而未见止血作用。二者未能吻合。这在中医理论上有一种解释，就是通过活血，瘀血化解，血流正常，可以达到止血的目的。在对参三七的实验研究中，已经证明参三七对血液有抗凝与促凝双重调节作用，对芍药则尚未见这样的报道。此外，大剂量芍药有缓和的通便作用，适用于结肠平滑肌痉挛所致的粪便呈块状的便秘。同样机理，大剂量芍药能缓解气管平滑肌而有平喘的作用。

古代芍药无赤白之分，宋代《太平圣惠方》始分赤白。之后的本草书上把赤芍与白芍的功能说成“白补而敛，赤散而泻”，差别过大，几乎对立。近年实验研究证明，白芍与赤芍所含成分相同，但数量有差异，因此，其功能基本相同而略有差别。其差别点在于赤芍的抗血栓形成、抗血小板聚集功能、抗凝血作用强于白芍。这与中医传统理论基本相符，只是有些本草书把差别过于夸大了。

以上虽仅 4 味药，分析也很简单，已经可以看出，将古典医著、临床实践与药理实验结果三方面结合起来，才能比较全面、正确地认识中药。但是中药药理研究尚待进一步扩大与深入，临床报道目前较多对某一病证的复方或秘方治疗，较少对单味药应用的经验体会，对古典医著的整理有待提高。因此，这样的三重证据分析法将是一项长期而艰巨的任务。

评释第29 从仲景脉学看中医脉诊的意义

古代中医十分重视脉诊，《内经》、《难经》均有脉诊的专论。张仲景也重视脉诊，在《伤寒论》一书中首列“辨脉法”与“平脉法”两篇专论。在现行《伤寒论》398条条文中有脉象记载的135条。在现行《金匮要略》398条条文中有脉象记载的138条，占34％以上。可见脉诊在仲景著作中的重要地位。本人曾对仲景脉学作过穷尽性的整理研究，积有2万多字资料。兹选择仲景脉诊对辨证论治的意义这一部分，简要分析于下：

一、论脉以阐明病机

仲景论脉主要不在于以脉测证，也不在于以脉定方。一脉一证，一脉一方的机械硬套，是与仲景论脉的基本精神不相符的，仲景论脉的基本精神之一是论脉以阐明病机。也就是说，脉诊应该在了解人体营卫气血的盈亏虚实、输布流行的基础上，结合四时气候变化、病情进退等因素，从整体上掌握病机。在仲景著作中，有些脉象记载，作为临床某一具体病人的脉象是难以理解的，而作为病机来解释，却有重要的辨证意义。如《金匮要略》胸痹心痛篇中“胸痹之病，喘息咳唾，胸背痛，短气，寸口脉沉而迟，关上小紧数，栝楼薤白白酒汤主之”这条原文，所记载的脉象是说明胸痹的病机，即心肺上焦阳气不振（沉而迟），脾胃中焦阳气略有不足，寒痰结聚，可能出现小脉、紧脉，少数情况下，阳虚也可能出现数脉。如果作为一个具体病人同一时间的脉象，则寸口迟而关上数是不可思议的，作为胸痹的病机理解才是合理的。《伤寒论》阳明病篇第247条："趺阳脉浮而涩，浮则胃气强，涩则小便数，浮涩相搏，大便则硬，其脾为约，麻子仁丸主之。"作为具体脉象，浮与涩同见于趺阳部位是十分罕有的。如作为脾约证的病机理解则是可信的，浮是胃肠有热，涩是津液不足，胃热与伤津结合便出现脾约证。《伤寒论》太阳病下篇第128条说："寸脉浮，关脉沉，名曰结胸也。"同篇第129条说："寸脉浮，关脉小细沉紧，名曰脏结。"这也不是临床同一病人的脉象的描述，因为寸脉浮的同时，几乎不可能出现关脉沉。这两条条文的脉象也是讨论病机，寸脉浮表示先有表证。关脉沉表示外邪入里，结聚中焦。关脉小细沉紧表示既有正气不足，又有寒实病邪结聚。《金匮要略》虚劳病篇有"脉大为劳，极虚亦为劳"的条文。这大脉与虚脉既可作为具体脉象来理解，更有意义的是作为虚劳病的病机来理解。即虚劳病的基本病机是精气亏损，一般情况下是出现虚脉。但是也有虚劳病人实质上（内在）是精气亏损，而外部有假实之象（真虚假实），这就可能出现大脉。脉大为劳就体现了真虚假实的病理，避免为假象所迷惑。以上这些例子足以说明，论脉以阐明病机不仅可以指导研读古典医籍，对临床也有重要的指导意义，这是对脉诊意义认识的深化。

二、辨脉以认识病证

通过脉诊可以认识一部分病证，并不是所有病证都可以通过脉诊就能明确地认识，但是，有些脉象对某些病证的认识确有重要的意义。仲景总结了古代临床诊脉的丰富经验，值得我们继承研究。略举数例如下：

《金匮要略》中的主要病证都有主脉或有兼脉。掌握这些脉象有助于认识这些病证。如湿病的主脉是沉细，反映阳气被湿邪所遏。百合病的主脉是略为带数，反映轻微的阴虚有热。

肺痈的主脉是数而有力，肺痿的主脉是数而无力，反映了肺痈为实热，肺痿为虚热。腹满寒疝的主脉是弦紧，弦是寒邪的反映，紧是实邪结聚的反映。痰饮病的主脉是弦脉，是痰饮结聚的反映。宿食病的主脉是滑脉，滑脉是食积不化结聚肠道的典型表现。这些典型脉象至今为临床重视，作为脉诊的一个要点。

有些疾病证情比较复杂，有的不能定出主脉，有的在主脉之外，举出许多兼脉以反映其病证的复杂性。如湿病有沉细、沉、浮虚而涩等不同脉象，分别提示湿遏阳气、风寒湿邪损伤阳气以及湿邪在表等不同证情。虚劳病除主脉大与虚之外，还有脉浮大，提示阴虚于内，阳浮于外。脉浮弱而涩提示真阳不足，精气亏损。脉芤迟提示亡血、失精。出现动脉提示心神不安。出现革脉则提示气血不足而兼有寒邪停留。这许多脉象充分反映了虚劳病的复杂多变。

在《伤寒论》的六经病中，太阳病以浮为主脉，体现外感病初起外邪在表，其主要兼脉有浮缓与浮紧。阳明病以大为主脉，大则病进，体现阳明病邪正斗争激烈，病情会有发展，其主要兼脉有洪脉、滑脉与实脉。少阳病的主脉为弦脉，反映病邪进入少阳阶段，正气略有不足，其主要兼脉有弦细、弦涩、沉紧等。太阴病的主脉为弱脉，提示中焦虚寒这一基本病机，其兼脉则有涩脉、缓脉等。少阴病以微细为主脉，反映病证发展到少阴阶段正气已严重不足，其兼脉有沉脉、迟脉或数脉，少阴危重证可有脉绝。厥阴病寒热错杂、厥热胜复，证情复杂多变，因而未定出主脉。

《伤寒论》中的主要汤方证也各有主脉。如桂枝汤证为浮缓脉，麻黄汤证为浮紧脉，小柴胡汤证为弦细脉，白虎汤证为洪滑脉，大承气汤证为沉实脉，四逆汤证为沉脉（由不沉迅速转变为沉脉），当归四逆汤证为脉细而欲绝，等等。这许多汤证也有许多兼脉，难以一一列举。勉强举出不符合仲景脉学的灵活性相对性。

三、辨脉以推测传变

各种疾病都有一个发展变化的过程。内伤杂病变化较慢，外感病变化较快。如能较早了解其传变转归，无疑是辨证论治的一个关键。而脉诊在这方面往往能起重要的诊断作用。《伤寒论》太阳病上篇第 4 条明确指出："伤寒一日，太阳受之，脉若静者为不传；颇欲吐，脉数急者为传也。"这是风寒外感初起，以脉推测其传变与否。还有，同书太阳病上篇第 23 条："太阳病得之八九日，如疟状，发热恶寒，热多寒少，其人不呕，清便欲自可，一日二三度发。脉微缓（脉率略为缓慢）者，为欲愈也。脉微（脉力微弱）而恶寒者，此阴阳俱虚，不可更发汗、更下、更吐也。"这是在外感病病程较长，发热情况发生变化时，以脉象与症状结合，推测是欲愈还是转变为虚证。再有太阳病中篇第 37 条："太阳病十日以去，脉浮细而嗜卧者，外已解也……脉但浮者与麻黄汤。"这是以脉为主要标识，辨别表证未罢还是表证已解。更有太阳病中篇第 61 条："下之后，复发汗，昼日烦躁不得眠，夜而安静，不呕不渴无表证，脉沉微，身无大热者，干姜附子汤主之。"这条条文所述病证，经攻下、发汗法治疗之后，从表面来看，似乎病情已有好转，但脉见沉微，提示正气虚衰，有可能或已经转变为危重证，须急用大量姜、附治疗。厥阴病篇第 360 条："下利有微热而渴，脉弱者今自愈"。脉弱是邪去正衰的表现，可以逐步恢复，所以说将愈。同篇第 361 条："下利脉数，有微热汗出，今自愈。设复紧，为未解。"数脉为热象，同时见汗出、热渐退，所以说将愈。如果见紧脉，则提示虽有下利，肠内仍有实邪积聚未除，所以说未解。同篇第 365 条："下利……脉大者为未止，脉微（略为）弱数者，为欲自止，虽发热不死。”大脉提示邪正斗争激烈，病邪重，故称下利未止。脉略为弱或数，提示邪减正气略虚，将能恢复。这是以不同脉象结合证候推测下利的欲愈、加重与未止等不同转归。

四、辨脉以判断预后

脉诊在古代是判断预后的主要方法之一。需要首先说明的是，张仲景并不认为脉绝（脉搏消失）便是死证，对脉绝病人仍积极进行救治。有救治一日一夜之后，得以恢复的记载。《伤寒论》厥阴病篇第368条：“下利后脉绝，手足厥冷，晬时（24小时）脉还，手足温者，生，脉不还者，死。”这是具体的例子。当然，仲景也认识到脉不至的预后是严重的。少阴病篇第298条：“脉不至，不烦而躁者死。”厥阴病篇第362条：“下利，手足厥冷，无脉者，灸之不温，若脉不还，反微喘者死。”这说明脉绝经救治而脉不还的严重预后。阳明病篇第212条：严重的大承气汤证，“脉弦者生，脉涩者死。”同篇第211条：“谵语脉短者死，脉自和者不死。”这说明脉来十分无力的预后也比较严重。但是，更有必要重视的是有少数病证，并非脉绝或脉微细无力，而是出现实大脉象，预后也很严重。如厥阴病篇第369条：“伤寒，下利日十余行，脉反实者死。”《金匮要略》痰饮病篇第34条：“久咳数岁，其脉弱者可治，实大数者死。”从病理上来讲，这种脉象是邪盛正衰的表现，脉证不符，可以看作是一种假象，所以预后严重。最后还要说明一点，《伤寒论》中专门论述少阴病与厥阴病不良预后（死证、不治与难治）的条文共18条，其中以脉象判断预后不良的只有5条，仅占28％。可见仲景判断预后，并非单凭脉诊，而是结合多种证情，相互参照后作出的。

五、辨脉以指导治疗

根据脉诊以指导治疗，在仲景著作中十分多见，或决定治疗大法，或否定某种治法，或选用某一方剂，在不同层次上，脉诊往往能起重要的作用。例如：因脉浮、脉浮紧或脉浮数，提示有表证而可用汗法的条文较多。选录几条于下：《伤寒论》太阳病中篇第 46 条："太阳病，脉浮紧，无汗，发热，身疼痛，八九日不解，表证仍在，此当发其汗。"同篇第 49 条："脉浮数者，法当汗出而愈。"同篇第 50 条："脉浮紧者，法当身疼痛，宜以汗解之。假令尺中迟者，不可发汗。"《金匮要略》黄疸病篇："诸病黄家，但利其小便，假令脉浮，当以汗解之，宜桂枝加黄芪汤主之"。如果出现"尺中脉微"、"尺中迟"或"脉微弱"便不能用麻黄汤、大青龙汤等峻剂发汗。如虽有表证而出现沉脉（由不沉而转为沉脉）则非但不能解表，还应温阳益气，甚则用回阳救逆法。再如高热消退之后，有余热不尽。《伤寒论》差后篇指出，一般可用小柴胡汤，脉浮者可用桂枝汤解表，脉沉实者可用攻下法。这也是以脉诊指导治法。

六、脉诊的相对性

脉搏能直接反映人体气血的盈亏与流行的顺畅或涩滞，许多疾病对气血或多或少会产生一定的影响。因此，脉诊对诊病有一定程度的普遍意义。但是，不同疾病对气血影响可能是相同或相似的，同一疾病的不同发展阶段，对气血的影响可能是不同的，因此，脉诊必然具有相对性。仲景脉学充分反映了这一客观事实。脉诊的相对性可归纳为三个方面。

1. 一脉多证　浮脉是表证的主脉。但在阳明病里热炽盛时也会出现浮脉。如《伤寒论》阳明病篇第 201 条："阳明病，脉浮而紧者，必潮热发作有时。"同篇第 221 条：

"阳明病，脉浮而紧，咽燥，口苦，腹满而喘，发热汗出，不恶寒，反恶热……"太阴病寒湿初感时，也可能出现浮脉。如太阴病篇第278条："伤寒脉浮而缓，手足自温者，系在太阴。"阳明病篇第225条："脉浮而迟，表热里寒，下利清谷者，四逆汤主之。"这是严重里虚寒，虚阳外越，脉浮虚而无力。太阳病下篇第132条："结胸证，其脉浮大者，不可下，下之则死。"这是邪盛正虚。危重病证可能出现浮脉，不能单凭脉诊，需要四诊合参。在《金匮要略》中，沉脉可见于太阳痉病、太阳湿痹、痰饮、黄疸、寒疝、历节、下利等多种疾病，绝大多数沉脉是指里证，但痉病脉沉、湿病脉沉仍有可能属于表证。可见脉诊相对性对临床诊治有重要的指导意义。

2. 一证多脉　在《伤寒论》中一证多脉的例子不少，比较典型的为桂枝汤证，有关桂枝汤证的条文中记载了8种脉象，其辨证意义略有不同。脉浮弱之弱，并非严重的虚证，提示营阴略有不足，需注意保护其正气。脉浮数之数，提示发热较高，目前尚未化热入里，但毕竟容易化热，宜加注意。阳明病篇第240条脉浮虚而用桂枝汤，此虚并非表示正气严重不足，而是与下文"脉实者下之"的脉实相对而言。提示没有明显的实邪结聚，正气较弱而已。太阳病上篇第2条太阳病中风证的脉浮缓，并非真的脉率慢于正常，而是与同篇第3条太阳病伤寒证的"脉阴阳俱紧"相对比而言，较为缓慢而已。不领会仲景脉诊的相对性，既不利于临床辨证也难于理解古典医籍。《金匮要略》虚劳病篇列举了大脉、虚脉、浮脉、弱脉、涩脉、芤脉、迟脉、沉脉、小脉、弦脉以及附方中的结脉共12种。总的来说都是虚证的反应，具体分析各有差别。虚、大、浮多属气虚，革为亡血失精，芤为亡血，弱为气血两虚，涩与结为气血虚而流行不利，沉、迟、弦多属虚寒，小为阴血不足。这是一病多脉，同中有异。其它具体例子不再一一列举。

3. 脉诊与病程相联系　脉诊与病程的关系论者较少。《金匮要略》脏腑经络篇第 9 条提出了这个问题。原文是："病人脉浮者在前，其病在表；脉浮者在后，其病在里，腰痛背强不能行，必短气而极也。"明确指出，疾病早期出现浮脉，大多为表证。疾病后期出现浮脉可能是里证，在杂病很可能是里虚证，腰痛、背强、短气是举例而言。这不仅在理论上如此，在具体辨证中也有体现。如外感病早期见浮脉，大多为太阳表证。外感病中期出现浮脉，便有可能是阳明里热证，如白虎汤证的浮滑脉。外感后期，汗出热退，脉浮细而嗜卧，则是邪去正虚，留有轻微余热。外感病晚期，正气虚衰，虚阳外越可见脉浮而迟。此外，数脉、沉脉等可以类推。可见脉诊与病程相结合是临床辨证的一个重要问题。

评释第30 《伤寒论》与《金匮要略》中各个脉象的诊断意义的分析

脉象的诊断意义，初看起来简单明了，浮脉主表，沉脉主里，迟脉主寒，数脉主热，虚脉主正虚，实脉主邪实……历代脉学著作及教科书中所说，大致相同，似乎没有分析的必要。其实不然，我们如能细读《伤寒论》与《金匮要略》，便能体会到脉诊的诊断意义与病情的发展、证候的变化、病人的体质、病邪的性质等多种因素有关。一个脉象的诊断意义往往不止一种，应与各种相关因素综合分析之后才能明确其对具体病人的诊断意义。兹就《伤寒论》与《金匮要略》中各个脉象的意义作一番穷尽性的简要的分析。试图改变一脉一证的脉诊观念，以提高脉诊的临床诊断价值。

一、浮　　脉

《伤寒论》中共记载浮脉64次。提示表证者43次，占67%（其中6次不是典型的表证，但有外邪）。提示热证者15次，占23%，大多在阳明病经证中，可见阳明经证之热有外达之势。提示虚证者4次，占6%。虚实相对，治法大异，不可忽视。还有2次是指吐法，提示病邪上越的病机。

《金匮要略》共记载浮脉44次（五脏风寒篇中浮之虚、浮之弱、浮之实、浮之坚四个浮字是指诊脉时轻按浮取，不是浮脉，未列入）。提示风邪外袭者15次，占34%，远较《伤寒论》为低。提示热证者14次，占32%。提示虚证者13次，占30%，明显高于《伤寒论》，可见杂病浮脉应高度重视虚证的可能。也有2次是指可吐之证。

二、沉 脉

《伤寒论》中记载沉脉24次，所有沉脉全部是指里证。其中里实证12次，里虚证9次，里寒实证2次，虚实夹杂者1次。可见在《伤寒论》中，浮脉主表的可靠性不足70%，沉脉主里的可靠性却极高，但出现沉脉不能否定表证之存在，如少阴病篇第301条麻黄细辛附子汤证，表里同病而见沉脉。

《金匮要略》中记载沉脉33次（包括伏脉2次），其中30次指里证（因水气病浮肿而出现的沉脉13次），提示里寒实证者13次，里虚寒者8次，里实热者8次，分布于下利、黄疸、黄汗、痰饮、水气、卒厥等疾病，对此应特别重视。此外，咳嗽病篇泽漆汤证的沉脉是阐明病机，属于里证，但寒热虚实夹杂证情十分复杂。

三、数脉（附疾脉）

《伤寒论》中记载数脉21次。14次指热证，其中虚热2次，实热9次，另有3次病邪属实热而正气略有不足。有5次数脉为表寒证，宜辛温解表，用麻黄汤或桂枝汤，虽属寒邪，体温升高则出现数脉，不能因脉数而否定其寒，忌用温药。又2次数脉是指虚寒证。虚寒与实热性质相反，但均可出现数脉，必须重视。疾脉1次，阳明病篇第214条，脉滑而疾，用小承气汤。滑指里实，可以用大承气汤，但疾提示正气已略有不足，故改用小承气汤。

《金匮要略》中记载数脉28次。属实热的15次，虚热或微热5次，属虚寒4次，属寒实的3次，另有1次是正虚邪盛的危重证（为痰饮咳嗽病）。由此可见，在杂病中，出现数脉证情很复杂，大多提示热证（71%），寒证见数脉的也不少（25%），既有病证将愈的，也有病情危重的。故对数脉要慎重辨析。

四、迟　　脉

《伤寒论》中记载迟脉13次，真正属于虚寒证的5次，占38%。有6次为实证（其中阳明实热2次，结胸实热1次，痰热内郁1次，寒实结聚1次，湿邪内阻2次）。另有1次为热退身凉，脉率缓慢。上述数据样本太小，没有统计意义。但出现迟脉的病证中，实证多于虚证，实热与虚寒接近，这一点值得注意。

《金匮要略》中记载迟脉18次。属虚寒者9次，属实邪阻滞者7次（其中实热2次，寒实4次，寒热难定者1次），另有1次为虚实夹杂，1次为热退身凉，虚寒证略多于《伤寒论》，但未超过半数。

五、弦　　脉

《伤寒论》中记载的弦脉只有8次。主要指肝病（5次，有肝火、肝热、肝气等），1次指虚寒用小建中汤，1次指寒实用吐法，1次是阳明重证“脉弦者生，脉涩者死”。

《金匮要略》记载弦脉35次，明显多于《伤寒论》，弦脉所主病证也与《伤寒论》不同。真正主肝病只有2次，即使将疟病7次、痉病2次、转筋1次算作肝病也不过12次，只有34%。弦脉主里寒偏实者最多，达12次；主虚寒者7次。《金匮要略》明文指出弦脉主痛者5次，（其中4次为里寒致痛，1次为虫痛）。此外，弦脉1次为酒疸可吐，可能与疼痛有关，1次为正气恢复下利将愈。

看来，弦脉主要不是主虚，而是主寒、主肝病、主痛。

六、紧　　脉

《伤寒论》中出现紧脉23次。大多主寒邪在表，共11次。指寒实病邪在里者6次，指邪在少阳2次，指里有实热结聚者3次。

《金匮要略》中出现紧脉24次。有14次是指寒实病邪在里，指虚寒者5次，指表寒者2次，指里有实热者3次（宿食与肠痈）。

看来，紧脉主要指寒邪（占81%），其大多为寒实，少数为虚寒。指实热者占18%，临床应予重视。

七、滑　　脉

《伤寒论》中7次出现滑脉，所反映的都是热证，有白虎汤证、承气汤证、小陷胸汤证、协热利与热盛下血。

《金匮要略》中9次记载滑脉，其中8次为热证，有承气汤证、肺痈、肠胃实热、风水化热、下焦湿热等。只有痰饮病篇"脉浮而细滑伤饮"一条，不能肯定是热证。

八、涩　　脉

《伤寒论》中出现涩脉11次。10次是虚证（其中气血不足6次，阳虚2次，阴津不足2次）。虚证的轻重相距甚大，虚象最轻的是脾约证，热退津伤；最重的是大承气汤危重证"脉涩者死"。只有1次涩脉是指表证无汗，"何以知汗出不彻，以脉涩故知也"。

《金匮要略》中出现涩脉10次。9次是虚证（其中6次为虚寒，2次为虚热，1次为出血）。只有一条条文的涩脉为宿食结聚，用大承气汤攻下。

涩脉之实者涩而有力，虚者涩而无力，再结合其它见症不难鉴别。

九、大脉与洪脉

《伤寒论》中出现大脉8次，均提示病情有发展，符合《内经》所说的“大则病进”，但病情的轻重缓急不同。太阳病上篇第25条：服桂枝汤大汗出，脉虽一时出现洪大但表证未罢，可以再用桂枝汤。此证最为轻浅，但亦有发展成里热证的可能。太阳病下篇第132条：“结胸证其脉大者不可下，下之则死。”此证正虚邪盛，最重最急。8次大脉中，6次基本上属于实证，2次已伴有明显的虚象，均为正虚邪盛、正不敌邪。《伤寒论》中只有2条记述洪脉，并且均与大脉同时出现，故不另立论。

《金匮要略》中记载大脉14次（还有2次重复者未计在内），洪脉2次，洪大同时出现1次。洪大脉见于蛔虫痛发作时。洪脉见于肠痈与水气病伴瘾疹。大脉中有7次见于中风、咳嗽上气、下利、宿食、疟病、腹满等病证，均为实证，提示病情有发展。另有7次大脉兼有明显的虚证，特别是在虚劳病中4次出现大脉，并有“脉大为劳”的原文，提示杂病虚证见大脉的可能较多，值得重视。

十、小脉与细脉

小脉与细脉形态、性质相同，故合并讨论。《伤寒论》中细脉出现11次，小脉仅出现1次，另有1次为小细沉紧的复合脉，提示复杂的病机。所有小脉与细脉都反映正气有所不足，但轻重差别很大。如“少阳脉小者欲愈也”是邪去正虚，病已进入恢复期。而少阴病、厥阴病中的细脉提示正气虚损严重。

《金匮要略》中小脉出现8次，细脉出现6次。这14次细小脉中，9次提示虚证，包括血痹、虚劳、胸痹、中暍、历节、水气、痉病等；4次提示病邪阻滞、气血流行不畅，如积聚之细而附骨，痰饮之细滑，湿痹之沉细等。此外，妇人妊娠篇："妇人得平脉，阴脉小弱……名妊娠。"这个小字可能是形容词，小弱是指脉力稍稍带弱，不是明显的正气不足，这样才符合一部分妊娠脉象。

十一、微　脉

《伤寒论》中出现微脉 34 次。其中 30 次提示正气不足，以阳气虚衰为主，也有气血亏损，包括阴阳两虚，但没有单纯的阴虚，这是一个值得思考的问题，此处不作评析。少阴病提纲"少阴之为病，脉微细，但欲寐也"为典型的阳气虚衰的代表。有 4 条微脉虽属正气不足，但程度较轻。如第 94 条：但阳脉（指轻按）微者，先汗出而解。此脉重按较为有力，故可汗出而解。第 274 条：太阴中风，四肢烦疼，阳微阴涩而长者为欲愈。阳微也是轻按无力，尺部见长脉，乃轻微正虚所以判断为欲愈。第 287 条：少阴病，脉暴微，手足反温，脉紧反去者为欲愈也，这是下利之后邪去正虚之象。第 365 条厥阴病，脉微弱数而判断为下利"欲自止"。这二条均为邪去正衰之象。另有 3 处"微"字为形容词，不是指脉象。如蓄血证的脉微而沉，应理解为脉略有沉象，否则，怎能用抵当汤攻下瘀热。太阳上篇第 23 条"脉微缓者为欲愈也"，应理解为脉较为缓慢，是热退身凉之象。"厥阴中风，脉微浮为欲愈"，也是脉略有浮象之义。此外，太阳病中篇第 94 条"但阴脉微者下之而解"，对此微字历来有疑问，不作解释。

《金匮要略》中有 17 条微脉。其中 11 条提示证情属于正气不足，有阳虚、气血两虚与气阴两虚等，包括中风、血痹、虚劳、胸痹、痰饮肾虚、水气病阳虚、胃反、下利邪去正虚、刀斧伤出血与产妇郁冒等 10 种病证。有 6 个微字是形容词，如肺痈之微数，百合病的微数，转筋的微弦，宿食用大承气汤的微而涩，产后用大承气汤的脉微实，瘀血病的脉微大来迟。如作微脉解，与病情不符，并且微脉与大脉、实脉不可能同时出现。

十二、弱　脉

《伤寒论》有弱脉 13 条。所有弱脉均提示正气不足，但程度轻重有明显差别。有 5 条提示正气严重不足，其中 3 条为弱与微同见，1 条为弱与涩同见，1 条弱脉而见厥逆。有 8 条弱脉只是正气略有不足。其中 2 条为邪去正虚，虽见弱脉而恢复有望。有 4 条是浮弱脉同见，如太阳病中篇第 42 条："太阳病，外证未解，脉浮弱者，当以汗解，宜桂枝汤。"正气虽略有不足，但仍属表证，仍可汗解，但不可用麻黄汤峻汗而已；第 98 条的小柴胡汤证；阳明病篇第 251 条本应用大承气汤攻下因脉弱而改用小承气汤；太阴病篇第 280 条因脉弱而减少大黄、芍药的用量。这 4 条均为虚实夹杂，因脉弱而减轻祛邪药的性质或用量。还有 2 条浮弱同见是邪去正虚，恢复有望。

《金匮要略》中记载脉弱的共有 13 条。提示正气轻度不足的有 4 条，如妊娠脉、久咳可治脉、下利邪去正虚脉。提示正虚比较明显的有 6 条。另有 3 条弱脉与浮脉同见，而其辨证意义与《伤寒论》中的浮弱同见有别。外感病中的浮脉大多为表证，提示正气尚能驱邪外出。杂病中的浮脉大多表示虚证，浮弱脉同见往往提示正虚比较严重，如虚劳精气清冷无子、下血、黑疸肾阳虚等。

十三、虚　脉

《伤寒论》中虚脉仅 3 见，均属正气不足。虚与浮同见证情较轻，虚脉与厥逆同见证情较重。

《金匮要略》中虚脉出现 6 次，无不提示正虚。也有轻重不同，虚劳病篇中 2 次称为"极虚"，妇人杂病篇中"久则羸瘦，脉虚多寒"病情较重，肺痿脉虚数、痰饮脉虚而眩冒病情较轻。

十四、实　　脉

《伤寒论》中只有4次记载实脉，其辨证意义十分重要。第245条“阳脉实，因发其汗”是指表实证。第240条与第394条脉沉实是里实热证，可用攻下法。第369条“下利日十余行，脉反实者死”，是正虚邪实。同样是实脉，都有实邪存在，但具体证情差距甚大，必须仔细辨析。

《金匮要略》中也有4处记载实脉。妇人产后篇脉微（形容词）实是大承气汤证。肺痈脉数实是热毒炽盛、正气未衰。痰饮病久咳数岁，其脉……实大数者死。这3条实脉的辨证意义与《伤寒论》基本相同。另有1条实脉在妇人杂病篇中所说的“虚实弦紧”，是指一般辨证中的各种脉象，故置勿论。

十五、芤脉（附革脉）

《伤寒论》中只有1条芤脉。阳明病“脉浮而芤”，是指阳明热盛，津气两伤。

《金匮要略》中有6次出现芤脉。太阳中暍的脉“弦细芤迟”是指气血两虚。虚劳病的“极虚芤迟”与“芤动微紧”均提示亡血失精。另有3条基本重复，均为解释革脉是芤脉而兼弦脉，证情属于虚寒。虚劳病篇中说：“脉弦而大，弦则为减，大则为芤，减则为寒，芤则为虚，虚寒相搏，此名为革。”衄血篇与妇人杂病篇各有1条，内容大同小异。

十六、缓　　脉

《伤寒论》中有缓脉7条。《金匮要略》中有缓脉2条。缓脉反映三类不同证情：一为湿邪，如太阴病或黄疸病。二为感受外邪但发热不高，如太阳中风桂枝汤证或大青龙汤证兼有湿邪。三为正气略有不足，如外感恢复期热退脉缓，中风病气血略有不足。

十七、动　脉

《伤寒论》与《金匮要略》各有1条动脉。《太阳病下篇》“动则为痛”，惊悸篇“动即为惊”，都是气机紊乱所致。脏腑经络篇中所说的“寸口脉动者，因其旺时而动”，前一个“动”是指脉搏跳动，后一个“动”是指脉象有变动，都不是指动脉。

十八、长脉与短脉

《伤寒论》中有1条长脉。太阴病“阳微阴涩而长者为欲愈”，长是指正气恢复。还有1条短脉。“谵语脉短者死”，短是指阳气将竭。

《金匮要略》中无长脉、短脉的记载。

十九、促脉、结脉与代脉

《伤寒论》对两种脉象均称为促脉，一是脉率较快，并无停搏，如表证发热而见促脉（第34条、第140条）；二是脉率较快，且有停搏，如胸阳不振（第21条）或阳虚厥逆（第349条）。《伤寒论》中有3条结脉。一为“伤寒，脉结代，心动悸，炙甘草汤主之”，属心脏阴阳气血俱虚；一为“脉沉结，少腹硬”，用抵当汤攻下瘀热，与上一条证情虚实相差悬殊，不可误辨；还有一条是对结脉脉象的描述，没有证情。《伤寒论》中有2条代脉。一为炙甘草汤证，见前文；一为对代脉脉象的描述。

《金匮要略》正文中无促、结、代脉。

二十、其它的脉象描述

仲景著作中，除上述26种脉象之外，还有许多对脉象的描述，如脉平、脉调和、脉自和、脉卑、脉绝、脉不至、无脉、脉不出、脉还、脉不还、脉暴出、脉微续、脉阴阳俱停、脉不负、脉脱、脉静、脉已解等等。这些描述，有的文义自明，不必详解；有的其义难明，尚有不同认识。兹选择“脉平”与“晬时脉还”两点略做阐述。

《伤寒论》与《金匮要略》中均有“脉平”的记载。脉平并非无病，有的可以用大承气汤攻下宿食结聚，有的是温疟，用白虎加桂枝汤主治，有的是痰饮病气喘，当然也有病证将愈的。可见，并非所有病证都会出现相应的异常脉象，中医辨证也并非单凭脉象。仲景根据实际情况，做出了有病而脉平的记载。可是目前临床医案、病史，不记脉象者有之，却没有有病而记平脉的。这里可能存在着不真实性。我们应该继承仲景实事求是的精神，对脉象做符合临床实际的记录。

“晬时脉还”是脉绝之后，抢救 24 小时，终于恢复脉搏。在古代条件下，这样持续努力抢救危重病人的精神是值得后世学习与敬仰的。

附1 《疑难病证思辨录》自序

1978年秋《上海中医药杂志》复刊。应编辑部负责人王建平先生之约，设一专栏，记载疑难病诊治经过，体现中医辨证论治的思维过程，反映中西医结合诊疗的优越性，以章回小说体裁撰写，使之具有科学性、普及性与可读性。病例的疗程、用药、疗效均据医案，如实记录，完全可靠。所有病例均为我亲身经历，故事情节虽略有虚构，但接近真实。书中多数病例为本人主治，有2例为业师金寿山教授主治，第1回麻黄加术汤治大叶性肺炎为曙光医院著名中医刘鹤一主治，第2回真武汤治心力衰竭，门诊由庞泮池教授处方。病房主治医师为李应昌老师，当时我为住院医师，管理病床，了解病情十分具体。为纪念前辈，故书中老中医取姓为“钟”，含尊重金老师之意。主治医师取姓应，含纪念李应昌老师之意。专栏取名“医林掇英”，以示非我一人之经验，乃许多中医心血之结晶，我执笔表达此中微妙之机理而已。

《医林掇英》发表之后，深受中青年中医之欢迎，广为传播。春色满园关不住，一枝红杏出墙来。1981年秋，余去日本讲学，喜见《医林掇英》已在日本《中医临床》杂志按期译载。在学术报告会上，余被介绍为《医林掇英》作者时，竟获得热烈掌声响应。以此为契机，得识主编山本胜旷先生、翻译家石川英子女士，结为异国文字之交。1983年《医林掇英》20回本由湖南科技出版社出版，1985年重印。1994年初夏，去台湾讲学，意外得见台湾出版的《医林掇英》24回本。且在1984年至1989年之间，已3次印刷。可见此书颇受台湾中医界欢迎。深感橘香盈四海，岐黄系友情。更鼓舞我认真从事临床，深入研讨理论，努力写作不辍，至今积稿30回。学术著作出版维艰。幸得人民卫生出版社之垂青，更名为《疑难病证思辨录》，允为出版。既感盛意，略陈始末，而为之序。如天假我年，至21世纪初，再出40回本，奉献医林。

柯雪帆

1996年11月于上海天钥新村时年七十

附2 《疑难病证思辨录》跋*

用章回体小说来写医案，可谓别具一格。中医临证章回小说《医林掇英》，就是这样一部别具一格的小说。

作者明坚，真名柯雪帆，常熟人，从20岁起就挂牌行医，后又入上海中医学院深造。1962年毕业后，一直从医已50年，是位德高望重的学者、教授。这部小说先是在《上海中医药杂志》上连载，1983年由湖南科学技术出版社结集出版。后来，又在台湾、日本等地出版或转载，深得读者（尤其是医学界人士）欢迎。据悉，1997年人民卫生出版社将出版30回本。

承蒙柯教授惠赠我《医林掇英》一册，这是20回本的，全书共8.8万字。我对医学方面是外行，拜读之后说一点近乎外行的随感。

柯教授虽然从小学医，但亦颇爱好中国的古典文学，故而在这部小说中，显示了他在这方面的功力。全书虽是写医案，但他十分注意人物的描写。书中的人物有两大类，一类是治病的医生，有钟老医生等13位；另一类是来治病的患者，有赵师母等40位。一部8万多字的中篇小说，有53个人物，而且大部分有音容笑貌，就很不容易了。“为人正派，医术高超，深为大家所尊敬”的钟老医生和老中医陆医师、善于中西医结合的应医生、西医杨医生及实习生小张，是贯穿全书的主要人物，几乎是回回出场的。其中钟老

* 原载于1996年8月10日《常熟日报》。作者为该报编委、中国作家协会江苏分会会员、常熟市政协文史委员会副主任、中国报纸副刊研究会理事。

医生是作者着力刻画的主角。他不但有高超的医术，书中的几十张药方几乎都由他拟定，而且医德高尚，作者通过一系列的典型故事把这个人物的形象树立起来了。在开卷之首，就有一位“西医抢救了一天一夜没有效果”的心衰重病人，请钟老去会诊。当时陆医师劝他：“请中医会诊不过是聊尽人事，减轻责任而已。去会诊这样的病人，责任重大，倘有变化，谁负责？钟老，你有数十年名声，要三思啊！”实习生小张，也“暗暗自忖，心力衰竭很危险，中医能治吗？”但是钟老却认为“不入虎穴，焉得虎子？我们就应该为中西医结合承担风险，闯出路来啊！”毅然地承担这位重病患者的治疗任务，一下子将这位书中的主要人物“亮相”了。接着，就写钟老下乡为农民治病，亲自上山为病人采药等，增添了主人翁的光彩。随着，又是钟老在一连串的疑难杂病面前，博采众长，中西医结合，从容而果断地诊治，治好了一个又一个病人，给读者留下了极深刻的印象。特别是他对中西医结合的许多精辟论述，是很有典型性、代表性的。如第 18 回中，在讨论痉挛症时，钟老说：“中医和西医，在理论上是两个不同的体系。曾经有人认为，两个体系应该迅速结合，可以限期完成。事实证明，这个看法是不对的。也有人认为既然是不同的理论体系，就不可能结合，只能各自发展。我看两者都有片面性。中国有中、西两医，有两个理论体系，可以互相比较，互相讨论，这是好事。在较长时期内，在总体上要保持两个体系，不要勉强结合。但是，在具体问题上，经过医疗实践，经过科学研究，应该鼓励逐步结合。”其他几个人物，也都有自己的个性、特点，如陆医生的老成又略有保守，应医生的机敏求实，小张的直率好学等等。即使是在患者的群像上，作者也力求写出他们各自个性。如着墨较多的赵师母（用了两回文字）和病情不一的华明（第 6 回）、陈师傅（第 7 回）、邬桂秀（第 11 回）、黄敏（第 19 回）、老费（第 18 回）等等。这样，就避免了科普作品中的公式化、概念化，使人读了不觉得枯燥，而有一定的生活气息。

因为对书中这些人物，作者都很熟悉，所以他写起来比较自然，而且充满感情。譬如说，书中的主角钟老医生，据柯教授说，他取这个姓有两重意义：一是他主要研究的是“张仲景学说”，“钟”分开来是“重”、“金”，谐“仲景”之音。张仲景，汉末著名医学家，名机，南阳郡（今河南南阳市）人。由于他对祖国医学的重大贡献，被人誉为“医圣”。二是柯教授的老师是金寿山教授，“重”、“金”也是尊重金老师的意思。金寿山教授是上海中医学院副院长，为本书作了序。书中的应医生是纪念作者已故的指导老师李应昌医师。由此也可见，作者在人物姓名上也颇费了一番心机。

全书的结构很严谨。每一回（或两回）一个或几个故事，独立成篇，但每回之间又有着有机的联系，除了由书中主要人物来贯穿外，还借助患者、病情、环境等方面串连起来，既符合连载的要求，又使全书成集时有一气呵成之势。虽然作者写此书各回历时数年，但在布局上给人“胸有全局”之感。此外，在写作特点上，作者很注意传统章回体小说的特点——“扣子”，每回结束留下悬念，回回首尾相扣，既有扣人之处，又很自然。

这部中篇，既是小说，又不完全是纯文艺的小说，严格来说是形象、生动的医案；所以，它不仅有文艺性和通俗性，还需有严密的科学性和学术性。这方面作者也花了不少功夫。他引用了（不是生硬的引用，而是自然地糅合在对话、辩论和治疗之中）《伤寒论》、《内经》、《金匮要略》、《景岳全书》、《中医学基础》、《素问》、《灵枢》、《五十二病方》、《临证指南医案》等十余部医著，自然流畅、深入浅出地讲出了许多中医的诊疗理论、方法和经验，使人深切感受到中医中药学是一个伟大的宝库。尤为珍贵的是书中的51张中医处方，是一份难得的中医临床资料。

附3 《医林掇英》序

1978年秋，在国内中医界早有影响的《上海中医药杂志》复刊。该刊负责人王建平同志励图标新领导，议辟专栏，以富有民族特色的章回体裁，记叙医林验案，名之曰《医林掇英》。门人柯雪帆（笔名：明坚）欣然命笔。文章里的人物和故事，虽经艺术加工，却实有其人其事，证情、方药、疗效，均无一毫虚假。作者以秀丽流畅之文笔，撰用古典医籍以证今日之临床；又结合现代科学知识，以明中医之理法。深入浅出，引人入胜，医文并茂。是以发表以来，国内得广大读者之喜爱；国外已由日本《中医临床》全文分篇译载，获日本汉方医学界之好评。

第1～8回，于1980年秋荣获上海市优秀科普作品奖，次年春又获全国新长征优秀科普作品二等奖，作者与编者同时受奖。去北京受奖归来，柯雪帆曾以诗告我：

夜雨无声细草滋，
晨风轻拂寸心知。
早春乍暖新芽短，
老干临寒护嫩枝。

余和诗以答之：

医林喜见发新枝，
妙笔生花运巧思。
惭愧老夫似梦石①，
愿君努力胜先师②。

---

① 金梦石为张景岳业师。

② 先师为扁鹊，引申为中医前辈。

而今，《医林掇英》在王建平、任丽娟同志编集后由湖南科学技术出版社付梓，欣慰之际，余乐于为序，并望柯雪帆君继续写出更多佳作。

上海中医学院副院长　**金寿山**

1982 年夏

附4 《医林掇英》后记

1978年夏秋之际，我奉命筹办《上海中医药杂志》的复刊事宜。有位十分关心中医事业的老作家向我建议，把中医治好各种疑难病症的故事写成连载，一定会受到读者欢迎。我觉得这个点子很好，即对专栏进行设计并物色作者人选，经各方推荐，找到了柯雪帆君。他勇于承担，乐于试笔。就这样《医林掇英》从《上海中医药杂志》1978年11月出版的复刊号起，和广大读者见面了。

《医林掇英》发表后，受到了广大读者的欢迎，有的地方还出现手抄本在流传。其前8回，则以优秀科普作品而获奖。另一方面，也有的同志对在学术刊物上发表这类章回体的文章是否合适而持异议。对一件事，有不同看法是正常现象。其正确与否，让实践去检验，让读者去评论。最近，有位同行曾去外国考察科技刊物的编辑出版，他回来后告我，国外有的学术刊物，也发表了较优秀的科普文章。

依愚我之见，学术刊物上的文章，固然需要那些严肃的长篇论著，但也不必排斥形式多样之小品，诸如随笔、对话、书信体以及随想录等，好让有不同口味的读者各取所需。

中医学和文史哲有密切联系。历代中医学家，医文兼精者甚多。中医著作中，寓医理和文理于一体者并不少见。这类既是医学论述，又是文学佳品的著作，更具中医特色，颇为读者喜爱。《医林掇英》获得初步成功，是和作者在医、文两方面均有一定的根基是分不开的。

作者明坚，真名柯雪帆，是上海中医学院1962年首届毕业生。最近，在留校工作的同一届毕业生中，柯君第一个被晋升为副教授，现任上海中医学院伤寒温病教研室副主任。我们之间，作为编者和作者，相互尊重，共同切磋，思维“共振”，知识互补，愉快合作，这也是值得记上一笔的。

王建平

1982 年夏于上海中医药杂志社

68检